무릎 MRI 3rd

Magnetic Resonance Imaging of the Knee

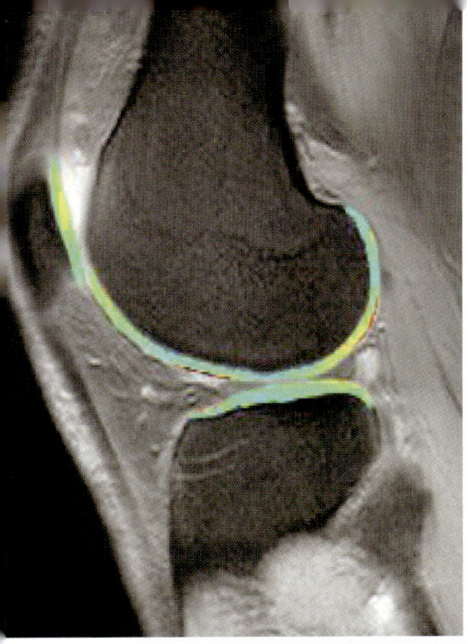
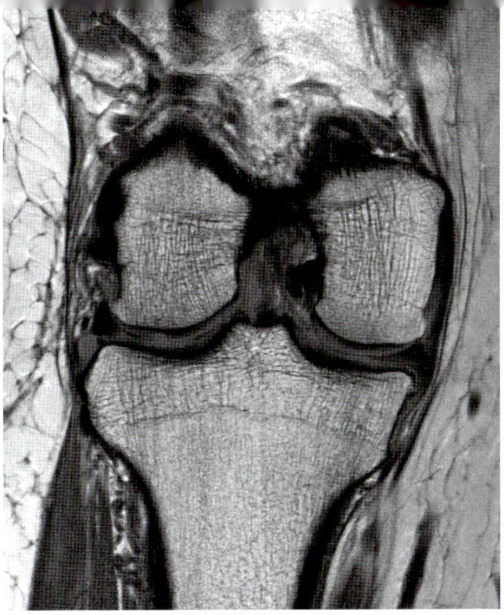
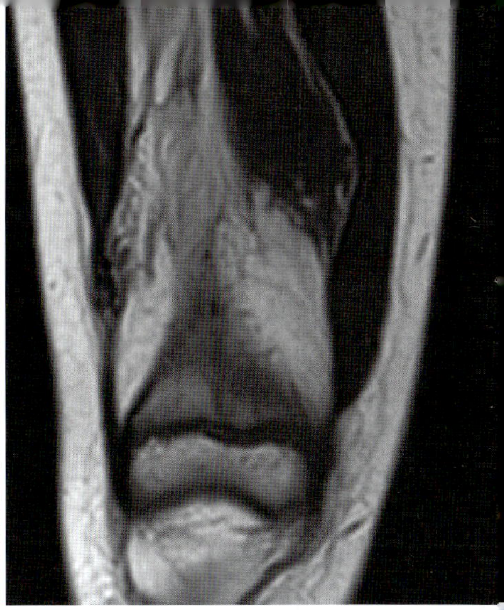

무릎 MRI 3rd

Magnetic Resonance Imaging of the Knee

Mamoru Niitsu | 정효준·서준원·박성원·김우종 옮김
이지숙 감수

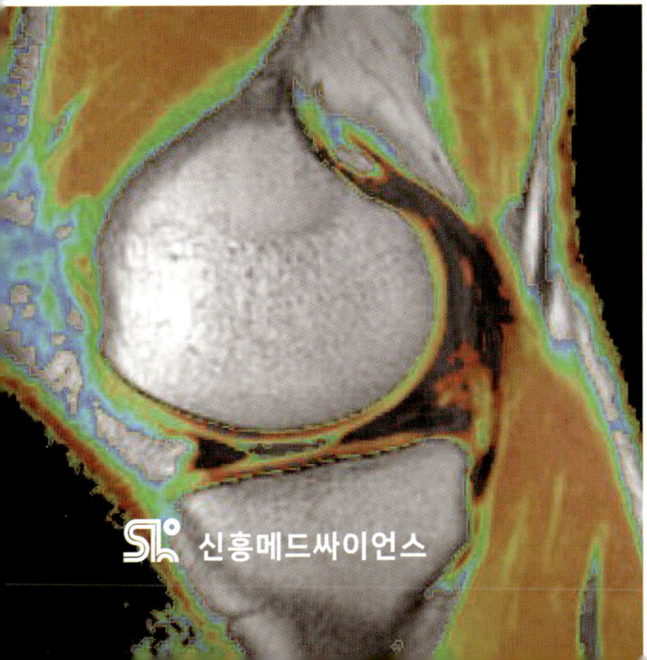
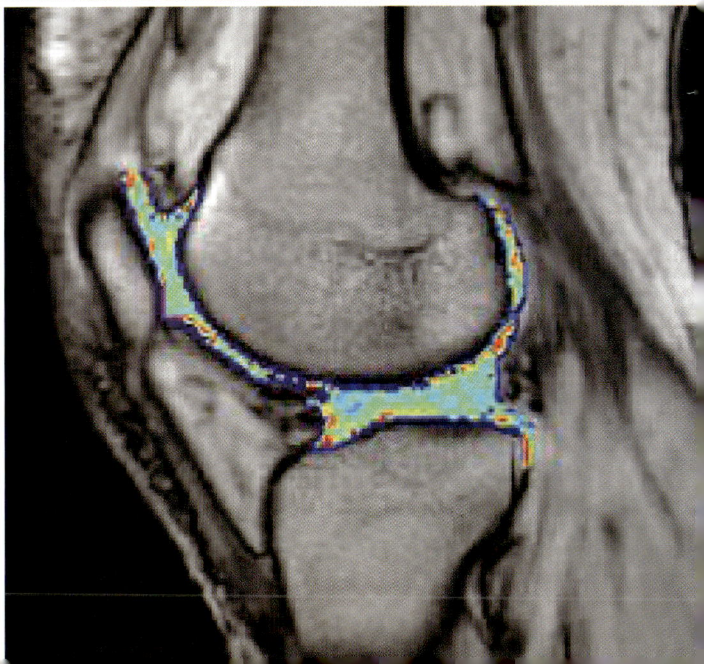

신흥메드싸이언스

무릎 MRI 3rd

Magnetic Resonance Imaging of the Knee

발　행 2024년 8월 08일
지은이 Mamoru Niitsu
옮긴이 정 효 준, 서 준 원(수재활의학과)
박 성 원(준요양병원 재활의학과)
김 우 종(순천향대 천안병원 정형외과)
감　수 이 지 숙(인제대학교 해운대백병원 영상의학과)
발행인 홍 성 혁
발행처 **신흥메드싸이언스**
기　획 이 영 열
디자인 박 은 경
주　소 경기도 고양시 덕양구 청초로 66 A동 808호, 809호
(덕은동, 덕은리버워크)
전　화 02-6956-8670
팩　스 02-6956-8671
홈페이지 www.shmed.co.kr
ISBN 978-89-6498-085-9 93510
정　가 80,000원

옮긴이 서문

무릎 질환과 통증을 호소하는 환자분들에게 현재 제가 해드릴 수 있는 검사는 X-ray와 초음파뿐입니다. 다른 부위에서는 이 조합으로 얻을 수 있는 정보가 많지만 무릎에서는 그렇지 못한 것 같습니다.

특히 연골, 반월상연골, 십자인대 등 무릎 관절 안쪽의 구조물은 더욱더 확인이 어렵습니다. 이런 부위의 병변이 의심되는 경우, 저는 근처의 상급병원에 MRI 검사를 의뢰하고 있습니다.

이처럼 MRI는 무릎 질환에서 가장 정확한 진단을 내릴 수 있는 도구입니다. 하지만 그동안 이에 대해 깊이 공부할 기회가 없었습니다. 그러던 중 이 책을 번역하며 다시 한번 무릎의 해부학과 MRI에 대해 배울 수 있었습니다.

독자분들도 이 책을 통해 무릎 질환과 통증에 대한 진료의 정확도가 향상되길 바랍니다.

번역에 도움을 주신 여러 선생님들과 신흥메드싸이언스 관계자분들께 감사드립니다.

2024년 7월
수재활의학과의원
정 효 준

감수의 글

이 책은 무릎의 해부학과 MRI 소견에 대해 체계적으로 다루고 있어, 영상의학을 전공하는 분들은 물론이고 실제 환자를 진료하시는 임상 선생님들께도 유용한 정보를 제공할 것으로 기대됩니다.

이 책은 무릎 MRI 촬영 방법과 주의해야 할 점을 상세하게 설명하며, MRI 시퀀스의 기본적인 내용을 다루는 것뿐만 아니라, 실제 해부학적 구조와 수술 소견과의 비교를 통해 실무에 도움이 될 수 있는 다양한 사례들을 소개하고 있습니다.

또한, 카데바와의 비교를 통해 실제 해부학적 구조를 더 잘 이해할 수 있도록 돕고 있으며, 이를 통해 진단과 치료에 대한 방침을 수립하는데 도움을 줄 수 있을 것으로 기대됩니다.

무릎의 복잡한 해부학적 구조와 관련된 MRI 해부학을 자세히 다루고 있으며, 이를 통해 독자들이 더 나은 진료 방향을 모색할 수 있을 것이라 믿어 의심치 않습니다.

다시 한번, 이 책을 통해 무릎 MRI에 대한 이해를 높이시고 실제 임상에서 유용하게 활용하실 수 있기를 바랍니다.

인제의대 해운대백병원
영상의학과
이 지 숙

저자 서문(3판)

2002년 초판, 2009년 2판이 출판된 이 책도 이제 3판의 출간을 맞게 되었다. 2판은 큰 호평을 얻어 높은 판매고를 올리며, 영어 및 중국어 번역판도 간행할 수 있었다.

이번 3판의 추가 · 개정된 사항은 다음과 같다.

- 해부도를 비롯한 3T의 영상 다수 추가
- 각 질환의 해설, 영상 이미지를 대폭 늘림
- 새로운 질환의 소개로 다음을 추가하였다.
  연골 촬영방법(제2장)
  반건양근건 손상(제5장)
  슬와근건 손상(제6장)
  AIMM(제7장)
  FOPE(제9장)
  연골 손상(제10장)
  TKA(제10장)
  류마티스 관절염(RA)(제11장)
  Morel-Lavallee lesion(제12장)
- 또한, 제5장 MCL을 광범위하게 '내측지지조직'으로 사용하여 거위발과 반막양근건 등을 여기에 포함시켰다. 더불어 제6장 LCL도 마찬가지로 외측지지조직으로 확장했다.

이번에도 많은 분들로부터 증례 소개 및 조언을 받았다.

池田耕太郎先生, 江原茂先生, 大原敏之先生, 奥村宏康先生, 金森章浩先生, 小橋由紋子先生, 佐志隆士先生, 佐藤公一先生, 杉田直樹先生, 関矢一郎先生, 田崎篤先生, 立花陽明先生, 仲田房蔵先生, 野崎太希先生, 村瀬研一先生, 村松俊樹先生, 本杉直哉先生, 柳下和慶先生.

다시 한번 감사드립니다.

본서 출판에 있어서 의학서원 및 大橋尚彦, 多淵大樹씨에게도 많은 도움을 받았다.

필자에게도 제2판 출간 후 많은 일들이 있었다. 2010년 당시 고등학생이던 아들을 두고, 아내가 하늘나라로 떠나 버렸다. 2011년, 대지진 직후 도쿄도립대학에서 현재의 사이타마 의과대학으로 옮겼으며, 초판부터 도움을 받은 福林徹 선생님은 와세다대학, 斎田幸久 선생님은 성로국제병원으로 이동하셨다. 내 최고의 파트너인 池田耕太郎 선생은 이치하라병원 원장이 되어 바쁜 와중에도 항상 서포트를 받고 있다. 2017년 재혼과 새생명을 얻었다. 두 아들도 사회인(의사와 교사)이 되었다. 생각해보면 내 인생의 고비마다 항상 이 '무릎 MRI'가 등장하는 것 같다. 나의 'life work'로서 앞으로도 오래 함께 해준다면 기쁠 것이다.

新津 守
(Mamoru Niitsu)

[이 책의 사용법]

이 책은 정독뿐 아니라 바쁜 의료 현장에서 훑어볼 수 있는 것을 목적으로 했다.

- 이를 위해 각 항목별로 기재했고, 참고문헌을 해당 부분에 추가했다.
- 시각적 이해를 위해 사진을 최대한 많이 이용했다.
- 'MRI의 포인트' 장에서는 MRI 검사, 촬영의 요점을 나타냈다.
- 무릎은 골종양, 연부종양의 보고이기도 하지만, 종양성 병변은 다루지 않았다.
- 무릎 MRI의 기본은 시상면이므로, 그림 설명에 특별한 기재가 없는 것은 전부 시상면 영상이다.
- MRI의 원리도 무릎 MRI에 유용하다고 여겨지는 기술에만 한정해 최소화하였다.
- 정식 표현은 '양성자에 가까운 강조영상(또는 중간 영상)'이지만, 이 책에서는 간략히 '양성자 강조영상'으로 표기하였다.
- 이 책에 사용된 대부분의 증례의 촬영조건에 대해서는 p. 39 참조

[이 책에 사용된 주요 약어]

ACL	anterior cruciate ligament 전방십자인대
AMB	anteromedial bundle
BPTB법	bone-patellar-tendon-bone법
CHESS법	chemical shift selective법
ET	echo train length
FSE	fast spin echo
GCTTS	giant cell tumor of tendon sheath 건초 거대세포종
GRE	gradient echo
LCL	lateral collateral ligament 외측측부인대
MCL	medial collateral ligament 내측측부인대
MT 효과	magnetization transfer 효과
MTC법	magnetization transfer contrast법
OA	osteoarthrosis 퇴행성 관절증
OCD	osteochondral dissecans 박리성 골연골 손상
PCL	posterior cruciate ligament 후방십자인대
PLB	posterolateral bundle
PVS	pigmented villonodular synovitis 색소성 융모 결절성 활막염
SAR	specific absorption rate
SE	spin echo
SLJ병	Sinding-Larsen-Johansson병
STIR법	short TI(tau) inversion recovery법
TI	time of inversion

목차
Contents

제 01 장 무릎의 해부

제 02 장 MRI 촬영법

제 03 장 전방십자인대

제 04 장 후방십자인대

제 05 장 내측측부인대를 포함한 내측지지조직

제 06 장 외측측부인대를 포함한 외측지지조직

제 07 장 반월상연골

제 08 장 골절과 탈구, 근육 손상

제 09 장 유아 및 청소년의 무릎

칼럼 목록

제 01 장

무릎의 해부

Anatomy of the Knee

1-1 시상면 영상
Sagittal views

(A) 양성자에 가까운 중간 영상(이 책에서는 이하 '양성자 강조영상') FSE 3,240/28, ET 5,
2.5mm 두께/0.25mm gap, 150mm FOV, 512X409 matrix,
총 40장(비골두 위치까지 포함)
(B) 지방억제 T2 * 강조영상 GRE 14/5, 30 degree
3D 1.5mm 두께, 150mm FOV, 256X320 matrix, 총 75장

- 십자인대 평가를 비롯한 슬관절 MRI의 기본 슬라이스이다. 전방십자인대 스캔을 향상시키기 위해 무릎을 경도 굴곡한다(2장 p. 16 참조). 3mm 전후의 슬라이스 두께에서는 전방십자인대와 후방십자인대가 동일한 면 안에 두 인대의 전장이 나타나지 않는다. 반월상연골은 나비넥타이 형태의 균일한 저신호 구조로 나타난다.

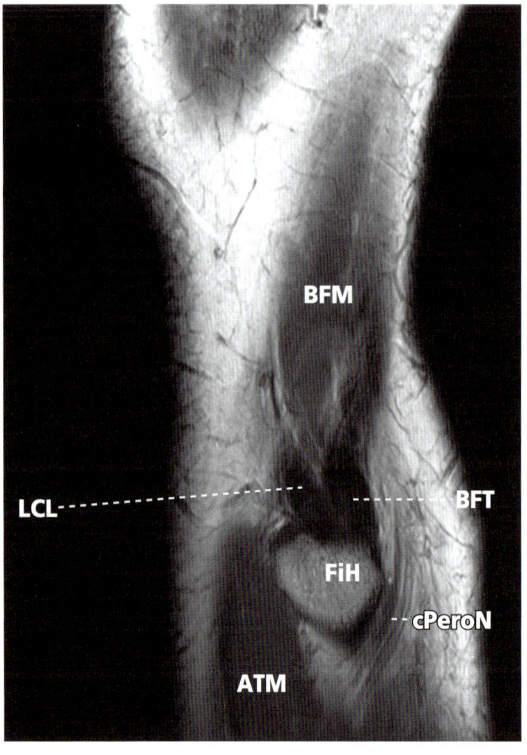

그림 1-1A

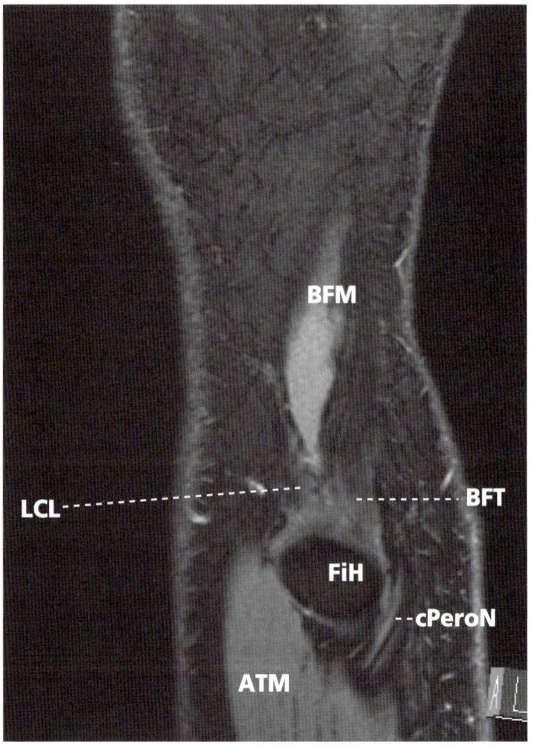

그림 1-1B

ATM : 전경골근 anterior tibial muscle
BFM : 대퇴이두근 biceps femoris muscle
BFT : 대퇴이두근건 biceps femoris tendon
cPeroN : 총비골신경 common peroneal nerve, 비골두 바로 배측을 주행한다

FiH : 비골두 fibular head
LCL : 외측측부인대 lateral collateral ligament

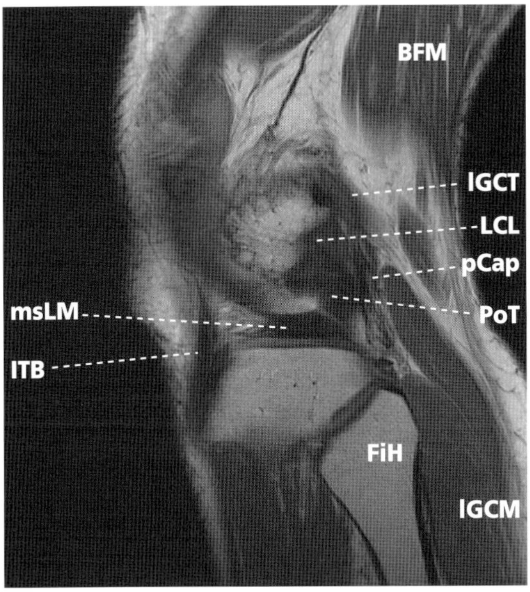

그림 1-2A

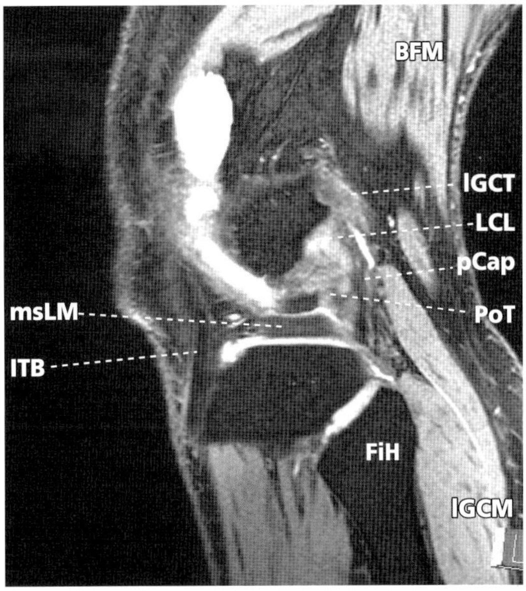

그림 1-2B

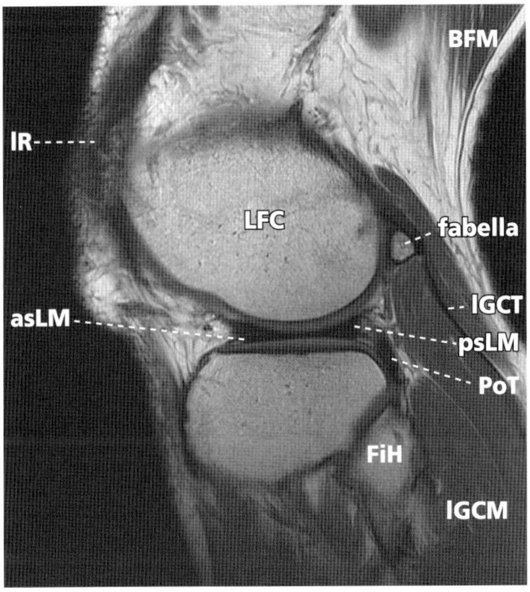

그림 1-3A

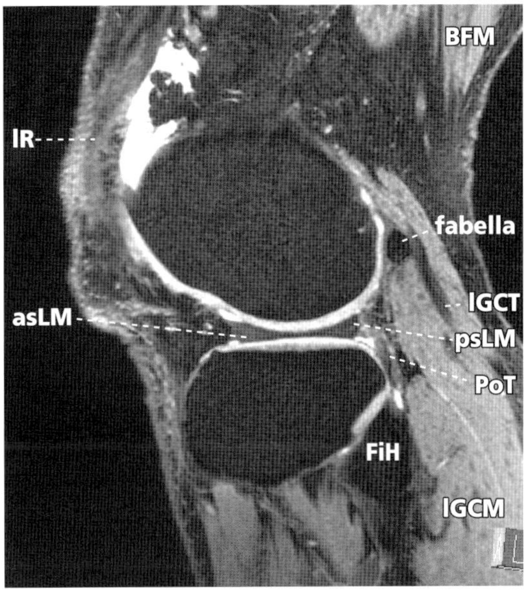

그림 1-3B

asLM : 외측반월상연골 전절
lateral meniscus anterior segment
BFM : 대퇴이두근 biceps femoris muscle
fabella : 비복근두종자골
FiH : 비골두 fibular head
ITB : 장경인대 iliotibial band
LCL : 외측측부인대 lateral collateral ligament
LFC : 외측과 lateral femoral condyle
lGCM : 비복근 외측두
lateral head of gastrocnemius muscle

lGCT : 비복근 외측두의 건
medial head of gastrocnemius tendon
IR : 외측슬개지대 lateral retinaculum
msLM : 외측반월상연골 중절
lateral meniscus middle segment
pCap : 후방관절낭 posterior capsule
PoT : 슬와근건 popliteus tendon
psLM : 외측반월상연골 후절
lateral meniscus posterior segment

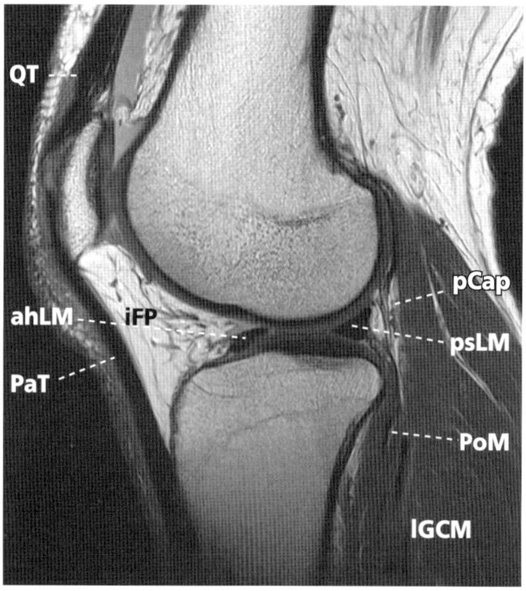

그림 1-4A

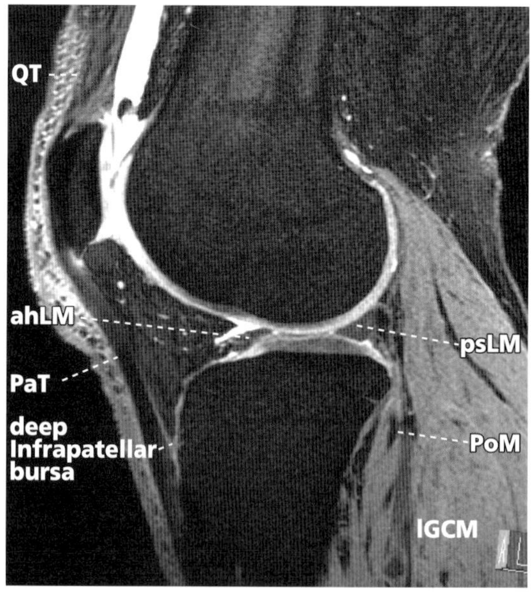

그림 1-4B

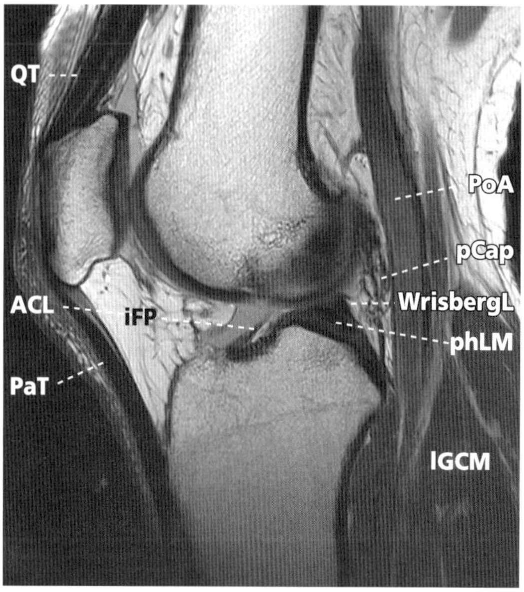

그림 1-5A

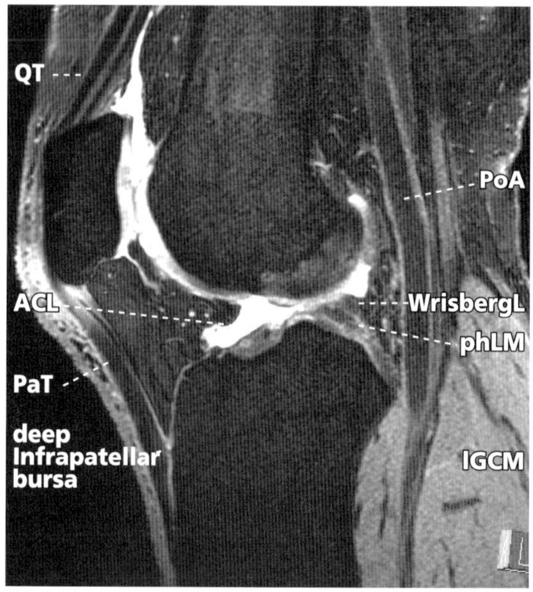

그림 1-5B

ACL : 전방십자인대 anterior cruciate ligament
ahLM : 외측반월상연골 전각
lateral meniscus anterior horn
deep infrapatellar bursa : 심슬개하 점액낭
iFP : 슬개하지방체 infrapatellar fat pad
lGCM : 비복근 외측두
lateral head of gastrocnemius muscle
PaT : 슬개건 patellar tendon
pCap : 후방관절낭 posterior capsule
phLM : 외측반월상연골 후각
lateral meniscus posterior horn
PoA : 슬와동맥 popliteal artery
PoM : 슬와근 popliteus muscle
psLM : 외측반월상연골 후절
lateral meniscus posterior segment
QT : 대퇴사두근건 quadriceps femoris tendon
WrisbergL : Wrisberg 인대 Wrisberg's ligament

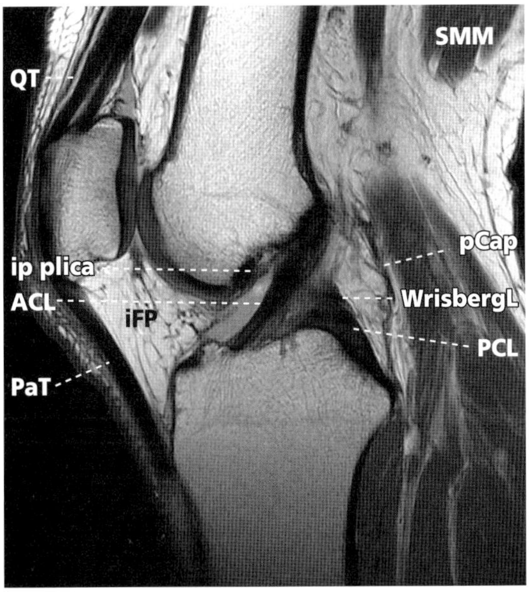

그림 1-6A

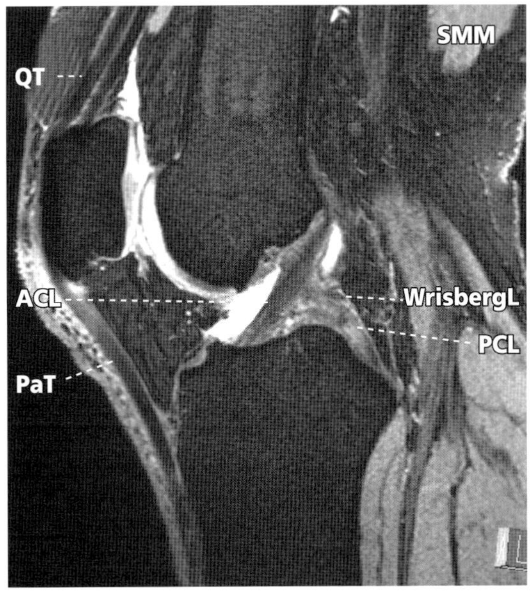

그림 1-6B

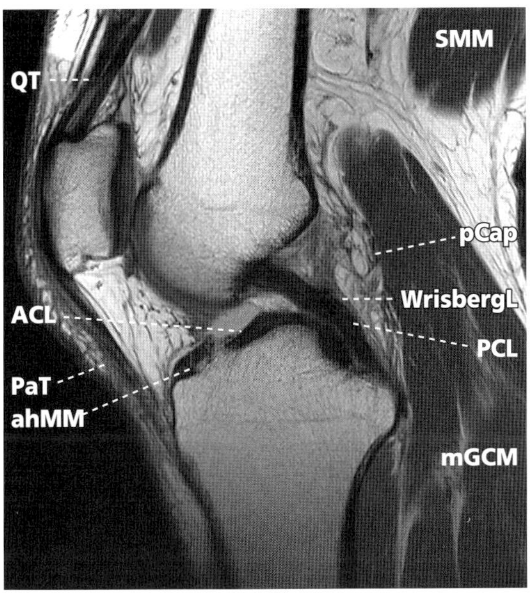

그림 1-7A

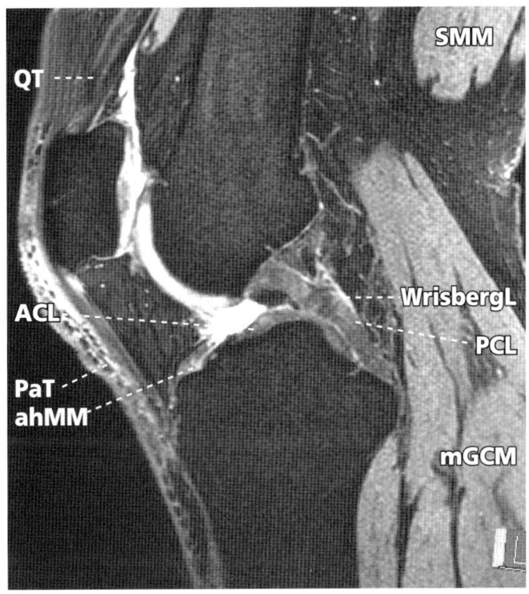

그림 1-7B

ACL : 전방십자인대 anterior cruciate ligament
ahMM : 내측반월상연골 전각
medial meniscus anterior horn
iFP : 슬개하지방체 infrapatellar fat pad
ip plica : 슬개하 추벽 infrapatellar plica
mGCM : 비복근 내측두
medial head of gastrocnemius muscle
PaT : 슬개건 patellar tendon
pCap : 후방관절낭 posterior capsule
PCL : 후방십자인대 posterior cruciate ligament
QT : 대퇴사두근건 quadriceps femoris tendon
SMM : 반막양근 semimembranosus muscle
WrisbergL : Wrisberg 인대 Wrisberg's ligament

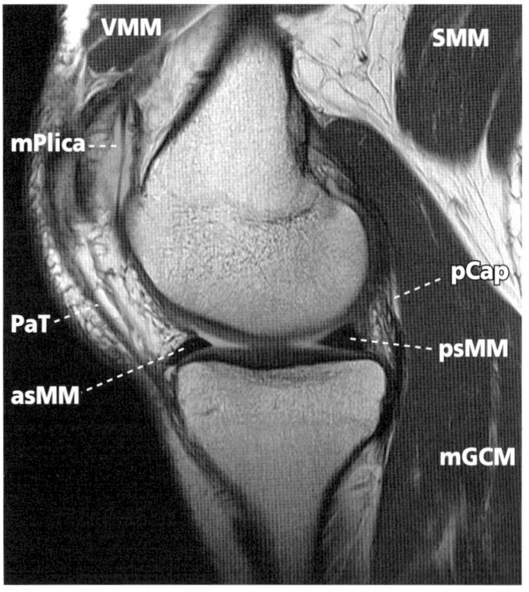

그림 1-8A

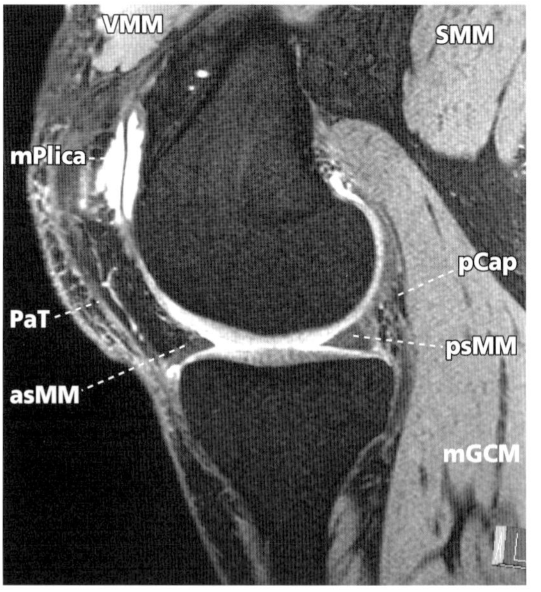

그림 1-8B

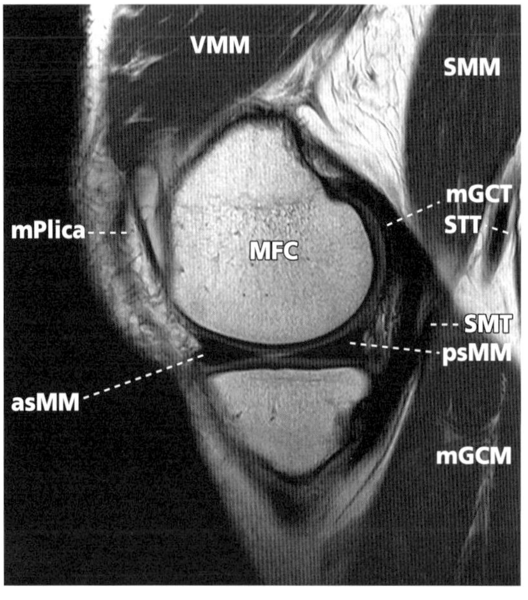

그림 1-9A

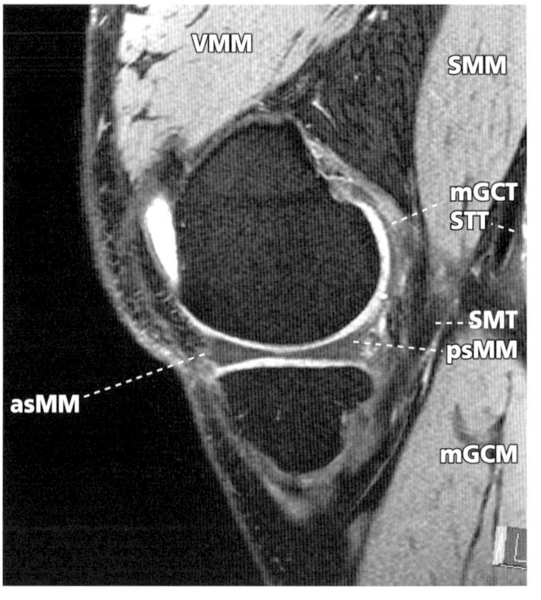

그림 1-9B

asMM : 내측반월상연골 전절
medial meniscus anterior segment
MFC : 내측과 medial femoral condyle
mGCM : 비복근 내측두
medial head of gastrocnemius muscle
mGCT : 비복근 내측두의 건
medial head of gastrocnemius tendon
mPlica : 내측 활막 추벽 medial plica

PaT : 슬개건 patellar tendon
pCap : 후방관절낭 posterior capsule
psMM : 내측반월상연골 후절
medial meniscus posterior segment
SMM : 반막양근 semimembranosus muscle
SMT : 반막양근건 semitendinosus tendon
STT : 반건양근 semitendinosus tendon
VMM : 내측광근 vastus medialis muscle

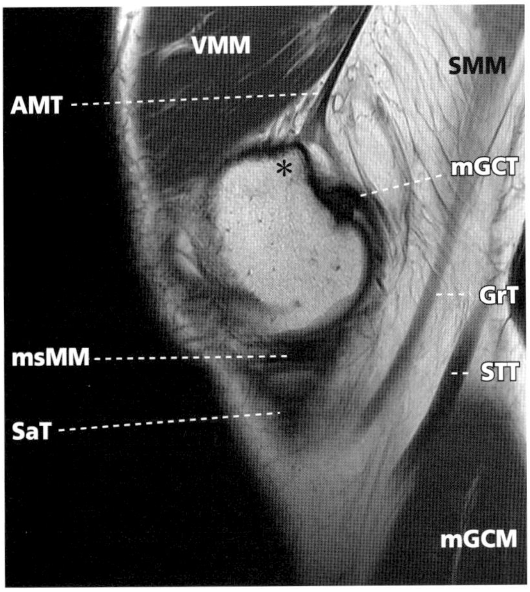

그림 1-10A

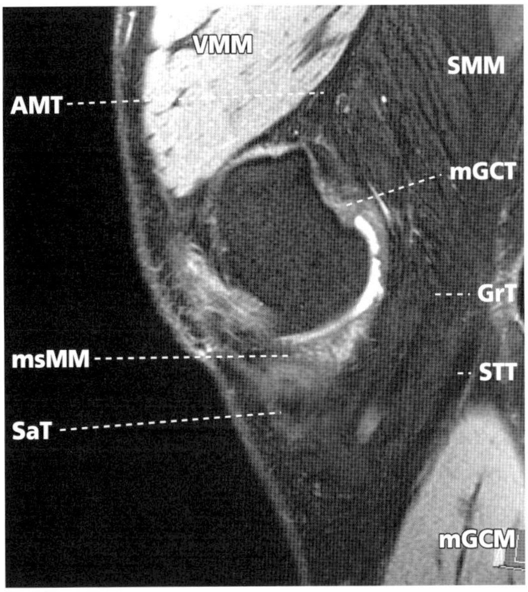

그림 1-10B

AMT : 대내전근건 adductor magnus tendon
GrT : 박근 gracilis tendon
mGCM : 비복근 내측두
medial head of gastrocnemius muscle
mGCT : 비복근 내측두의 건
medial head of gastrocnemius tendon
msMM : 내측반월상연골 중절
medial meniscus middle segment

SaT : 봉공근건 sartorius tendon
SMM : 반막양근 semimebranosus muscle
STT : 반건양근 semitendinosus tendon
VMM : 내측광근 vastus medialis muscle
*내전근 결절, 대내전근 부착부

1-2 관상면 영상

Coronal views

지방억제 양성자 강조 관상면 영상 FSE 3, 310/28,
2.5mm 두께/0.25mm gap, 150mm FOV, 512×358 matrix,
총 34장(경골 고평부 전방부터 후방까지)

- 관상면 영상에서는 반월상연골과 내외측부인대 위주로 평가한다. 미세한 반월상연골 파열에 의한 표면의 작은 요철이나, 특히 변연(자유연)이 단절되었는지 확인한다.

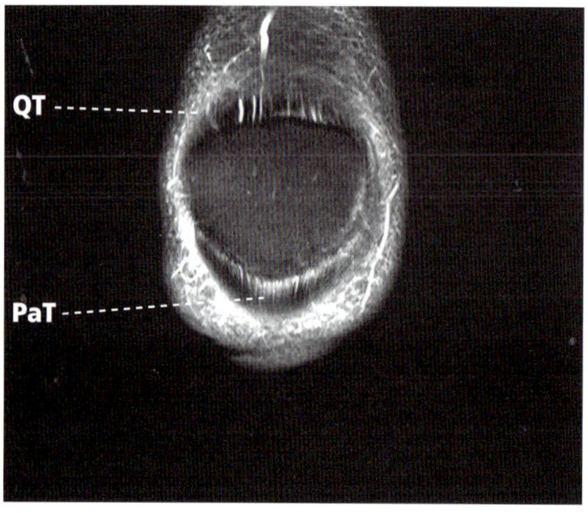

그림 1-11

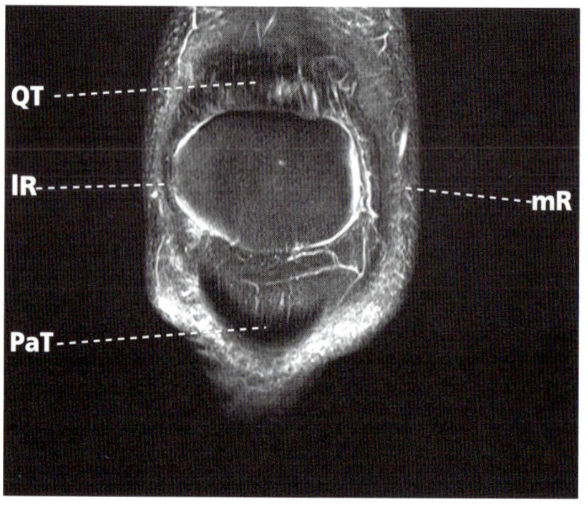

그림 1-12

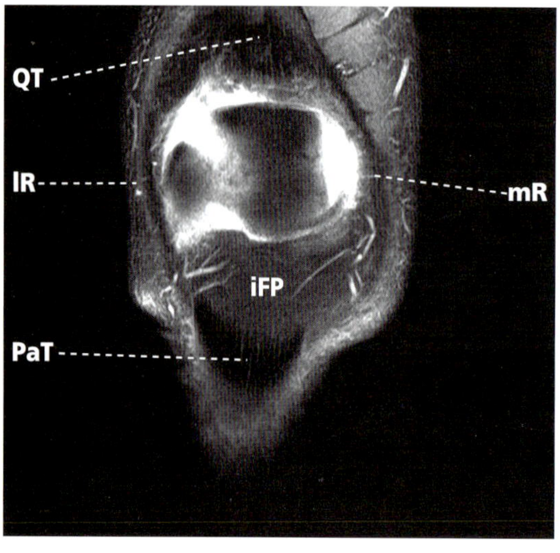

그림 1-13

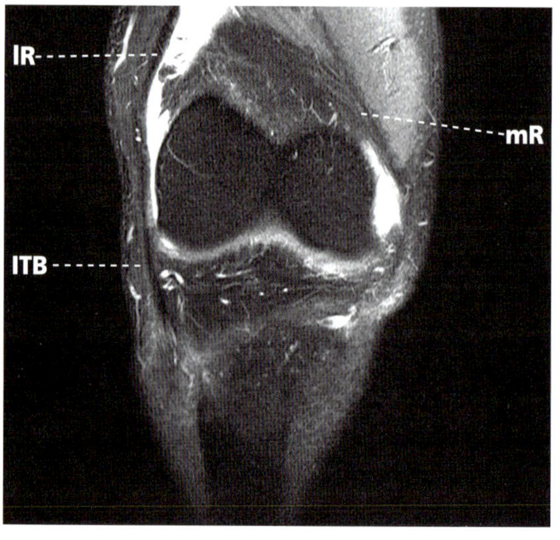

그림 1-14

iFP : 슬개하지방체 infrapatellar fat pad
ITB : 장경인대 iliotibial band
IR : 외측슬개지대 lateral retinaculum

mR : 내측슬개지대 medial retinaculum
PaT : 슬개건 patellar tendon
QT : 대퇴사두근건 quadriceps femoris tendon

1

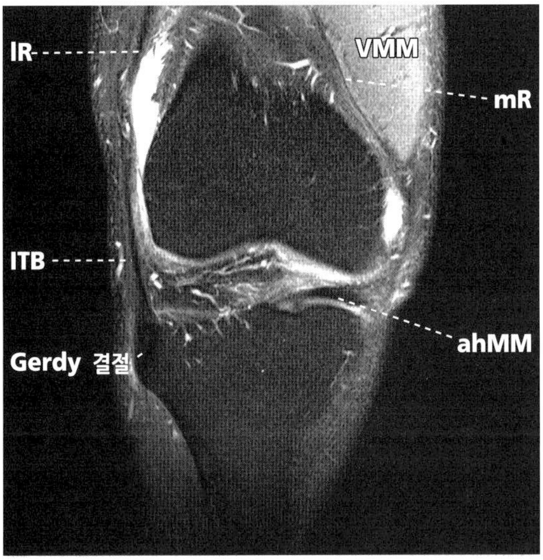

그림 1-15

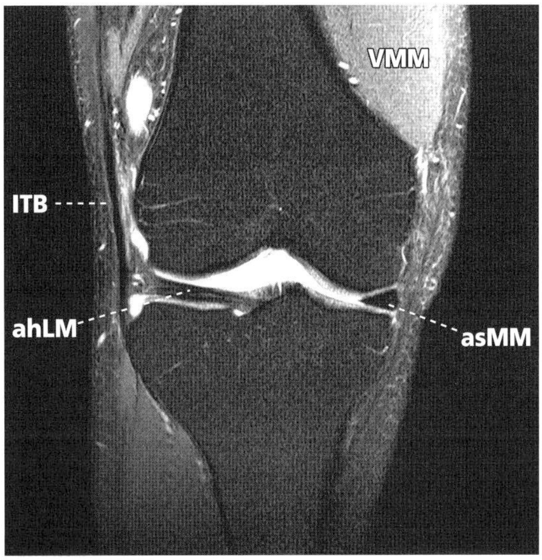

그림 1-16

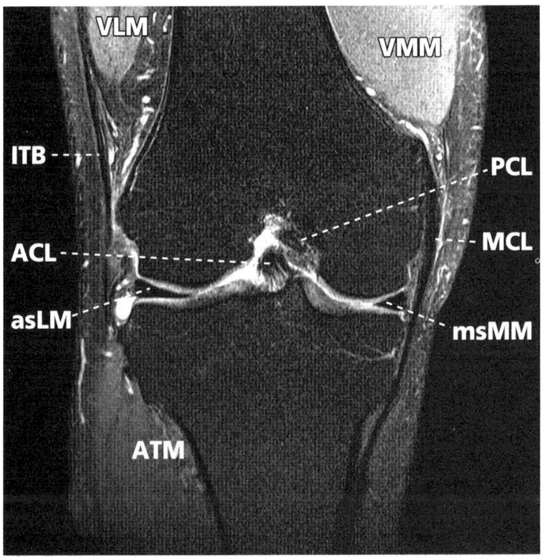

그림 1-17

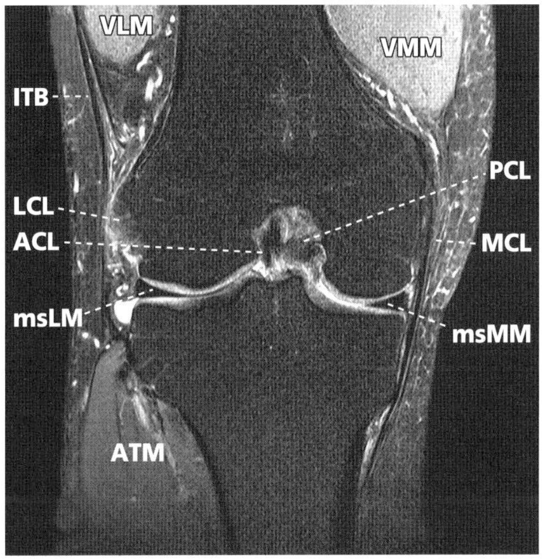

그림 1-18

ACL : 전방십자인대 anterior cruciate ligament
ahLM : 외측반월상연골 전각
ateral meniscus anterior horn
ahMM : 내측반월상연골 전각
medial meniscus anterior horn
asLM : 외측반월상연골 전절
lateral meniscus anterior segment
asMM : 내측반월상연골 전절
medial meniscus anterior segment
ATM : 전경골근 anterior tibial muscle
Gerdy 결절 : Gerdy's tubercle
ITB : 장경인대 iliotibial band

LCL : 외측측부인대 lateral collateral ligament
IR : 외측슬개지대 lateral retinaculum
MCL : 내측측부인대 medial collateral ligament
mR : 내측슬개지대 medial retinaculum
msLM : 외측반월상연골 중절
lateral meniscus middle segment
msMM : 내측반월상연골 중절
medial meniscus middle segment
PCL : 후방십자인대 posterior cruciate ligament
VLM : 외측광근 vastus lateralis muscle
VMM : 내측광근 vastus medialis muscle

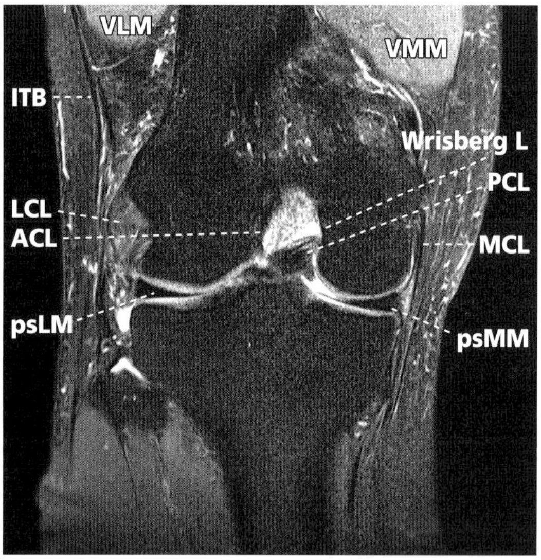

그림 1-19

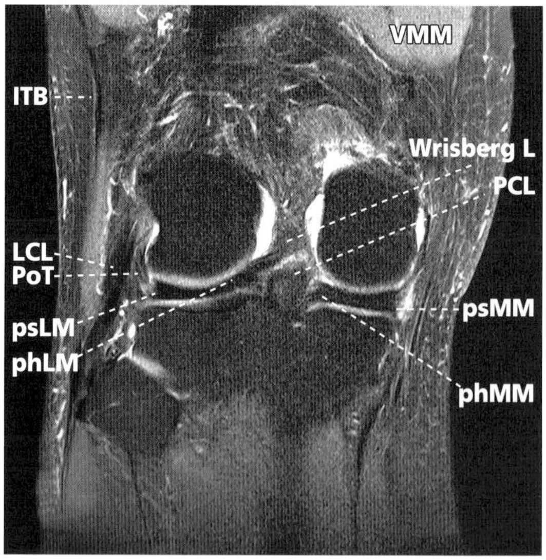

그림 1-20

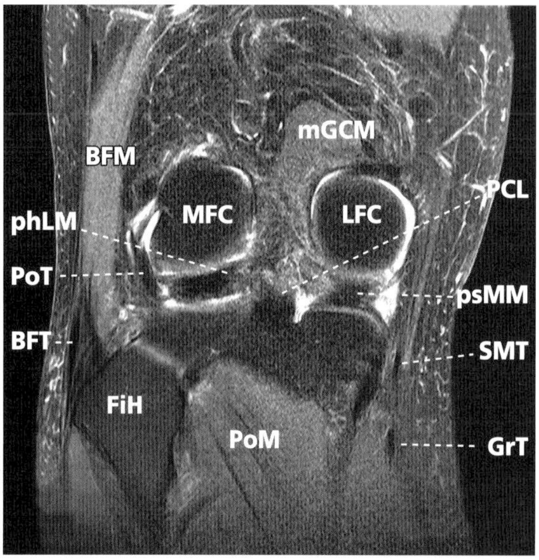

그림 1-21

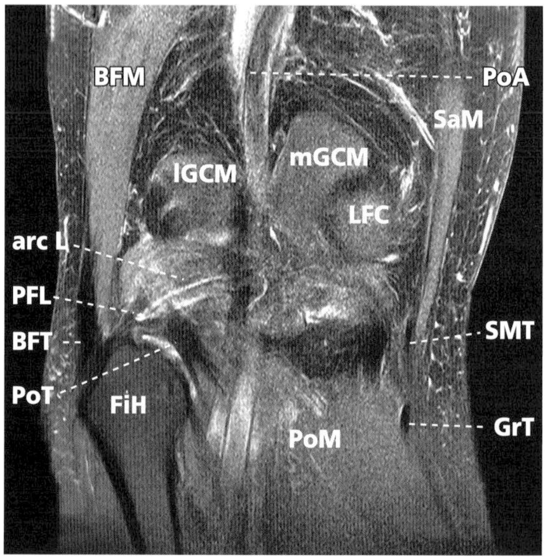

그림 1-22

ACL : 전방십자인대 anterior cruciate ligament
arcL : 궁상인대 arcuate ligament
BFM : 대퇴이두근 biceps femoris muscle
BFT : 대퇴이두근건 biceps femoris tendon
FiH : 비골두 fibular head
GrT : 박근 gracilis tendon
ITB : 장경인대 iliotibial band
LCL : 외측측부인대 lateral collateral ligament
LFC : 외측과 lateral femoral condyle
lGCM : 비복근 외측두
lateral head of gastrocnemius muscle
MCL : 내측측부인대 medial collateral ligament
MFC : 내측과 medial femoral condyle
mGCM : 비복근 내측두
medial head of gastrocnemius muscle
PCL : 후방십자인대 posterior cruciate ligament
PFL : 슬와비골인대 popliteofibular ligament
phLM : 외측반월상연골 전각
lateral meniscus posterior horn
phMM : 내측반월상연골 전각
medial meniscus posterior horn
PoA : 슬와동맥 popliteal artery
PoM : 슬와근 popliteus muscle
PoT : 슬와근건 popliteus tendon
psLM : 외측반월상연골 후절
lateral meniscus posterior segment
psMM : 내측반월상연골 후절
medial meniscus posterior segment
SaM : 봉공근 sartorius muscle
SMT : 반막양근건
semimembranosus tendon
VLM : 외측광근 vastus lateralis muscle
VMM : 내측광근 vastus medialis muscle
WrisbergL : Wrisberg 인대 Wrisberg's ligament

1-3 횡단면(축상면) 영상
Axial views

지방억제 양성자 강조 횡단면 영상 FSE 2,000/21,
2.5mm 두께/0.25mm gap, 150mm FOV, 384x384 matrix,
총 36장(슬개골 상극에서 경골조면 부근까지)

- 횡단면 영상은 십자인대의 대퇴골 부착부 스캔에 우수하며, 시상면 등에서 관찰이 어려운 전방십자인대 부분 파열을 평가하는 데 효과적이다. 또한, 무릎 주위 액체 저류강의 검출이나 활막 추벽, 슬개 대퇴 관절의 평가에도 유용하다.

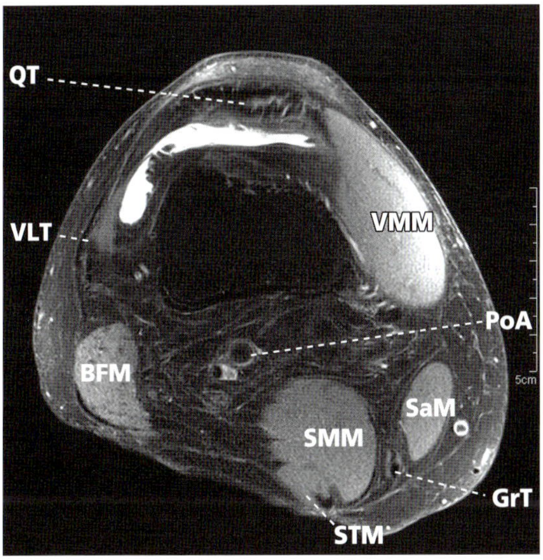

그림 1-23

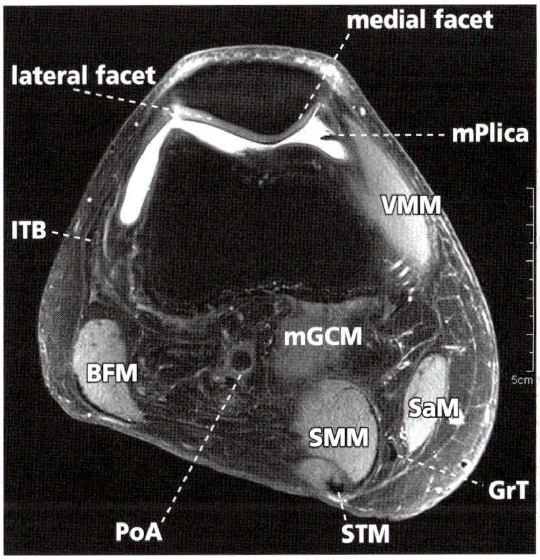

그림 1-24

BFM : 대퇴이두근 biceps femoris muscle
GrT : 박근건 gracilis tendon
ITB : 장경인대 iliotibial band
lateral facet : 슬개골 외측관절면
medial facet : 슬개골 내측관절면
mGCM : 비복근 내측두
medial head of gastrocnemius muscle
mPlica : 내측 활막 추벽 medial plica
PoA : 슬와동맥 popliteal artery
QT : 대퇴사두근건 quadriceps femoris tendon
SaM : 봉공근 sartorius muscle
SMM : 반막양근 semimembranosus muscle
STM : 반건양근 semitendinosus muscle
VLT : 외측광근건 vastus lateralis tendon
VMM : 내측광근 vastus medialis muscle

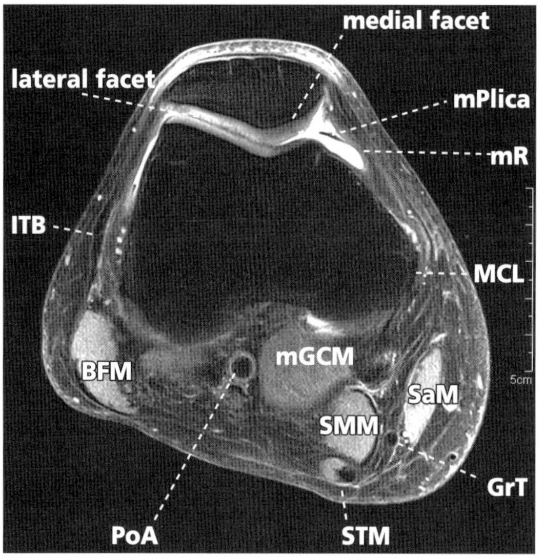

그림 1-25

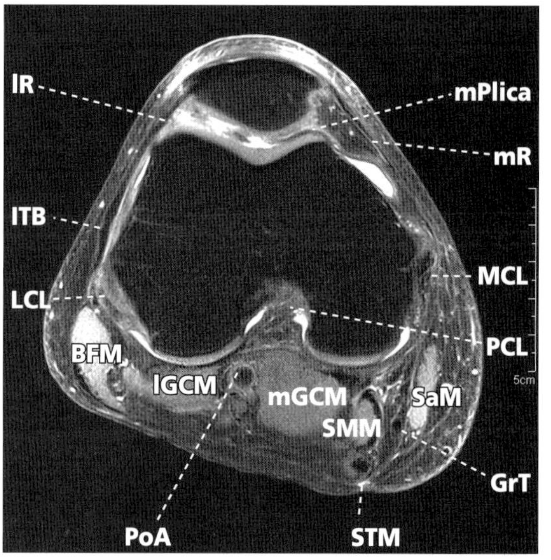

그림 1-26

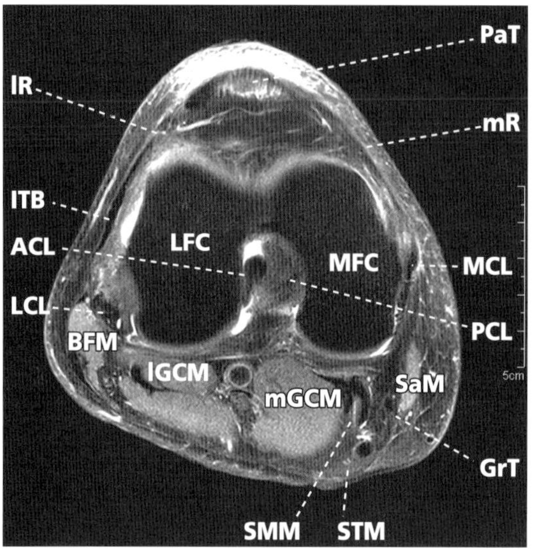

그림 1-27

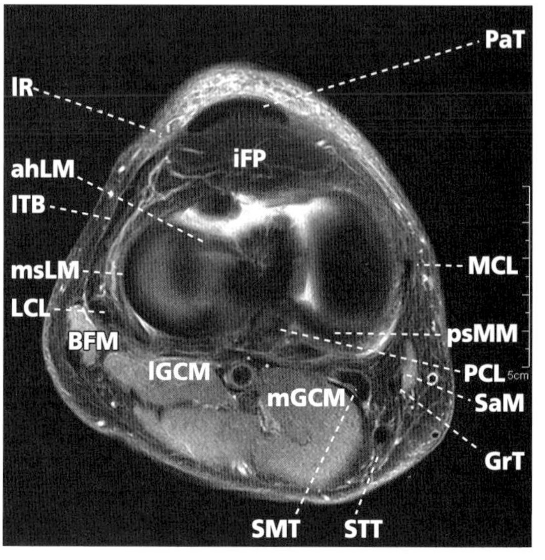

그림 1-28

ACL : 전방십자인대 anterior cruciate ligament
ahLM : 외측반월상연골 전각
lateral meniscus anterior horn
BFM : 대퇴이두근 biceps femoris muscle
GrT : 박근건 gracilis tendon
iFP : 슬개하지방체 infrapatellar fat pad
ITB : 장경인대 iliotibial band
lateral facet : 슬개골 외측관절면
LCL : 외측측부인대 lateral collateral ligament
LFC : 외측과 lateral femoral condyle
IGCM : 비복근 외측두
lateral head of gastrocnemius muscle
IR : 외측슬개지대 lateral retinaculum
MCL : 내측측부인대 medial collateral ligament
medial facet : 슬개골 내측관절면
MFC : 내측과 medial femoral condyle

mGCM : 비복근 내측두
medial head of gastrocnemius muscle
mPlica : 내측 활막 추벽 medial plica
mR : 내측슬개지대 medial retinaculum
msLM : 외측반월상연골 중절
lateral meniscus middle segment
PaT : 슬개건 patellar tendon
PCL : 후방십자인대 posterior cruciate ligament
PoA : 슬와동맥 popliteal artery
psMM : 내측반월상연골 후절
medial meniscus posterior segment
SaM : 봉공근 sartorius muscle
SMM : 반막양근 semimembranosus muscle
SMT : 반막양근건 semimembranosus tendon
STM : 반건양근 semitendinosus muscle
STT : 반건양근건 semitendinosus tendon

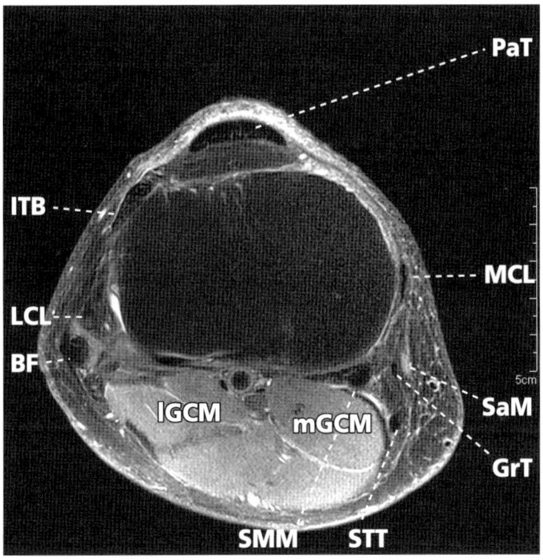

그림 1-29

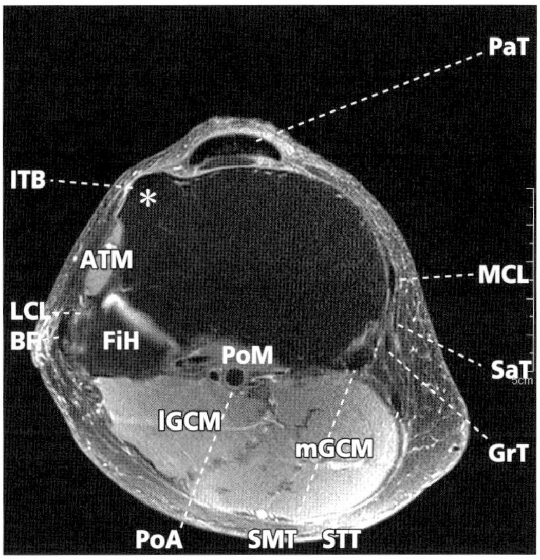

그림 1-30

ATM : 전경골근 anterior tibial muscle
BF : 대퇴이두근 biceps femoris
FiH : 비골두 fibular head
GrT : 박근건 gracilis tendon
ITB : 장경인대 iliotibial band
LCL : 외측측부인대 lateral collateral ligament
lGCM : 비복근 외측두
lateral head of gastrocnemius muscle
MCL : 내측측부인대 medial collateral ligament
mGCM : 비복근 내측두
medial head of gastrocnemius muscle

PaT : 슬개건 patellar tendon
PoA : 슬와동맥 popliteal artery
PoM : 슬와근 popliteus muscle
SaM : 봉공근 sartorius muscle
SaT : 봉공근건 sartorius tendon
SMM : 반막양근 semimembranosus muscle
SMT : 반막양근건 semimembranosus tendon
STT : 반건양근건 semitendinosus tendon
*Gerdy 결절

제 02 장

MRI 촬영법

MRI Technical Considerations

2-1 무릎 고정 방법 : 코일 내에서 무릎 경도 굴곡

Coil setting : slight flexion of the knee

➡ Niitsu M, Ikeda K, Fukubayashi T, et al : Knee extension and flexion : MR delineation of normal and torn anterior cruciate ligaments. J Comput Assist Tomogr 1996 ; 20 : 322-327.

- 무릎 MRI에서 가장 중요한 관절 내 요소는 ACL이다.
- 대부분의 제조사가 원통형 무릎용 코일을 제공한다.
- 원통형의 코일에 무릎을 세팅하려면 무릎은 신전위로 유지되는 경향이 강하다(**그림 2-1A**).
- 이러한 신전 무릎의 시상면 영상에서는
  ① 과간와 상단의 골연과 ACL 전연이 밀착되어 인대의 전체상을 파악하기 어렵다. 특히 전연은 anteromedial bundle의 주행 부위이며 ACL 손상의 대부분은 이 섬유속이 파열된 것이다.
  ② 해부학적으로 취약하고 특히 파열이 호발하는 ACL 대퇴골 부착부의 묘사가 대퇴골 외측과 내측면과의 부분 용적 효과(partial volume effect)에 의해 선명하지 않게 나타난다.
  ③ ACL 내부의 전체적인 신호 강도의 상승이 고빈도로 관찰되며, 여기에는 magic angle effect가 관여하는 것으로 생각된다.
- **완전 신전이나 과신전 무릎의 시상면 영상으로 ACL은 진단 불가능하다.**
- 베드 등을 조정하여 초전도 자석 내부에서도 무릎은 최대 30도, 평균 약 15도의 경도 굴곡위를 취하는 것이 가능하다(**그림 2-1B**)
- 무릎을 구부림으로써, 전방십자인대 전연은 과간와 상단의 골연과 떨어져 인대 전체가 나타나고 대퇴골 부착부가 보다 명료해진다(**그림 2-2**)
- 사체의 무릎을 이용해 설명하면, 신전위의 대퇴골 부착부에서 각 섬유속 종말단은 대퇴골 외측과의 내측면에 폭넓게 평탄한 형태로 부착한다(3장 p. 43 참조). 무릎 굴곡에 의해 ACL이 과간와의 천장으로부터 멀어짐에 따라, 고정된 대퇴골 부착부와의 뒤틀림에 의해 그 장축을 중심으로 굵어진다. 즉, 'tape' 상태인 ACL은 'rope' 상태가 되어 시상면 영상으로의 시각화가 용이해진다고 생각된다.
- 무릎의 경도 굴곡에 의한 PCL이나 반월상연골의 표출능의 저하는 보이지 않는다.

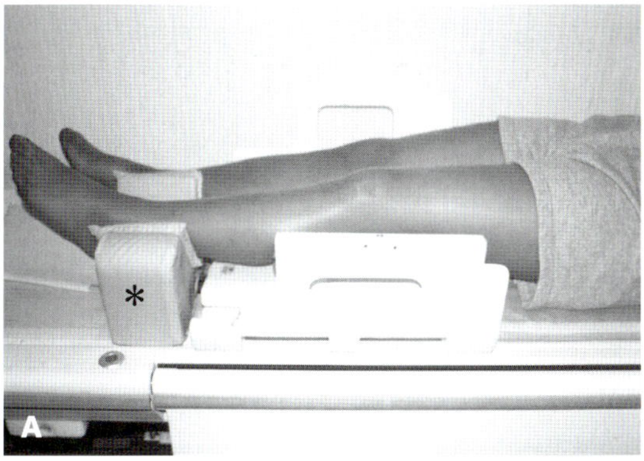

그림 2-1A ● Ankle holder를 이용한 원통형 무릎용 코일

MR기기에 부속되는 무릎용 코일은 원통형인 경우가 많고, ankle holder(*) 등을 사용해 메뉴얼대로 세팅하면 무릎은 신전위로 유지되는 경향이 강하다.

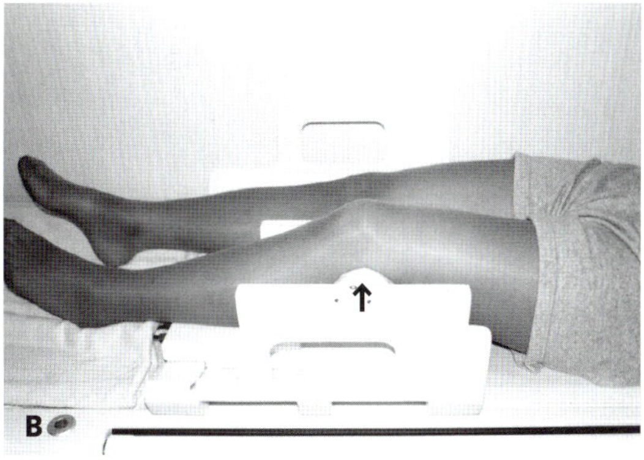

그림 2-1B ● 작은 패드를 이용한 원통형 무릎용 코일

무릎 부위에 작은 패드(화살표)를 넣고, holder 등을 제거하면 무릎은 평균 약 15도의 경도 굴곡위가 가능하다.

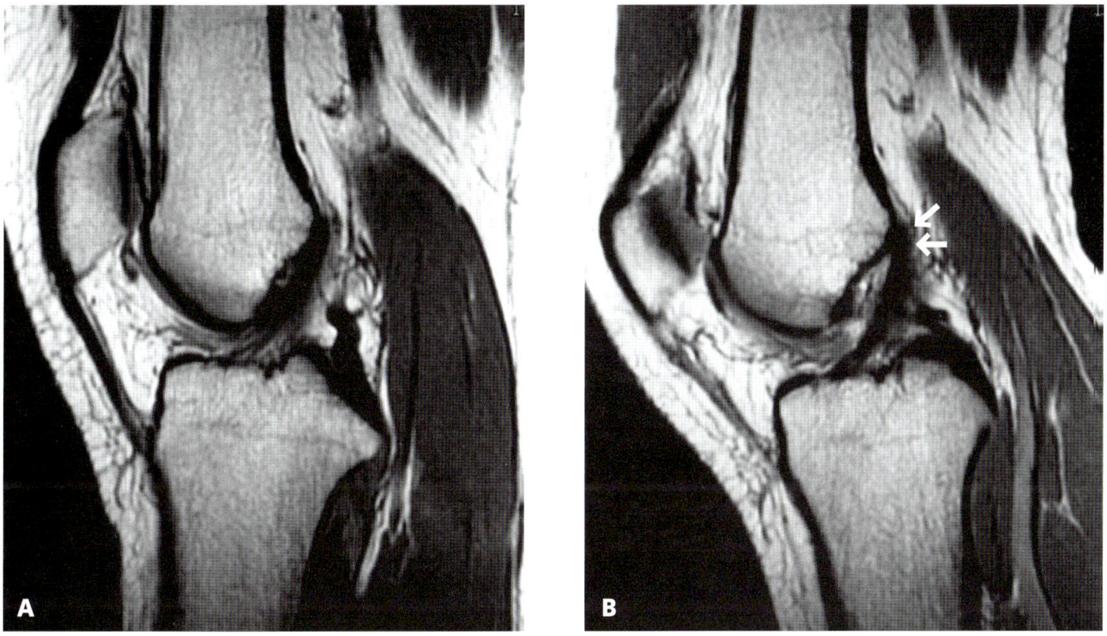

그림 2-2 ● Ankle holder를 이용한 원통형 무릎용 코일 내의 신전위(A)와 경도 굴곡위(B)

양성자 강조 시상면 영상. 무릎을 경도 굴곡시키면, ACL 전연은 과간와 상단의 골연과 떨어져 있으며 대퇴골 부착부(화살표)가 명료해진다.

■ 반바지, 검사복

- 무릎 부분의 스타킹, 양말은 화질을 저하시킬 수 있다.
- 코일의 케이블이 피부에 직접 닿으면 화상의 위험이 있으므로 바지 형태의 검사복 착용을 권장한다.
- 여성을 고려해 '옷섶이 벌어지는' 가운형의 검사복은 피한다.

2-2 시상면 영상 설정
Sagittal sections

- 무릎 MRI의 기본이 되는 시상면 영상의 설정은 대퇴골과부 또는 경골 고평부의 횡단면 영상으로 끝에서 끝까지 커버한다고 알려져 있지만, 그것만으로는 충분하지 않고, 좀 더 외측의 비골두까지 포함해야 한다(**그림 2-3**). 무릎의 외측지지조직(6장 p. 118 참조)인 외측측부인대(LCL), 대퇴이두근건(BFT)은 비골두 부착부에 공동건을 형성하며 시상면에서 V자형 저신호를 보인다. 무릎의 외상에서는 이 부착부의 손상도 많아 시상면을 이 위치까지 포함시키면 진단능력이 향상된다.
- 슬라이스 두께 2.5mm 정도의 경우는 성인 남성으로 시상면은 30장 정도가 필요하게 된다.
- 무릎을 코일에 고정할 때에는 십자인대, 측부인대 등의 비틀림을 방지하기 위해 극단적인 외회전, 내회전을 삼가야 한다.
- ACL을 1장의 사상 시상면에 나타내려고 하면 횡단면 영상으로부터 그 장축을 따라 사상 시상면을 설정하면, 완성된 영상은 골피질의 부분용적 효과(partial volume effect)도 더해져 ACL 대퇴골 부착부가 잘 보이지 않게 되므로 주의를 요한다(**그림 2-4**). 각도를 세우지 않는 정시상면 영상이면 충분하다(ACL 전체 길이는 2~3장의 시상면으로 분할되어 있지만 익숙해지면 판독하는데 지장은 없다.).
- 상하로 긴 시상면의 위상 인코딩 방향을 통상 A-P 방향(전후 방향)으로 설정하지만, 이 경우 슬와동/정맥에서의 혈류 아티팩트가 중첩된다(**그림 2-5**). 위상 인코딩 방향을 S-I 방향(두미 방향)으로 설정하면 이를 피할 수 있지만, 이 경우 wrap 아티팩트에 주의가 필요하다(wrap 아티팩트 방지 조치 필요).

마커 활용

이 책에서는 골연부 종양을 다루지 않았지만, 무릎에서는 확장한 점액낭이나 골극·유리체 등 종괴성 병변과 감별을 필요로 하는 질환도 많다. 체표에서 촉진되거나 관찰되는 병변이 있는 경우 MR 검사실에 들어가기 전에 병변 주위에(병변의 바로 위에 놓으면 변형되므로) 여러 개의 마커를 붙여야 한다. 이것은 병변이 MRI에 나타나지 않은 경우 '종괴가 없었다'고 설득할 수 있는 큰 증거가 된다. 또한, 체표로부터의 진행 범위와 심부와의 차이도 나타낼 수 있다. 내용물이 점액·젤리 모양의(기한이 만료된) 정제 등은 T1, T2 강조영상에서 모두 고신호가 되며, 취급이 쉬워 이상적인 마커이다.

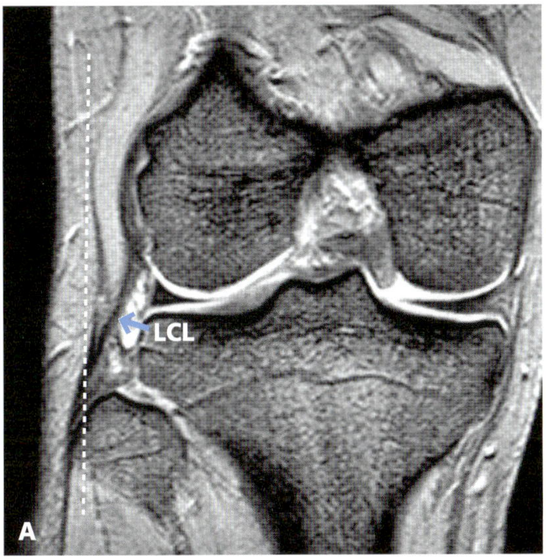

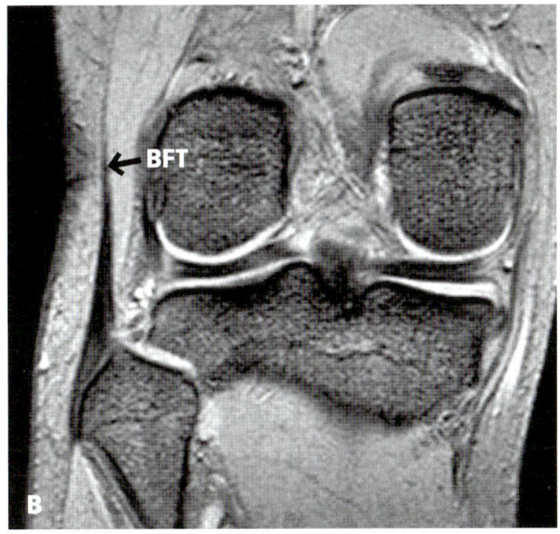

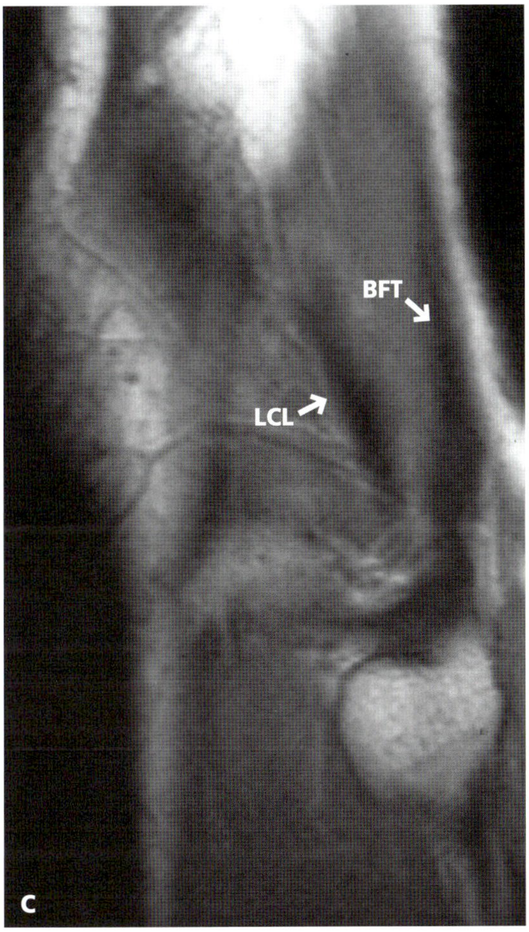

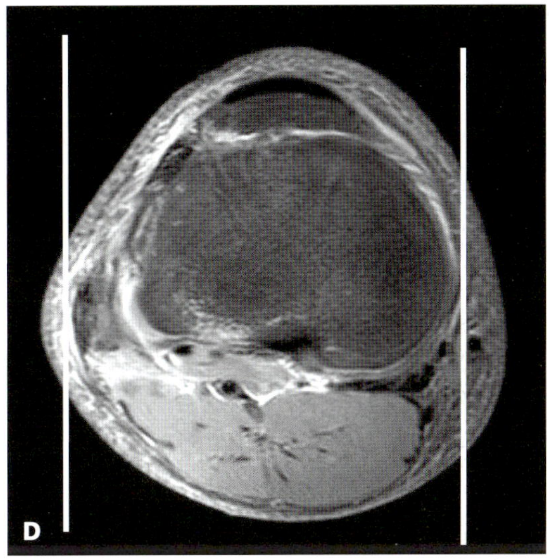

그림 2-3 ● 시상면 영상 설정(우측 무릎)

외측측부인대(LCL, A), 대퇴이두근건(BFT, B)은 비골두 부착부에서 공동건을 형성하여 시상면(C)에서는 전방이 LCL, 후방이 BFT의 V자형 저신호를 나타낸다. 비골두의 이 슬라이스(점선, A)까지 포함한 시상면을 횡단면 등에서 설정할 필요가 있다(실선, D).

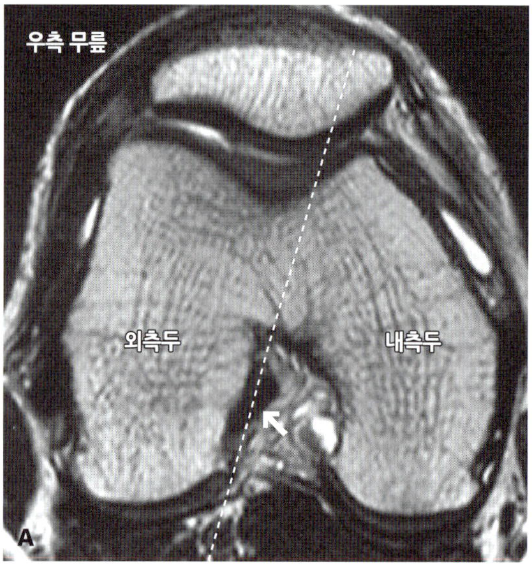

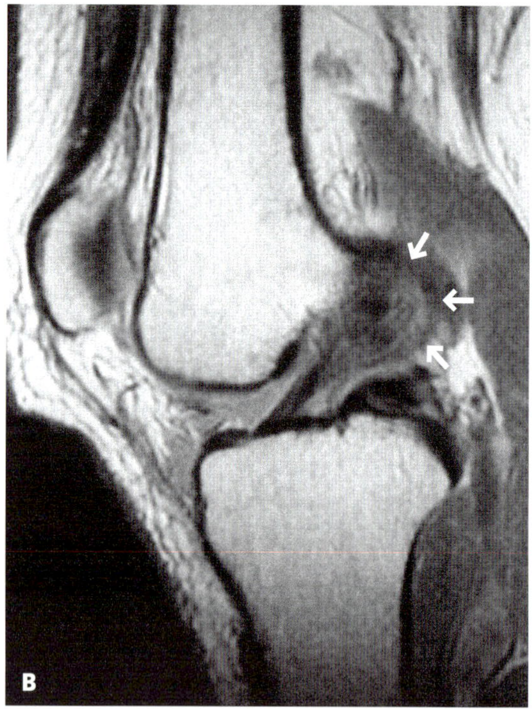

그림 2-4 ● 시상면 영상 설정의 실패 예(우측 무릎)

횡단면 영상에서 외측과 내측벽에 부착하는 ACL(화살표, A)에 평행하게 시상면을 설정하면(점선, A), 그 사상 시상면 영상에서는 골피질의 partial volume effect도 더해져(화살표, B) ACL이 잘 나타나지 않게 되므로 주의를 요한다.

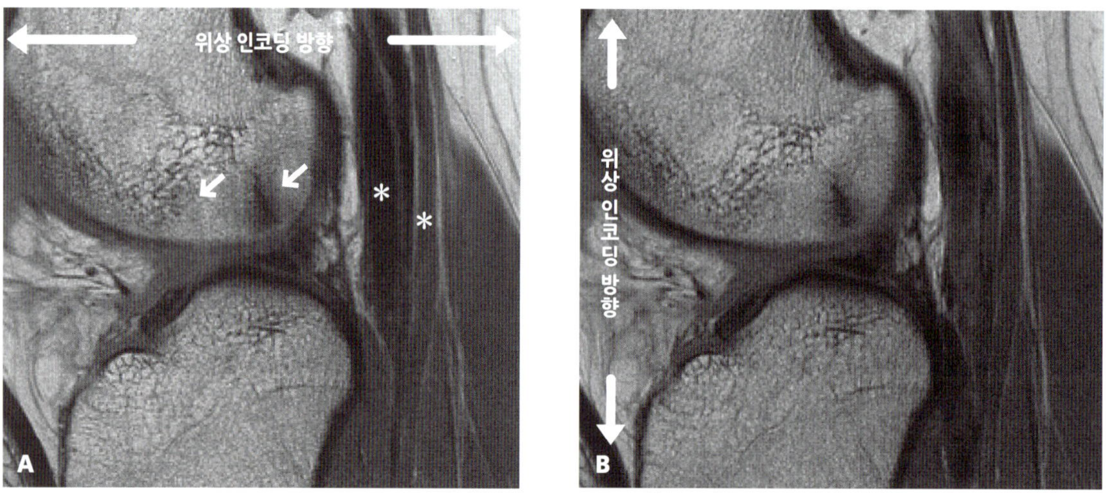

그림 2-5 ● 위상 인코딩 방향에 의한 혈류 아티팩트

위상 인코딩 방향을 A-P 방향(전후 방향)으로 설정하면 슬와동/정맥(*)으로부터의 혈류 아티팩트가 중첩되어 나타난다(A). 위상 인코딩 방향을 S-I 방향(두미 방향)으로 하면 이를 피할 수 있다(B).

2-3 T1 강조와 fast spin echo법을 이용한 양성자 강조영상 T1W1 and PDWI(fast spin echo)

2

- MR 촬영의 '관례에 따라' T1 강조영상과 T2 강조영상 모두를 자동으로 촬영하는 시설도 많지만 인대와 반월상연골의 묘사를 주 목적으로 하는 경우 **T1 강조영상은 의미가 적다**.
- 정상 상태에서 저신호를 보이는 인대와 반월상연골은 T1 강조영상보다 양성자 강조영상에서 주변 연골이나 관절액과의 대비가 잘 나타난다(**그림 2-6**).
- Fast spin echo(FSE)법은 기존의 spin echo(SE)법에 비해 촬영시간을 극적으로 단축하여 고해상도 영상을 가능하게 하며 슬관절 MRI에도 활용된다.
- 그러나 다음 두 가지 점에 주의가 필요하다.
  ① Echo train length(ETL)를 최소화하지 않으면 영상이 흐려진다(blurring).
  ② 지방의 고신호화로 인해 반월상연골 병변 등의 대비가 저하되는 경우가 있다.
- 양성자 강조영상에서 FSE법을 사용하는 경우, 위 사항에 유의하여 ETL을 최소한(많아도 5~6 정도)으로 억제해야 한다.
- ②에 대해서는 지방억제법을 병용하는 경우도 많다.

수분을 고신호로 한 중간 영상

- 또한, FSE법에 의한 '양성자 강조영상'으로 echo train의 마지막에 -90도 펄스를 인가하여 종자화를 강제적으로 회복하는 기법[DRIVE(Philips), FRFSE(GE), RESTORE(Siemens), T2 Plus(도시바)]을 이용하면 비교적 짧은 repetition time(TR)에서도 T2 강조의 대비를 강조할 수 있다. 관절액을 고신호로 사용하면 연골, 인대 및 반월상연골을 더 잘 나타낼 수 있다(**그림 2-7**).

T2 강조 및 T2* 강조영상

관절액을 고신호로 하여 인대나 반월상연골 병변과의 대비를 이루는 T2(T2*) 강조영상은 유용하다. 특히 촬영시간이 비교적 짧고, 고대비를 제공하는 gradient echo법 T2* 강조영상은 미세 병변을 나타내는데 매우 효과적이다. 그러나 magic angle effect의 영향을 고려하면 무릎 MRI의 시상면과 관상면에 gradient echo법과 긴 TE의 SE 또는 FSE 계열의 촬영법을 적절히 사용하는 것이 필요하다.

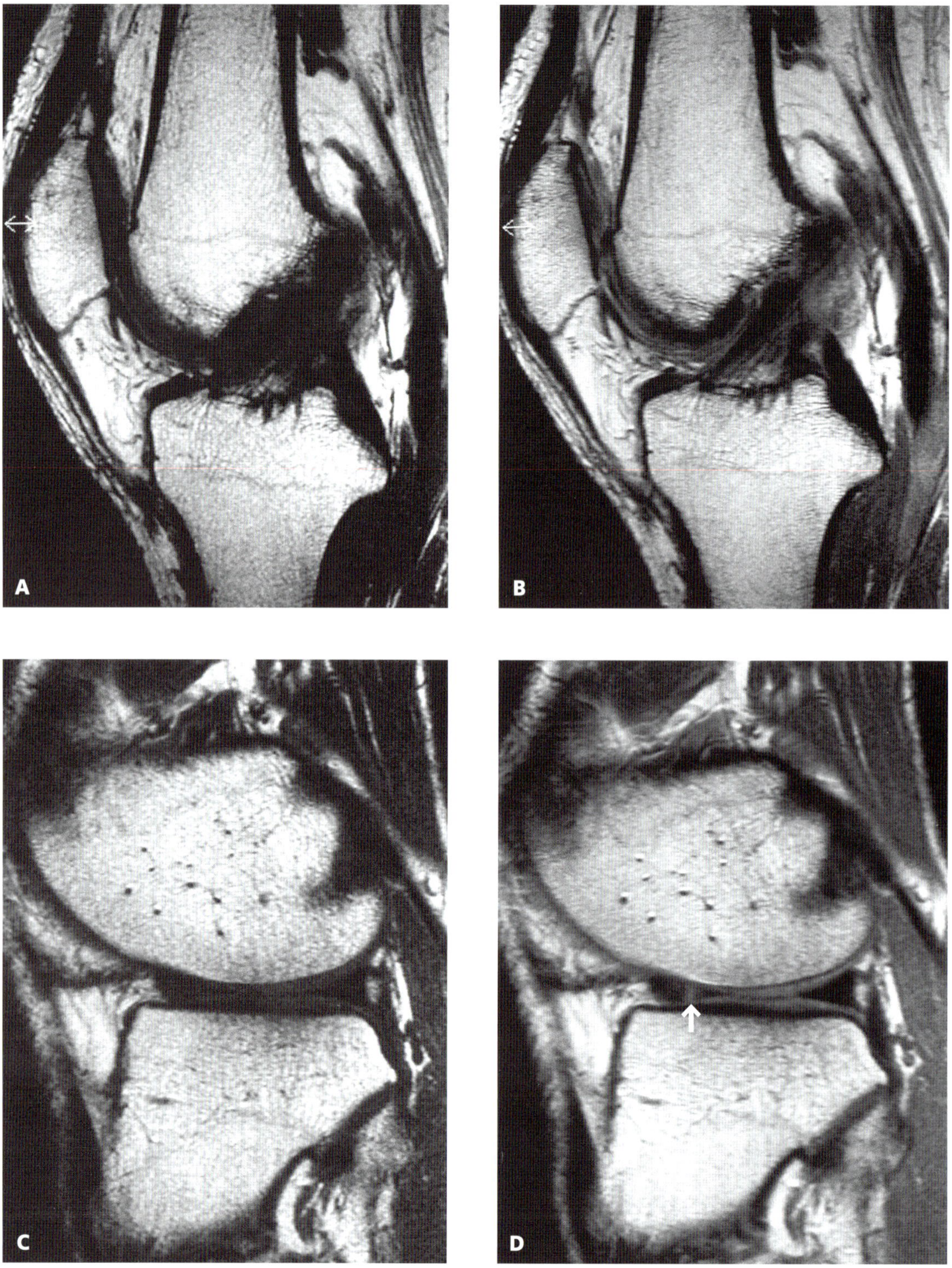

그림 2-6 T1 강조와 양성자 강조영상의 비교

정상 무릎과 외측반월상연골 파열 예. T1 강조영상(SE 350/14, A · C). 양성자 강조영상(FSE 1,324/17 ETL 5, B · D). T1 강조보다 양성자 강조영상에서 전방십자인대나 관절연골의 윤곽이 잘 나타난다. 반월상연골의 파열부(D, 화살표)도 대비가 잘 나타난다.

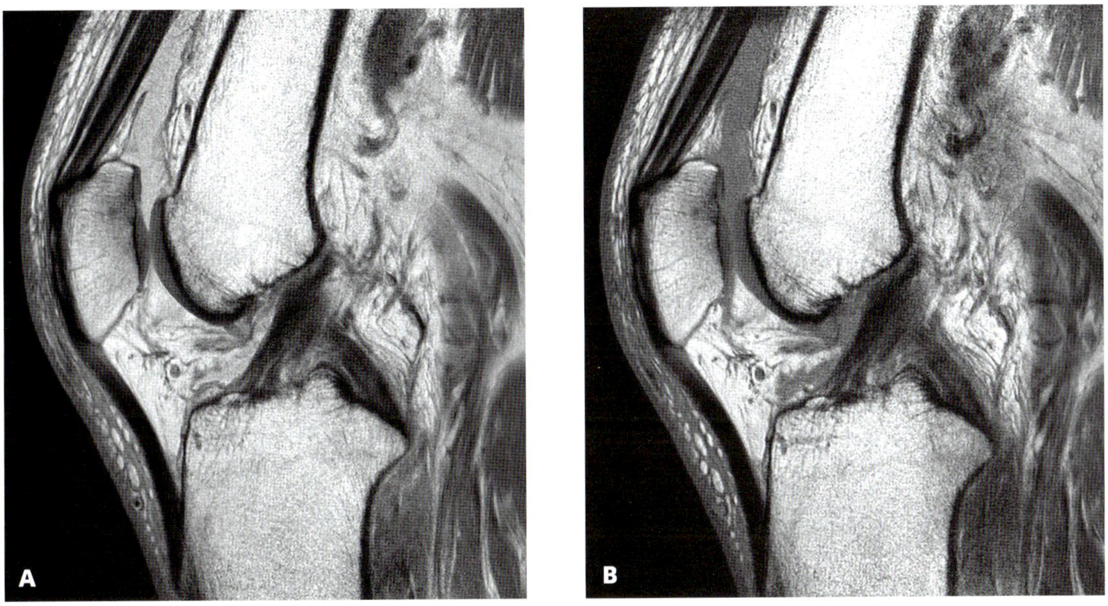

그림 2-7 ● 관절액을 고신호로 한 '양성자 강조영상'(DRIVE 부가)과 기존의 양성자 강조영상

기존의 촬영법(B)에 비해 고신호를 보이는 관절액과 연골, 전방십자인대가 대비를 이루어 보다 선명하게 나타난다(A). FOV 150mm, Thick 3mm/gap 0.3mm, 23장, 512 scan matrix 864 ZIP, 촬영시간 모두 6분.

2-4 Magic angle effect

Magic angle effect란 무엇인가

➡ Erickson SJ, Prost RW, Timins ME : The "magic angle" effect : background and clinical relevance. Radiology 1993 ; 188 : 23-25.

➡ Peterfy CG, Janzen DL, Tirman PF, et al : "Magic angle" phenomenon : a case of increased signal in the normal lateral meniscus on short-TE MR images of the knee. AJR Am J Roentgenol 1994 ; 163 : 149-154.

- 인대 등의 띠 형태 구조물이 정자장 방향에 대해 55도 전후의 각도로 위치했을 경우에 내부 분자 배열의 방향성에 의해 그 신호 강도가 특이적으로 상승하는 현상.
- 인대 파열 등의 이상 소견과 혼동하기 쉽다.
- Magic angle effect는 TE가 짧은 경우에 현저하며 T1 강조나 양성자 강조영상, T2 강조에서는 낮은 플립각을 이용한 gradient(field) echo법(T2* 강조)이 해당한다(**그림 2-8**).
- 인대 외에도 외측빈월상연골 후각 등에 대한 magic angle effect의 영향이 있다(**그림 2-9**).
- Magic angle effect의 해결책 중 하나는 TE를 길게 하는 것이다. 따라서 T2* 강조영상에서 이 현상이 나타나면, 긴 echo time(TE) SE 또는 FSE 계열의 T2 강조영상을 촬영하면 해결된다(**그림 2-10**).

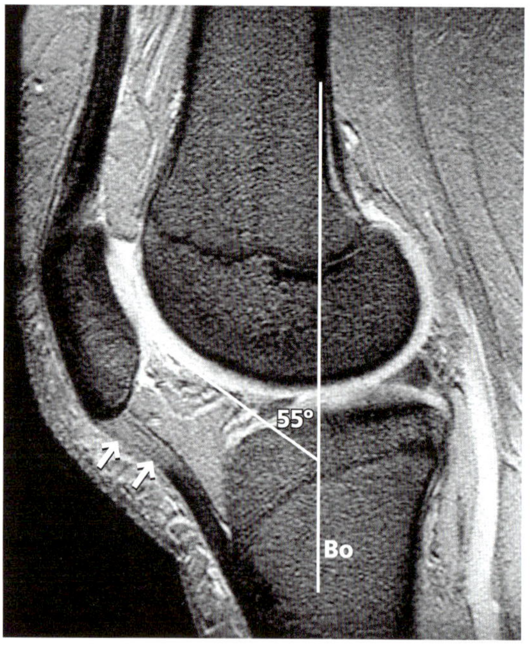

그림 2-8 ● Magic angle effect

T2* 강조 시상면 영상(GRE 560/14, 플립각 30도). 슬개건 상부가 국소적으로 신호상승을 보인다(화살표). 이것은 정자장 방향(Bo, 상하 방향)에 대하여 55도 전후의 각도에서 힘줄 등이 위치한 경우에 관찰된다.

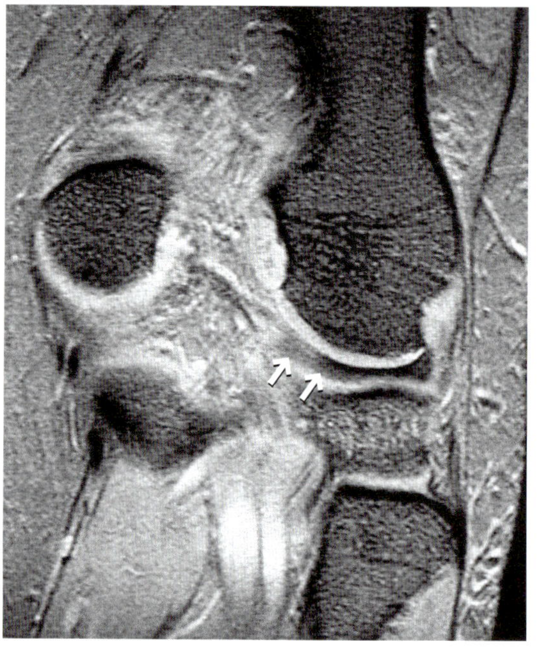

그림 2-9 ● 외측반월상연골 후각에 대한 magic angle effect

T2* 강조 관상면 영상. 정상적인 외측반월상연골 후각은 국소적인 신호 상승을 보인다(화살표).

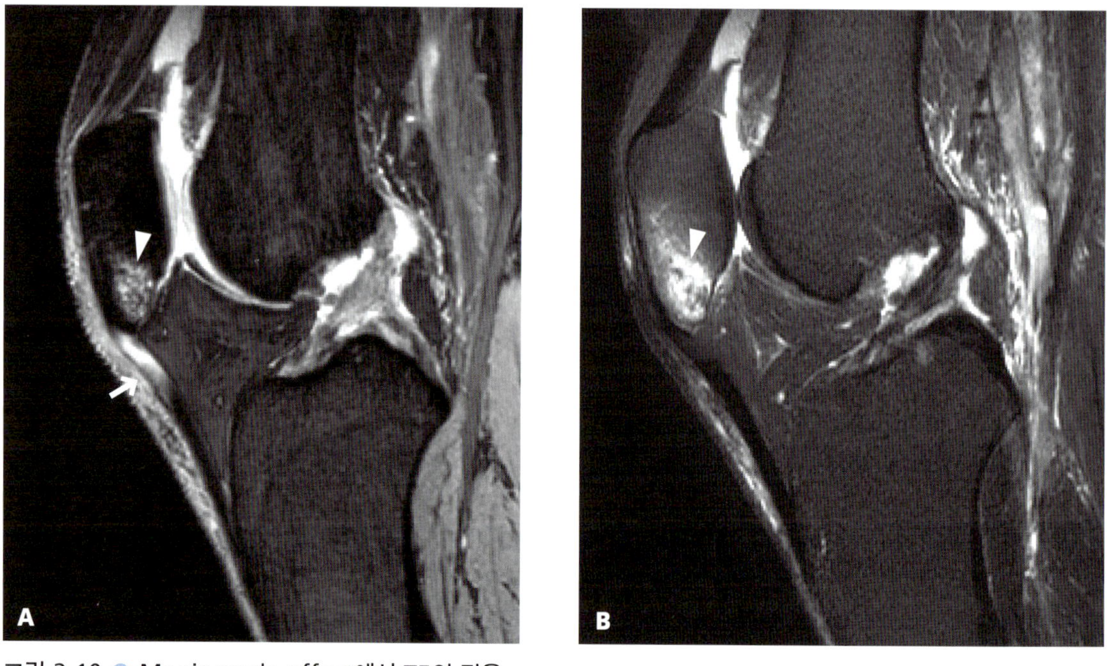

그림 2-10 ● Magic angle effect에서 TE의 작용

지방억제 T2* 강조 시상면 영상(TR/TE=19.54/7)(A)과 지방억제 T2 강조 시상면 영상(FSE 5,619/90)(B). T2* 강조 영상에서 슬개건의 두측부에 보이는 국소적 고신호(화살표, A)는 TE를 길게 하면 소실된다. 슬개골 하극에 골좌상이 있다(화살촉).

2-5 In-phase법, out-of-phase법

- Gradient echo법에는 TE에 따라 지방과 물의 신호에 약간의 차이가 있다.
- 물과 지방의 공명 주파수는 3.5ppm의 차이가 있다(지방이 낮다). 이것은 1.5T에서는 224Hz에 해당한다(63.9MHz×3.5ppm).
- 즉, 1.5T에서는 TE의 4.5msec 마다의 주기로 양쪽의 주파수가 일치한다 (in-phase 220Hz = 4.5msec)
- 그 중간의 TE(out-of-phase)에서는 동일한 픽셀 내의 물과 지방의 신호가 상쇄되고 신호 손실이 발생한다. 예를 들어, 피하지방과 근육이나 혈관 등의 경계는 검은 색 테두리가 된다(boundary effect, **그림 2-11**).
- 1.0T의 경우 각 수치는 1.5배, 0.5T의 경우는 3배가 된다.
- 3.0T의 경우 각 수치는 0.5배가 된다.

표 2-1 ● 1.5T에서 in-phase, out-of-phase를 나타내는 TE(msec)

in-phase		4.5		9.0		13.5		18.0		22.5		27.0
out-of-phase	2.3		6.8		11.3		15.8		20.3		24.8	

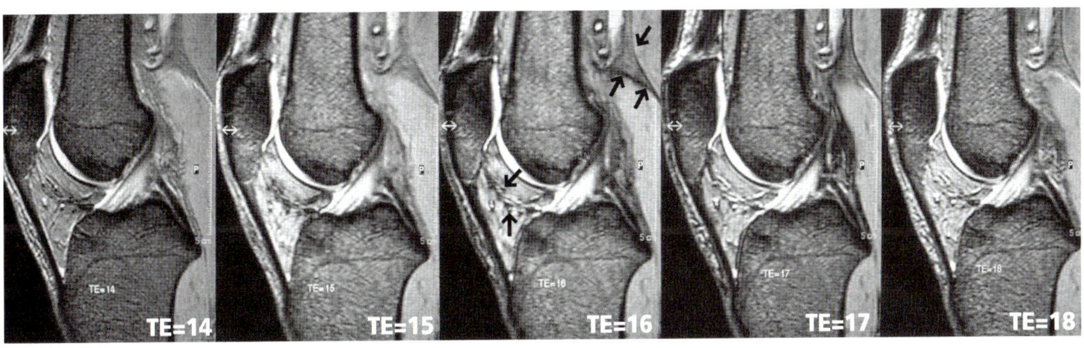

그림 2-11 ● Gradinent echo법의 TE 차이로 인한 이미지 차이(1.5T)

TE=14, 15, 16, 17, 18msec. TE가 약 14msec와 18msec에서 in-phase가 되고, 16msec 근처에서 out-of-phase가 된다. Out-of-phase일 때는 피하지방과 근육, 혈관과의 경계가 검은 색 테두리가 되는 boundary effect가 발생한다(화살표).

2-6 횡단면(축상면) 영상의 유용성

Axial sections

➡ Roychowdhury S, Fitzgerald SW, Sonin AH, et al : Using MR imaging to diagnose partial tears of the anterior cruciate ligament : value of axial images. AJR Am J Roentgenol 1997 ; 168 : 1487-1491.

- 주로 상하 방향으로 주행하는 인대나 반월상연골의 진단에는 시상면과 관상면 영상이 주체가 되지만, 횡단면 영상도 이러한 진단에 유용한 정보를 제공한다.
- 횡단면 영상은 십자인대의 대퇴골 부착부를 잘 나타내므로 시상면 등에서 관찰이 어려운 전방십자인대 부분 파열의 평가에 유용하다고 보고되었다.
- 전방십자인대 재건술에 사용되는 햄스트링과 슬개건의 단면적을 평가할 수 있다.
- '타나'라고 불리는 내측 활막 추벽과 가장 두꺼운 슬개 대퇴 관절의 연골은 횡단면 영상에서 명확하게 나타나, 슬개골 아탈구의 정밀검사에도 이용된다.
- 반월상연골 낭종과 같은 반월상연골 주위의 액체 저류도 횡단면 영상에서는 명료하게 나타난다.

2-7 ACL에 따른 사상 관상면 영상

Oblique coronal section along ACL

- 시상면에서 ACL의 주행을 확인하고, 그것에 평행한 사상 관상면 영상을 촬영한다.
- 정상의 경우에서는 ACL 경골 부착부에서 섬유속이 부채꼴로 펼쳐져 부착하는 모습이 나타난다(**그림 2-12**).
- ACL 파열 예에서는 손상 부위를 더 잘 나타낸다(**그림 2-13**).

■ 적극적인 환자 진찰

MR 촬영 현장에서 검사를 지시하며 판독하는 영상의학과 의사도 많겠지만, 반드시 환자를 진찰해야 한다. MRI 검사 의뢰표에 필요한 사항이 기재되어 있을 것이지만, 드물게 반월상연골의 내/외측이 표기되어 있지 않거나, onset 시기가 불분명한 경우도 있다. 그러한 경우 환자에게 묻는 것이 가장 정확하며, 수상 기전을 확인하면 감별질환의 범위가 자연스럽게 좁혀지는 경우가 많다. 그 때 체표면을 관찰하거나 압통 부위를 확인하면 단번에 많은 정보를 얻을 수 있다. 고도의 도수검사 등은 아마추어에게는 무리라고 해도 환자의 이야기를 듣고 스스로 병변을 확인하는 습관이 결과적으로는 정확한 진단에 직결될 것이다.

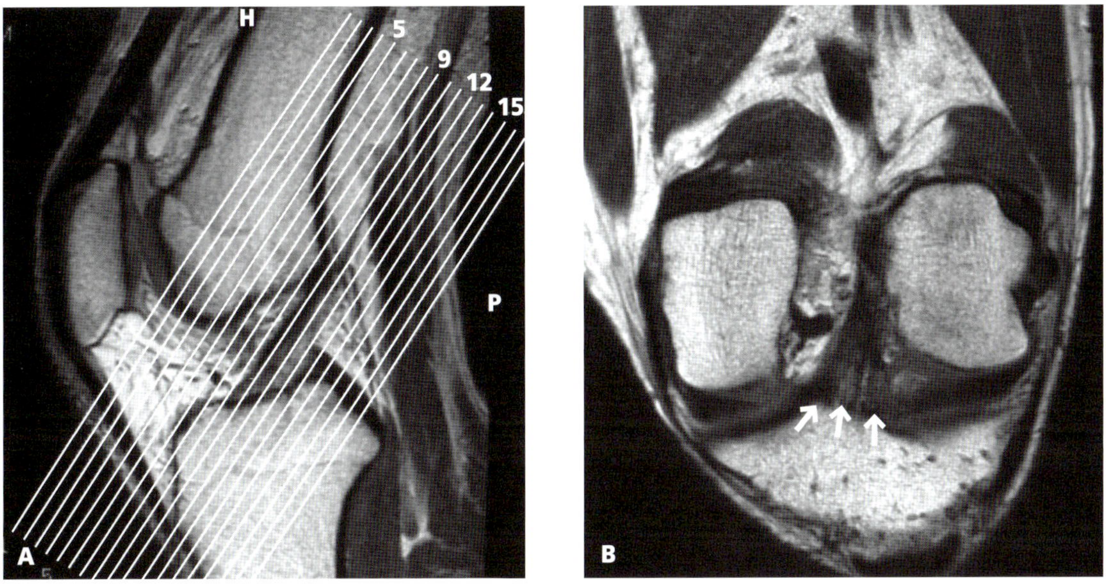

그림 2-12 ● ACL에 따른 사상 관상면 영상, 정상 예

양성자 강조 시상면 영상(A), 양성자 강조 사상 관상면 영상(B). 시상면(A)에서 ACL 주행에 평행한 사상 관상면 영상을 촬영한다(B). 경골 부착부에 부채꼴로 펼쳐져 부착하는 ACL의 섬유속이 나타난다(화살표, B).

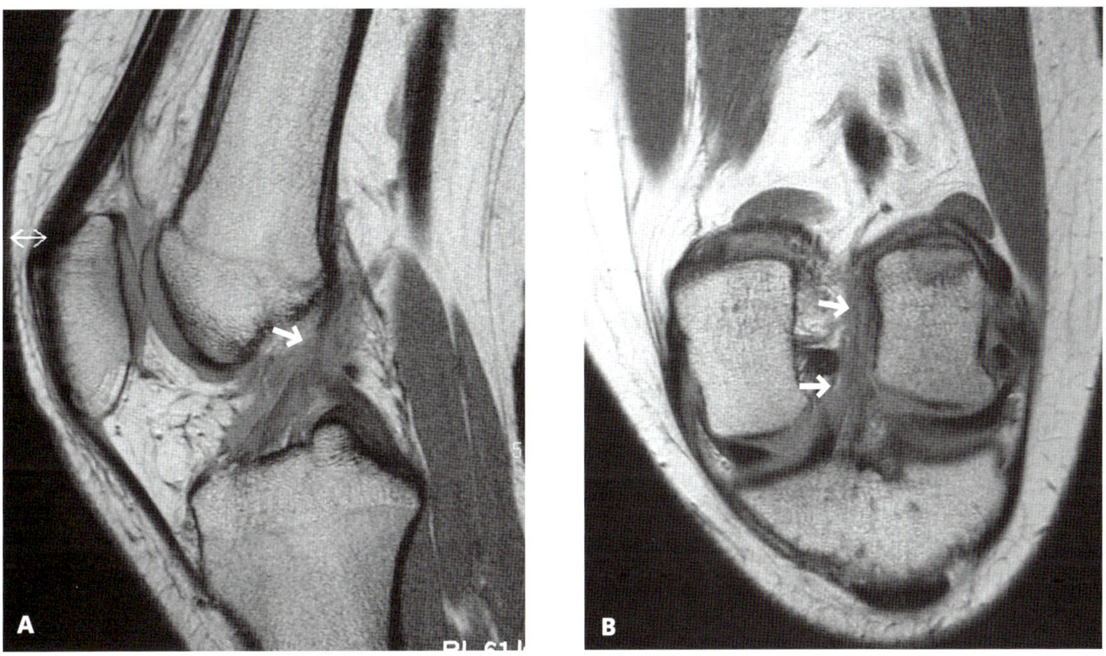

그림 2-13 ● ACL에 따른 사상 관상면 영상

10대 초반 여아, ACL 부분 파열, 양성자 강조 시상면 영상(A), 양성자 강조 사상 관상면 영상(B). 시상면 영상에서도 ACL 부분 파열은 진단 가능하지만(화살표, A), 사상 관상면 영상에서는 인대 섬유의 불연속이 명확해진다(화살표, B).

2-8 지방억제법

Fat suppression

- 지방수가 대부분을 차지하는 골수 내부와 피하지방체로 진행되는 병변에 대해서는 지방억제법이 유용하다.
- 물과 지방의 공명 주파수 차이(1.5T에서는 224Hz, p. 25 참조)를 이용해 지방의 신호에만 억제 펄스를 조사하는 방법(CHESS : chemical shift selective법, ChemSat법)과 IR법으로 TI(time of inversion)를 지방의 제로 신호 포인트(null point)로 설정하는 방법(STIR : short TI[tau] inversion recovery) 등이 있다.
- 이와 다른 지방억제법으로 선택적 물 여기법(water selective excitation) 이 있다. 이것은 위에서 언급한 '프리 펄스'에 의한 지방의 선택적 억제와는 달리 물만을 여기시키는 '여기 펄스'이다. Binomial pulse라고 하는 1-1, 1-2-1, 1-3-3-1 등 여기 펄스를 분할하고 물과 지방의 공명 주파수에 의한 위상차를 이용하는 방법이다. 두 가지 방법 모두 장단점이 있다.
- 골수나 피하 조직 등 지방이 풍부한 조직 내 부종과 액체 저류의 검출에는 지방억제법이 필수이다. 이 책에서 자주 언급되는 지방억제 양성자 강조, 지방억제 T2 강조, STIR 등은 fluid-sensitive sequence라고 하며 유용하다.

표 2-2 ● 지방억제법의 비교

	장점	단점
지방억제 펄스 조사	촬영시간이 약간 연장되는 정도로 촬영방법의 제약이 적다.	자기장의 불균일로 인한 공명 주파수 변위로 인해 지방이 사라지고 남은 얼룩이 발생하며, 특히 큰 FOV의 경우 변연부에 눈에 띄게 나타난다.
STIR법	균일하고 거의 완전한 지방억제가 기대된다.	IR 펄스 조사에 의한 촬영방법의 제약이 많다(슬라이스 간 gap의 확보나 촬영시간 연장 등).
선택적 물 여기법	촬영시간의 연장은 거의 없다.	자기장의 불균일성에 더욱 민감하다.

2-9 금속 아티팩트 정보
Metallic artifact

- 체내의 자성체로 인한 아티팩트는 MRI의 숙명이다.
- ACL 재건술 후의 스테이플은 국소의 자기장 교란에 의한 영상의 왜곡을 일으킨다. 이 경우 주파수 인코딩 방향에 특유의 접힌 모양의 '탈락' 및 위상 인코딩 방향에 따라 광범위한 아티팩트의 중첩이 관찰된다(**그림 2-14**).

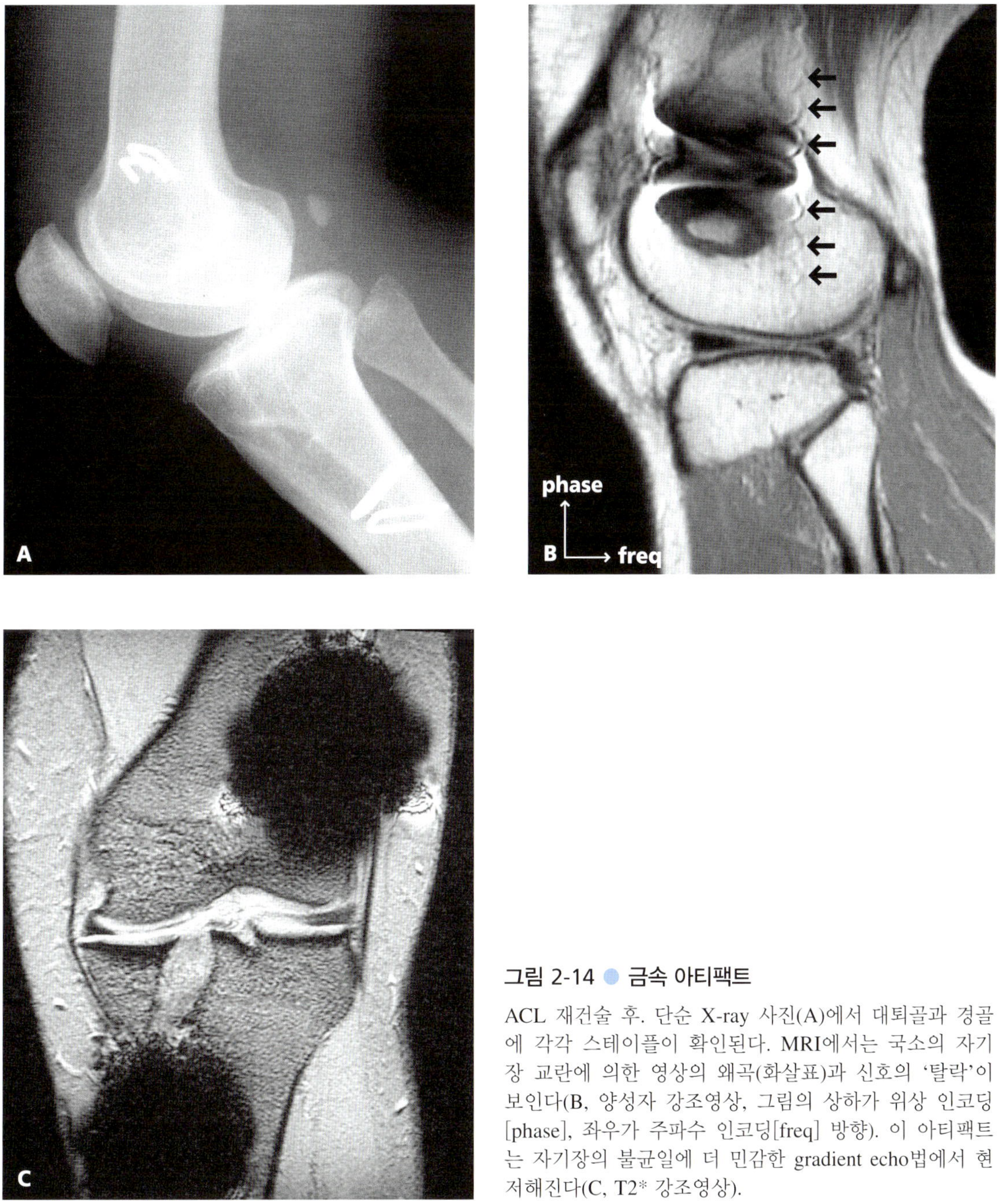

그림 2-14 ● 금속 아티팩트

ACL 재건술 후. 단순 X-ray 사진(A)에서 대퇴골과 경골에 각각 스테이플이 확인된다. MRI에서는 국소의 자기장 교란에 의한 영상의 왜곡(화살표)과 신호의 '탈락'이 보인다(B, 양성자 강조영상, 그림의 상하가 위상 인코딩[phase], 좌우가 주파수 인코딩[freq] 방향). 이 아티팩트는 자기장의 불균일에 더 민감한 gradient echo법에서 현저해진다(C, T2* 강조영상).

- 금속 아티팩트는 자기장의 불균일에 민감한 gradient echo법에서 더 현저해진다.
- 미세한 금속편(분말)이 MRI 촬영 시 우연히 발견되는 경우도 있다(**그림 2-15**). 이러한 금속편에 의한 영상의 열화는 국소적이만, 주의해야 할 것은 도체(금속편)로 전류가 흘러 화상을 입는 것이다. 검사실에 들어가 주의 깊게 자주 관찰할 필요가 있다.

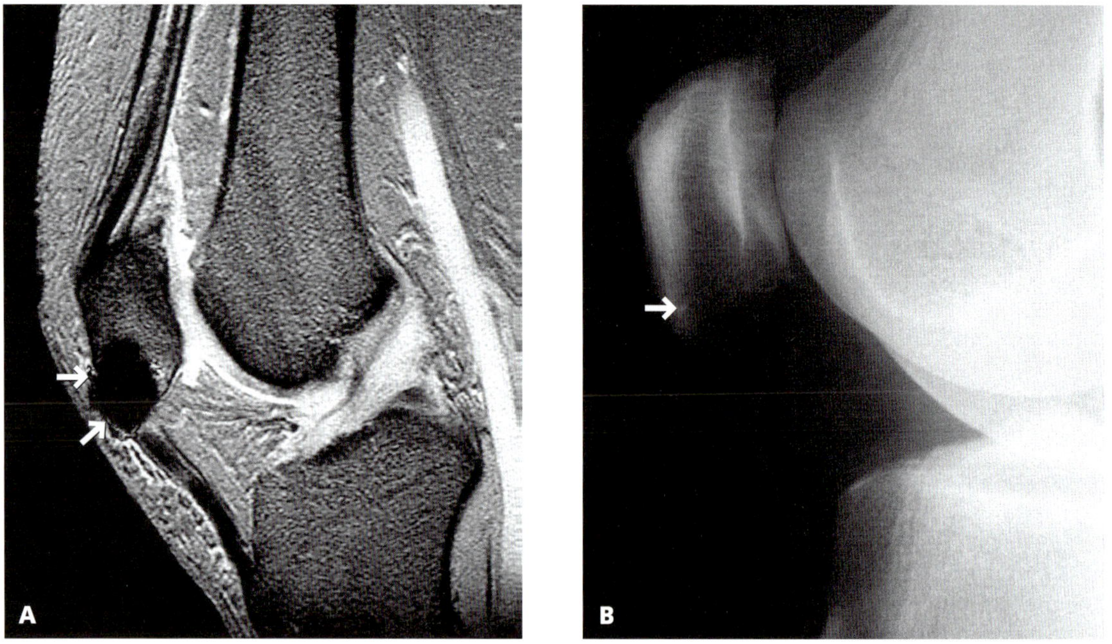

그림 2-15 ● 매우 작은 금속 분말로 인한 아티팩트

T2* 강조영상에서 국소 신호의 '탈락'과 왜곡이 관찰되었다(화살표, A). 단순 X-ray 사진에서는 겨우 나타날 정도의 작은 금속 분말(화살표)이었다(B).

2-10 연골의 촬영 방법

Cartilage imaging

2

- 슬관절의 연골은 하중면인 대퇴-경골 관절(femoro-tibial : FT 관절)과 무릎 신전 · 굴곡에 관여하는 슬개-대퇴 관절(patello-femoral : PF 관절)로 크게 나뉜다.
- 슬개골의 연골은 체내 최대 두께로 최대 4mm 정도이다.
- 관절연골의 층 구조는 표층(superficial zone), 이행층(transitional zone), 방사층(radial zone), 석회화층(calcified zone)으로 이루어진다.
- 관절연골의 조성은 물(70%), II형 콜라겐(20%), 프로테오글리칸(10%)으로 구성된다.
- 프로테오글리칸은 또한, 히알루론산, 코어 단백질 및 글리코사미노글리칸(glycosaminoglycan : GAG)으로 분류되며 GAG는 연골 손상 및 변성으로 감소하여 관절연골의 본질적인 구성 요소가 된다. GAG는 음전하를 띤다.
- 관절경 검사는 연골 표면을 관찰하는 것으로 연골층 내부의 성질은 알 수 없으며 사각지대도 있다.
- 단순 X-ray 영상에 의한 연골 손상 및 퇴행성 관절증의 분류는 Kellgren-Lawrence 분류가 알려져 있다(**표 2-3**).
- 관절경과 MRI에 의한 연골 손상의 진척도 분류는 ICRS(International Cartilage Repair Society) 분류가 자주 이용된다(**표 2-4**).
- 향후 MRI에 의한 형태 진단(형태), 질적 진단(질)이 중요하다(**표 2-5**).

➡ Kellgren JH, Lawrence JS : Radiological assessment of osteo-arthrosis. Ann Rheum Dis 1957 ; 16 : 494-502.

표 2-3 Kellgren-Lawrence 분류

grade 0 : 정상
grade 1 : 관절 간격 협소화 의심. 경미한 골극 형성
grade 2 : 경도의 관절 간격 협소화, 골극 형성
grade 3 : 중등도의 관절 간격 협소화, 골극 형성, 연골하골 경화
grade 4 : 고도의 관절 간격 협소화, 큰 골극 형성, 고도의 연골하골 경화

표 2-4 ICRS(International Cartilage Repair Society) 분류

grade 0 : 정상
grade 1 : 거의 정상(표층의 함몰이나 미세균열)
grade 2 : 이상(연골 손상이 50% 이하의 깊이)
grade 3 : 고도의 이상(연골 손상이 50% 이상의 깊이, 석회화층까지 도달)
grade 4 : 고도의 이상(연골 손상이 연골하골까지 도달)

➡ Årøen A, Løken S, Heir S, et al : Articular cartilage lesions in 993 consecutive knee arthroscopies. Am J Sports Med 2004 ; 32, 211-215.

표 2-5 ● 연골의 영상 진단

- 연골의 '형태'를 본다.
  고해상도 영상 필수 : 공간 분해능
  - 공간 분해능 1/10mm 단위가 필요
  - 적절한 단층면 설정

  관절액과 대비 필요 : 대조도 분해능
  - 연골 회색 - 관절액 흰색, 연골 흰색 - 관절액 검은색
- 연골의 '질'을 본다.
  완화 시간의 차이 등을 이용한다.

연골의 '형태'를 본다.

➡ Disler DG, McCauley TR, Kelman CG, et al : Fatsuppressed three dimensional spoiled gradient echo MR imaging of hyaline cartilage defects in the knee ; comparison with standard MR imaging and arthroscopy. AJR Am J Roentgenol 1996 ; 167 : 127-132.

➡ Ramnath RR, Magee T, Wasudev N, et al : Accuracy of 3-T MRI using fast spin-echo technique to detect meniscal tears of the knee. AJR Am J Roentgenol 2006 ; 187 : 221-225.

- 연골의 '형태'를 보기 위해서는 고해상도 영상이 필수이며, 1/10mm의 **공간 분해능(spatial resolution)**이 요구된다. 이 장비에서 최상의 SNR을 제공하는 다중 채널 코일 및 어플리케이션이 필요하다.
- 연골의 손상축에 대한 단층면의 설정도 중요하다(**그림 2-16**).
- 연골과 관절액의 대비가 필요하다(**대조도 분해능, contrast resolution**). 예를 들어 연골을 회색, 관절액을 흰색으로 하는 대비(bright fluid imaging, T2* 강조영상 등)나 연골을 흰색, 관절액을 검은색으로 하는 대비(dark fluid imaging, 지방억제 T1 강조 GRE법 등)가 있다(**그림 2-17**).
- 두 방법 모두 sensitivity 90% 이상, specificity 80% 이상의 성적을 보인다.
- 또한, 3축 보상형 gradient echo법을 사용하는 방법이 있다. 이는 에코점을 중심으로 좌우 대칭으로 경사 자기장을 배열하여 각 신호를 spoil하지 않고 유지하는 방법으로 True FISP(Siemens), Balanced FFE(philips), FIESTA(GE) 등이 있다. 비교적 높은 플립각으로 관절액 등의 수분이 고신호가 되어 고대비 영상이 가능하다. 또한, TR도 단축이 가능하며, 단시간에 고화질의 연골 영상을 얻을 수 있다는 이점이 있다(**그림 2-19**).
- 그리고, 3D 촬영에 의한 3방향의 고해상도 영상(**그림 2-20**)과 3T를 구사한 확대 영상(**그림 2-21**)이 있다.

MTC(magnetization transfer contrast)법, MT 효과

- MRI로 영상화되는 것은 프리워터의 양성자가 대부분이다.
- 프리워터 외에 고분자 단백질에 결합하는 물이 있으며 공명 주파수는 수천 Hz에 걸쳐 퍼진다.
- 프리워터의 공명 주파수에서 수천 Hz 이상 떨어진 펄스(off-resonance pulse)를 조사하면 단백질 결합 물과 함께 프리워터의 신호도 억제하여(MT 효과), MRI로 대비를 얻는(magnetization transfer contrast : MTC) 기법이다.
- 콜라겐 및 프로테오글리칸을 주성분으로 하는 관절연골의 신호를 특이적으로 억제하여 T2 강조영상에서 고신호를 나타내는 관절액과의 대비를 향상시킨다(**그림 2-18**).
- 단, MT 펄스를 조사함으로써 SAR(specific absorption rate)에서 규정되는 생체의 발열을 고려할 필요가 있다. 또한, 스캔 시간이 약간 연장된다.
- 180도 펄스를 많이 사용하는 FSE법 또한, 이 MT 효과가 포함되어 자동으로 연골의 대비가 개선된다.

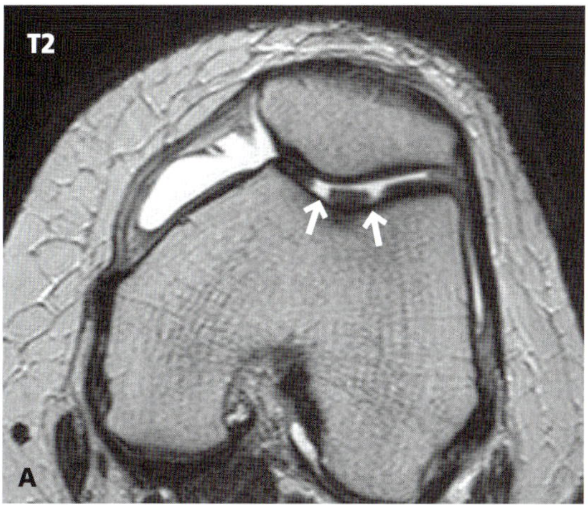

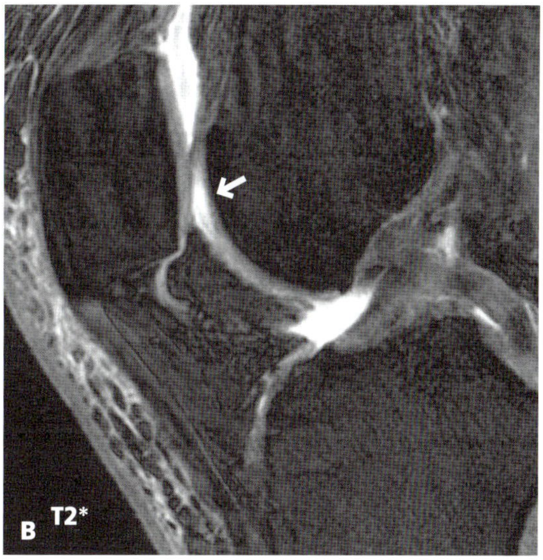

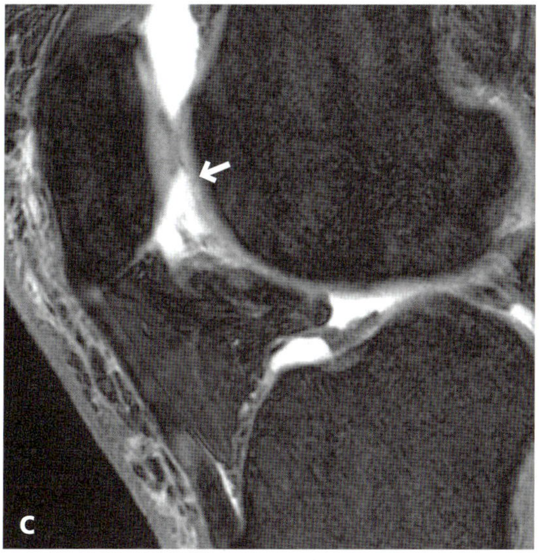

그림 2-16 ● 촬영 단면에 의한 관절연골 영상의 차이

40세 여성, T2 강조 횡단면 영상(A)과 2 슬라이스의 T2* 강조 시상면 영상(B · C). 대퇴골 활차를 상하로 주행하는 2개의 연골 균열은 횡단면 영상에서 명료하다(화살표, A). 그러나 균열에 평행한 시상면 영상에서는 그 일부가 나타나지 않게 된다(화살표, C).

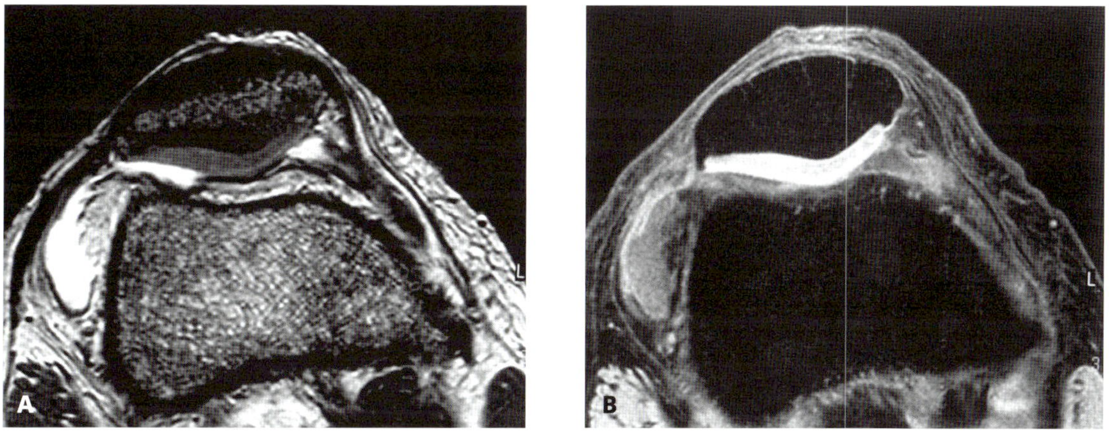

그림 2-17 ● 관절연골의 촬영법

(A) bright fluid imaging, MTC 부가 T2 강조영상(TR/TE=38/14, 30 degree, off-resonance MTC, scan time 4 : 32m). (B) dark fluid imaging, 지방억제 T1 강조 GRE법(32/6.8, 25 degree, fat suppression, scan time 5 : 03m). MTC 부가 T2 강조영상에서는 고신호의 관절액(bright fluid imaging)에 대해 연골을 저신호로 하여 대비를 얻는다. 지방억제 T1 강조 GRE법에서 관절액은 저신호(dark fluid imaging), 연골은 고신호로 나타난다. 모두 1.5mm thickness, 130mm FOV, 256x512 matrix.

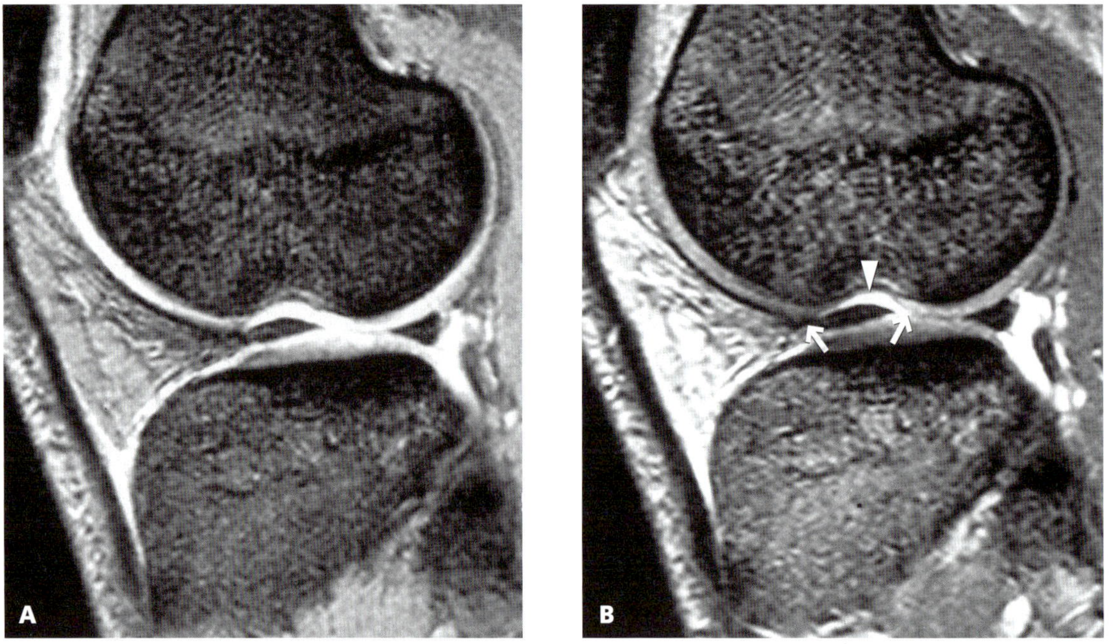

그림 2-18 ● MTC법에 의한 관절연골 영상

T2* 강조영상(A, GRE 545/15, 30 degree), MTC 부가 T2* 강조영상(B, 파라미터는 A와 동일). T2* 강조영상에서는 관절 연골과 관절액이 모두 고신호를 보인다. MT 효과에 의해 연골 신호가 특이적으로 억제되고(화살표), 고신호를 유지하는 관절액(화살촉)과의 대비가 향상된다.

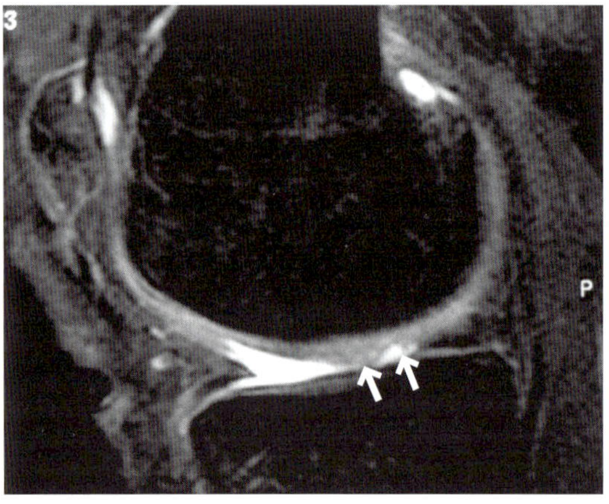

그림 2-19 ● 3축 보상형 gradient echo법을 이용한 연골 영상

Balanced FFE(TR/TE=12/6.0, 70 degree, 1-3-3-1 선택적 물 여기법 병용, 1.6mm thickness, 140mm FOV, 256×512 matrix, scan time 4 : 06m). 관절액은 고신호이며 연골의 불규칙한 부분(화살표)과의 대비가 양호하다.

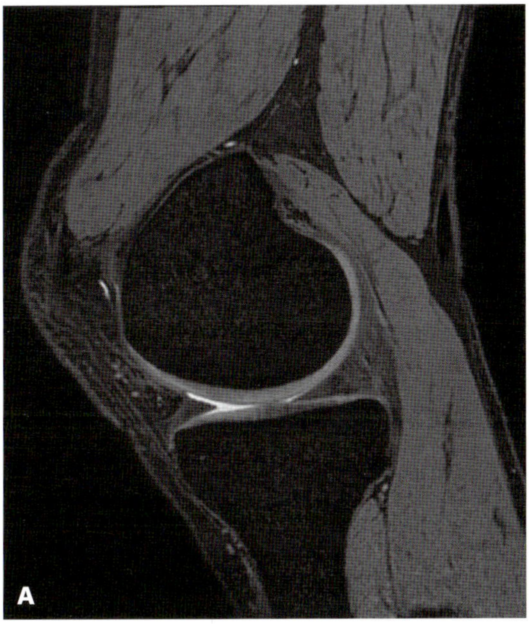

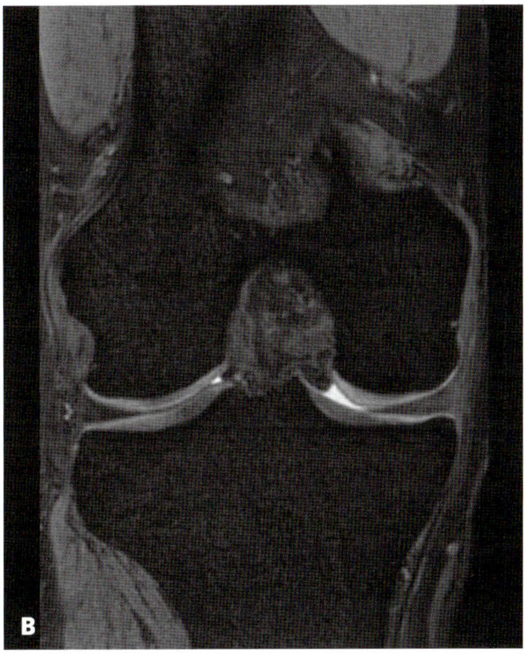

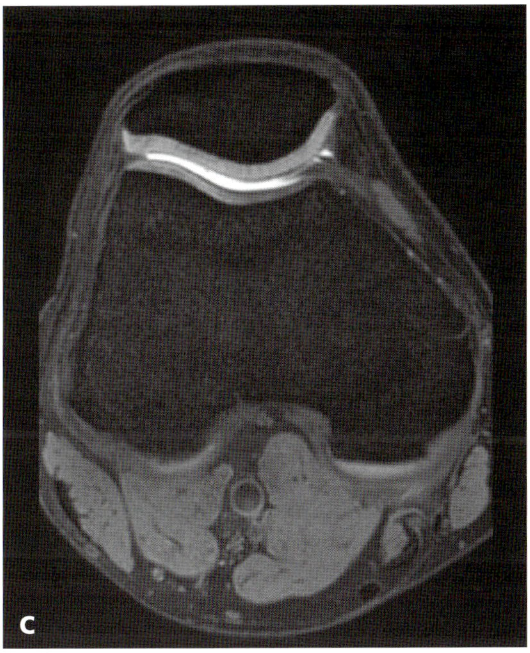

그림 2-20 ● 3D 이미징에 의한 3방향 고해상도 영상

지방억제 T2* 강조 시상면 영상(A, 3D-GRE 19/7.0+13.3), 이를 재구성한 관상면 영상(B), 횡단면 영상(C). 시상면(무릎의 크기에 의해 촬영 매수를 260-320매 정도로 조정)의 원영상에서 관상면, 횡단면 영상을 재구성(계산 시간은 극히 짧음)하고, 주로 연골·반월상연골·활막·관절 내 유리체 등을 관찰한다.

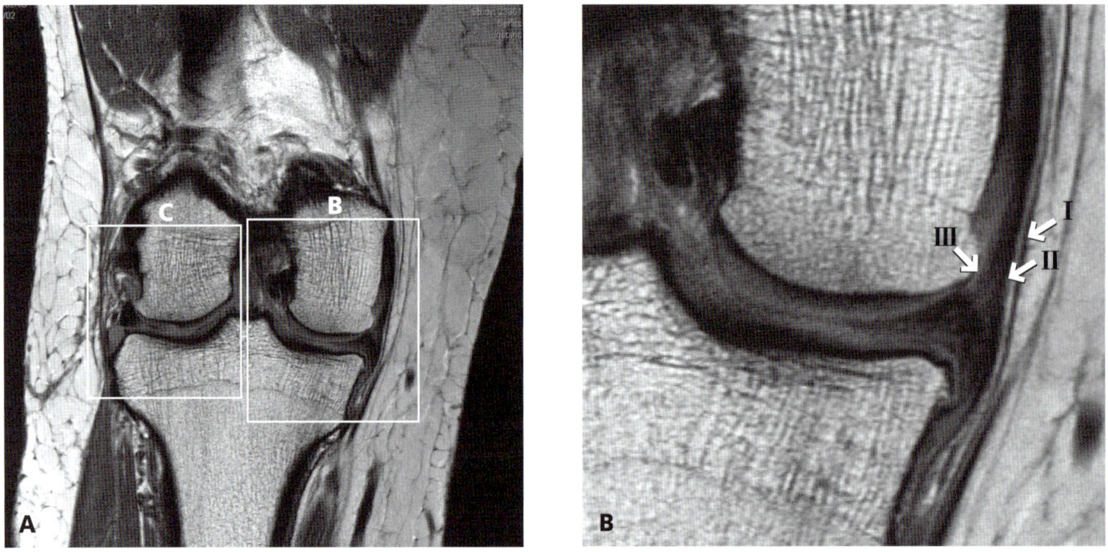

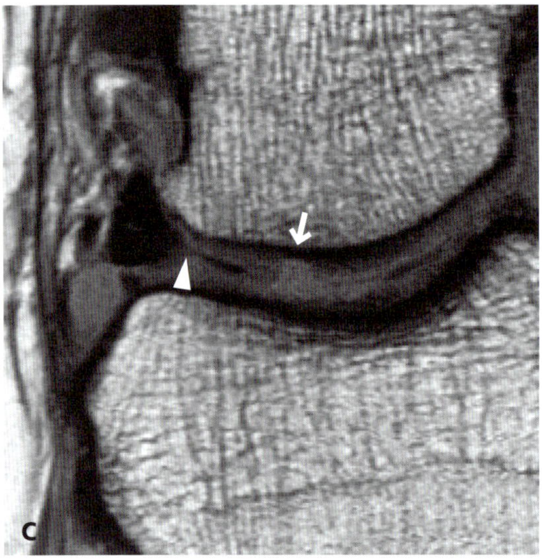

그림 2-21 ● 3T를 이용한 확대 영상

1,024 matrix 영상(A, FSE 2,025/20 3.0/0.3 FOV 160 1,024x1,024)과 그 확대 이미지(B · C). 내측 확대 영상에서는 제1~3층이 나타나며(I~III, B), 마이크로 스피어 코일을 사용한 고해상도 영상(그림 5-3, 5장 p. 101 참조)에 필적한다. 외측 확대 영상에서는 외측과의 연골 결손(화살표)과 외측반월상연골 자유연의 파열 변형(화살촉)이 명확하게 나타난다(C).

3T의 장점과 주의사항

- SN ratio 향상
  고해상도 영상 : 얇은 슬라이스 두께, 작은 FOV, 1024 matrix 등
  촬영시간 단축, 촬영 시리즈 증가
- T1 값 연장, T2 값 약간 단축(무릎의 경우 큰 단점은 아니다.)
- 화학 시프트의 현저화(band width의 조정, 지방억제의 병용)
- RF 침투 저하, 신호 불균일(멀티 채널, parallel imaging 채용)
- 자화율 효과 증대(금속 아티팩트에 대한 대책, susceptibility 영상에의 응용)
- SAR 증대(발열에 주의)

연골의 '질'을 보기

➡ Baum T, Joseph GB, Arulanandan A, et al : Association of magnetic resonance imaging-based knee cartilageT2 measurements and focal knee lesions with knee pain : data from the Osteoarthritis Initiative. Arthritis Care Res 2012 ; 64 : 248-255.

➡ Mosher TJ, Liu Y, Yang QX, et al : Age dependency of cartilage magnetic resonance imaging T2 relaxation times in asymptomatic women. Arthritis Rheum 2004 ; 50 : 2820-2828.

➡ Kijowski R, Blankenbaker DG, Munoz Del Rio A, et al : Evaluation of the articular cartilage of the knee joint ; value of adding a T2 mapping sequence to a routine MR imaging protocol. Radiology 2013 ; 267 : 503-513.

➡ Gold GE, Chen CA, Koo S, et al : Recent advances in MRI of articular cartilage. AJR Am J Roentgenol 2009 ; 193 : 628-638.

- 연골의 '질'을 보려면 T2 맵핑, T2* 맵핑, T1ρ 맵핑, dGEMRIC, gag-CEST 등이 있다(**표 2-6**).

표 2-6 연골의 질적 진단

방법	대상	장점 · 단점
T2 맵핑	collagen water	널리 보급 Magic angle에 의존
T2* 맵핑	collagen	UTE 사용
T1ρ 맵핑	GAG	고 RF 조사로 SAR 상승
dGEMRIC	GAG	다량의 조영제 사용, 비보험 촬영까지 수시간
gag-CEST	GAG pH	B0 불균일 보정 필수 3T에서는 검출능이 낮음

Gold et al.

- T2 맵핑은 연골 내 수분 함량을 반영하며 정상 연골에서는 이행층의 T2 값이 높다. 이 T2 값은 연골성 손상으로 연장된다. T2 맵핑은 멀티 에코 SE법을 사용하여 각 화소마다 T2 값을 계측, 컬러 코딩하여 MR 영상에 입힌다. 특별한 앱이 필요 없으며 임상 기계로 만들 수 있다(**그림 2-22**).
- 단점은 magic angle effect(p. 23 참조)이며, 정자장에 대한 콜라겐 섬유의 방향성에 따라 T2 값이 변화한다.
- 루틴 MRI에 T2 맵핑을 추가하여 연골의 진단 능력 향상이 보고되었다.
- T2* 맵핑은 TE가 1ms 이하의 ultra-short TE를 이용하여 T2* 값을 맵화한 것이다. T2* 값은 T2 값보다 극단적으로 짧고, 연골하골 등 T2 값이 매우 짧아 종래의 방법으로는 검출이 불가능할 때 T2* 맵핑을 사용하면 질적 진단이 가능하다(**그림 2-23**).
- T1ρ 맵핑의 정식 명칭은 spin-lattice relaxation in the rotating frame이다. 한마디로 '조영제를 사용하지 않는 GAG 농도 평가법'이다. 이것은 spin lock time을 변경하여 수회 촬영하고 화소마다 T1ρ 값을 계측하고 맵핑한다. 변성으로 인한 GAG 농도 감소에 의해 물 분자 운동이 증가하고 T1ρ 값이 연장된다.
- dGEMRIC(delayed gadolinium enhanced magnetic resonance imaging of cartilage, 지연영상 연골 조영 MRI)는 이온성 조영제를 사용하여 GAG 농도 평가를 실시한다. GAG는 음성 전하를 띄고, Gd-DTPA^{2-}와 반발에 의해 GAG 농도가 적은 연골 변성 및 손상 부위는 Gd가 집적되고, T1 단축(염색)이 된다.
- CEST(chemical exchange saturation transfer)는 off-resonance의 포화 펄스를 주파수를 바꾸어 여러 차례 조사하고, 미량의 조직 정량을 실시한다. 포화 펄스 조사라는 점에서는 MTC법과 유사하다. GAG의 수소기(-OH)가 target으로 gag-CEST라고 한다. pH도 측정이 가능하지만 단점으로 B0 불균일에 영향을 받아 엄격한 자기장 보정이 필수적인 점이며, 또한, 현재의 3T에서는 검출능이 낮다.

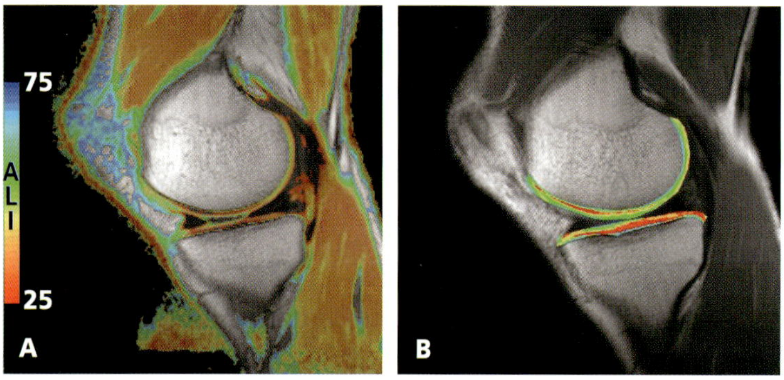

그림 2-22 ● T2 맵핑

원영상(A)과 연골 추출 영상(B). 멀티 에코 SE법으로 각 화소마다의 T2값을 계측, 컬러 코딩(A). 연골부분을 반자동으로 추출한다(B).

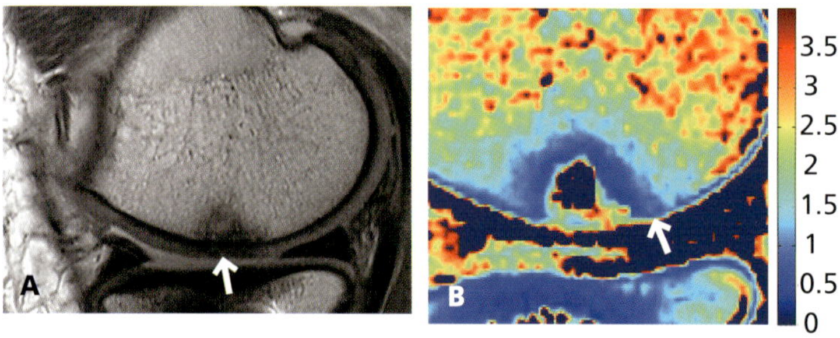

그림 2-23 ● T2* 맵핑

양성자 강조영상(A)과 T2* 맵핑(B). 대퇴골 내측과에 연골 변성이 있다(화살표, A). T2* 맵핑에서는 연골 외, 연골하골 등 매우 짧은 T2 값 영역도 신호화된다(화살표, B).

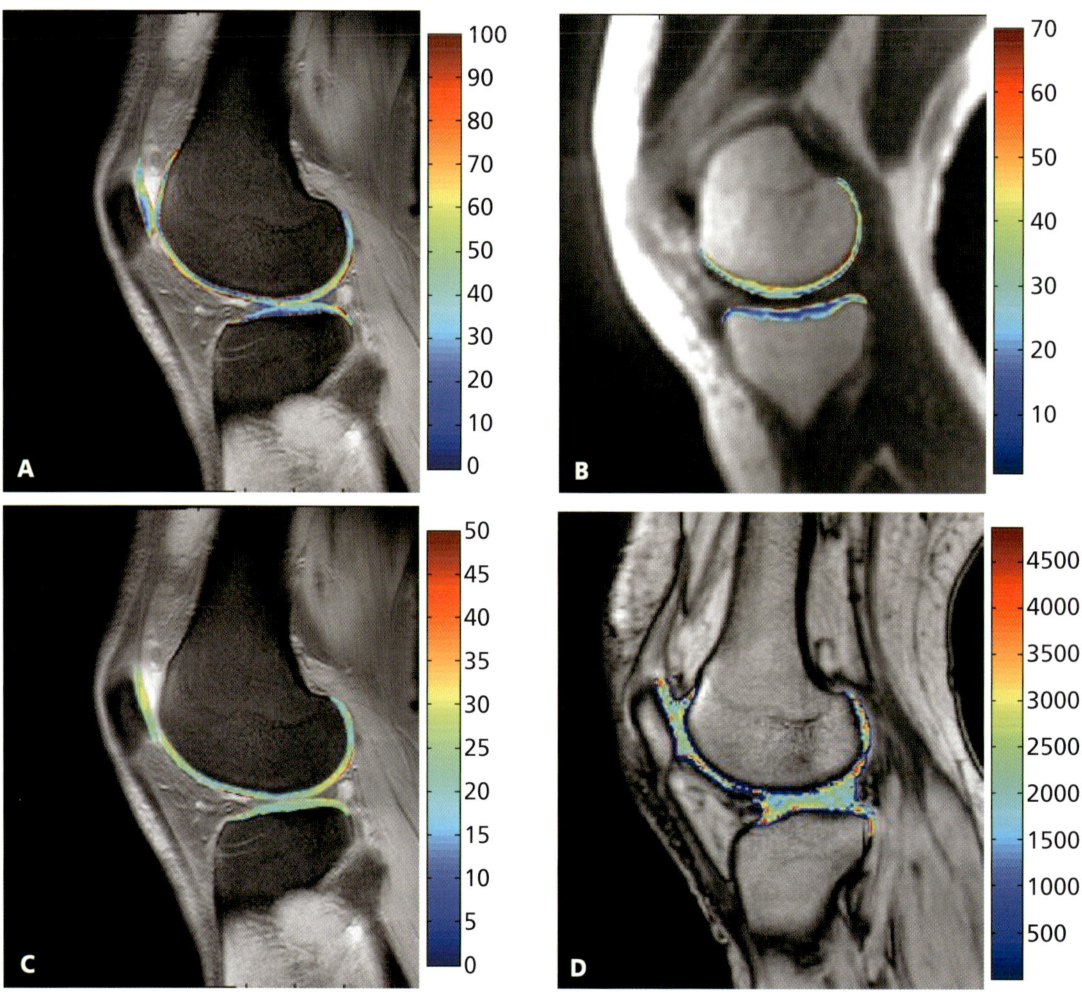

그림 2-24 ● T2 맵핑(A), T2* 맵핑(B), T1ρ 맵핑(C), gag-CEST(D)

필자의 병원과 관련 시설의 영상이며, T2 맵핑 이외에는 임상에 응용하기 쉽지 않다.

■ 이 책에 사용된 대부분의 증례의 촬영 조건

1.5T

슬라이스 두께 3.0~3.5mm, gap 0.3~0.5mm

시상단면 23장, 관상단면과 횡단면 영상은 18장

140~150mm FOV, 512×256 or 864×512 matrix

- 양성자에 가까운 중간 영상(이하, 이 책에서는 편의상 양성자 강조영상)
  FES 1,300~2,500/13~17, ET 4~6(+DRIVE 등 물 고신호화 펄스)
- 지방억제 양성자 강조영상, 상기에 지방억제(1-3-3-1 등 물 여기 펄스)를 추가※
- T2* 강조영상 GRE 500~700/14~15, 플립각 25~35도
- T2 강조영상 FSE 2,500~3,500/90~100, ET 10~15
- T1 강조영상(종괴나 골수 병변, 조영 시에만) SE 350~500/11~17

3.0T

2D 영상

슬라이스 두께 2.0~2.5mm, gap 0.2~0.3mm

시상단면은 26~30장, 관상단면과 횡단면 영상은 26장

150mm FOV, 864×512 or 1,024×864 matrix

- 양성자 강조영상 FES 2,400~2,800/17~30, ET 4~7(+DRIVE 등 물 고신호화 펄스)
- 지방억제 양성자 강조영상, 상기에 지방억제(1-3-3-1 등 물 여기 펄스)를 추가※
- T2 강조영상, T1 강조영상은 1.5T와 거의 동일

3D 영상

슬라이스 두께 0.6mm/-0.3mm(overlapping)

시상단면 280장, 관상단면과 횡단면 영상은 재구성 후 적당한 매수

150mm FOV, 512x512 matrix(0.3×0.3×0.3mm isovoxel)

- 지방억제 T2* 강조영상 3D-GRE 19/7.0+13.3(1st echo와 2nd echo의 합산에 의한), 지방억제(1-3-3-1 등 물 여기 펄스)※

SE : spin echo, FSE : fast spin echo, GRE : gradient echo, ET : echo train length

※ : fluid-sensitive sequence

제 03 장

전방십자인대

ACL : Anterior Cruciate Ligament

3-1 해부
3-2 정상 전방십자인대의 MRI 소견
3-3 전방십자인대 파열의 특징
3-4 전방십자인대 완전 파열
3-5 진단이 어려운 전방십자인대 부분 파열
3-6 전방십자인대 급성 파열
3-7 전방십자인대 급성 파열과 관련된 파열편에 의한 신전장애
3-8 전방십자인대 만성 파열
3-9 전방십자인대의 변성
3-10 전방십자인대 파열의 2차적 소견
3-11 경골 과간융기 골절
3-12 전방십자인대 재건술
3-13 재건 인대의 MRI 소견
3-14 재건 인대의 재파열과 합병증
3-15 슬개하지방체의 관절경 후 변화
3-16 파열된 전방십자인대의 보존적 치료

3-1 해부
Anatomy

➡ Fayad LM, Rosenthal EH, Morrison WB, et al : Anterior cruciate ligament volume : analysis of gender differences. J Magn Reson Imaging 2008 ; 27 : 218-223.

➡ Girgis FG, Marshall JL, Monajem A : The cruciate ligaments of the knee joint. Anatomical, functional and experimental analysis. Clin Orthop Relat Res 1975 ; 106 : 216-231.

➡ Kennedy JC, Weinberg HW, Wilson AS : The anatomy and function of the anterior cruciate ligament. J Bone Joint Surg 1974 ; 56 : 223-235.

- 전방십자인대(ACL)는 관절강 내(intraarticular) 및 활막강 외의 구조물(extrasynonvial structure)이다.
- 길이는 평균 38mm, 폭 11mm로 전장에 걸쳐 섬유는 나선형으로 주행한다.
- 남성은 여성보다 주로 키에 비례하여 ACL 부피가 크다.
- 전방십자인대에는 anteromedial bundle(AMB)과 posterolateral bundle(PLB)의 2개의 주요 섬유속이 있다(**그림 3-1**). 이 2개의 섬유속을 MRI 상에서 확인할 수 있는 경우는 적지만 관찰되는 경우도 있다(**그림 3-2**).
- AMB는 굴곡 시 무릎 안정성에 관여하며, 굴곡 시 파열되기 쉽다. 한편, PLB는 무릎 신전 시 회전 안정성에 관여하며, 신전 시 파열되기 쉽다.
- AMB는 ACL의 전연을 형성하고(시상면 영상으로 확인하기 쉽다), 손상되기 쉬우므로 중요하다.
- ACL은 대퇴골 과간부를 후외측에서 전내측으로 비스듬히 주행한다.
- 전체 ACL은 최대 신장 시와 90도 굴곡 시 장력이 증가하지만, 이는 주로 AMB에 작용하고, 45도 정도의 굴곡위에서는 ACL이 약간 느슨해진다.
- 대퇴골 부착부는 길이가 약 23mm로 경골 부착부에 비해 작고 해부학적으로도 취약하며, 스키로 인한 ACL 손상의 약 80%는 대퇴골 부착부의 손상이라고 한다(**그림 3-3A**).
- 경골에는 경골가시(tibial spine)와 내측반월상연골 전각 사이에 부채꼴로 펼쳐져 부착하고, 경골 부착부의 길이는 평균 30mm이다(대퇴골 부착부보다 크다)(**그림 3-4**, **2-12B**).

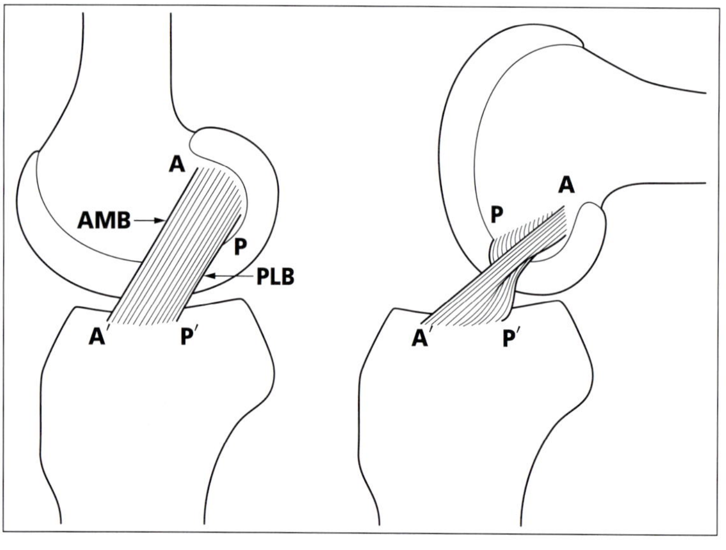

그림 3-1 ● ACL의 두 섬유속

전연의 anteromedial bundle(AMB)과 후방의 posterolateral bundle(PLB). 전체 ACL은 최대 신장 시와 90도 굴곡 시 장력이 증가하지만 주로 AMB에 작용하며, 그 부위의 손상도 많다(Girgis et al.).

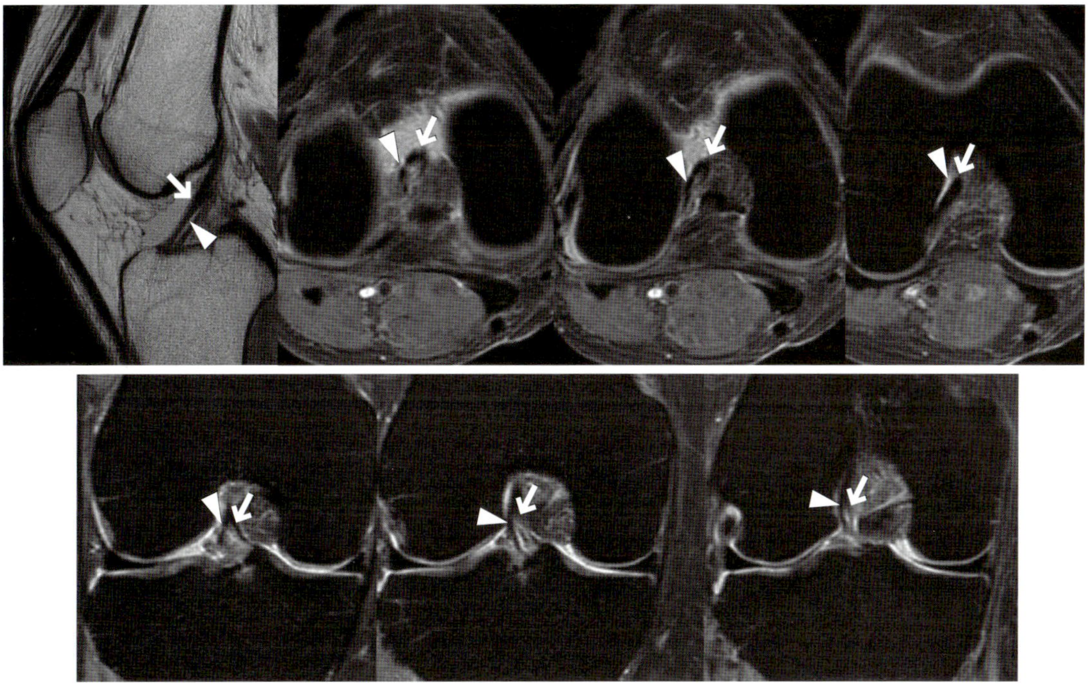

그림 3-2 ● ACL의 두 섬유속

AMB(화살표)와 PLB(화살촉). 이 2개가 분리되어 보이는 경우도 있고, 분리되어 보이지 않는 경우도 있다. 두 경우 모두 경골 부착부에서는 펼쳐져 있지만, 서로 꼬여 대퇴골 부착부에서는 합쳐져 있는 경우가 많다.

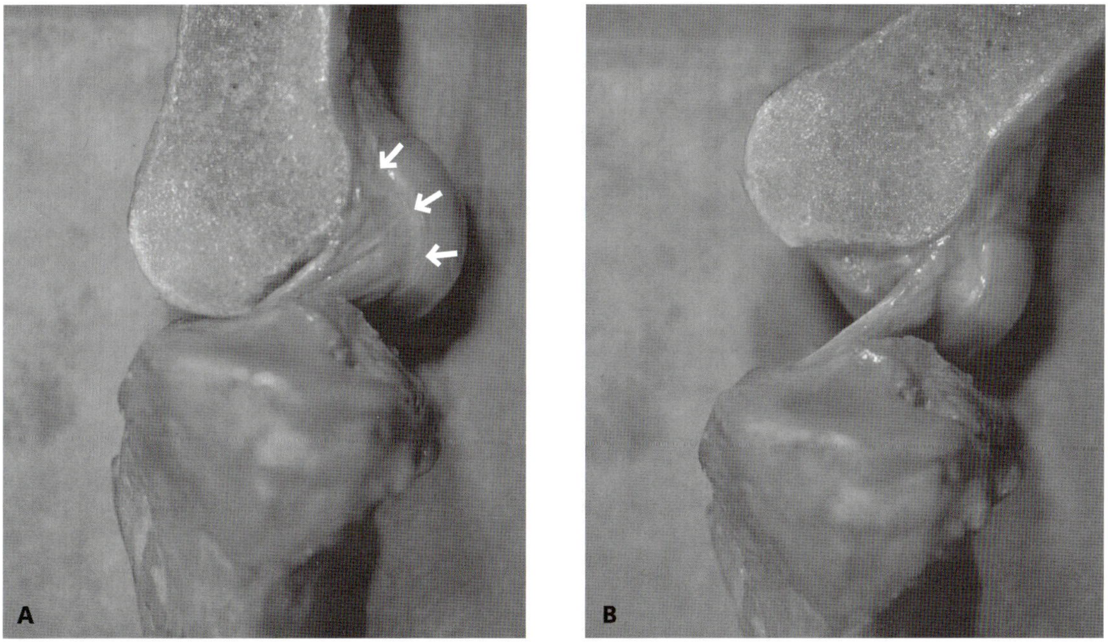

그림 3-3 ● ACL을 노출시킨 사체의 무릎

신전위(A)와 경도 굴곡위(B). ACL은 테이프 모양의 인대로, 대퇴골 과간부를 비스듬히 주행한다. 대퇴골 부착부에서 인대 섬유 말단은 대퇴골 외측과의 내측면에 폭넓게 평탄한 형태로 부착한다(A, 화살표). 무릎 굴곡에 의해 ACL이 과간와의 천장에서 멀어짐에 따라 고정된 대퇴골 부착부와의 비틀림에 의해 그 장축을 중심으로 굵어지며, MRI 시상면 영상에서 잘 나타난다(B).

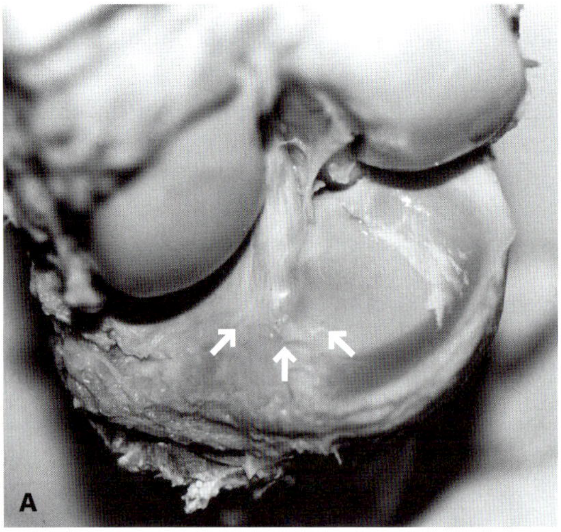

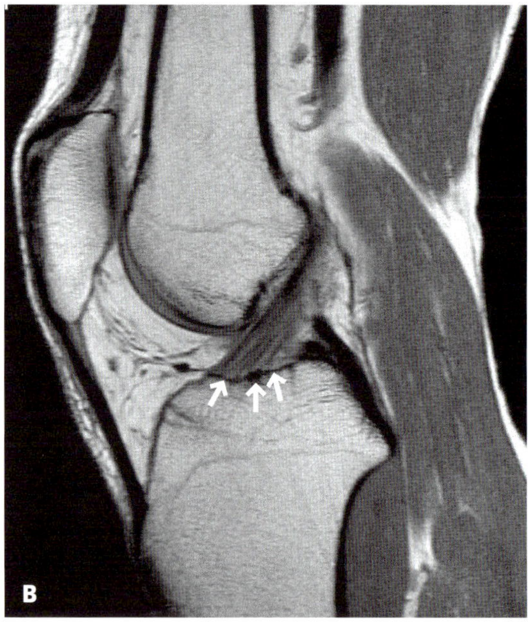

그림 3-4 ● ACL 경골 부착부

사체 무릎(A)과 양성자 강조영상(B). 인대 섬유는 과간 융기의 전방에 부채꼴로 펼쳐져 부착(화살표)하기 때문에 강하게 결합한다.

3-2 정상 전방십자인대의 MRI 소견

MRI finding of intact ACL

- ACL은 대퇴골 과간와에서 경골 부착부를 향해 완만한 곡선을 그리며 주행한다.
- 시상면 영상에서 ACL의 전연은 가장 평활하며, 모든 촬영법에서 저신호를 보인다(**그림 3-5**). 이는 anteromedial bundle의 주행과 일치한다.
- ACL의 전연에서 떨어진 중앙부와 배측부는 경도의 고신호를 보일 수 있으나 이는 인대 섬유의 주행 밀도가 거칠고 그 사이에 존재하는 지방조직 때문이다.
- ACL은 PCL에 비해 전체적으로 고신호로 나타나는 경우가 많다.

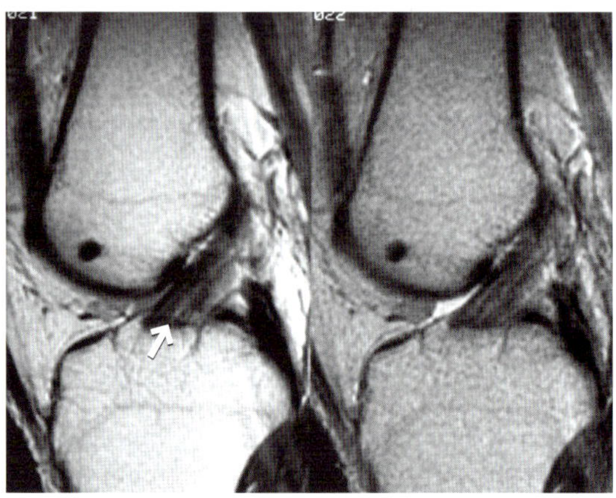

그림 3-5 ● 정상 ACL

양성자 강조영상(좌, SE 2,000/20), T2 강조영상(우, SE 2,000/60). ACL의 전연은 평활하며 가장 낮은 신호를 보이고 anteromedial bundle의 주행과 일치한다. 경골 부착부 부근은 지방조직 등에 의한 선상의 고신호가 존재한다(화살표).

3-3 전방십자인대 파열의 특징
Clinical feature of ACL tear

➡ Girgis FG, Marshall JL, Monajem A : The cruciate ligaments of the knee joint. Anatomical, functional and experimental analysis. Clin Orthop Relat Res 1975 ; 106 : 216-231.

➡ Wojtys EM, Huston LJ, Lindenfeld TN, et al : Association between the menstrual cycle and anterior cruciate ligament injuries in female athletes. Am J Sports Med 1998 ; 26 : 614-619.

3

- ACL 파열은 무릎 인대 손상에서 흔히 발생한다.
- 이는 ACL은 후방십자인대에 비해 섬유 자체가 가늘고, 부착부가 작은 것 등의 해부학적 취약성에 기인한다.

■ 전방십자인대 파열의 수상기전

스포츠 동작과 관련된 수상기전이 흔히 포함된다.

❶ 무릎 굴곡, 외반, 하퇴 외회전(스키 사고가 대표적) 또는 내반, 하퇴 내회전

❷ 무릎 과신전

❸ 무릎 경도 굴곡 시의 stop이나 jump(특히 농구, 배구 등 non-contact sport에서 특징적이며, 여성에 많다).

- 여성은 남성에 비해 4~8배 ACL 파열의 빈도가 높고, 여성호르몬 관여가 지적된다.
- 전형적인 예에서 수상자는 pop이라고 불리는 파열음을 자각하고 급속히 증가하는 관절 혈종을 경험한다. 혈관절증의 60~80%에서 ACL 파열이 보인다고 한다. 골절을 합병하면 관절 혈종 외에도 지방 성분이 관찰될 수 있다.
- MRI 검사 시 이미 ACL 파열이 임상적으로 진단된 경우도 있다. 그러나 불완전 파열이나 만성 파열 등을 포함하여 그 임상 증상은 다양하다.

3-4 전방십자인대 완전 파열
Complete tear of ACL

- 인대 섬유의 완전한 파열.
- 약 70%가 ACL의 중앙부에서의 파열(**그림 3-6**), 그 다음으로 대퇴골 부착부(**그림 3-7**)가 약 20% 경골 부착부의 완전 파열은 드물다.

MRI 소견

- 인대 섬유의 불연속.
- ACL 완전 파열의 진단은 비교적 쉽다(진단율 90% 이상).
- Kissing contusion(p. 61 참조)을 포함한 ACL 파열에 특징적인 bone bruise의 합병이 관찰된다(외측 대퇴 함몰 바로 아래와 경골 고평부 배측, 대퇴골 내측과 변연 등, **그림 3-8**).
- ACL 완전 파열의 반수 이상이 반월상연골 파열과 복합인대 파열을 합병한다.
- 특히 만성 ACL 파열은 내측반월상연골 파열의 발생이 흔하다.

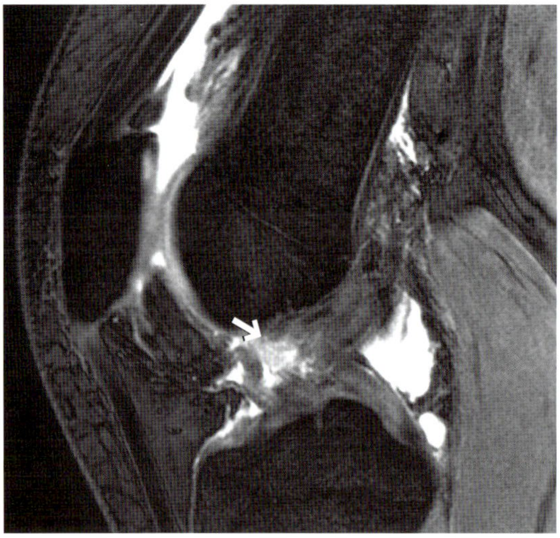

그림 3-6 ● ACL 완전 파열(인대 중앙부)

10대 후반 남성, T2* 강조 경사에코 영상. ACL은 인대 중앙부에서 완전히 연속성이 소실된다(화살표).

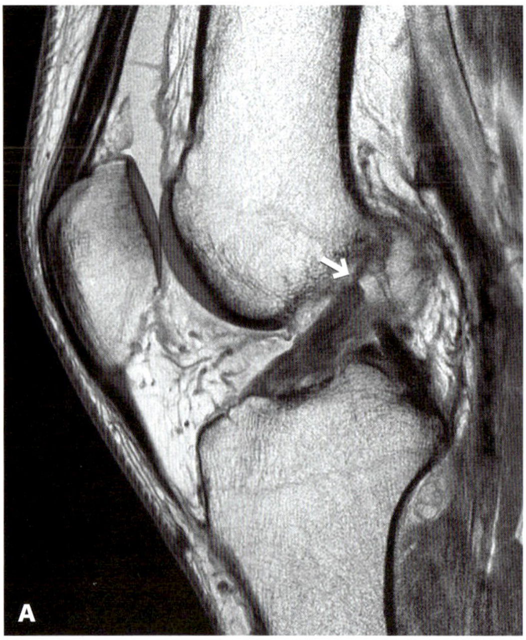

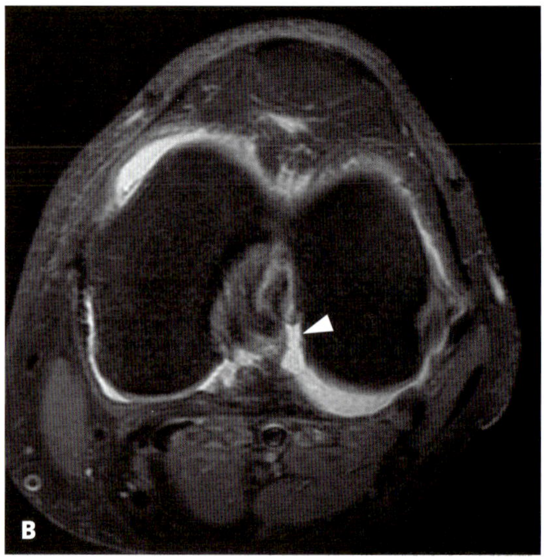

그림 3-7 ● ACL 완전 파열(대퇴골 부착부)

40대 남성, 양성자 강조 시상면 영상(A), 지방억제 양성자 강조 횡단면 영상(B). ACL은 대퇴골 부착부에서 연속성이 소실된다(화살표). 시상면과 함께 관상면, 횡단면 영상에서도 대퇴골 부착부가 비어 있는 것을 확인하는 것이 중요하다(화살촉, B).

■ 무릎의 도수검사 ①

- 전방 전위 검사(anterior drawer test) → ACL

  무릎 90도 굴곡으로 경골을 전방으로 당긴다. ACL 기능 잔존 유무.
- Lachman test → ACL

  무릎을 경도 굴곡시키고, 경골을 전방으로 당긴다. 급성기에 통증이 있는 경우 전방 전위 검사보다 유용하다.
- Pivot-shift test → ACL

  무릎 굴곡자세에서 신전 시에 외반·하퇴 내회전 스트레스를 가한다. 양성의 경우 아탈구와 불안정감이 유발된다.

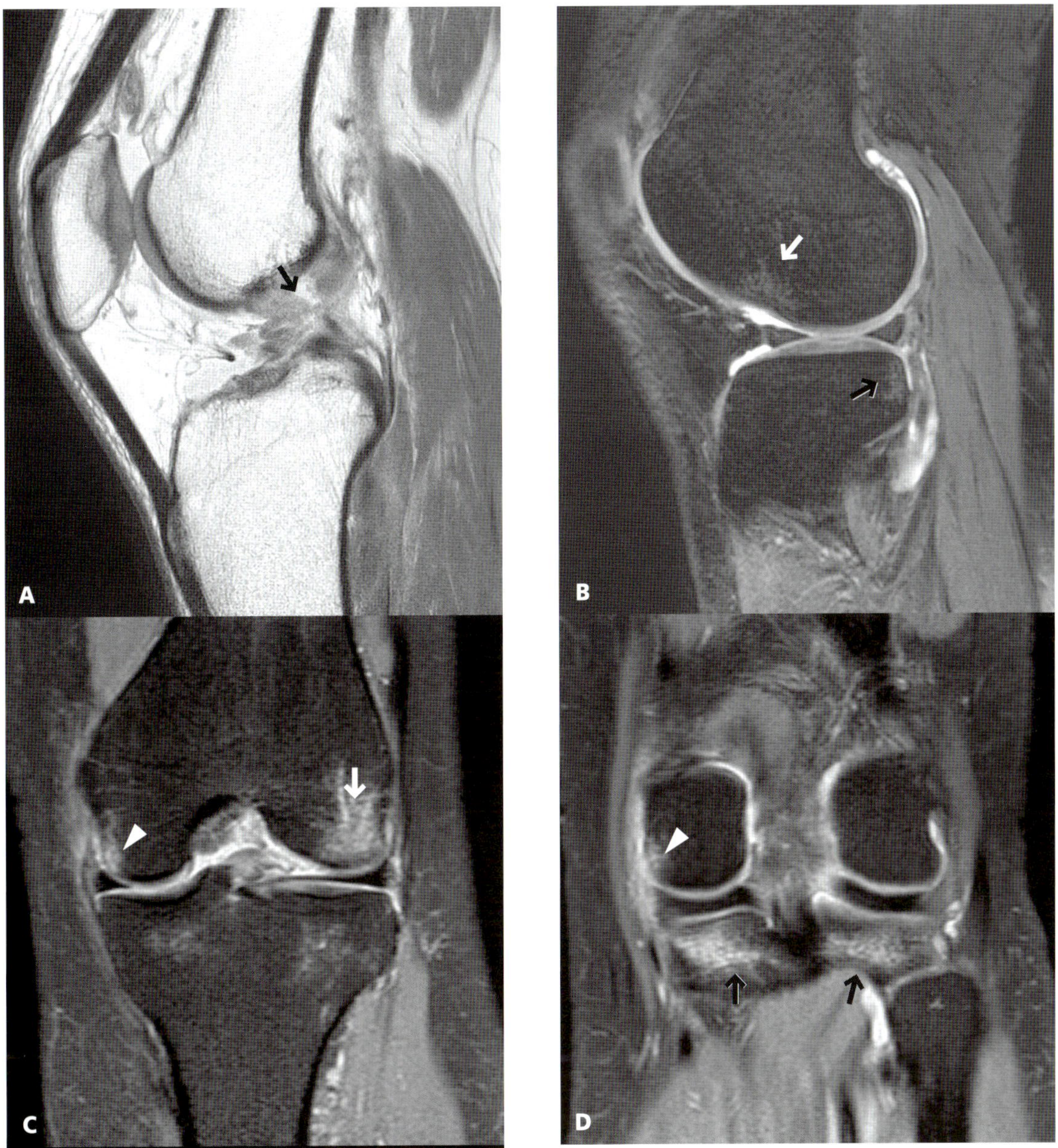

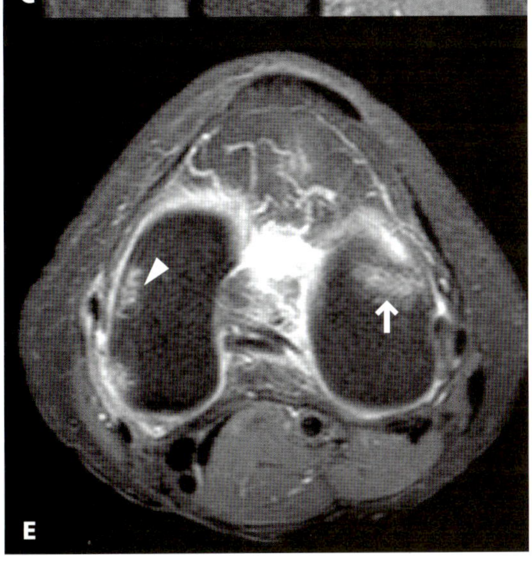

그림 3-8 ● ACL 완전 파열과 bone bruise의 합병

20대 여성, 양성자 강조 시상면 영상(A), T2* 강조 시상면 경사에코 영상(B), 지방억제 양성자 강조 관상면 영상(C · D), 지방억제 양성자 강조 횡단면 영상(E). ACL은 중간 부위에서 연속성을 잃는다(화살표, A). 외측 대퇴 함몰부 바로 아래(화살표)와 경골 고평부 배측(화살표), 대퇴골 내측과 변연(화살촉)에 bone bruise가 관찰된다.

3-5 진단이 어려운 전방십자인대 부분 파열

Partial tear of ACL, Isolated bundle tear of ACL

➡ Yamato M, Yamagishi T : Can MRI distinguish between acute partial and complete anterior cruciate ligament tear? Nihon Igaku Hoshasen Gakkai Zasshi 1996 ; 56 : 385-389.

➡ Roychowdhury S, Fitzgerald SW, Sonin AH, et al : Using MR imaging to diagnose partial tears of the anterior cruciate ligament : value of axial images. AJR Am J Roentgenol 1997 ; 168 : 1487-1491.

- ACL 부분(불완전) 파열은 AMB와 PLB 중 하나, 또는 그 일부의 파열이며, 원래 이 두 주요 섬유속을 MRI에서 관찰 및 식별하기 어려워, 임상적으로는 완전 파열에 대해 불완전 파열이라고 하는 경우가 많다. 따라서 정의가 모호할 수 있으며 부분 파열의 대부분은 완전 파열로 진단되었다.
- ACL 부분 파열은 MRI 진단이 매우 어렵다고 한다.
- ACL 부분 파열의 대부분은 AMB가 절단된다.

MRI 소견

- 인대 섬유는 연속되어 보이는 경우가 많다.
- 미세한 소견으로는 인대 내부의 고신호와 인대의 angulation 등이 있다.
- 특히 급성기에서 부종이나 출혈, 활막 종창 등을 수반하는 경우는 완전 파열과의 식별이 곤란한 경우가 많다.

대책

- 코일 내에서 무릎을 최대한 굴곡시켜, 과간와 천장에서 분리하여 ACL 전연이 잘 보이게 한다(**그림 3-9**).
- 가능한 한 얇은 슬라이스와 높은 평면 내 분해능을 사용한다.

Setting의 중요성

원통형이 많은 무릎 코일에 무릎을 세팅하는 경우, 우선 조금이라도 무릎을 굴곡시켜, 전방십자인대를 잘 보이게 한다. 이 때 패드를 하퇴가 움직이지 않을 정도로 끼워 넣는 것이 중요하다. 너무 헐거우면 움직여 버리고, 너무 조이면 20분 이상의 검사시간 중 통증을 호소하여 검사가 중단된다. 환자에게 '움직이지 않는 것이 최대한 도와주는 것'이라고 설명하고 예민한 사람에게는 세심하게 알려주는 것이 좋다. 또한, 지방억제를 병용할 때는 자기장 불균일성 보상 패드를 감거나 코일을 조금이라도 자기장 중심에 가깝게 한다. 어떤 방법을 쓰든 검사 전의 setting이 중요하다.

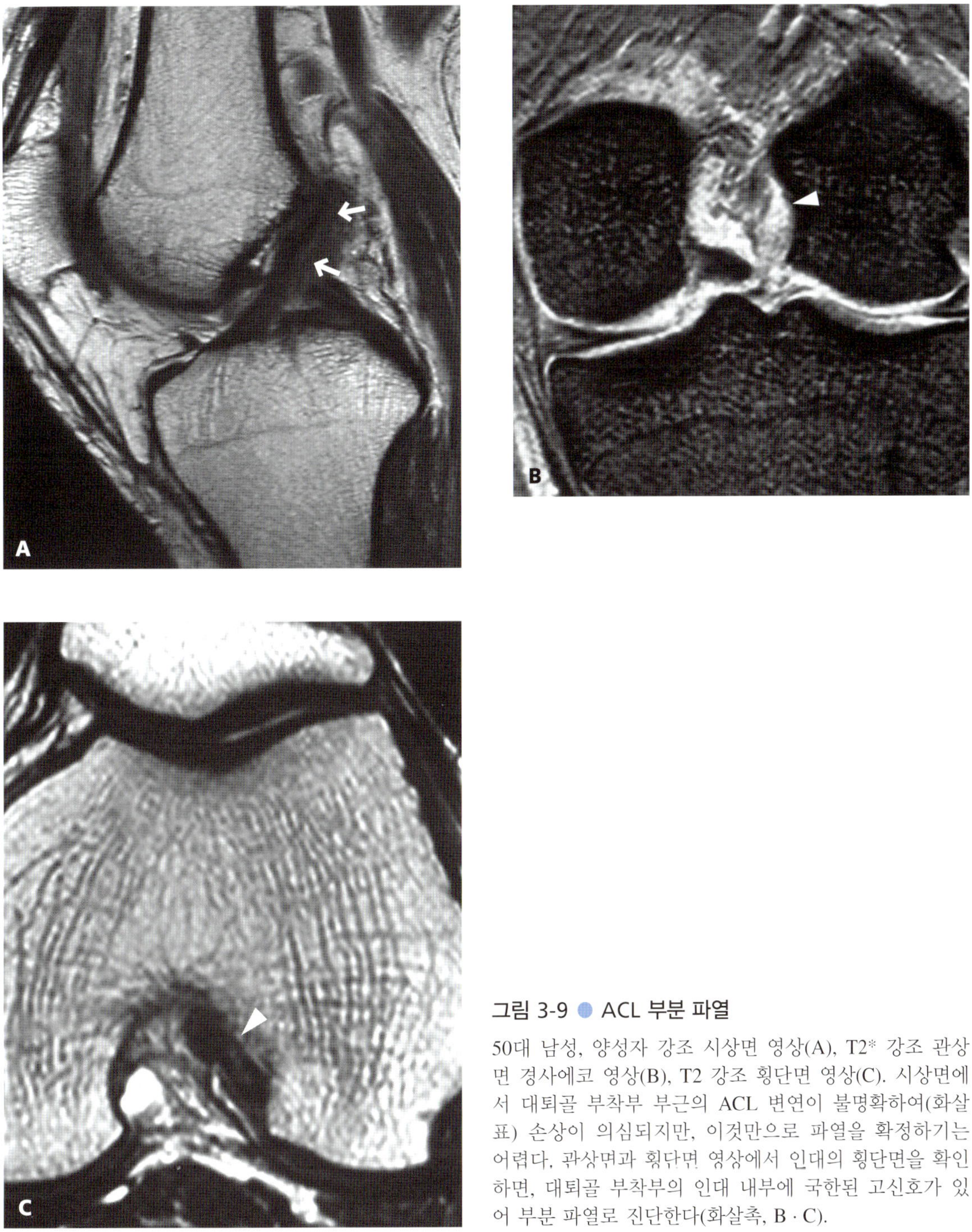

그림 3-9 ● ACL 부분 파열

50대 남성, 양성자 강조 시상면 영상(A), T2* 강조 관상면 경사에코 영상(B), T2 강조 횡단면 영상(C). 시상면에서 대퇴골 부착부 부근의 ACL 변연이 불명확하여(화살표) 손상이 의심되지만, 이것만으로 파열을 확정하기는 어렵다. 관상면과 횡단면 영상에서 인대의 횡단면을 확인하면, 대퇴골 부착부의 인대 내부에 국한된 고신호가 있어 부분 파열로 진단한다(화살촉, B · C).

3-6 전방십자인대 급성 파열

Acute tear of ACL

정의	• 수상 후 몇 주 이내
MRI 소견	• 인대와 주변 조직이 부풀어 오르며 불연속(**그림 3-10, 11**). • 인대 내부 선상의 고신호는 interstitial tear를 나타내며, 수상 후 반년 가까이 지속된다. • 파열된 대퇴골 부착부는 혈종이나 활막조직이 말려들어 mass처럼 보이는 경우가 있다. 또한, 외측과와의 partial imaging이 겹칠 수 있지만, 이는 무릎을 경도 굴곡시켜 방지할 수 있다. • 부분 파열과의 감별은 별개지만, ACL 손상을 놓치는 경우는 드물다.

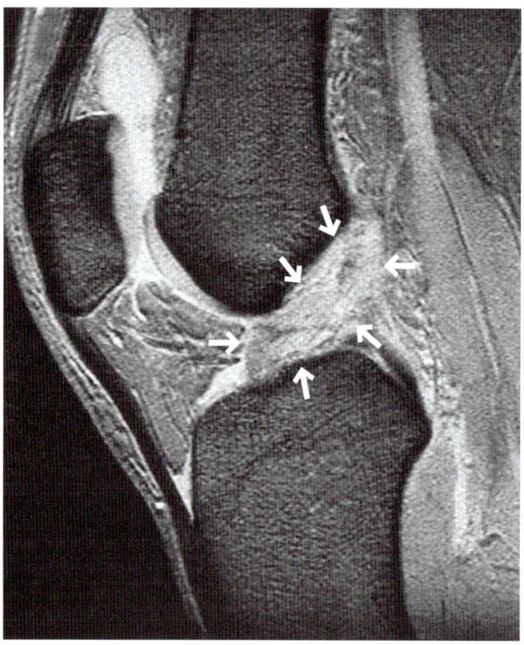

그림 3-10 ● 급성기 ACL 파열

10대 후반 남성, T2* 강조 시상면 경사에코 영상. ACL은 연속성을 잃고 전장에 걸쳐 현저하게 부풀어 보인다(화살표).

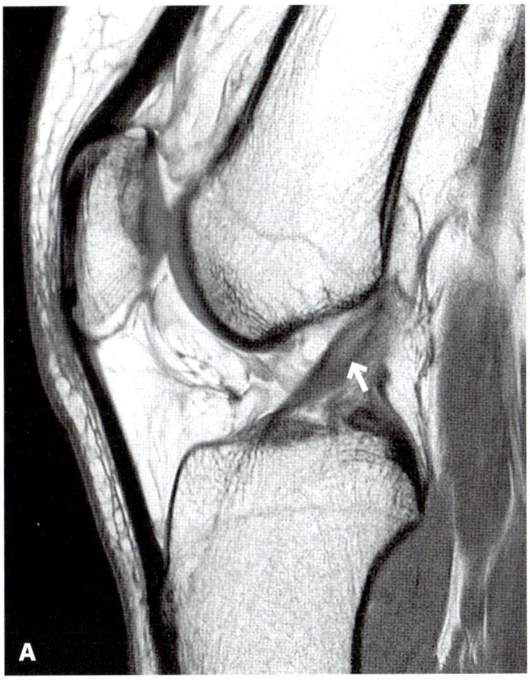

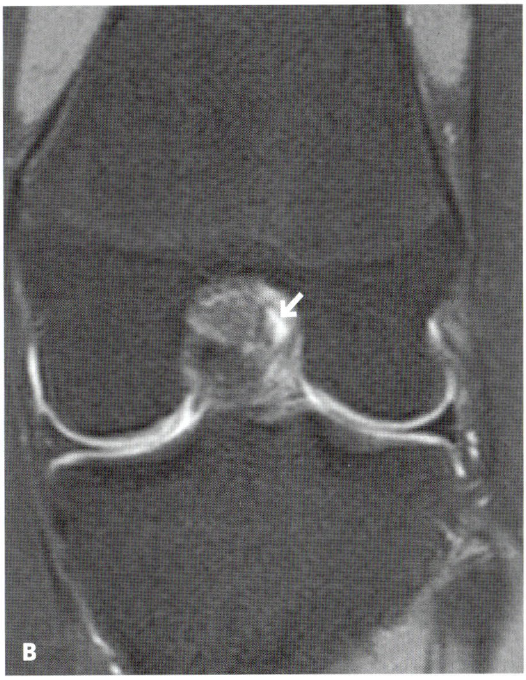

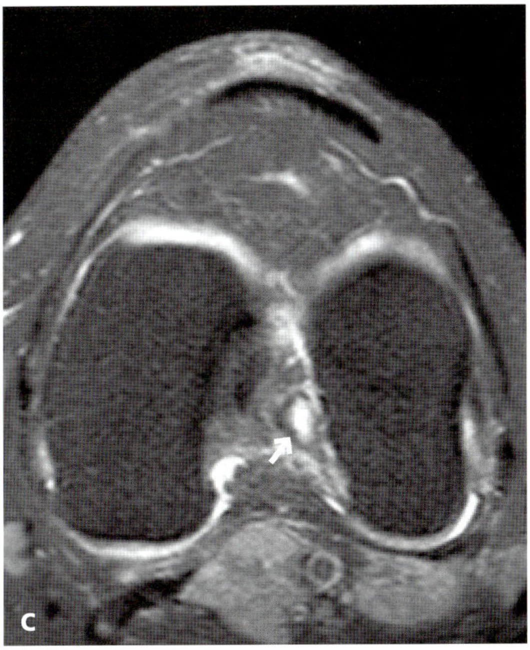

그림 3-11 ● 급성기 ACL 부분 파열

10대 후반 여성, 2주전 수상, 양성자 강조 시상면 영상(A), 지방억제 양성자 강조 관단면 영상(B), 지방억제 양성자 강조 횡단면 영상(C). ACL은 대퇴골측 일부에서 부분적으로 부풀어 있고 고신호를 보인다(화살표).

3-7 전방십자인대 급성 파열과 관련된 파열편에 의한 신전장애 Acute ACL stump entrapment

➡ Huang GS, Lee CH, Chan WP, et al : Acute anterior cruciate ligament stump entrapment in anterior cruciate ligament tears ; MR imaging appearance. Radiology 2002 ; 225 : 537-540.

➡ Runyan BR, Bancroft LW, Peterson JJ, et al : Cyclops lesions that occur in the absence of prior anterior ligament reconstruction. Radiographics 2007 ; 27 : e26.

- 급성기 ACL 파열의 파열편이 과간와 전방으로 변위하여 무릎의 신전에 장애를 일으킬 수 있다.
- 결절과 같은 종괴가 과간와 전방에 존재하거나(type 1), ACL 전방으로 굴곡된 혀 모양의 파열편이 보일 수 있다(type 2, **그림 3-12**, **13**).
- 조직학적으로는 파열 및 변형된 ACL 섬유에 섬유화와 염증이 동반된다.
- ACL 재건 후에 발생하여 무릎 신전장애를 일으키는 Cyclops lesion(p. 75 참조)은 ACL 파열 직후에 발생한다고도 한다.

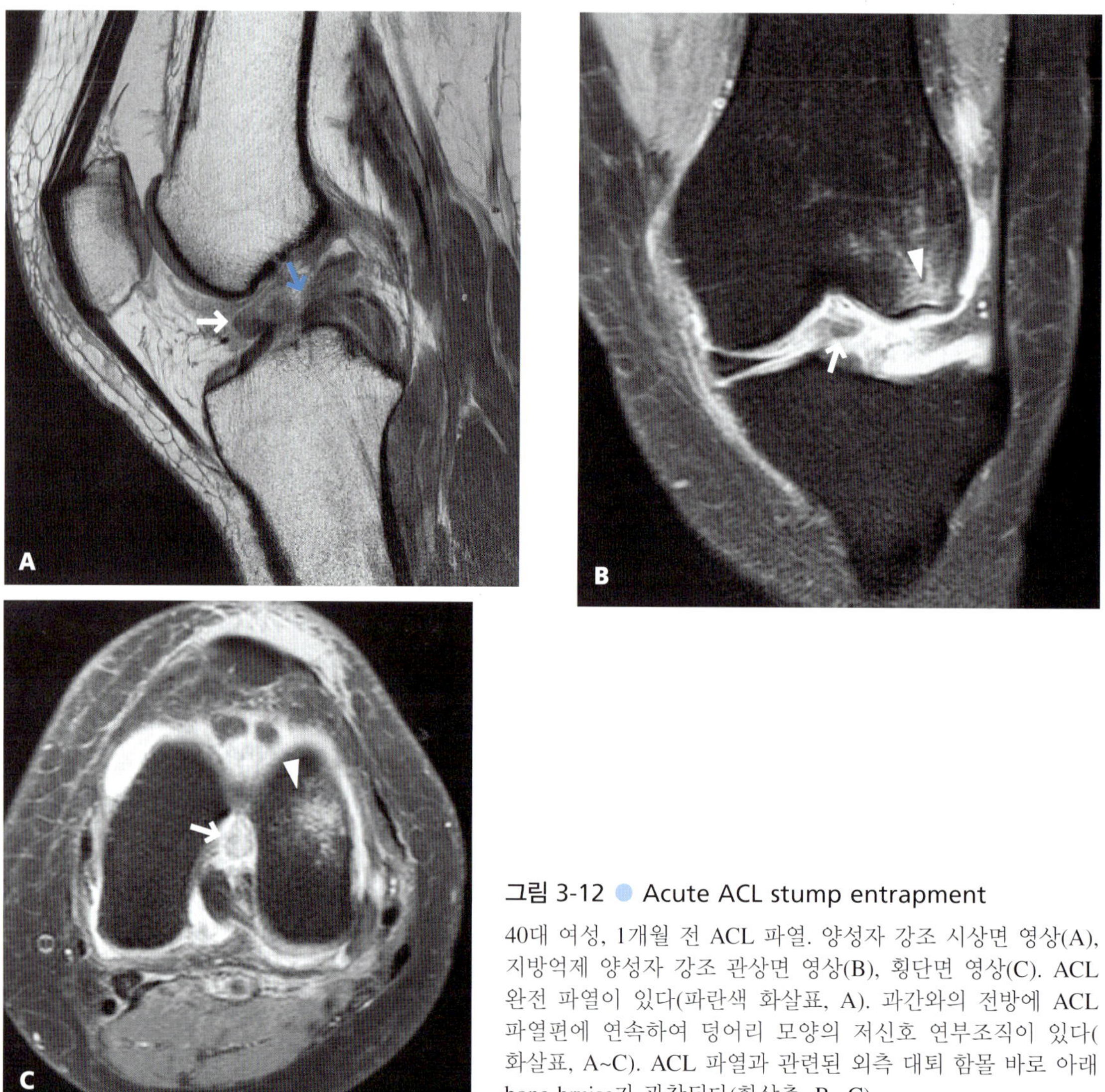

그림 3-12 ● Acute ACL stump entrapment

40대 여성, 1개월 전 ACL 파열. 양성자 강조 시상면 영상(A), 지방억제 양성자 강조 관상면 영상(B), 횡단면 영상(C). ACL 완전 파열이 있다(파란색 화살표, A). 과간와의 전방에 ACL 파열편에 연속하여 덩어리 모양의 저신호 연부조직이 있다(화살표, A~C). ACL 파열과 관련된 외측 대퇴 함몰 바로 아래 bone bruise가 관찰된다(화살촉, B · C).

➡ Lefevre N, Naouri JF, Bohu Y, et al : Sensitivity and specificity of bell-hammer tear as an indirect sign of partial anterior cruciate ligament rupture on magnetic resonance imaging. Knee Surg Sports Traumatol Arthrosc 2014 ; 22 : 1112-1118.

- 또한, 신전 제한을 일으키지 않더라도 ACL 부분 파열(대부분은 AMB)로 인해 ACL 전방으로 돌출하는 종괴 영상을 bell-hammer tear라고 하는 경우도 있다.

3

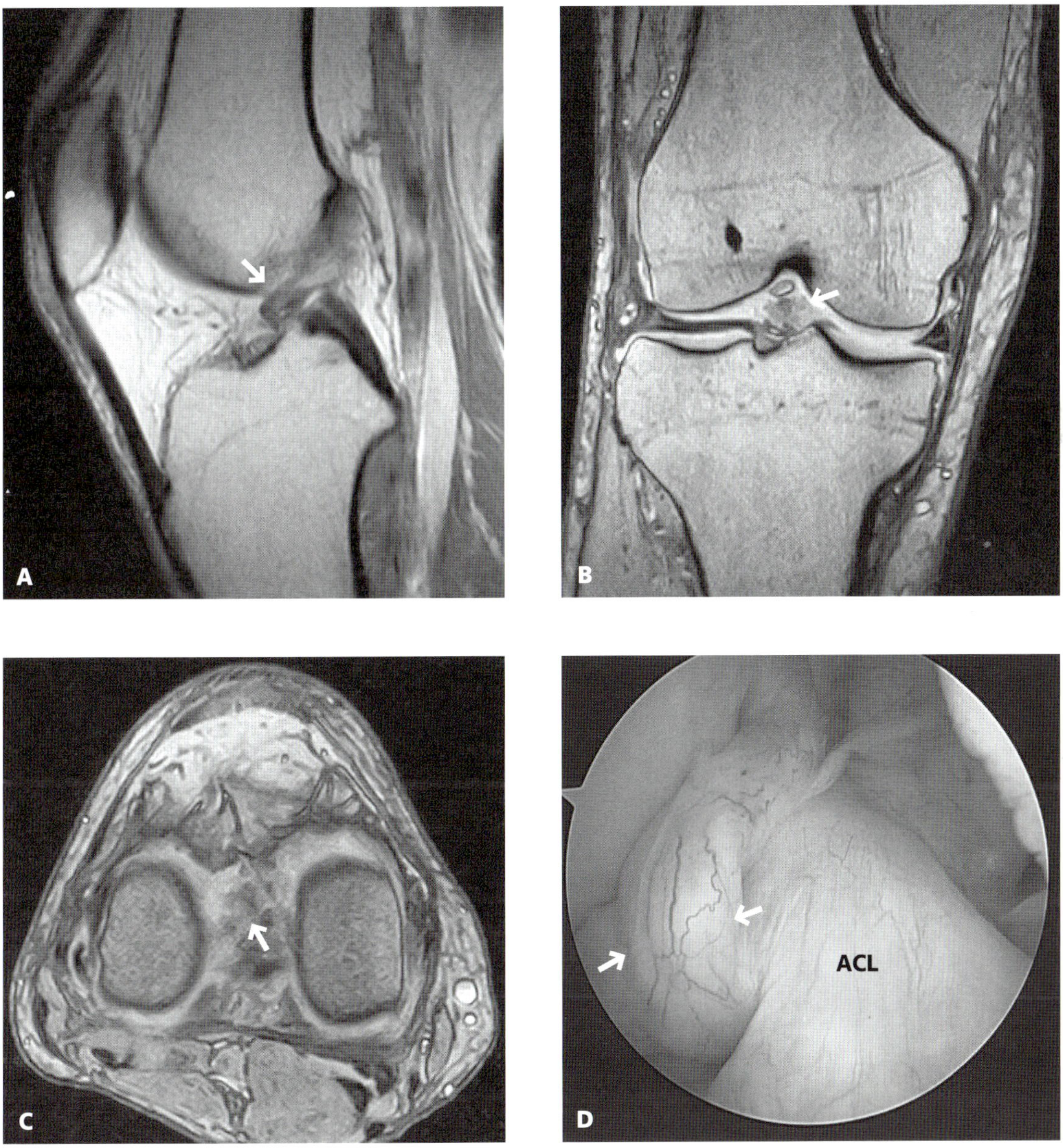

그림 3-13 ● Acute ACL stump entrapment

30대 남성, 며칠 전 ACL 부분 파열, 신전 제한 있음. 양성자 강조영상(A), T2* 강조 관상면 영상(B), 횡단면 영상(C), 관절경 사진(D). 과간와의 전방에 덩어리 모양의 연부조직이 있다(화살표, A~C). 관절경에서 ACL 옆에 연부조직 종괴가 관찰되었다(화살표, D).

3-8 전방십자인대 만성 파열

Chronic tear of ACL

- 수상 후 약 8주 이상 경과한 만성이 되면 파열 인대는 다양한 양상을 나타낸다.

1. 인대의 소실 (defect)

- 손상된 인대는 점차 흡수되어, 수상 후 수년이 경과하면 과간와에 인대 섬유가 전혀 존재하지 않는 증례를 흔히 경험한다(empty notch sign, **그림 3-14**). 이 경우 진단에는 문제가 없다.

2. 불연속적 밴드 (discontinuous band)

- 잔존 인대가 끈 모양으로 관찰된다. 대퇴골 부착부의 파열이 흔하므로 경골측에 잔존하는 경우가 많다(**그림 3-15**).
- ACL에 혈류 공급의 양을 반영해 대퇴골 측의 파열단이 PCL에 부착하는 경우도 있다(**그림 3-16, 17**). 특히 과간와의 고위에서 PCL에 부착하는 경우 시상면 영상만으로는 정상 인대로 오인될(pseudoligament) 가능성도 있다. 과간와의 천장에 부착되는 경우도 있다(**그림 3-18**).

3. 연장된 밴드 (continuous band with elongation)

- 과간와에 끈 모양 구조가 연속되지만 과하게 길어진 경우(**그림 3-19**).
- 이른바 bridging fibrous scar라고 불리는 파열 인대를 대체한 반흔조직.
- 명확한 elongation이 보이지 않는 경우, 정상 인대가 있는 것처럼 관찰되므로(pseudoligament), 주의해야 한다(**그림 3-20**).

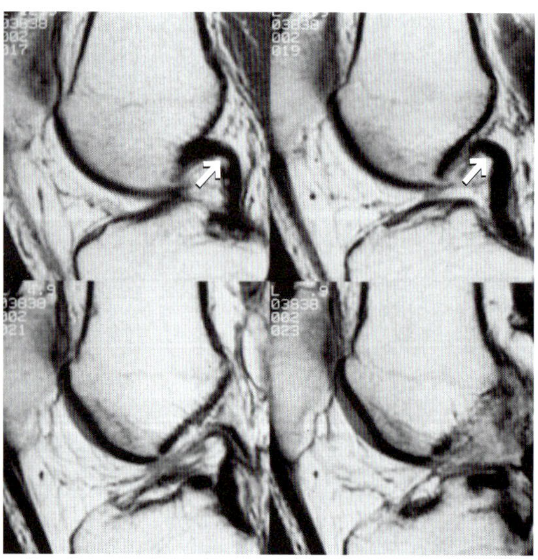

그림 3-14 ● 만성 ACL 완전 파열

30대 남성, 수상 후 약 2년. 4장의 연속적 양성자 강조영상. 대퇴골 과간부에서 미세한 끈 모양 구조를 남기고 ACL은 전혀 보이지 않는(empty notch sign) 만성 완전 파열을 보인다. PCL도 예각으로 굴곡되어(화살표), ACL 파열의 2차적 소견을 나타낸다.

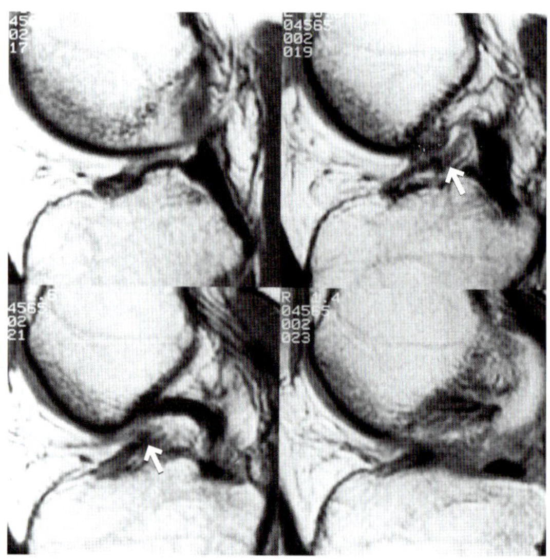

그림 3-15 ● 경골 측의 잔존 인대

20대 여성, 4장의 연속적 양성자 강조영상. 경골에 부착하는 짧은 잔존 인대만 관찰된다(화살표).

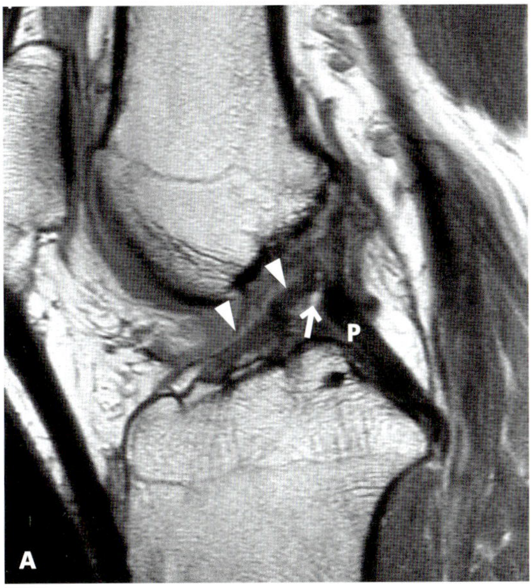

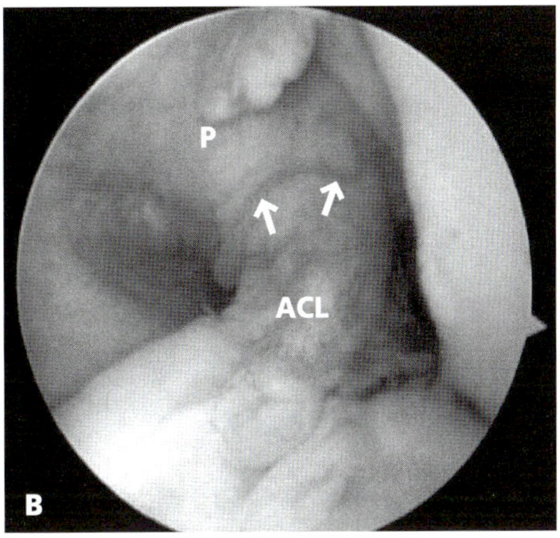

그림 3-16 ● PCL에 부착된 잔존 인대

20대 남성, 양성자 강조 시상면 영상(A), 관절경 사진(B). ACL의 잔존 인대(화살촉)는 낮은 위치를 주행하고, 대퇴골 측 파열단이 PCL(P)에 부착되어 있다(화살표).

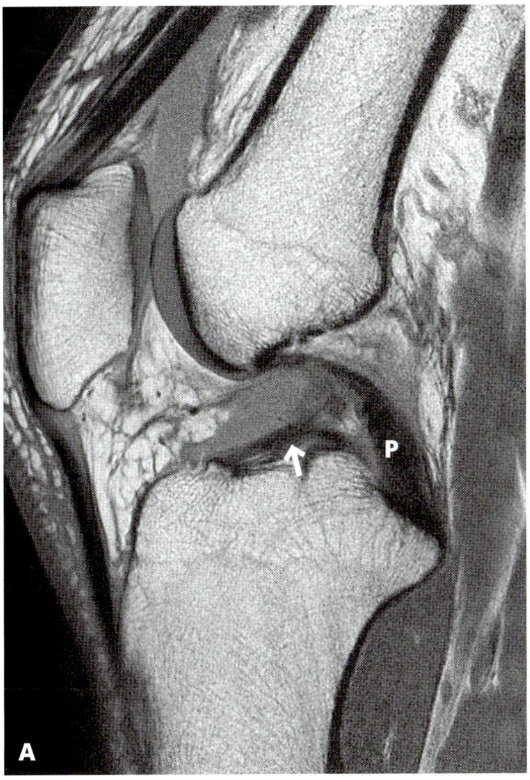

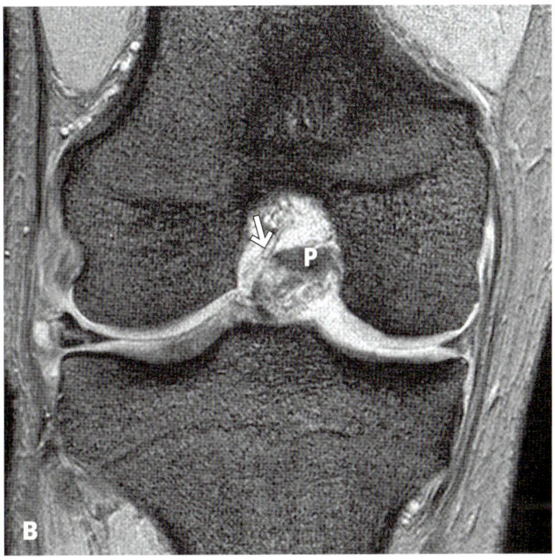

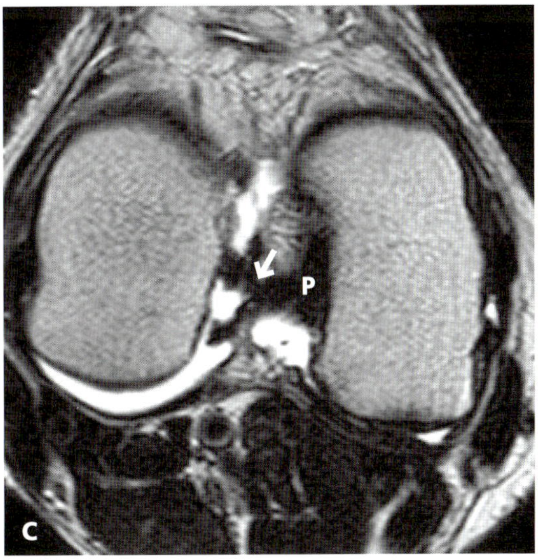

그림 3-17 ● PCL에 부착된 잔존 인대

20대 남성, 2개월 전 수상, 양성자 강조 시상면 영상(A), T2* 강조 관상면 경사에코 영상(B), T2 강조 횡단면 영상(C). ACL의 잔존 인대는 시상면에서 낮은 위치를 주행하고(화살표, A), 관상면 및 횡단면 영상에서 파열단이 PCL(P)에 부착된 것이 관찰된다(화살표, B · C).

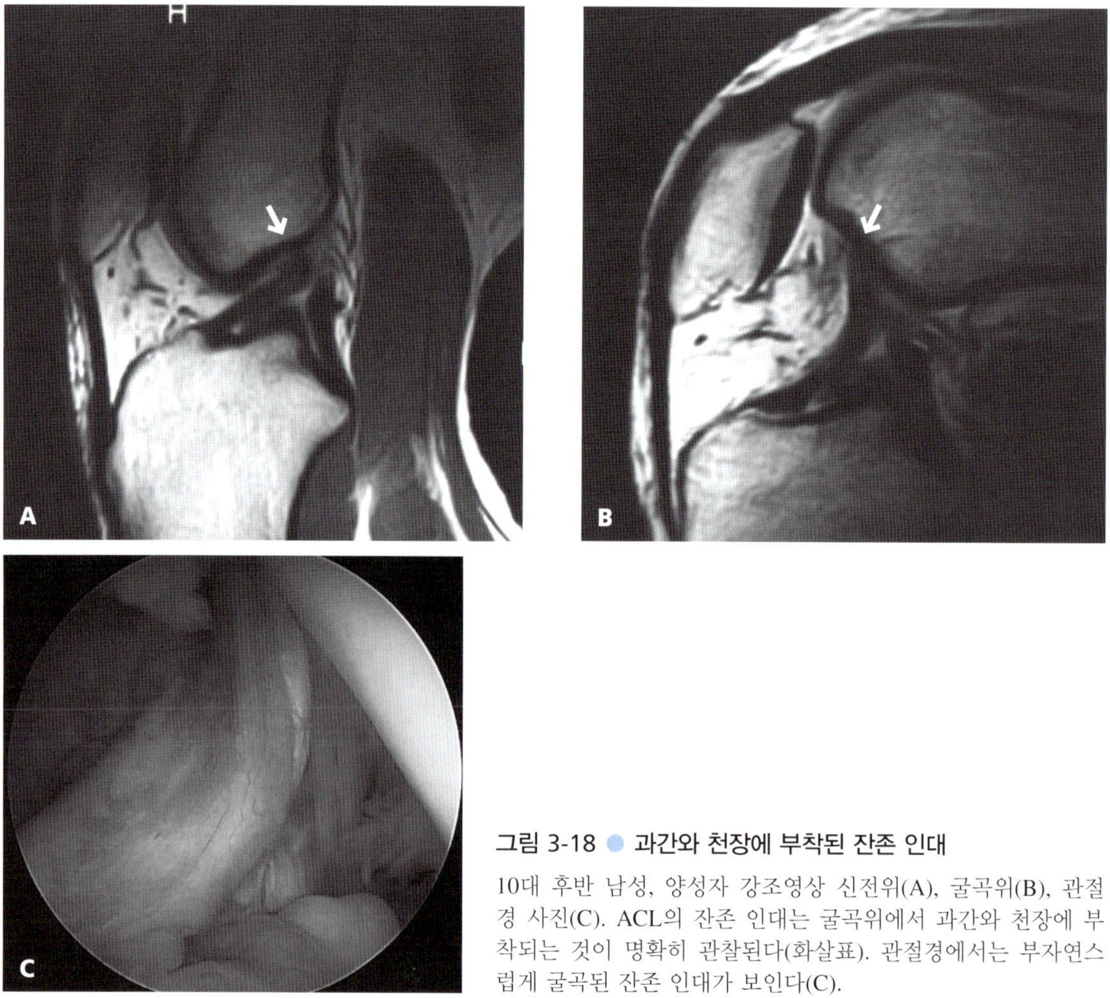

그림 3-18 ● 과간와 천장에 부착된 잔존 인대

10대 후반 남성, 양성자 강조영상 신전위(A), 굴곡위(B), 관절경 사진(C). ACL의 잔존 인대는 굴곡위에서 과간와 천장에 부착되는 것이 명확히 관찰된다(화살표). 관절경에서는 부자연스럽게 굴곡된 잔존 인대가 보인다(C).

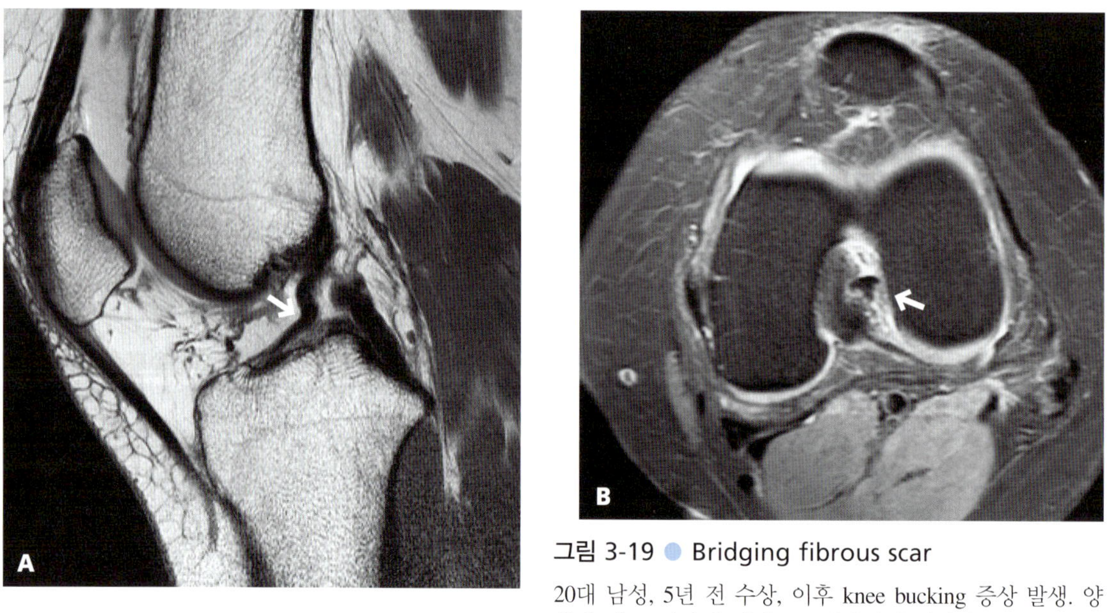

그림 3-19 ● Bridging fibrous scar

20대 남성, 5년 전 수상, 이후 knee bucking 증상 발생. 양성자 강조 시상면 영상(A), 지방억제 양성자 강조 횡단면 영상(B). 과간와에 끈 모양의 구조가 연속되지만, 굴곡 및 휘어져 있다(화살표, A). 횡단면 영상에서도 크기가 작아(화살표, B), 파열 인대가 치환된 반흔조직이라고 생각된다.

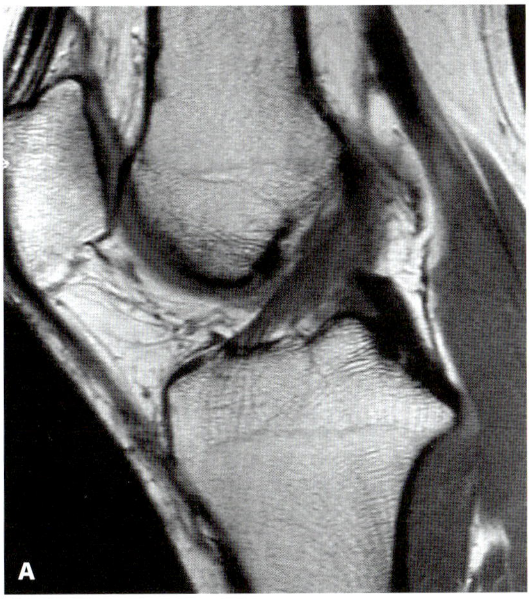

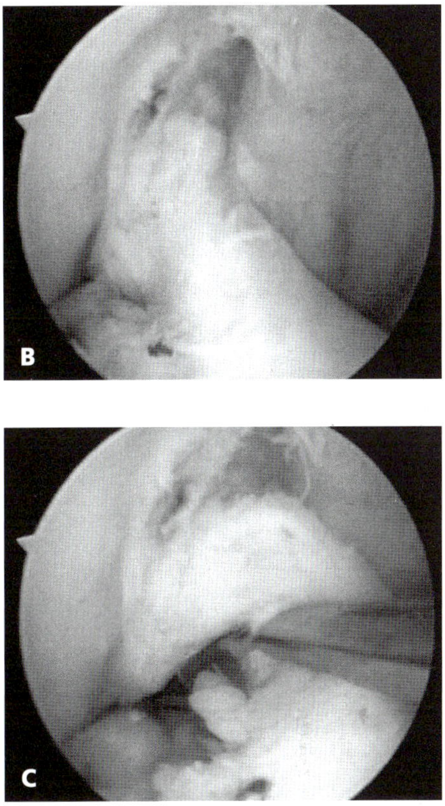

그림 3-20 ● Pseudoligament를 가진 bridging fibrous scar

20대 남성, 양성자 강조 시상면 영상(A), 관절경 사진(B · C). MRI에서 과간와에 마치 정상 ACL로 보이는 끈 모양 구조가 연속된다. 관절경에서도 정상처럼 보이지만(B), 프로빙하면 정상 인대가 아닌 것을 알 수 있다(C).

Pseudoligament를 나타내는 만성 전방십자인대 파열

❶ 고위에서 PCL에 부착하는 잔존 인대
❷ 거의 전장에 걸쳐 잔존 섬유가 존재하는 것
❸ 미세하게 휜 bridging fibrous scar

3-9 전방십자인대의 변성

Degeneration of ACL

➡ Bergin D, Morrison WB, Carrino JA, et al : Anterior cruciate ligament ganglia and mucoid degeneration ; coexistence and clinical correlation. AJR Am J Roentgenol 2004 ; 182 : 1283-1287.

- 노화 및 미세 외상의 축적 등으로 인해 ACL 내부에 점액(뮤코이드) 변성이 발생할 수 있다.
- 뮤코이드 변성은 젊은 성인과 소아에서도 발생한다.
- 고도로 변성이 진행된 경우는 ACL 전체가 고신호화, 종창되고, 인대 섬유의 일부는 주행이 확인되고, 'celery'와 유사하여 celery stalk ACL이라고도 한다(**그림 3-21**).
- 낭성 변화가 일어나 인대 내 결정종(12장 참조)이 나타날 수 있다.
- 이 점액 변성과 인대 내 결정종은 합병되는 경우가 많지만 무릎의 불안정성에는 관여하지 않는다(**그림 3-22, 23**).

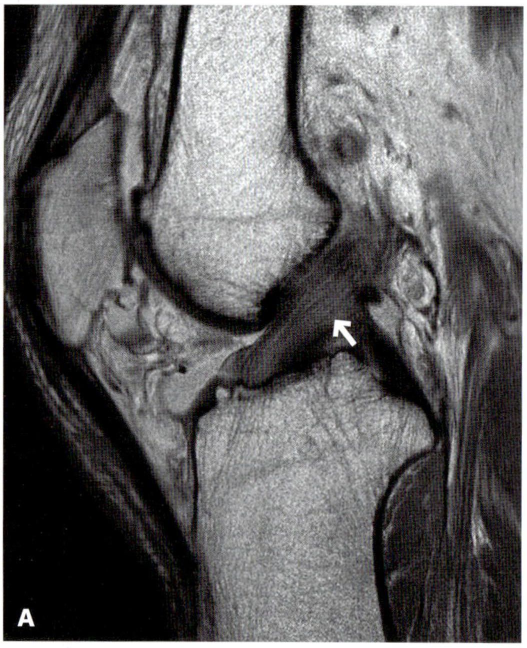

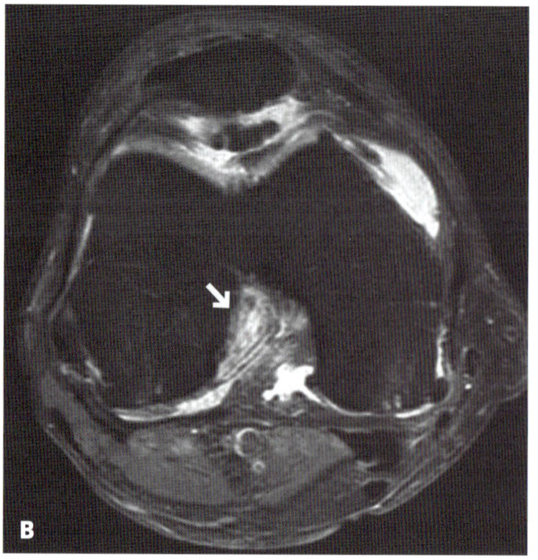

그림 3-21 ● Celery stalk ACL(ACL의 점액 변성)

70대 여성, 양성자 강조 시상면 영상(A), 지방억제 양성자 강조 횡단면 영상(B). ACL은 전체적으로 종창, 고신호화(점액 변성)되며, 인대 섬유의 일부는 주행이 확인되고 'celery'와 유사하다(화살표).

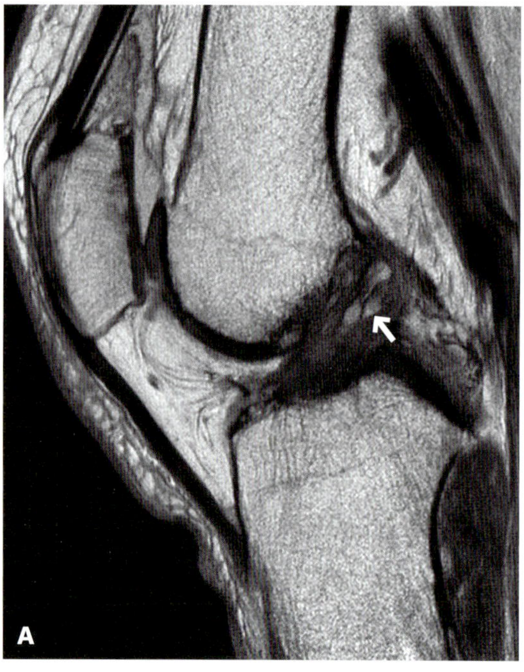

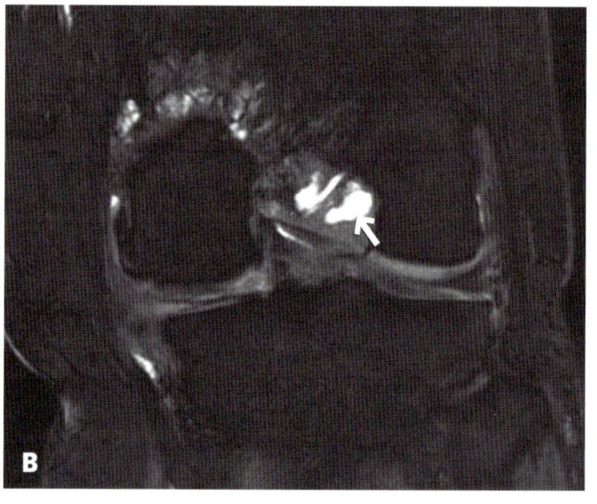

그림 3-22 ● ACL의 점액 변성에 인대 내 결절종 합병

70대 여성, 양성자 강조 시상면 영상(A), 지방억제 T2* 강조 관상면 영상(B). 전체적으로 종창, 고신호화(점액 변성)를 보이는 ACL의 일부에 인대 내 결절종이 합병되었다(화살표). 관절의 불안정성은 없었다.

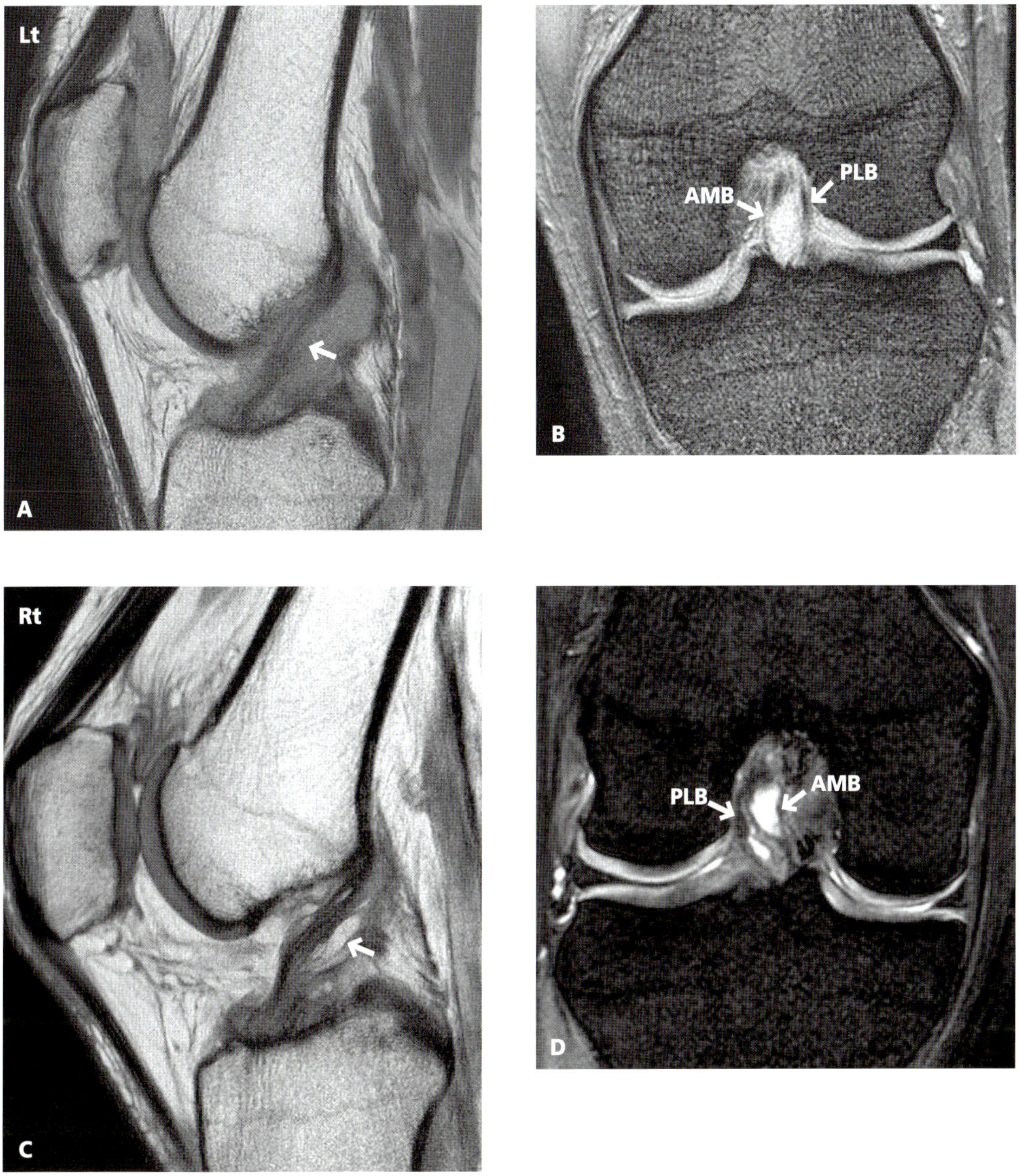

그림 3-23 ● ACL 변성으로 양측 무릎에 인대 내 결절종 합병

30대 여성, 좌측 무릎(A · B), 우측 무릎(C · D), 양성자 강조 시상면 영상(A · C), 지방억제 T2* 강조 관상면 영상(B · D). 양측 무릎에서 ACL은 종창되고, 2개의 주요 섬유속 AMB와 PLB 사이에 결정종이 합병되었다(화살표).

3-10 전방십자인대 파열의 2차적 소견

Secondary sign of ACL tear

➡ Gentili A, Seeger LL, Yao L, et al : Anterior cruciate ligament tear ; indirect signs at MR imaging. Radiology 1994 ; 193 : 835-840.

➡ Brandser EA, Riley MA, Berbaum KS, et al : MR imaging of anterior cruciate ligament injury ; independent value of primary and secondary signs. AJR Am J Roentgenol 1996 ; 167 : 121-126.

➡ Prince JS, Laor T, Bean JA : MRI of anterior cruciate ligament injuries and associated findings in the pediatric knee ; changes with skeletal maturation. AJR Am J Roentgenol 2005 ; 185 : 756-762.

➡ Cobby MJ, Schweitzer ME, Resnick D : The deep lateral femoral notch ; an indirect sign of a torn anterior cruciate ligament. Radiology 1992 ; 184 : 855-858.

➡ Chan KK, Resnick D, Goodwin D, et al : Posteromedial tibial plateau injury including avulsion fracture of the semimembranous tendon insertion site ; ancillary sign of anterior cruciate ligament tear at MR imaging. Radiology 1999 ; 211 : 754-758.

- 무릎 MRI 검사에서는 ACL 자체를 관찰하는 것이 가장 중요하지만, 그 2차적 소견도 때때로 진단에 도움이 된다. 현재까지 다양한 지견이 보고되었다.

① 경골의 전방 전위 : ACL은 경골의 전방으로의 변위를 방지하는 역할을 담당한다. 즉, ACL 기능부전에서는 경골이 전방으로 전위한다. 기준값은 각 기종의 코일 등의 형상과 검사 시 무릎 고정 방법에 따라 다르지만 대퇴골 외측과의 중앙 슬라이스에서 경골 후연과의 거리가 5.0mm 이상인 경우도 하나의 기준이 된다(**그림 3-24**).

② PCL bowing : ①과 관련하여 예각으로 굴곡한 PCL(PCL bowing)도 ACL 파열의 2차적 소견이다(**그림 3-25**).

③ Bone bruise : ACL의 역할인 경골의 전방 전위를 막지 못하게 되므로 대퇴골 특히, 외측과와 경골 고평부 후방이 직접 충돌한다(**그림 3-26**). 이 경우 뼈 내부에 bone bruise라고 불리는 미세골질, 소출혈, 골부종의 영상이 보인다(kissing contusion이라고 불린다). 단, 인대에 신장성이 있는 젊은 청년에서는 이 소견이 반드시 ACL 파열을 나타내는 것은 아니다. 또한, 이로 인해 깊은 외측 대퇴 함몰이 보인다는 보고도 있다(**그림 3-27**).

④ Segond 골절 : 외측 관절낭과 경골 고평부 외측의 견열(박리) 골절인 Segond 골절에서는 ACL 파열이 고빈도(거의 100%)로 동반된다(6장 p. 130 참조).

⑤ 반막양근건 부착부의 견열 파열을 포함한 내측 경골 고평부 배측의 손상(**그림 3-28**, 5장 p. 112 참조).

■ 전방십자인대 파열의 2차적 소견

❶ anterior drawer sign(lat > 5mm)
❷ PCL bowing
❸ bone bruise at lat. femoral condyle + posterolateral tibial plateau
❹ Segond fracture
❺ avulsion fracture of semimembranosus tendon insertion

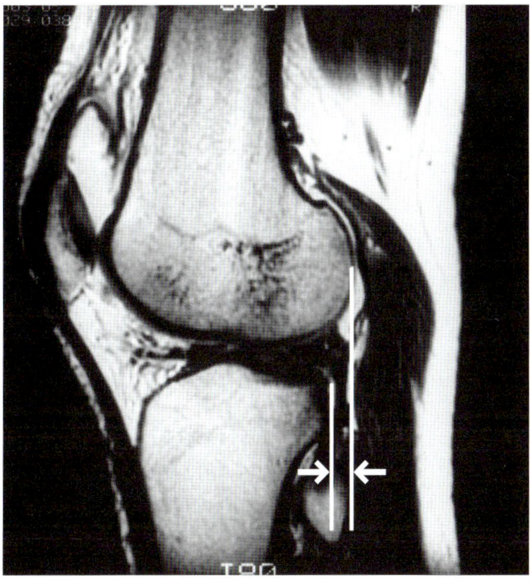

그림 3-24 ● 경골의 전방 전위

ACL 파열의 2차적 소견 1.
대퇴골 외측과의 중앙 슬라이스에서 경골 후연과의 거리가(화살표 사이) 5.0mm 이상 확대되면 ACL 부전 가능성이 높다.

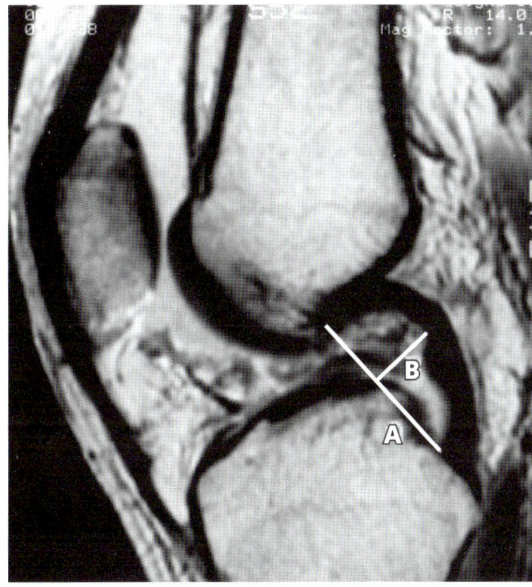

그림 3-25 ● PCL bowing

ACL 파열의 2차적 소견 2.
PCL의 굴곡도 2차적 소견의 하나가 된다. 각종 계측법이 제안되었다.

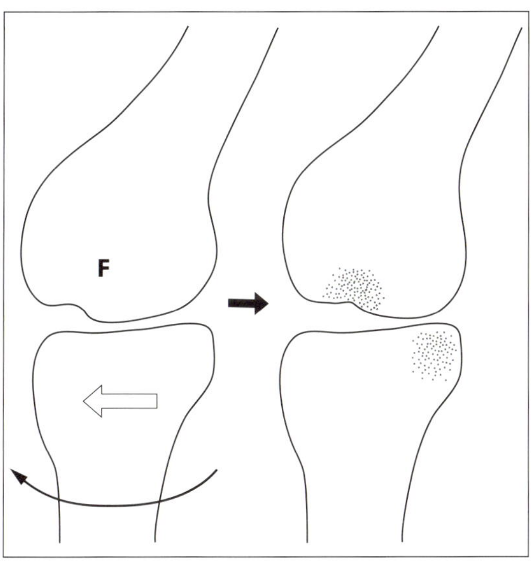

그림 3-26 ● Kissing contusion

ACL 파열의 2차적 소견 3.
하퇴를 전방으로 당기는 외력(⇦)과 내회전력(↶)이 가해지면 ACL 파열의 위험성이 높아진다. 대퇴골, 외측 대퇴 함몰(F) 바로 위와 경골 고평부 후방에 bone bruise가 보인다(점묘 부분).

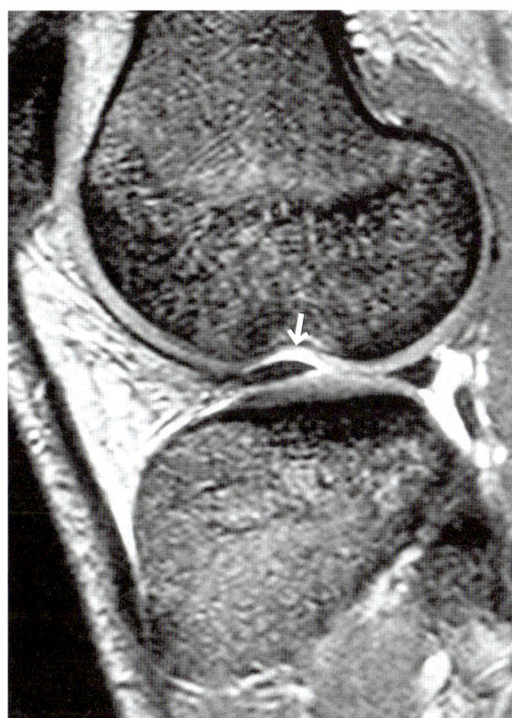

그림 3-27 ● 깊은 외측 대퇴 함몰

10대 후반 남성, ACL 완전 파열, MTC 부가 T2* 강조 시상면 경사에코 영상(그림 2-18B와 동일). 외측 대퇴 함몰(lateral femoral notch)이 깊고 관절연골의 결손도 보인다(화살표, 그림 3-46 **참조**).

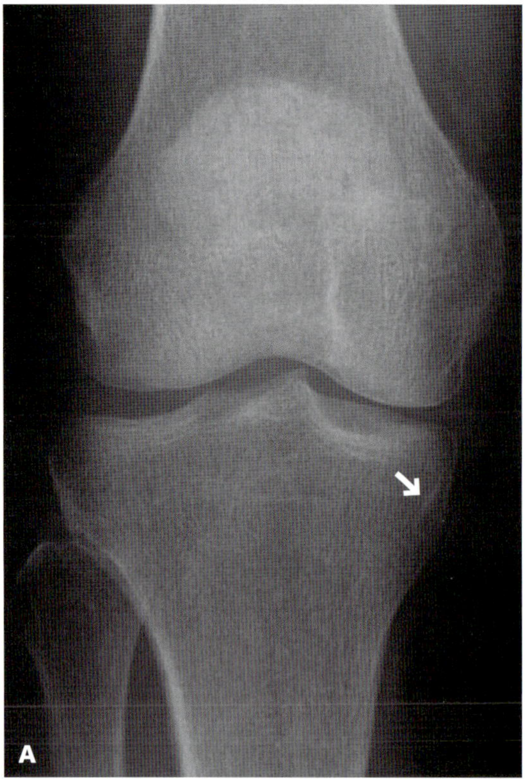

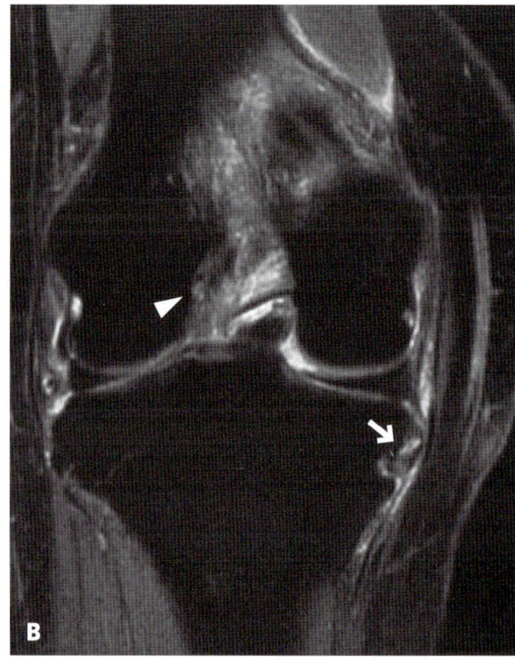

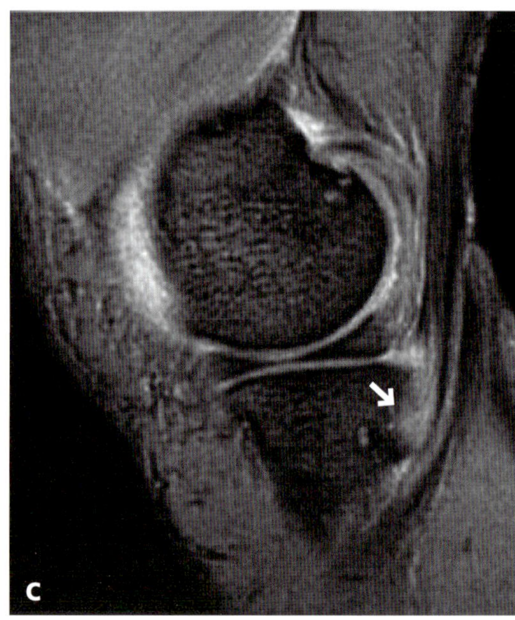

그림 3-28 ● 반막양근건 부착부의 견열 골절

ACL 파열의 2차적 소견. 60대 여성. 단순 X-ray 전후 영상(A), 지방억제 양성자 강조 관상면 영상(B), T2* 강조 시상면 경사에코 영상(C). 내측 경골 고평부 배측의 반막양근건 부착부의 견열 골절이 보인다(화살표). ACL 파열이 보인다(화살촉).

3-11 경골 과간융기 골절
Intercondylar eminence fracture

➡ Meyers MH, Mckeever FM : Fractures of intercondylar eminence of the tibia. J Bone Joint Surg Am 1959 ; 41-A : 209-222.

➡ Prince JS, Laor T, Bean JA : MRI of anterior cruciate ligament injuries and associated findings in the pediatric knee : changes with skeletal maturation. AJR Am J Roentgenol 2005 ; 185 : 756-762.

- ACL의 경골 부착부는 부채꼴로 펼쳐져 과간융기의 전방에 견고하게 부착한다(**그림 3-4**).
- 뼈의 강도가 약한 젊은 층은 과신전 등으로 이 부위의 견열 골절이 일어나기 쉽다.
- 증상은 ACL 파열과 유사하다.
- 견열 골편의 위치는 Meyers-Mckeever 분류에 의해 임상 평가되는 경우가 많다(**그림 3-29**).
- 견열 골편이 유리를 나타내는 Meyers-Mckeever 분류의 3형 이상은 수술 적응증이 된다(**그림 3-30**).
- 한편, 드물게 ACL의 대퇴골 부착부가 견열 골절을 일으킬 수 있다(**그림 3-32**).

MRI 포인트

- 단순 X-ray 사진에서 견열 골편이 불분명하면 MRI에서 견열 골편의 크기와 위치를 확인한다.
- ACL의 실질에 손상이 있는지 확인한다.
- 손상으로 인한 골수 부종은 경도이며, 국소적이다(**그림 3-31**).

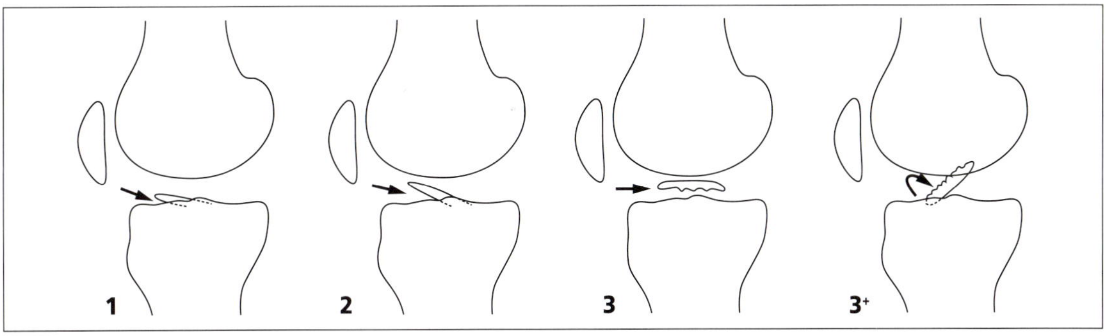

그림 3-29 ● 경골 과간융기 골절

Meyers-Mckeever 분류.
1형 : 견열 골편의 전위는 경미하고 전방만 들린 상태.
2형 : 골편의 전위는 있지만 골편의 후방 부위에서 연속성은 있는 것.
3형 : 골편이 유리됨.
3^{+}형 : 골편이 반전된 것.
(Meyers et al.).

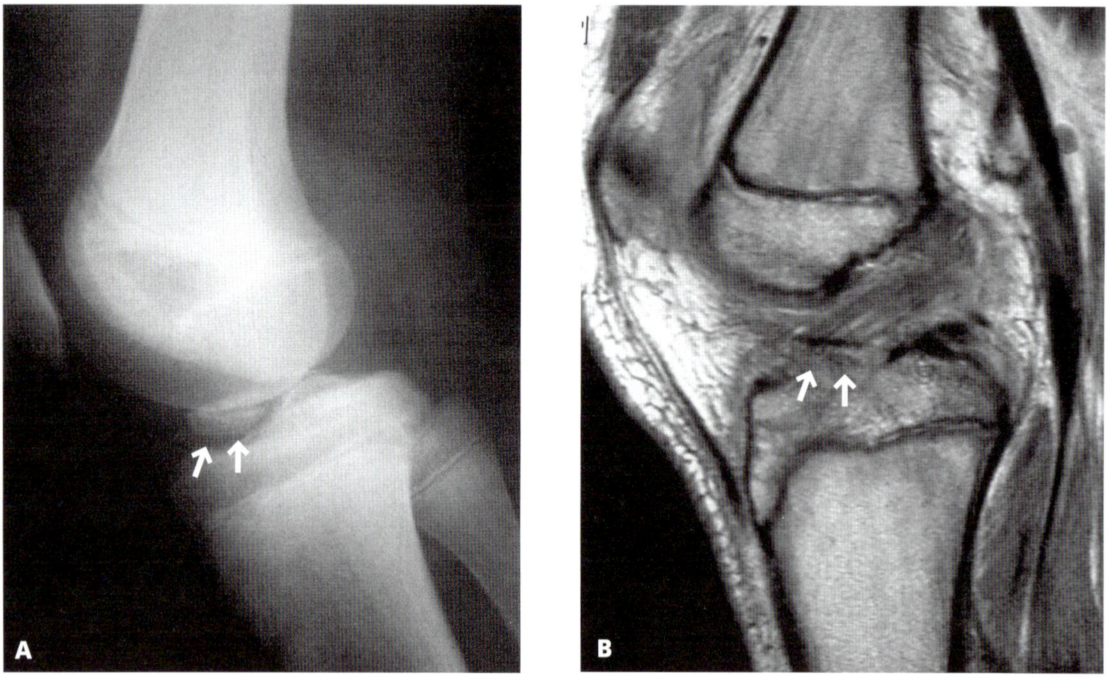

그림 3-30 ● 경골 과간융기 골절

13세 남아, 단순 X-ray 사진(A), 양성자 강조 시상면 영상(B). 뼈의 강도가 미숙한 젊은 층에서는 ACL 부착부 과간융기의 견열 골절이 일어나기 쉽다. 견열 골편은 두측으로 유리되어 있으며(화살표), Meyers-Mckeever 분류의 3형을 나타낸다. MRI에서 견열 골편의 크기, 위치를 확인하고 ACL의 실질에 손상이 있는지 확인한다.

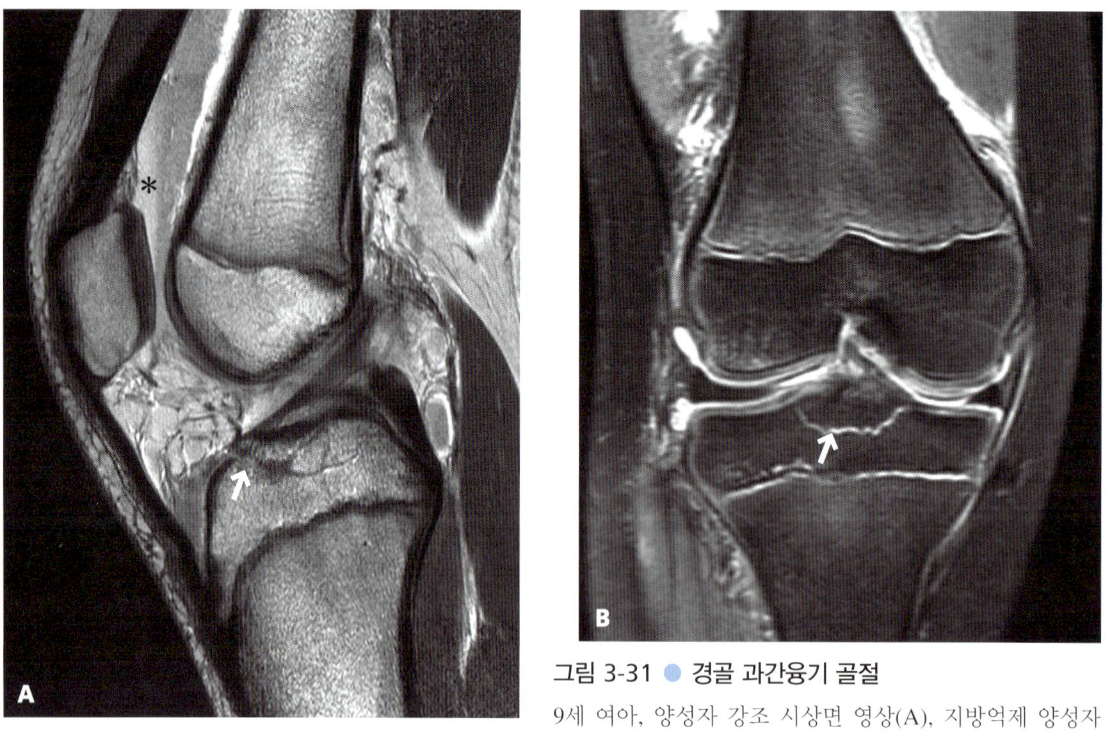

그림 3-31 ● 경골 과간융기 골절

9세 여아, 양성자 강조 시상면 영상(A), 지방억제 양성자 관상면 영상(B). 견열(박리) 골편은 변위가 거의 없고, 전방만 들려 있어 Meyers-Mckeever 분류의 1형을 나타낸다(화살표). 혈관절증이 있다(*). 골절선 주위의 골수 부종은 거의 보이지 않는다.

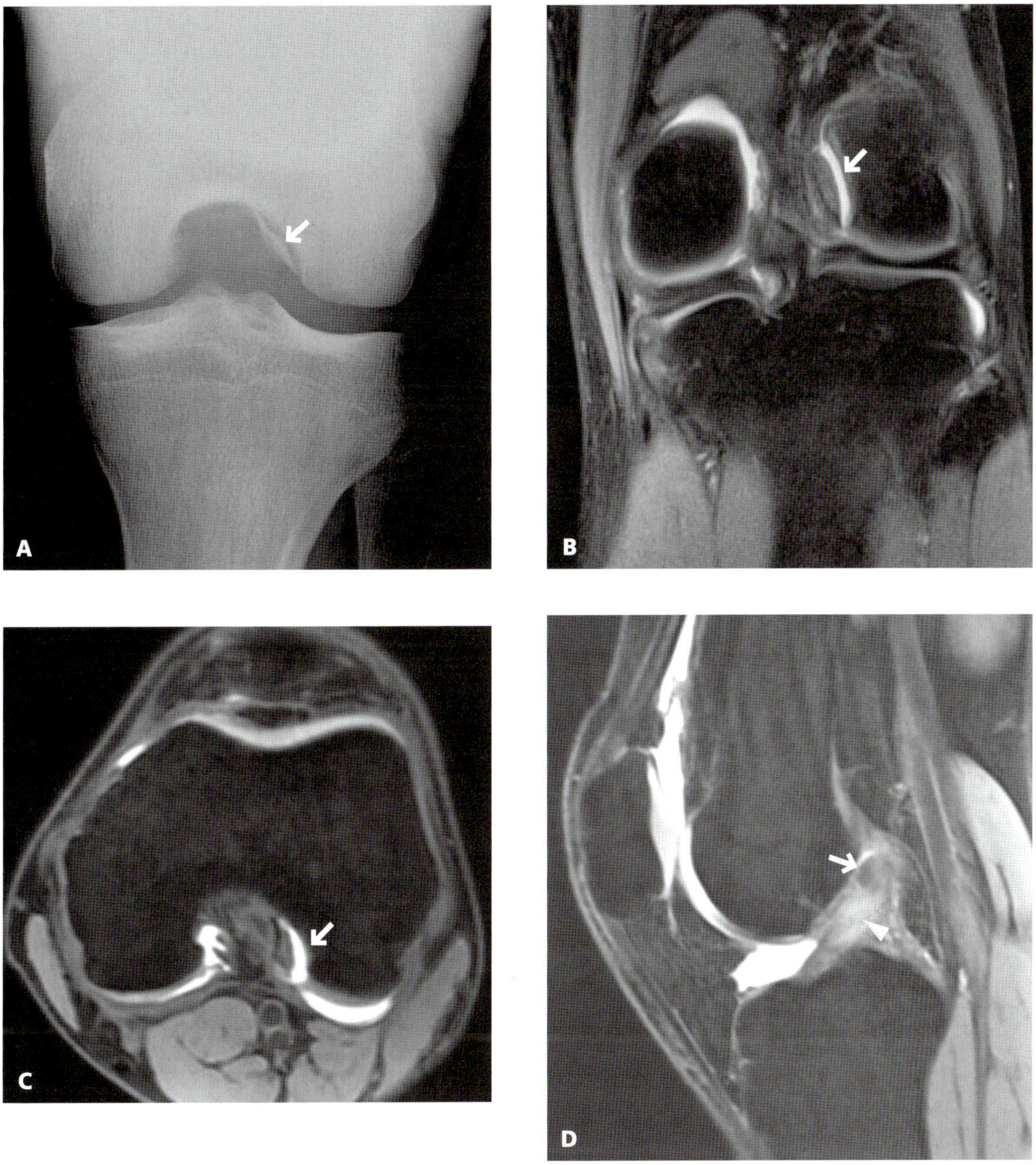

그림 3-32 ● ACL 대퇴골 부착부의 견열 골절

20대 남성, 단순 X-ray 전후 영상(A), 지방억제 양성자 강조 관상면 영상(B), 지방억제 양성자 강조 횡단면 영상(C), T2* 강조 시상면 경사에코 영상(D). ACL은 전체적으로 종창, 고신호화(화살촉, D)되고, 대퇴골 부착부에 견열 골편이 보이며 관절액이 존재한다(화살표).

3-12 전방십자인대 재건술

ACL reconstruction surgery

➡ McCauley TR : MR imaging evaluation of the postoperative knee. Radiology 2005 ; 234 : 53-61.

➡ White LM, Kramer J, Recht MP : MR imaging evaluation of the postoperative knee ; ligaments, menisci, and articular cartilage. Skeletal Radiol 2005 ; 34 : 431-452.

➡ Zbojniewicz AM, Meyers AB, Wall EJ : Post-operative imaging of anterior cruciate ligament reconstruction techniques across the spectrum of skeletal maturity. Skeletal Radiol 2016 ; 45 : 517-530.

- 전방십자인대 재건술의 적응은 인대의 손상 정도와 그에 따른 기능 손실, 환자의 연령과 생활양식이나 스포츠 활동에 대한 요구도, 다른 인대와 반월상연골 등의 손상 유무 등 여러 요소가 관련된다.
- 수상 직후 염증성 변화가 소실되고 3주 이후에 재건술을 시행한다.
- 관절낭을 절개하지 않고 관절경적으로 시행하는 경우가 많다(**그림 3-33**).
- 재건에 이용되는 이식조직을 어디에서 채취하는지에 따라 수술은 다양하지만 다음 두 가지 방법이 주류이다.
  ① 햄스트링(반건양근과 박근의 힘줄 : semitendinous-gracilis tendon, ST/G)을 이용한다(**그림 3-34**).
  ② 슬개건을 이용한다(bone-patellar-tendon-bone : BTB법).
- 대퇴골과 경골에 골터널을 만들고 본래의 ACL 주행과 유사하게 과간부에 이식건을 설정하는 것이다.
- 최근에는 2개의 주요 섬유속(AMB 및 PLB, p. 42 참조)의 주행과 유사하게 2개의 graft를 재건하는 방법도 제창되었다(**그림 3-35**).
- 이식건의 고정방법으로는 staple, endobutton, screw 등이 있다. 재건술의 중요한 점은 isometry라는 점과 impingement를 방지하는 것이다.
- 재건 인대가 isometry인 점은 신전과 굴곡 과정에서 골터널 사이의 위치 변화가 없기 때문에, 대퇴골과 경골의 골터널 설치 위치가 중요하다.
- 재건 인대의 impingement는 경골의 골터널 개구부가 전방으로 치우치면 대퇴골 과간부 전단 사이에 끼게 된다. 또한, 이 전단부에 골극이 존재하거나 대퇴골 과간와가 좁은 경우, 뼈조직을 깎는 notchplasty를 시행한다.
- 최대 신전위에서 경골 골터널의 축은 Blumensaat's line에 평행해야 한다.

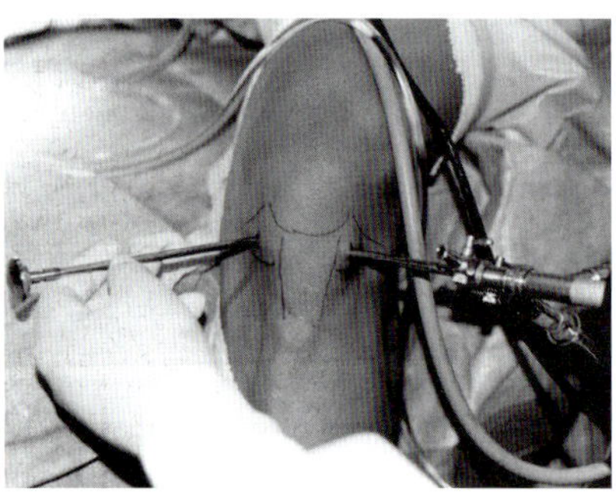

그림 3-33 ● 슬관절경

슬개건의 내외측에 portal이라는 작은 구멍을 내고 관절경과 프로브를 삽입한다. ACL 재건술의 경우에는 경골과 대퇴골에 골 터널을 내고 또한, 햄스트링과 슬개건을 채취하기 위한 절개를 추가한다.

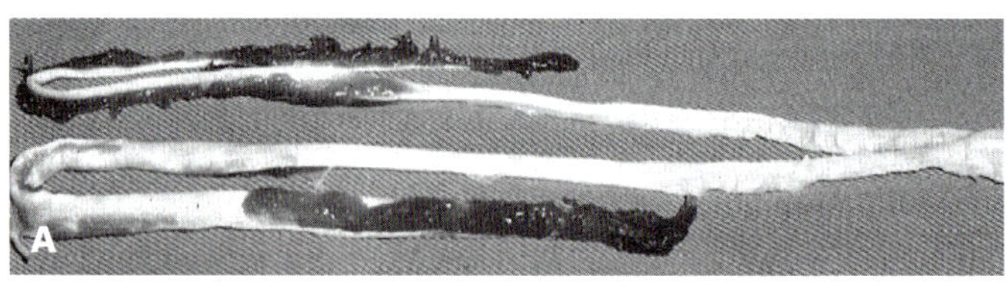

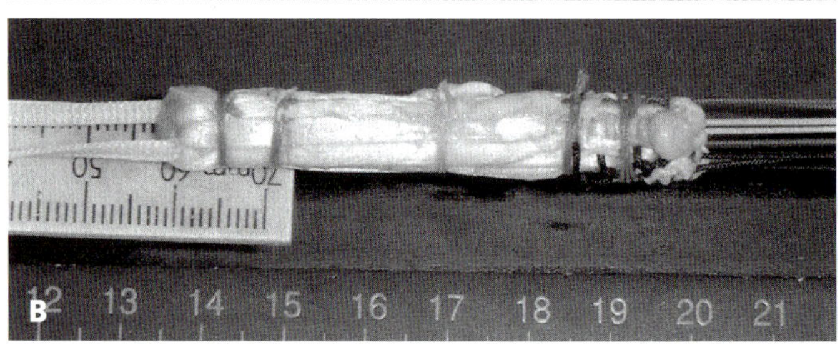

그림 3-34 ● 반건양근건과 박근건을 이용한 재건 인대

반건양근(긴 쪽)과 박근의 힘줄을 채취(A), 반건양근건을 사중으로, 박근의 힘줄을 이중으로 묶어 graft를 제작한다(B).

- 수술 중 미세 금속편이나 이식 인대의 유치에 이용되는 골정에 의한 아티팩트가 보이지만, 진단에 큰 지장을 초래하는 경우는 적다(**그림 3-36**).
- 수술 직후, 이식건은 일시적으로 저혈성 괴사에 빠지지만 수 주 안에 활막에 덮이게 된다. 그 후 수개월 만에 혈류가 재개되어 섬유아세포의 증식과 교원섬유의 증가가 시작된다고 한다.
- BTB법은 슬개건의 양단에 골편이 있기 때문에 골터널 주위 뼈와의 견고한 초기 고정력을 기대할 수 있다. 한편 수술 후 슬개 대퇴 관절 부적합증과 무릎관절 전방의 통증, 슬개골 골절(1~2%)의 합병증이 있을 수 있다. 수술 후 슬개건의 중앙부 상하에 슬릿 모양의 힘줄 채취 부위의 불규칙한 영역이 남는다(**그림 3-37**).
- 골단선 폐쇄 전에는 원칙적으로 ACL 재건술의 대상이 되지 않지만, 골단연골의 손상을 최소한으로 하는 골터널의 설치 방법도 검토되고 있다. 하나는 대퇴골 측의 골터널을 어떻게든 골단선에 걸리지 않게 저위에 두는 방법, 또는 대퇴골 측에 endobotton을 이용한 얇은 터널을 만드는 방법이다. 한편, 경골 측은 어떻게 해도 골단선에 걸리는 경우가 있어, 수십 %에서 수술 후 골가교가 나타났다는 보고가 있다. 그 합병증으로는 발육 부전, graft의 이완, 운동 제한 등이 있다.

전방십자인대 재건술의 적응

- 전방십자인대의 완전 파열 예
- 일상생활 수준에서 불안정감이 강할 때
- 스포츠 복귀에 의욕적인 환자
- 일반적으로 골단선 폐쇄 후

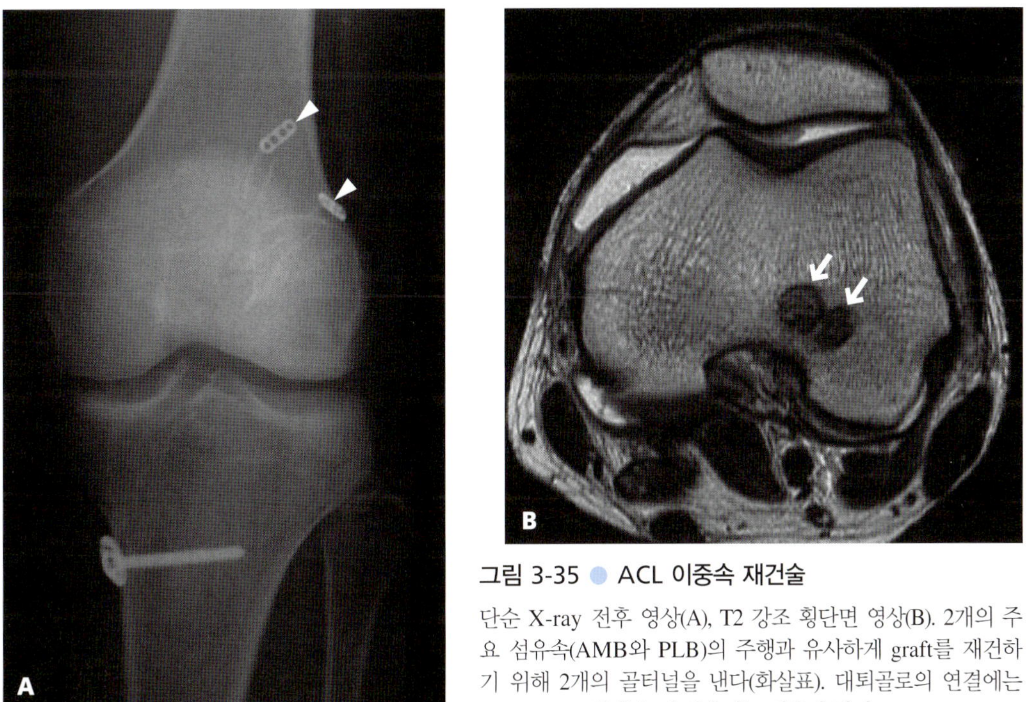

그림 3-35 ● ACL 이중속 재건술

단순 X-ray 전후 영상(A), T2 강조 횡단면 영상(B). 2개의 주요 섬유속(AMB와 PLB)의 주행과 유사하게 graft를 재건하기 위해 2개의 골터널을 낸다(화살표). 대퇴골로의 연결에는 endobutton(화살촉)이 사용되는 경우가 많다.

3-13 재건 인대의 MRI 소견

MRI findings of ACL reconstruction

➡ Schatz JA, Potter MG, Rodeo SA, et al : MR imaging of anterior cruciate ligament reconstruction. AJR Am J Roentgenol 1997 ; 169 : 223-228.

➡ Rak KM, Gillogly SD, Schaefer RA, et al : Anterior cruciate ligament reconstruction : evaluation with MR imaging. Radiology 1991 ; 178 : 553-556.

➡ Saupe N, White LM, Chiavaras MM, et al : Anterior cruciate ligament reconstruction grafts ; MR imaging features at longterm follow-up—correlation with functional and clinical evaluation. Radiology 2008 ; 249 : 581-590.

- 수술 후 정상적인 재건 인대는 모든 촬영 영상에서 균일한 저신호의 끈 모양으로 나타난다.
- 재건 인대 내부의 MR 신호는 일반적으로 수술 후 수개월 내에 경도의 신호 상승을 보이지만, neoligamentization(혈행 재개, 활막 피복화)에 의해 18~24개월에 저신호화된다(**그림 3-36**). 이러한 신호 변화는 흔히 관찰되지만 무릎 불안정성이나 기능 장애와 반드시 관련이 있지는 않다.
- Graft bundle 사이의 경미한 고신호는 정상 소견이다.

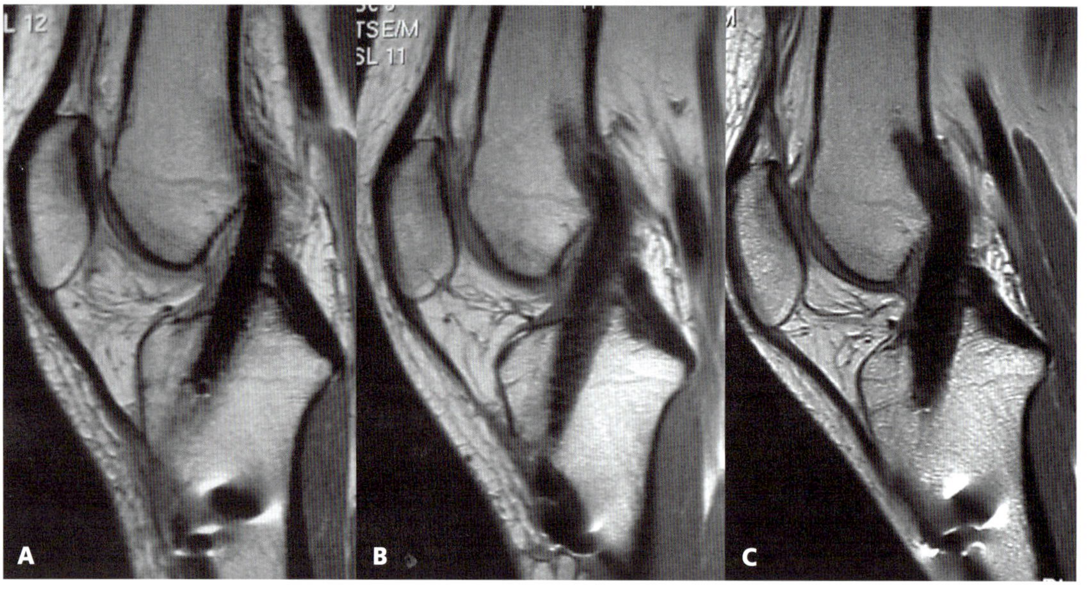

그림 3-36 ● **ACL 재건술**

양성자 강조 시상면 영상, 수술 후 1개월(A), 3개월(B), 1년(C). 재건 인대는 수술 후 수개월 내에 경도의 균일한 신호 상승을 보이다가(B) 1년 이후에는 균일한 저신호를 보이게 된다(C). 골정 등에 의한 아티팩트가 보이지만 진단에 큰 지장을 초래하지는 않는다.

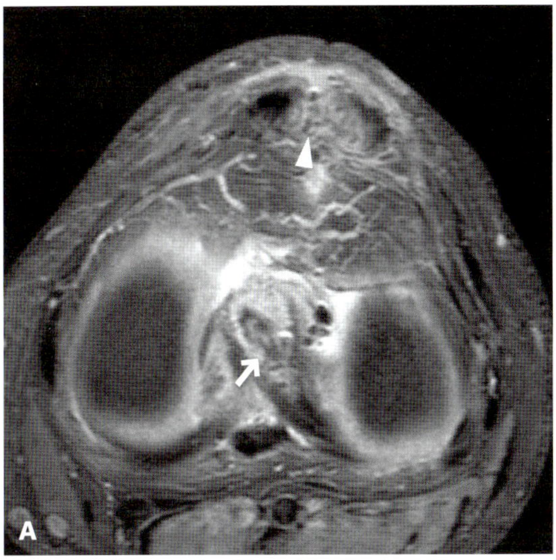

그림 3-37 ● BTB법(슬개건)에 의한 ACL 재건술

10대 후반 남성, BTB법에 의한 ACL 재건술 3개월 후, 지방억제 양성자 강조 횡단면 영상(A), 양성자 강조 시상면 영상(슬개건 중앙부)(B)과 그 2 슬라이스 중앙부(C). BTB법에 의한 graft가 보인다(화살표). 슬개건 중앙부 위아래에 슬릿 모양으로 주행하는 힘줄 채취로 인한 불규칙한 영역이 관찰된다(화살촉, A · B).

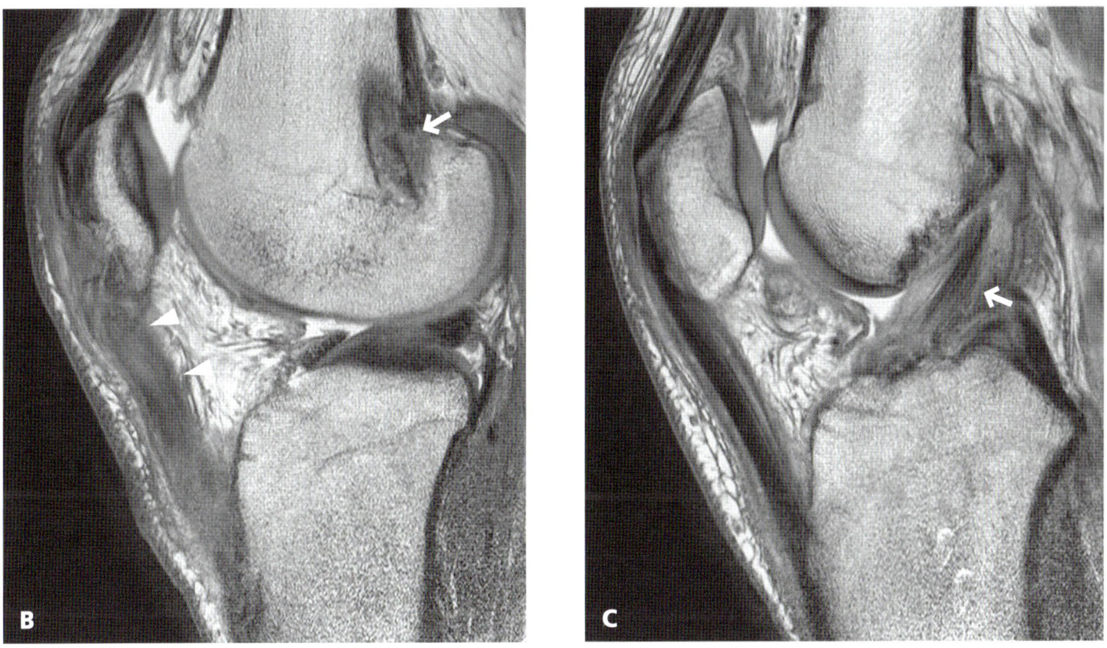

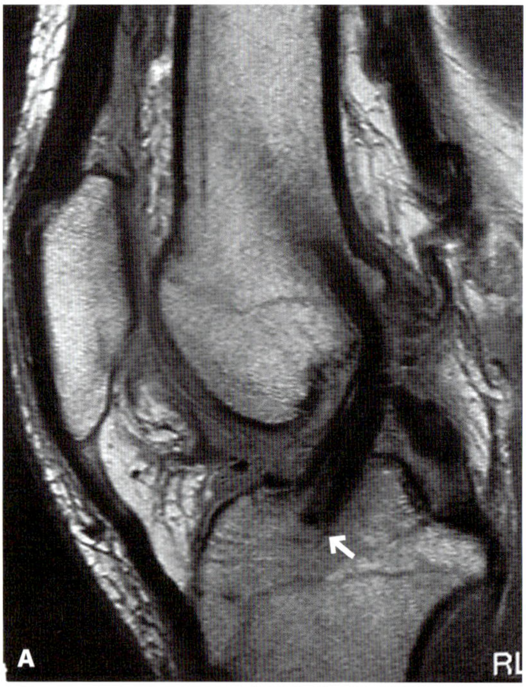

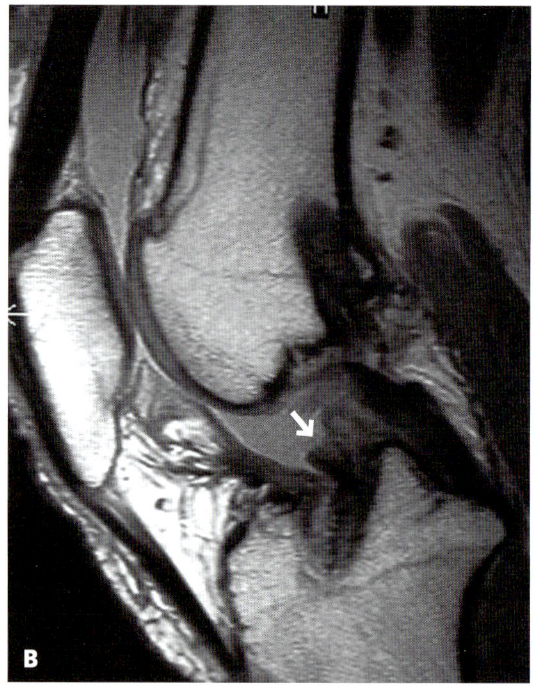

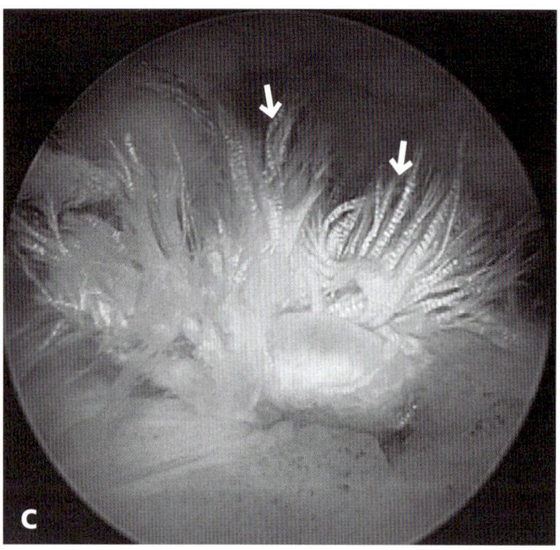

그림 3-38 ● ACL 재건술과 graft의 파열

양성자 강조 시상면 영상, 수술 후 2주(A), 6개월 후(B), 관절경 사진(C). 경골 골터널의 입구 부위에만 이식건을 삽입하고(화살표, A), 테이프 등으로 앵커링하여 채취하는 힘줄조직을 최소화하는 방법도 있다. Endobutton 등을 이용하면 대퇴골 골터널이나 피부 절개도 최소한으로 줄이고 금속 아티팩트도 적다. Graft가 파열되면 과간와 내의 주행 부위에서 고신호, 불연속성이 나타나고(화살표, B), 관절경에서도 섬유의 파탄이 보인다(화살표, C).

3-14 재건 인대의 재파열과 합병증
ACL graft tear and complication

➡ Horton LK, Jacobson JA, Lin J, et al : MR imaging of anterior cruciate ligament reconstruction graft. AJR Am J Roentgenol 2000 ; 175 : 1091-1097.

➡ McCauley TR : MR imaging evaluation of the postoperative knee. Radiology 2005 ; 234 : 53-61.

➡ Ghazikhanian V, Beltran J, Nikac V, et al : Tibial tunnel and pretibial cysts following ACL graft reconstruction ; MR imaging diagnosis. Skeletal Radiol 2012 ; 41 : 1375-1379.

- 재건 인대의 파열은 끈 모양 물체의 불연속성과 내부의 고신호 소견이 관찰된다.
- 경골의 골터널 개구부가 전방으로 치우치면 대퇴골 과간부 하단에 의해 쉽게 impingement를 일으켜 재파열이 호발한다(**그림 3-39**).
- 재건 인대가 완전히 파열되지 않아도, 그 섬유속의 일부가 파탄, 연장될 수 있다(**그림 3-40**).
- 경골의 골터널이 수년에 걸쳐 확대되는 경우도 있다(**그림 3-41**). 일반적으로 재건술 시에는 BTB에서 10mm, 햄스트링에서 8mm 직경의 경골 골터널을 만들지만, 수술 후 3개월에 확대되어 수년 후까지 축소된다고 한다.
- 골터널의 확대 원인은 괴사, 이물질 반응, graft와 뼈조직의 친화성 부족, graft 내로의 관절액 유입 등이 있다.
- MRI에서 단방성 또는 다방성 관절액과 동등한 액체 저류로 관찰되며, 이것은 경골 전방(**그림 3-42**)이나 과간와 또는 슬와로 돌출될 수 있다.
- 골터널의 확대 · 낭종 형성과 graft 파열 · 불안정성의 관계는 입증되지 않았다.
- 골터널 주변의 감염성 종창도 있을 수 있다(**그림 3-43**).

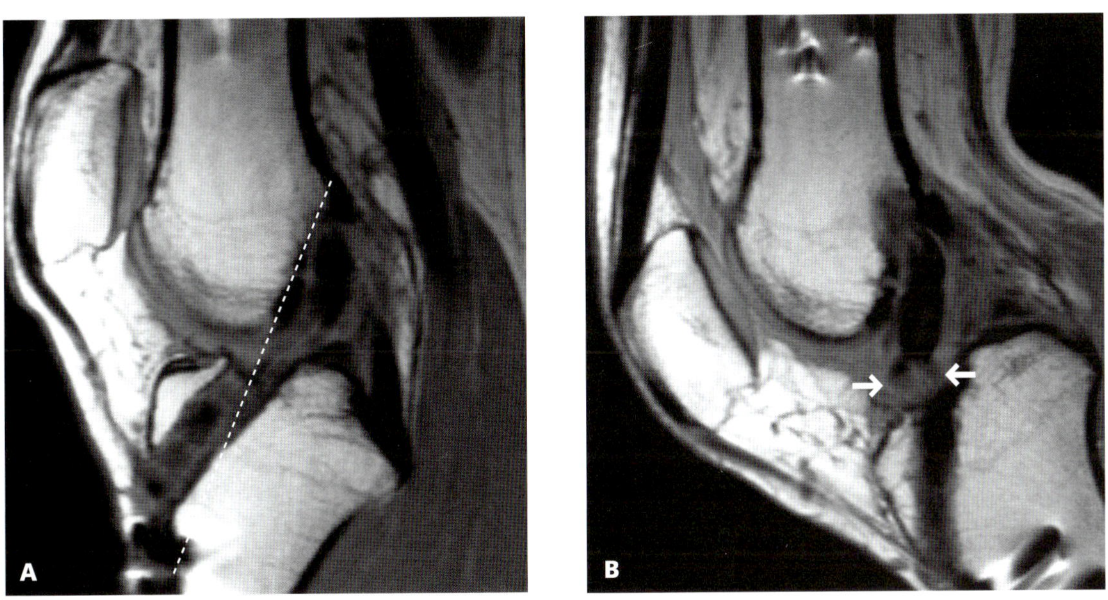

그림 3-39 ● Impingement에 의한 재건 인대의 재파열

양성자 강조 시상면 영상, 신전위(A)와 굴곡위(B). 신전위에서 경골 골터널은 Blumensaat's line(점선)보다 전방에 있다. 이 부위의 impingement로 인해 재건 인대는 재파열을 일으킨다(화살표).

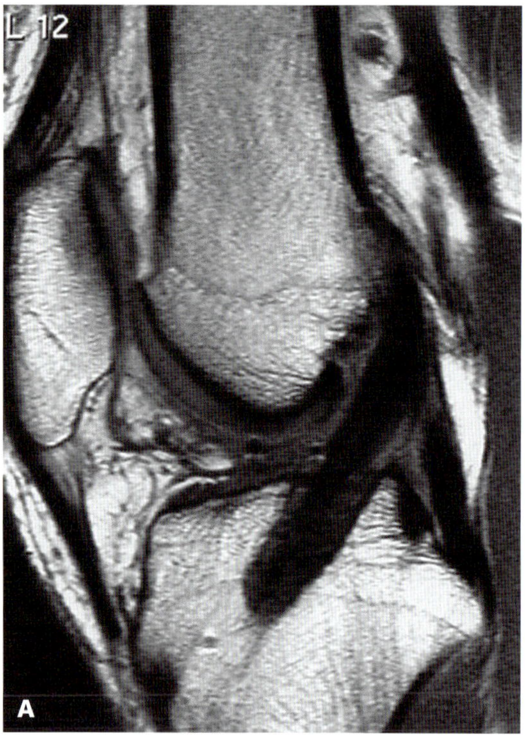

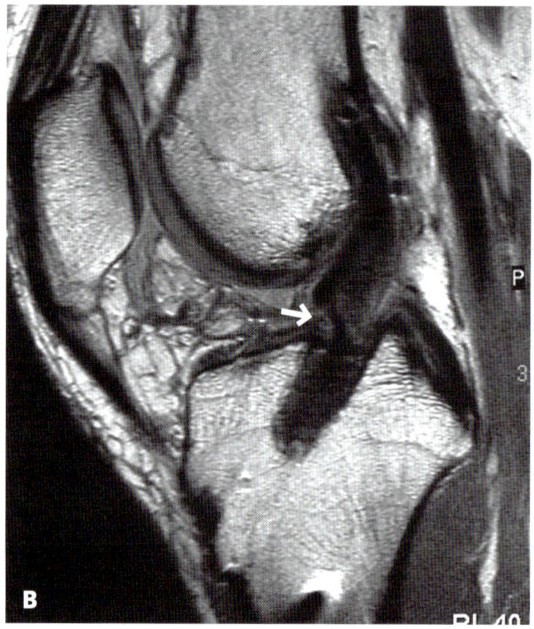

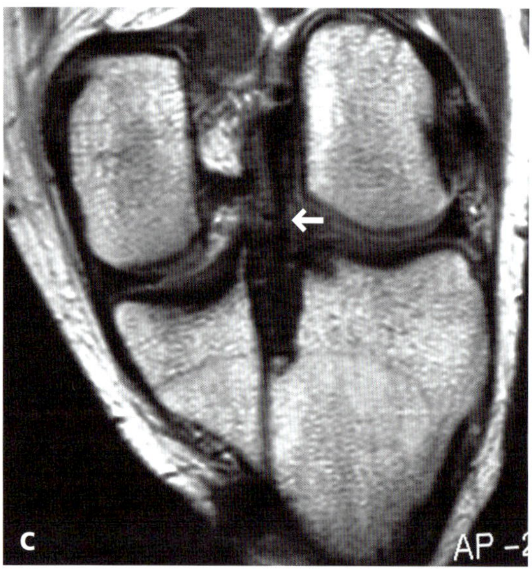

그림 3-40 ● 재건 인대의 부분 손상, 구불구불한 주행

20대 남성, 양성자 강조영상, 수술 후 6개월(A)과 수술 후 1년의 시상면과 관상면 영상(B · C). 수술 후 6개월까지 정상 경과였던 재건 인대가 수술 후 1년에서는 고신호화와 부자연스러운 굴곡을 보인다(화살표).

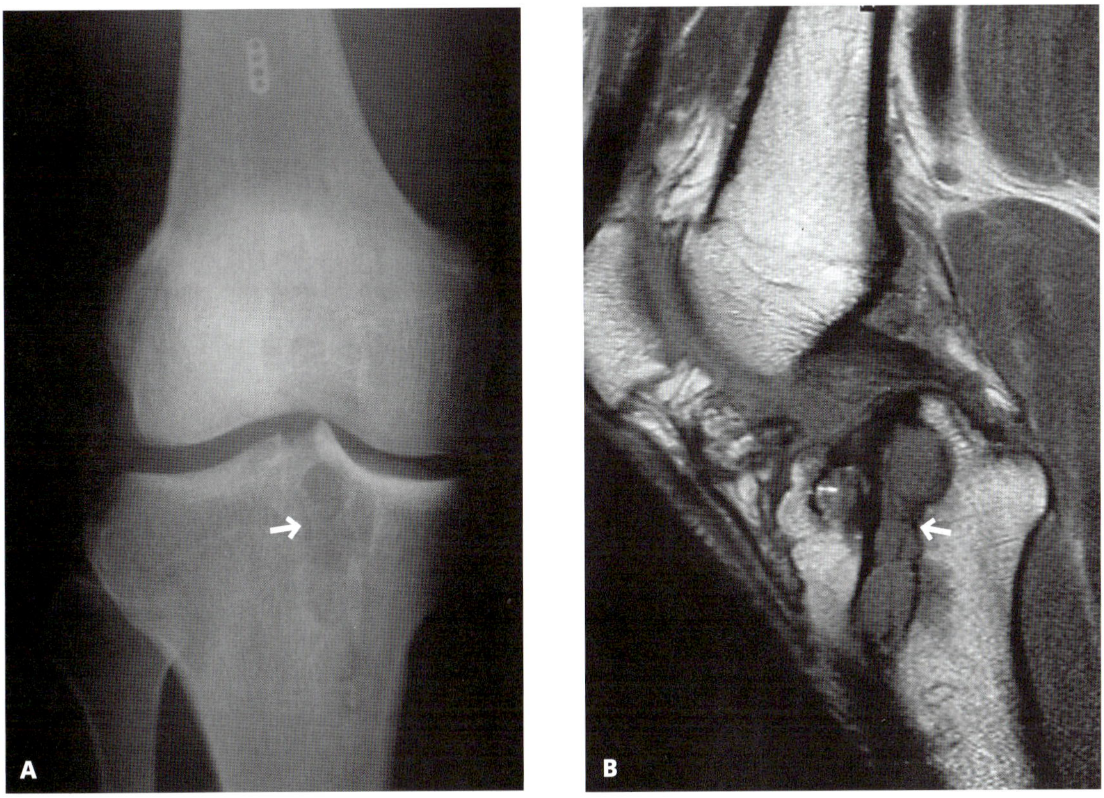

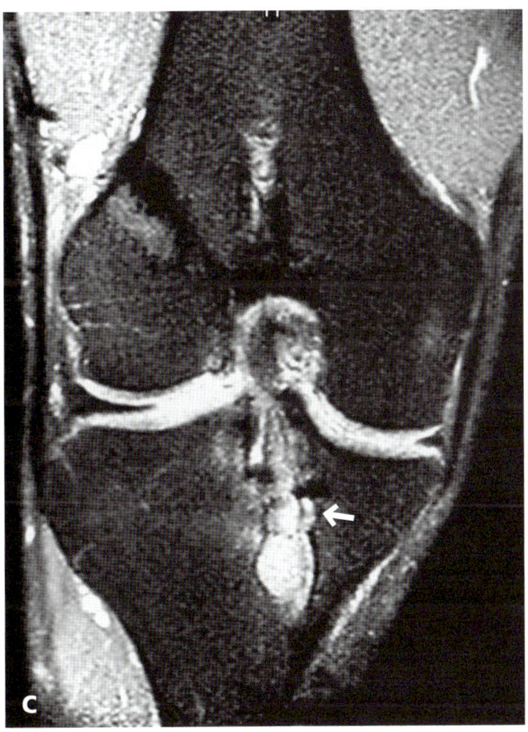

그림 3-41 ● 재건 인대의 낭종상 변화, 골터널의 확대

20대 남성, 수술 후 3년 6개월 된 단순 X-ray 사진 전후 영상(A), 양성자 강조 시상면 영상(B), 지방억제 양성자 강조 관상면 영상(C). 단순 X-ray 사진에서 경골의 골터널이 확대되고(화살표, A), MRI에서는 낭종상 영역이 공간을 점유하고 있다(파란색 화살표, B · C).

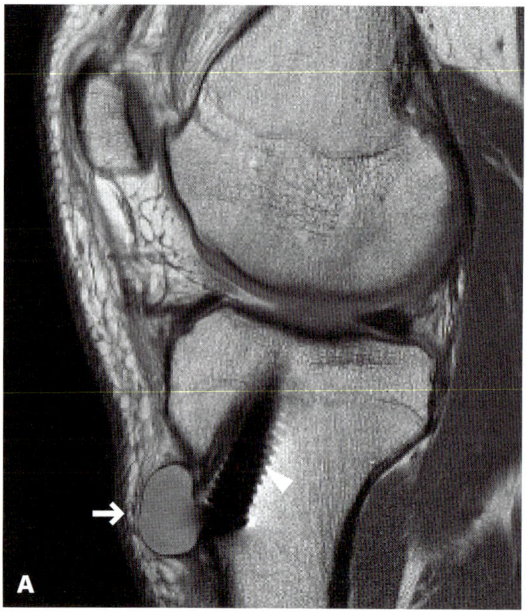

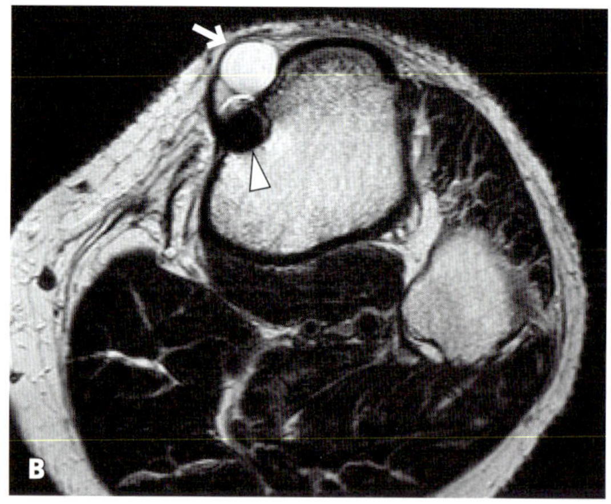

그림 3-42 ● **경골 골터널 출구의 낭종 형성**

40대 남성, 수술 후 2년, 경골 피하에 종괴가 만져진다. 양성자 강조 시상면 영상(A), T2 강조 황단면 영상(B). 경골의 골터널 출구에는 고정 나사가 있으며(화살촉), 그 전방 피하에 낭종 형성이 관찰된다(화살표).

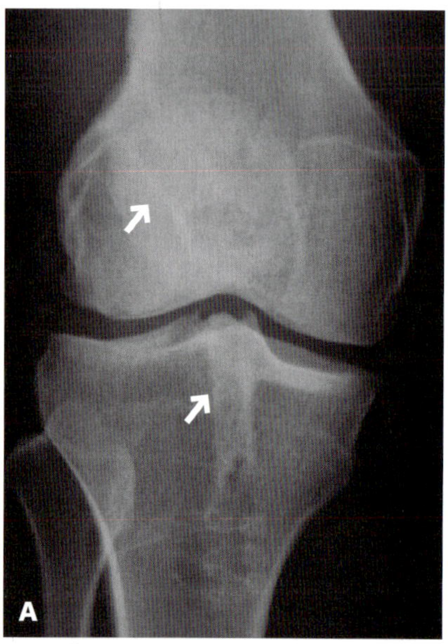

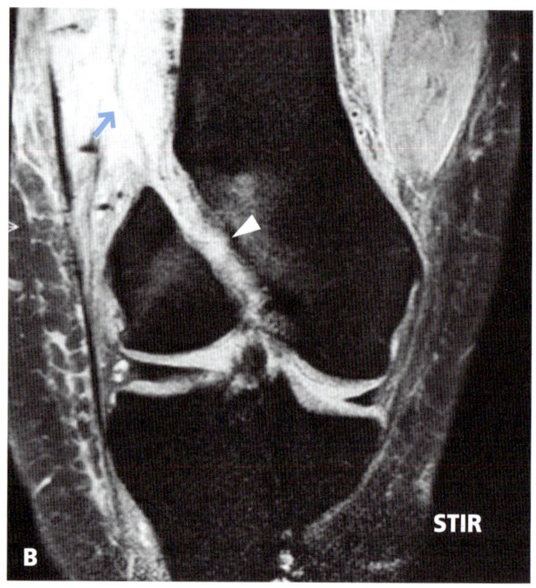

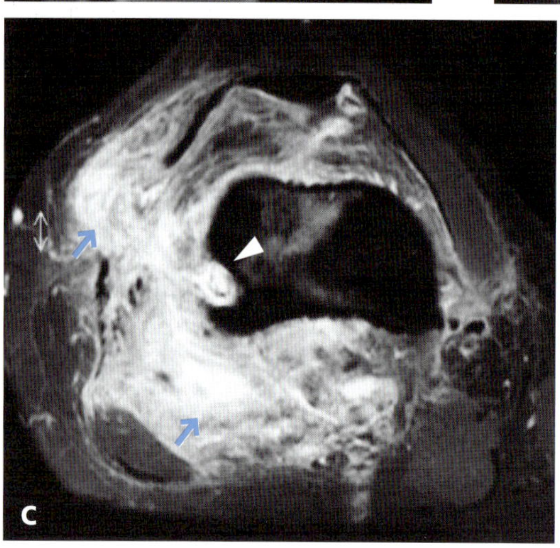

그림 3-43 ● **재건 인대 주위의 감염**

30대 여성, 수술 후 1년 된 단순 X-ray 사진 전후 영상(A), STIR 관상면 영상(B), Gd 투여 지방억제 T1 강조 횡단면 영상(C). 단순 X-ray 사진에서는 대퇴골과 경골의 골터널에는 이상이 없어 보인다(화살표, A). MRI에서는 대퇴골 골터널 내부(화살촉, B · C)와 함께 대퇴골 골터널 출구에서 주위로 조영 증강되는 연부조직과 부종성 변화가 진행되고 있다(화살표, B · C).

Cyclops lesion

- 재건 인대의 경골 골터널 입구부 전방에 섬유성 비후가 발생하여, 무릎 신전장애를 일으키는 경우가 있으며, 이를 cyclops lesion이라고 한다(**그림 3-44**).
- 섬유성 비후는 경도부터 결절 모양을 이루는 것까지 다양하다.
- Cyclops lesion은 모든 촬영에서 그 섬유화를 반영해 중간부터 저신호를 보이는 경우가 많다(**그림 3-46**).

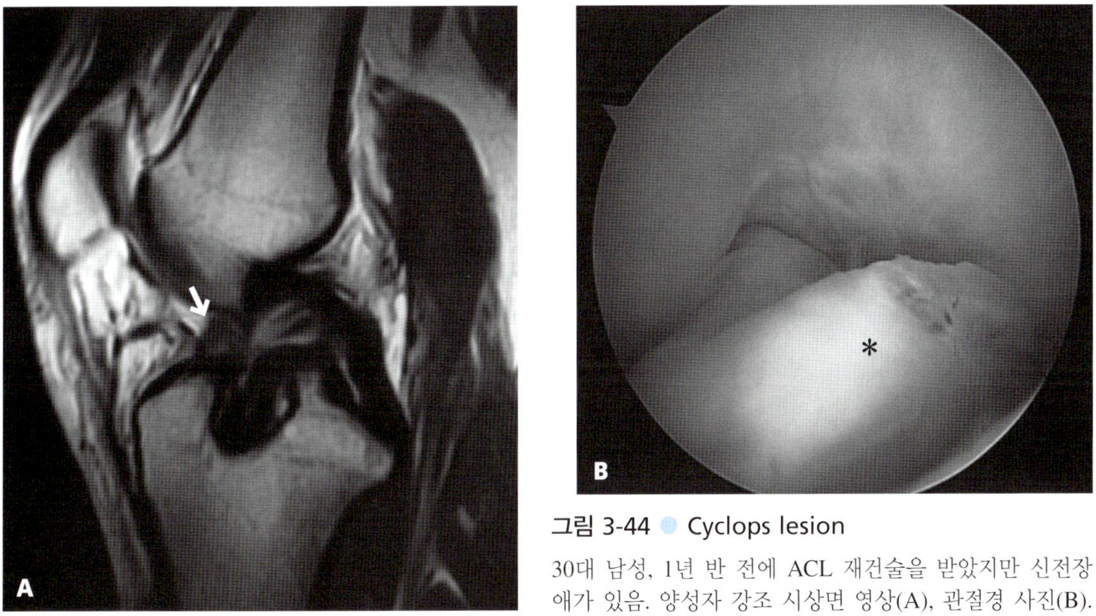

그림 3-44 Cyclops lesion

30대 남성, 1년 반 전에 ACL 재건술을 받았지만 신전장애가 있음. 양성자 강조 시상면 영상(A), 관절경 사진(B). 경골 골터널 전방에 섬유성 비후가 보인다(화살표, *).

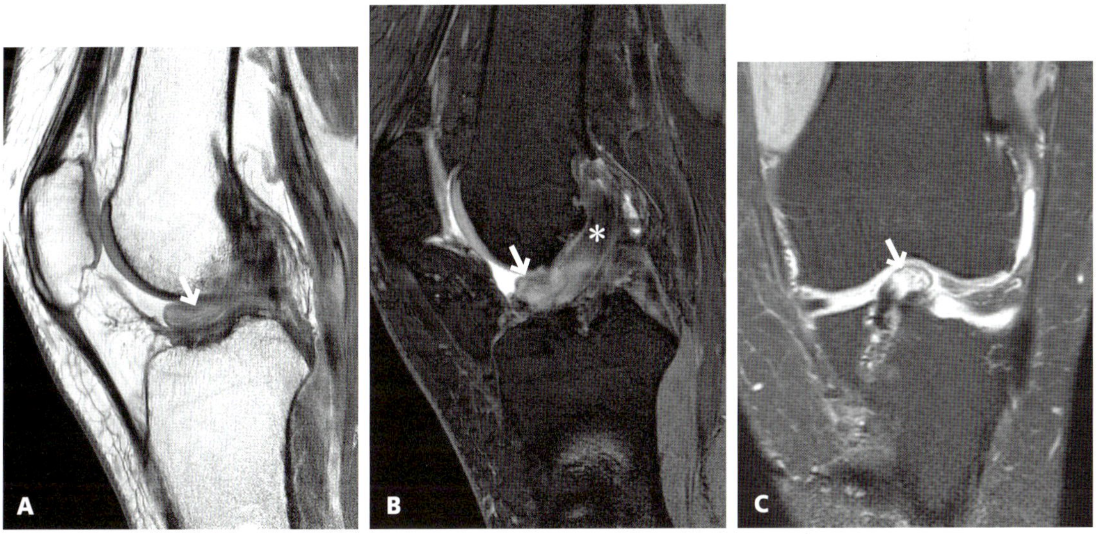

그림 3-45 Cyclops lesion

40대 남성, 1년 반 전에 ACL 재건술. 양성자 강조 시상면 영상(A), T2* 강조 시상면 경사에코 영상(B), 지방억제 양성자 강조 관상면 영상(C). 연속성이 유지되는 재건 인대(*) 원위 전방, 경골 골터널 바로 위에 중간 신호의 연부조직이 보인다(화살표).

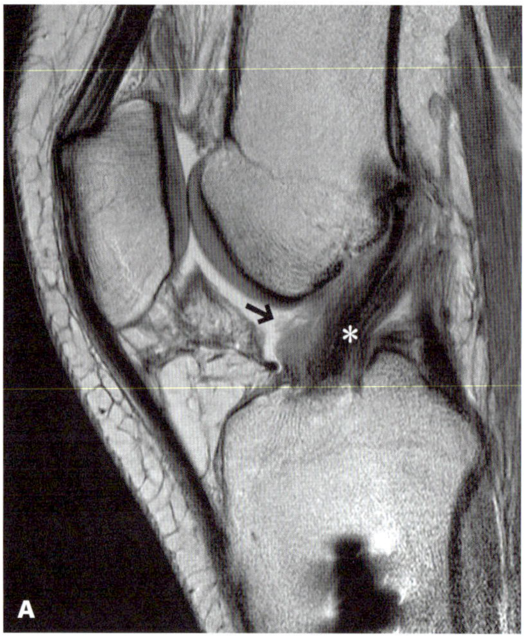

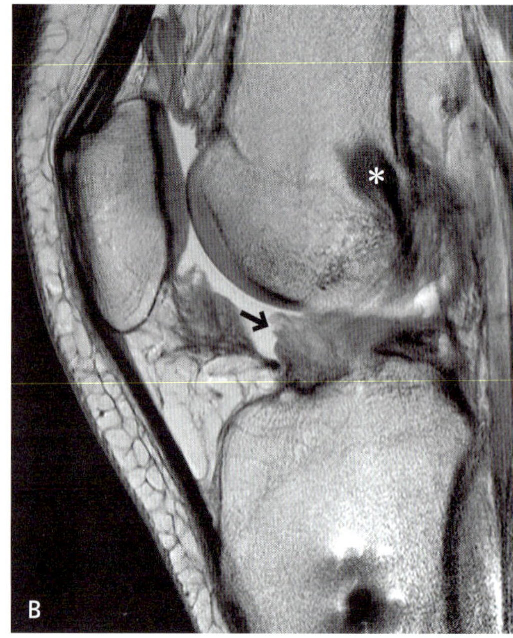

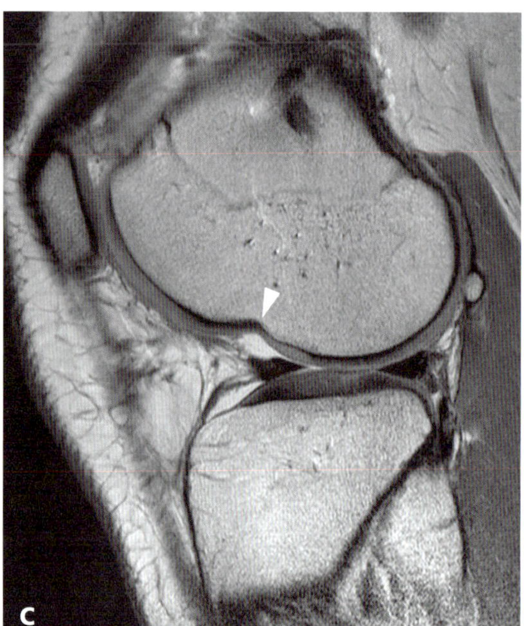

그림 3-46 ● Cyclops lesion graft 전방의 경미한 비후

10대 후반 남성, 1년 전에 ACL 재건술. 양성자 강조 시상면 영상(A~C). 재건 인대(*) 원위 전방에 중간 신호를 나타내는 연부조직이 보인다(화살표, A · B). ACL 파열에 의한 것으로 보이는 깊은 외측 대퇴 함몰이 있다(화살촉, C).

Cyclops란?

cyclops는 그리스 신화의 애꾸눈 거인 종족으로 시칠리아섬에 살고 제우스의 불화살을 만들었다고 전해진다. 슬관절경으로 재건술 후의 graft를 관찰하면, 돌출한 섬유성 비후부가 '애꾸눈'과 같아 보여 이름 붙여졌다고 한다.

3-15 슬개하지방체의 관절경 후 변화
Fat pad change after arthroscopy

3

➡ McCauley TR : MR imaging evaluation of the postoperative knee. Radiology 2005 ; 234 : 53-61.

➡ Bradley DM, Bergman AG, Dillingham MF : MR imaging of cyclops lesions. AJR 2000 ; 174 : 719-726.

- 슬관절경 시행 시에는 슬개하지방체(Hoffa's fat pad)에 최소 2개의 진입로가 만들어진다. 수술 후 이는 섬유화되어 반흔조직이 되며, 점차 흡수되어 1년 이상 경과하면 절반 이상의 증례에서 확인할 수 없게 된다(**그림 3-47**).
- 드물게 수술 후 수 년에 걸쳐 섬유성 반흔이 지속될 수 있다(**그림 3-48**). 이 반흔화로 인한 장애는 거의 없지만 염증이 합병되어 종창을 일으키기도 한다.
- 슬개하지방체에 광범위한 반흔이 형성되면 무릎 신전장애 · 구축 상태가 된다(**그림 3-49**).

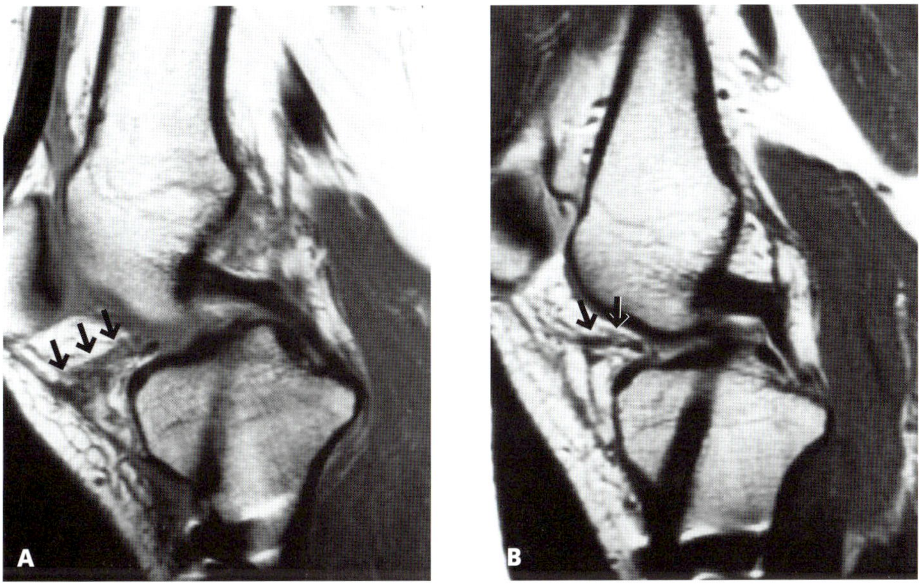

그림 3-47 ● 슬관절경 후 슬개하지방체 내의 섬유성 반흔

20대 여성, 양성자 강조 시상면 영상, 수술 후 3개월(A), 수술 후 1년(B). 지방체 내의 진입 경로(화살표)는 점차 반흔화되어 흡수된다.

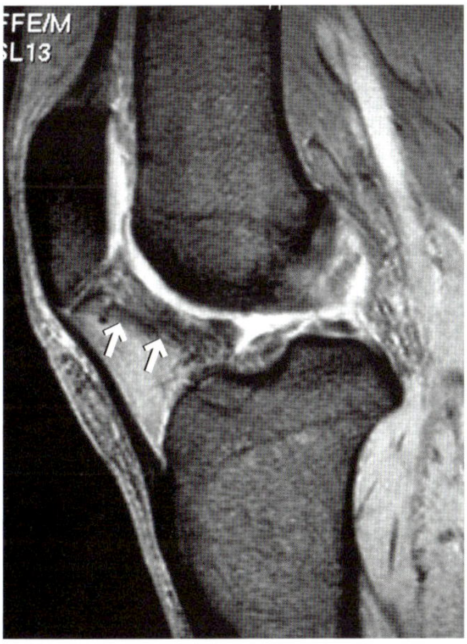

그림 3-48 ● 관절경 후 4년 후에 나타난 섬유성 반흔

30대 여성, T2* 강조 시상면 경사에코 영상. 슬개하지방체 내에 반흔화된 관절경의 진입 경로가 남아있다(화살표).

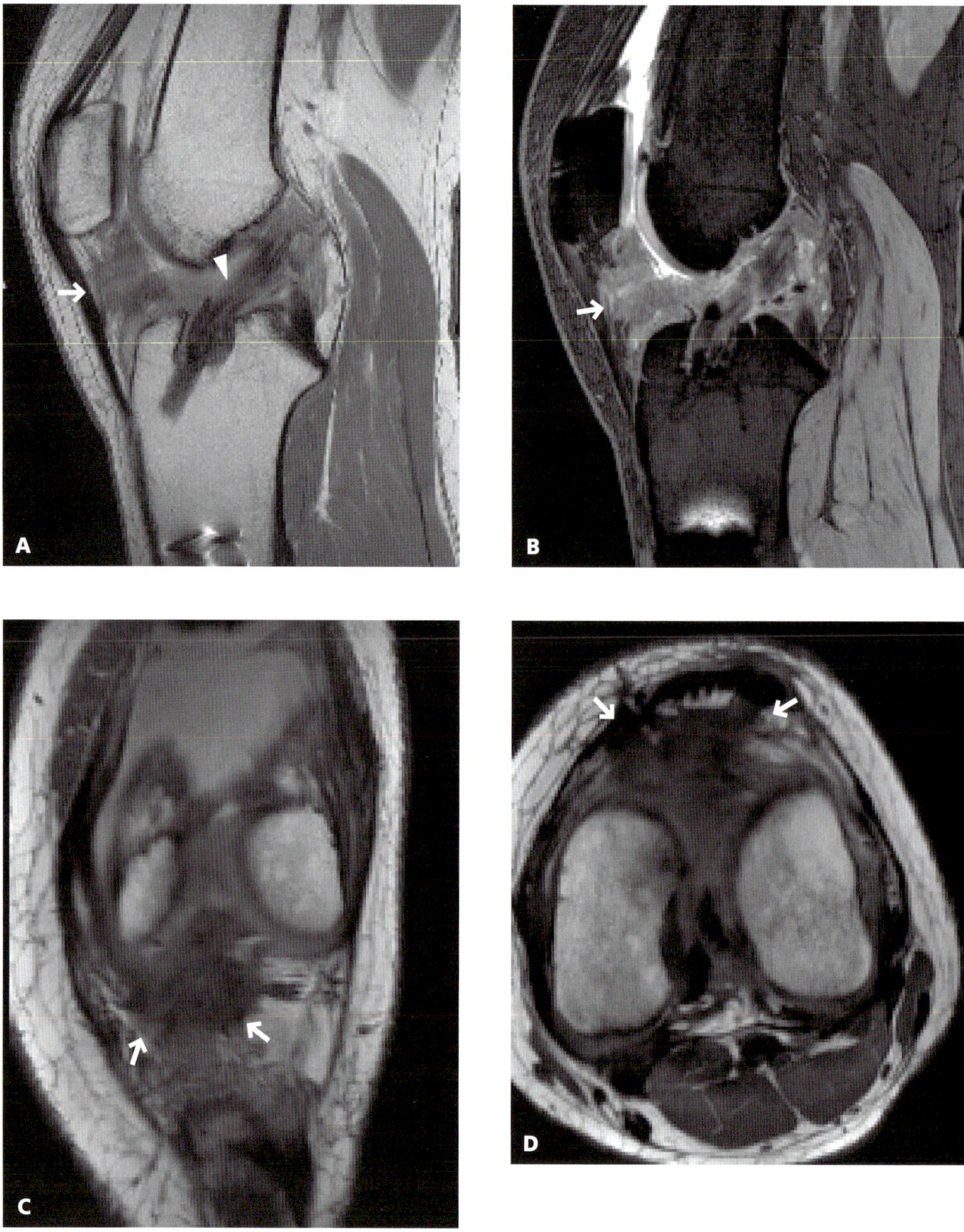

그림 3-49 ● ACL 재건술 1년 후에 나타난 관절 구축

30대 여성, 양성자 강조 시상면 영상(A), T2* 강조 시상면 경사에코 영상(B), 양성자 강조 관상면 영상(C), 양성자 강조 횡단면 영상(D). ACL 재건술 후(화살촉, A). 슬개하지방체 내에 광범위하게 반흔이 퍼져있다(화살표).

3-16 파열된 전방십자인대의 보존적 치료

Conservative treatment of ACL tear

3

➡ Umans H, Wimpfheimer O, Haramati N, et al : Diagnosis of partial tears of the anterior cruciate ligament of the knee ; value of MR imaging. AJR Am J Roentgenol 1995 ; 165 : 893-897.

- ACL 불완전 파열의 사례에서 골단선 폐쇄 전 활동 수준이 낮은 환자, 자각 증상이 부족한 환자에서는 보존적으로 치료할 수 있다(**그림 3-50, 51**).
- 수상 후 초기부터 보조기 착용하에 적극적인 운동 부하를 통한 손상 회복을 기대한다.
- 경과 관찰 중 이차성 반월상연골, 연골 손상에 이르는 경우가 있다(**그림 3-52**). 재파열된 시점에서 재건술을 시행하기도 한다.

유명 선수와 일반인

유명 선수와 일반인은 진단에 필요한 수준이 다르다고 생각한다. 프로나 국가대표 선수 등의 유명 선수에게 무릎 질환은 치명적이다. 일반인이라면 무리하지 않도록 하면 될 정도의 작은 반월상연골 파열이라도 유명 선수에게는 사활이 걸린 문제이다. 실제로, 그들에게 MRI 결과를 고지하는 것은 힘든 일이다. 또한, 유명 선수가 되기까지 혹사해 온 무릎은 손상이 반복되어 일찍부터 퇴행성 슬관절증이 발생한 선수도 있다. 진단은 매우 어렵고 신경이 쓰인다(결코 일반인의 진단을 소홀히 해도 된다는 것은 아니다). 다만 국가대표로 선출되어 실전에서는 무릎을 다쳐도 좋다고 결의한 시점에 이 엄격한 영상진단의 기준이 무너지는 것은 조금 허무하다.

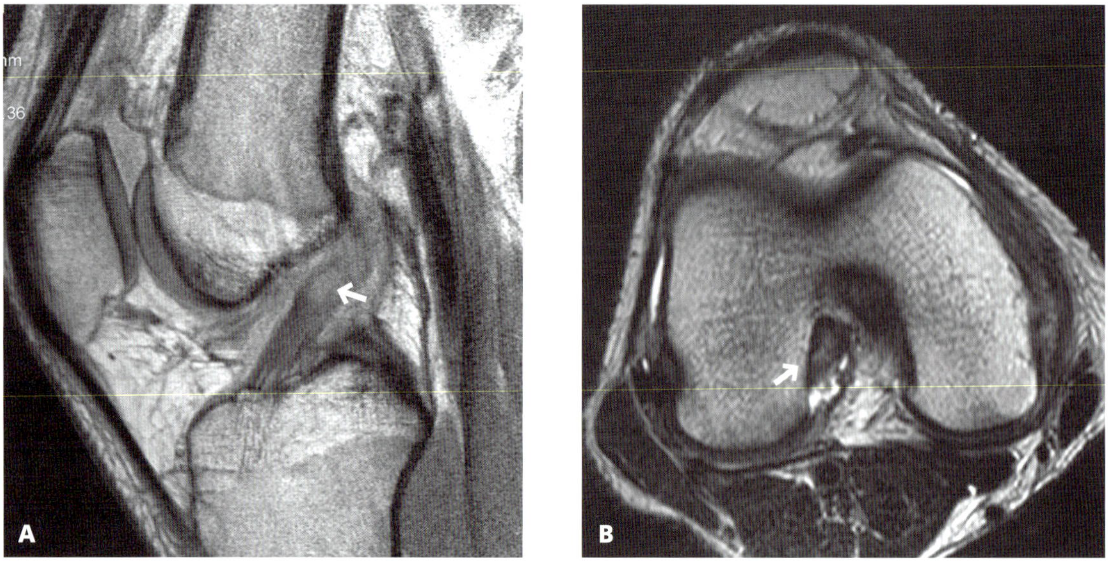

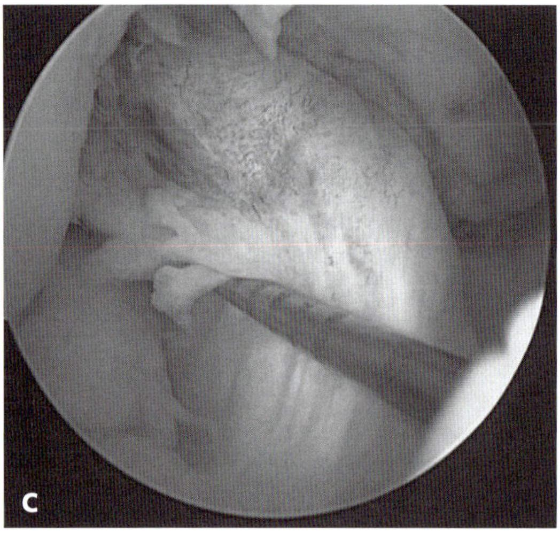

그림 3-50 ● ACL 파열의 보존적 치료

10대 후반 남성, 수상 직후와 반년 후의 양성자 강조 시상면 영상(A · D), T2 강조 횡단면 영상(B · E), 수상 직후의 관절경 사진(C). 수상 직후에는 ACL의 대퇴골 부착부 부근에 국한된 고신호가 있어 불완전 파열을 나타내고(화살표, A · B), 관절경에서는 인대에 약간의 이완이 보였지만, 표면은 활막으로 덮여있다(C) 보존적 치료 시행 반년 후, 인대 내부의 고신호는 소실되었고, 임상적으로 그 기능은 유지되었다.

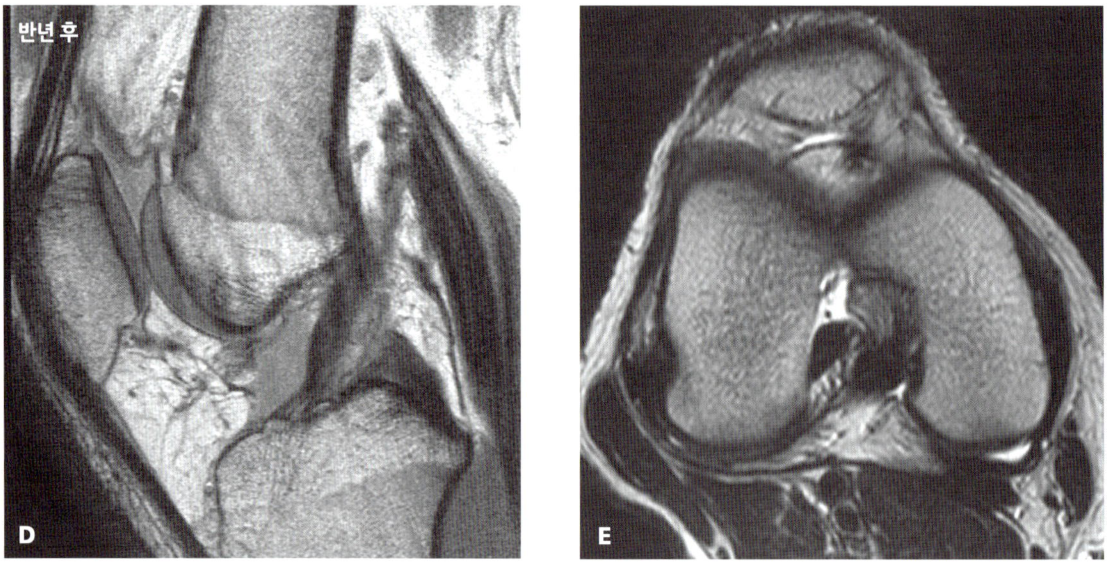

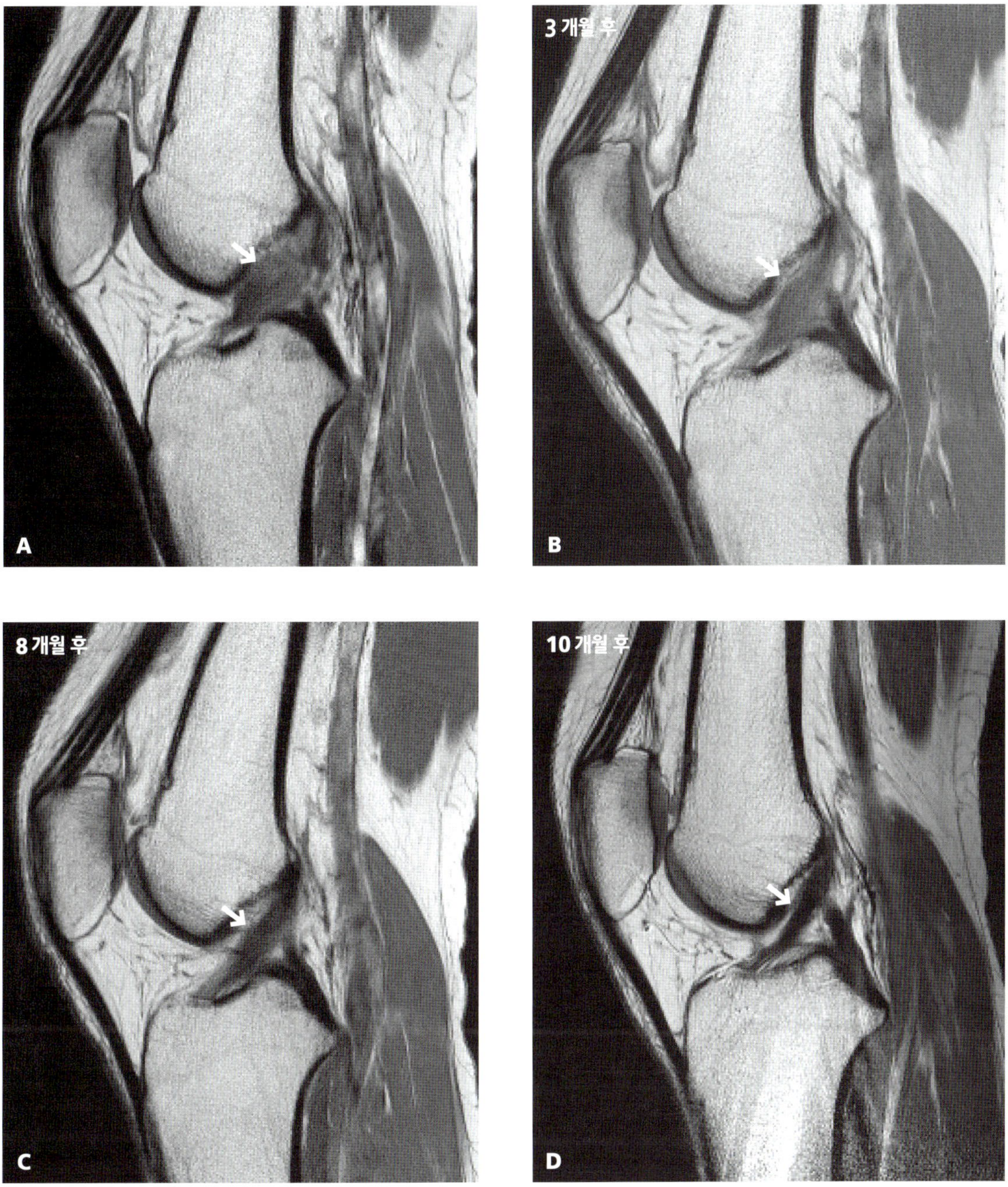

그림 3-51 ● ACL 파열의 보존적 치료

40대 여성, 수상 직후, 3개월 후, 8개월 후, 10개월 후, 양성자 강조 시상면 영상(A~D). 수상 직후에는 ACL의 거의 전장에 걸쳐 부종성 종창이 있었지만(화살표, A), 점차 소실되어(화살표, B · C) 10개월 후에는 정상에 가까워졌고, 기능도 회복하였다(화살표, D).

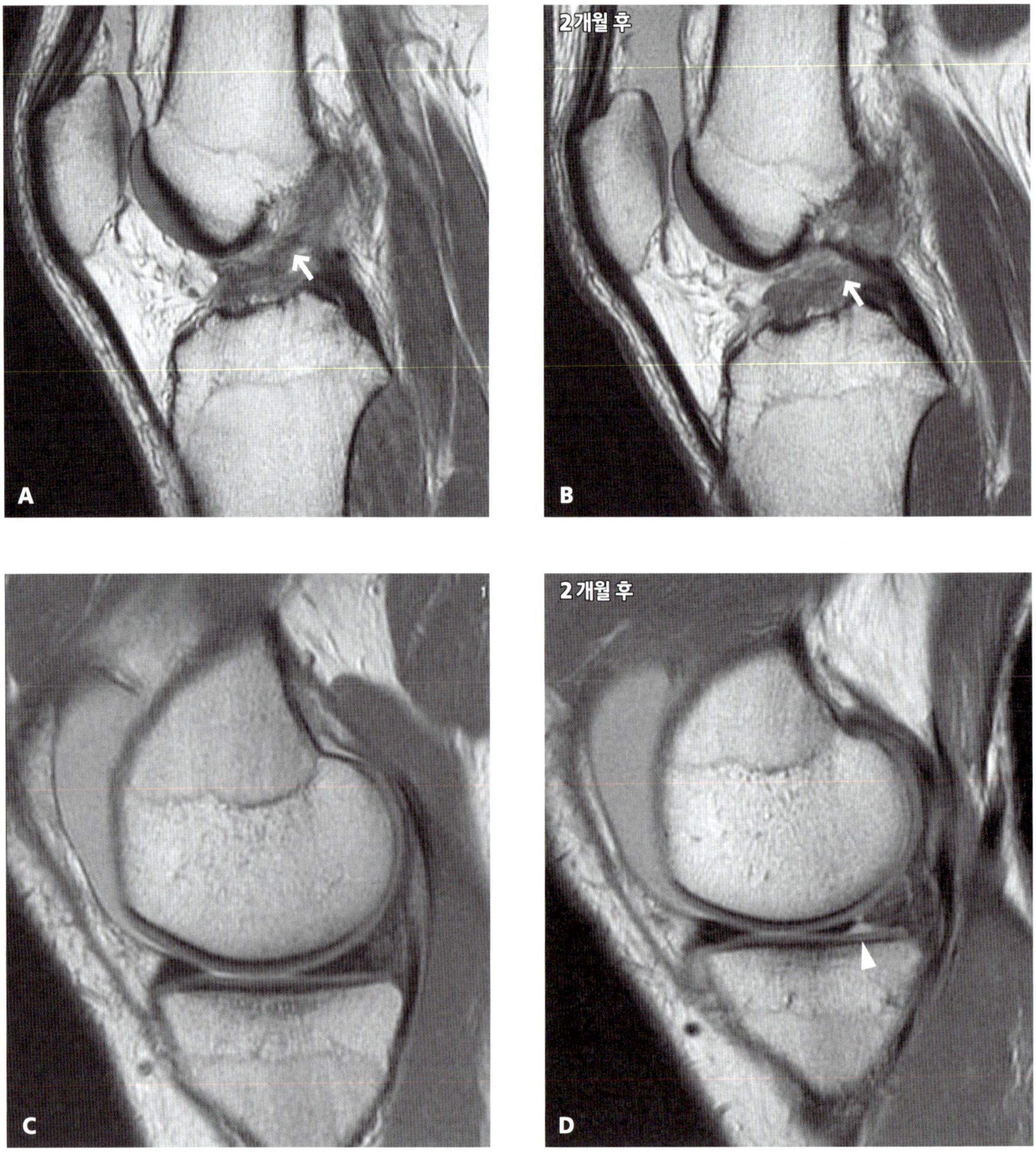

그림 3-52 ● ACL 파열 후, 반월상연골 파열의 발생

20대 남성, 수상 직후와 2개월 후의 양성자 강조 시상면 영상(A~D). ACL은 완전 파열을 보인다(화살표). 2개월 후에도 큰 변화가 없다(화살표, B). 2개월 후에는 내측반월상연골 후절에 수상 당시에는 없었던 파열이 새로 발생했다(화살촉, D).

제 04 장

후방십자인대

PCL : Posterior Cruciate Ligament

4-1 해부
Anatomy

➡ Sonin AH, Fitzgerald SW, Hoff FL, et al : MR imaging of the posterior cruciate ligament : normal, abnormal, and associated injury patterns. Radiographics 1995 ; 15 : 551-561.

➡ Grover JS, Bassett LW, Gross ML, et al : Posterior cruciate ligament : MR imaging. Radiology 1990 ; 174 : 527-530.

➡ Bintoudi A, Natsis K, Tsitouridis I : Anterior and posterior meniscofemoral ligaments ; MRI evaluation. Anat Res Int 2012 ; 2012 : 839724.

- 후방십자인대(PCL)는 전방십자인대와 마찬가지로 intraarticular, extrasynovial structure이다.
- 길이는 평균 38mm, 폭 13mm로 경골 측으로 갈수록 약간 가늘어지고 관절낭에 일부 매몰된다. 경골 부착부는 관절면에서 1cm 하방이다.
- PCL은 ACL에 비해 약 2배 굵고, 다른 무릎 인대에 비해 2배 이상의 장력을 지니며, 혈류도 풍부하다.
- PCL은 ACL과 마찬가지로 2개의 주요 섬유속으로 구성된다. Anterolateral bundle과 posteromedial bundle이며, 전자가 더 굵다. 그러나 정상 인대에서 MRI로 이 두 섬유속을 식별할 수 없으며 PCL은 ACL과는 달리 거의 균일한 texture를 보인다(p. 87 참조).
- PCL은 무릎의 굴곡과 신전의 모든 각도에서 장력을 받는다.
- PCL은 ACL과 같이 과간부를 비스듬히 주행하지 않고 두미 방향과 거의 평행하게 주행한다(**그림 4-1**). 따라서 시상면에서의 시각화가 용이하고, 통상의 MRI 검사로 정상 PCL을 나타낼 수 없는 경우는 거의 없다.
- 시상면 영상에서 PCL의 전후를 가로지르는 meniscofemoral ligament(외측반월상연골 후각에서 대퇴골 내측과 배측면을 잇는 MCL 심층과 동명인 것에 주의)가 존재해 '제3의 십자인대'라고도 한다. PCL이나 반월상연골의 이상 소견으로 오인하지 않도록 주의가 필요하다. 전방을 가로지르는 것이 Humphrey's ligament, 후방이 Wrisberg's ligament이다(**그림 4-2**). Wrisberg 인대가 약간 더 크다. 각각의 빈도는 문헌에 따라 다르지만, Humphrey 인대는 12~24%, Wrisberg 인대는 23~64%, 모두 존재하는 경우는 12~16%, 모두 없는 경우는 10% 미만이다.

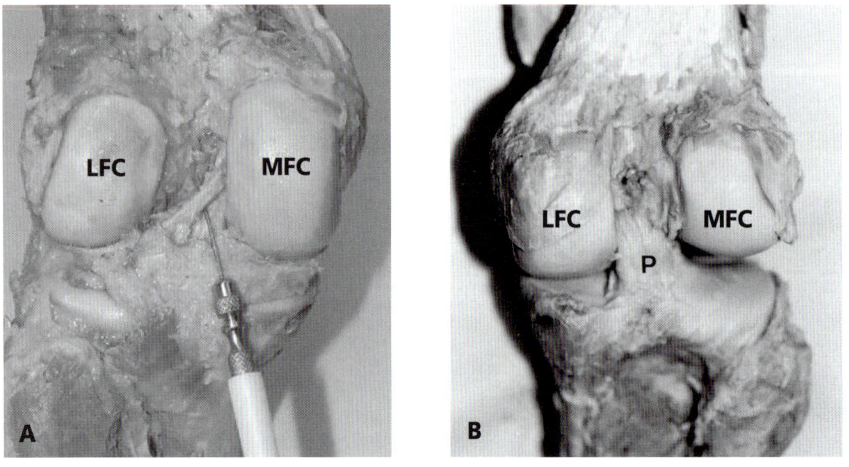

그림 4-1 ● **Wrisberg 인대를 노출한 무릎(A)과 후방십자인대를 노출한 무릎(B)**

Wrisberg 인대는 대퇴골 외측과(LFC) 하방의 외측반월상연골 후각에서 대퇴골 내측과(MFC) 방향으로 비스듬히 주행한다(인대 아래에 needle, A). Wrisberg 인대 심부에 PCL이 두미 방향으로 거의 평행하게 주행한다(B).

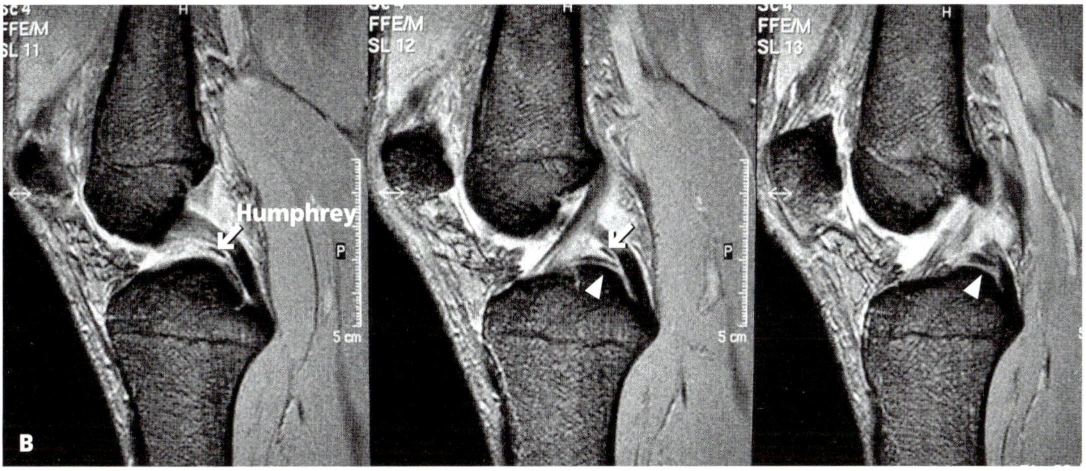

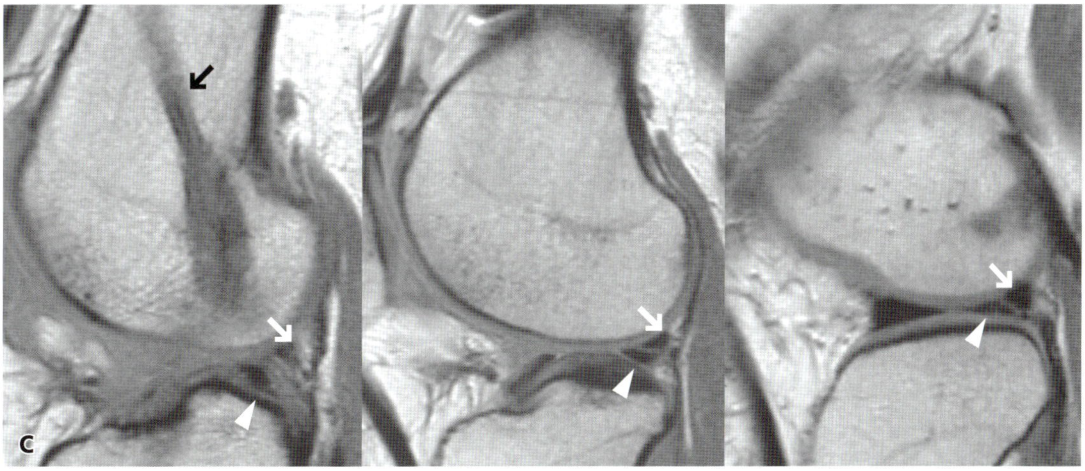

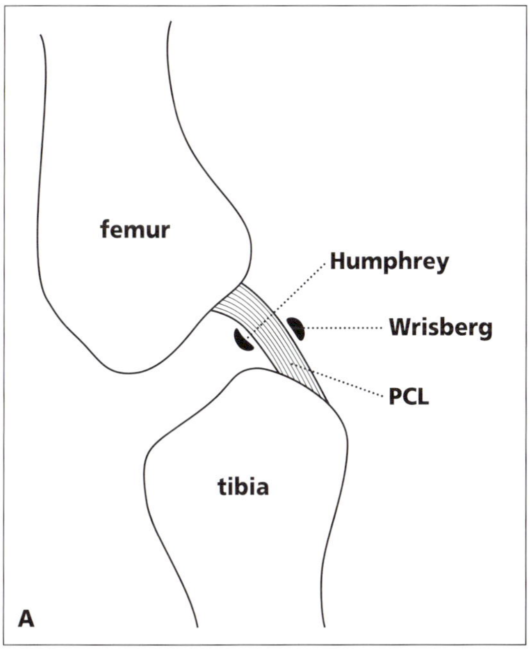

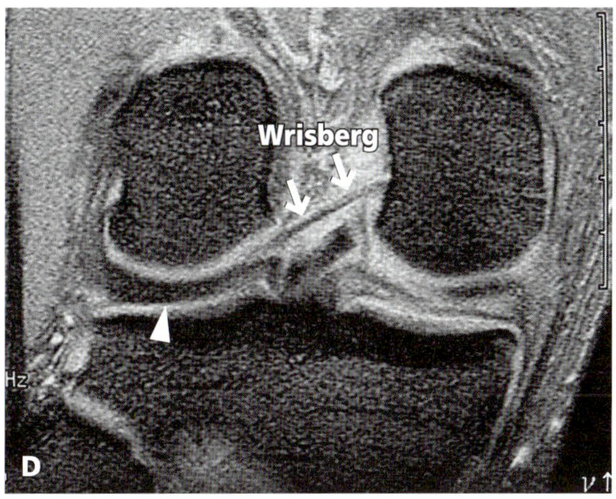

그림 4-2 ● Humphrey와 Wrisberg 인대

모식도(A), Humphrey인대(화살표, B), Wrisberg 인대(화살표, C · D). 시상면 MRI 영상에서 PCL 전후를 가로지르는 meniscofemoral ligament(전방이 Humphrey 인대, 후방이 Wrisberg 인대)가 존재하고, PCL이나 반월상연골의 이상 소견으로 판단하지 않도록 주의가 필요하다. 외측반월상연골(화살촉), ACL 재건술 후(검은 화살표, C).

4-2 후방십자인대 파열
PCL tear

➡ Margheritini F, Mariani PP : Diagnostic evaluation of posterior cruciate ligament injuries. Knee Surg Sports Traumatol Arthrosc 2003 ; 11 : 282-288.

- PCL은 굵고 강인하여, 인대 손상 중 그 비율이 적다고 한다(모든 무릎 손상의 3~20%, 수술이 필요한 무릎 외상 중 1% 미만이다. 하지만 PCL의 임상 진단이 어려운 이유이기도 하다).
- PCL 수상은 강한 외력으로 발생하며 스포츠 외상은 드물다. 대부분은 교통사고 때문에 일어난다.
- PCL 단독 손상은 드물며, ACL이나 측부인대, 반월상연골의 손상이 동반되는 경우가 많다. PCL 손상에 의해 그 기능이 소실, 또는 저하되어도 하중 시의 불안정성은 ACL 파열보다 적고, 자각 증상이 부족한 경우도 있다. 또 2차적인 반월상 연골 손상이나 연골 손상도 ACL의 경우에 비하면 적다고 한다.

후방십자인대 파열의 수상기전

➡ Sonin AH, Fitzgerald SW, Hoff FL, et al : MR imaging of the posterior cruciate ligament : normal, abnormal, and associated injury patterns. Radiographics 1995 ; 15 : 551-561.

① 경골 전면으로의 직접 외력 : 승용차 탑승자의 대시보드 손상으로 대표되는 무릎 굴곡위에서 경골 전면으로 직접 전달되는 외력은 경골의 후방 변위를 강제한다. 인대 중앙에서의 파열이 많고 후방 관절낭의 파탄이 동반될 수 있다. 외측과 배측면과 경골 고평부 전방의 bone bruise가 보일 수 있다(**그림 4-3**).

② 무릎의 과신전 : 과신전에 의해 PCL 경골 부착부의 견열 골절이 생기기 쉽다. 이 경우 인대 본체는 파열되지 않고 유지되는 경우가 많으며 고령자에게 많다고 한다. 과신전으로 인한 대퇴골과 경골의 충돌이므로 양쪽 모두 전면에 bone bruise를 보일 수 있다(**그림 4-4**).

③ 극단적인 내전 및 회전의 외력 : 내외측의 측부인대 파열에 이어 ACL 및 PCL이 손상된다고 한다.

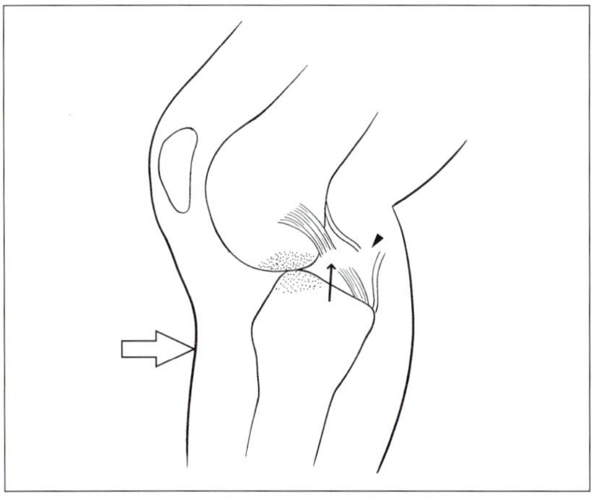

그림 4-3 ● PCL 파열의 수상기전 ①

무릎 굴곡위에서 경골 전면으로 직접 외력. 경골의 후방 변위에 의해 PCL 중앙에서의 파열이 많고(화살표), 또한, 후방 관절낭의 파탄이 동반될 수 있다(화살촉). 외측과 배측면과 경골 고평부 전방의 bone bruise가 보인다(Sonin et al.).

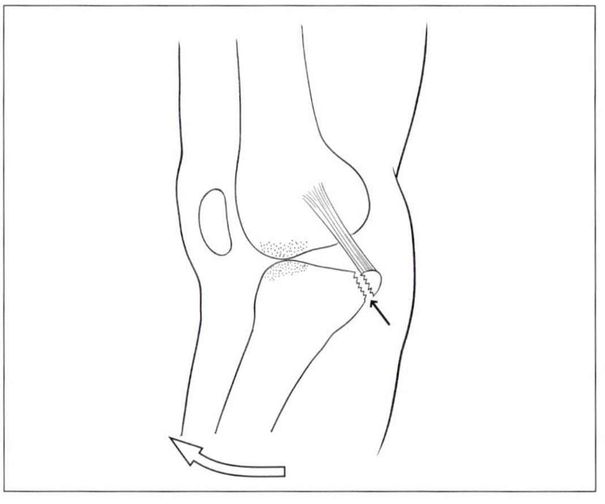

그림 4-4 ● PCL 파열의 수상기전 ②

무릎의 과신전. 과신전은 PCL 경골 부착부의 견열 골절을 일으키기 쉽다(화살표). Bone bruise가 대퇴골과 경골의 전면에 보인다(Sonin et al.).

4-3 후방십자인대 파열의 MRI 소견

MRI findings of PCL tear

4

➡ Sonin AH, Fitzgerald SW, Friedman H, et al : Posterior cruciate ligament injury ; MR imaging diagnosis and patterns of injury. Radiology 1994 ; 190 : 455-458.

➡ Rodriguez W Jr, Vinson EN, Helms CA, et al : MRI appearance of posterior cruciate ligament tears. AJR Am J Roentgenol 2008 ; 191 : 1031.

- PCL 파열은 도수검사로 진단이 어렵기 때문에 MRI의 역할은 중요하다.

❶ **완전 파열(complete tear)** : 섬유의 단절 또는 소실(**그림 4-5, 6**). 그러나 PCL은 굵고 강인하므로, 완전 파열되는 경우는 드물다.

❷ **불완전 파열(partial tear, 인대 내 손상 intrasubstance injury)** : 인대 전체적인 연속성은 관찰되며, 특히 변연부의 섬유는 연속성을 유지한다. 대부분의 PCL 파열은 이 패턴을 보인다. 일반적으로 인대 전장에 걸친 종창과 내부의 실질에는 고신호를 보이는 경우가 많다(**그림 4-7**). 이 경우 PCL은 종창되지만 그 전후방을 주행하는 Humphrey와 Wrisberg 인대는 intact하며 고기에 감긴 실이 파고 들어간 'boneless ham'처럼 보인다(**그림 4-8**). 또한, 이 고신호는 PCL의 일부에 국한될 수 있다(**그림 4-9**). 2개의 주요 섬유속인 anterolateral bundle(ALB)과 posteromedial bundle(PMB) 중 하나만 파열되어 MRI에서 발견될 수도 있다(**그림 4-10, 11**). 이 둘의 경계라고 생각되는 PCL의 중앙부에서 띠 모양의 고신호가 주행하는 것이 드물게 관찰된다(**그림 4-12**).

❸ **후방십자인대 부착부 견열 골절(avulsion fracture)** : PCL의 경골 부착부에서 견열 골절이 일어난다. 젊은 층에 흔한 ACL에 비해, PCL의 견열 골절은 성인에서 많다(**그림 4-13**). 견열 골편이 고위에 위치하기도 한다. 견열 골편과 경골 사이에 관절액이 유입되면 unstable 해진다. 또한, 혈관절증이 생길 수 있다(**그림 4-14**).

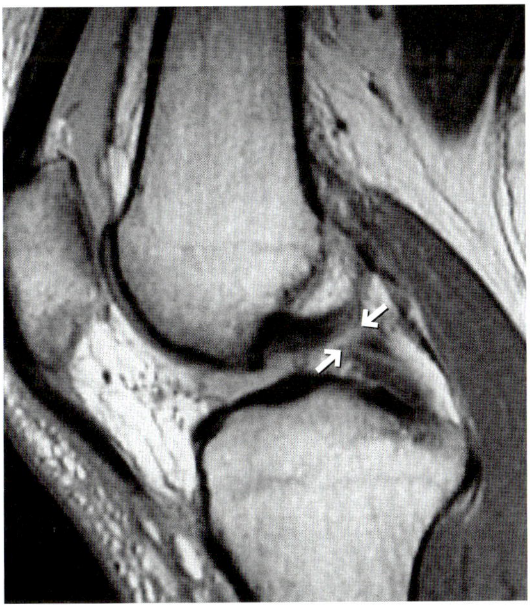

그림 4-5 ● PCL 완전 파열

30대 여성, 양성자 강조 시상면 영상. PCL은 중간 부분에서 단절되었다(화살표).

후방십자인대의 변성
Degeneration of PCL

- 연령 증가 및 미세 외상의 축적에 의해 PCL 내부에 점액 변성이 발생한다.
- ACL과 마찬가지로(3장 p. 57 참조) 고도로 변성이 진행되면 PCL 전체가 고신호화, 종창되어 cellery stalk PCL이라는 소견을 보인다(**그림 4-15**).
- 낭성 변화가 일어나고 PCL 인대 내 결절종(12장 p. 292 참조)을 보일 수 있다(**그림 4-16**).

Reverse Segond 골절

➡ Escobedo EM, Mills WJ, Hunter JC : The "reverse Segond" fracture : association with a tear of the posterior cruciate ligament and medial meniscus. AJR Am J Roentgenol 2002 ; 178 : 979-983.

- PCL 파열에는 MCL 심층의 견열 골절이 동반될 수 있다. 경골 내측연에 부착된 meniscotibial ligament의 견열 골절로 인한 것으로, ACL 파열에서 발생하는 경골 외측연의 견열 골절(Segond 골절, 6장 p. 130 참조)에 반해, reverse Segond 골절이라고 한다(**그림 4-17**). 하퇴의 외반과 외회전력에 의해 발생한다. 내측반월상연골에 매우 근접한 MCL 심층의 손상이므로 내측반월상연골의 파열이 동반된 경우가 많다.

후방십자인대 파열의 장기 경과 MRI 영상

➡ Tewes DP, Fritts HM, Fields RD, et al : Chronically injured posterior cruciate ligament ; magnet resonance imaging. Clin Orthop Relat Res 1997 ; 335 : 224-232.

➡ Irizarry JM, Recht MP : MR imaging of the knee ligaments and the postoperative knee. Radiol Clin North Am 1997 ; 35 : 45-76.

- 장기간 경과를 추적하면 고신호화된 후방십자인대 내부의 신호가 정상으로 보일 수 있다(**그림 4-18**). 이 경우 도수검사에서는 명백한 PCL의 기능부전을 나타내는 경우가 많고, 안이하게 '치유'되었다고 판독하지 않는 것이 중요하다. 또한, ACL 파열의 2차적 소견에서 볼 수 있는 PCL의 buckling도 PCL 파열에서 볼 수 있다.
- 또한, 인대 내 손상의 복구는 인대 섬유 전체에 걸쳐 진행되므로, 만성 ACL 손상의 경우와 달리, 인대 자체가 '위축'되는 것은 드물다(**그림 4-19**). 여기에는 PCL의 풍부한 혈액 흐름이 관여한다.

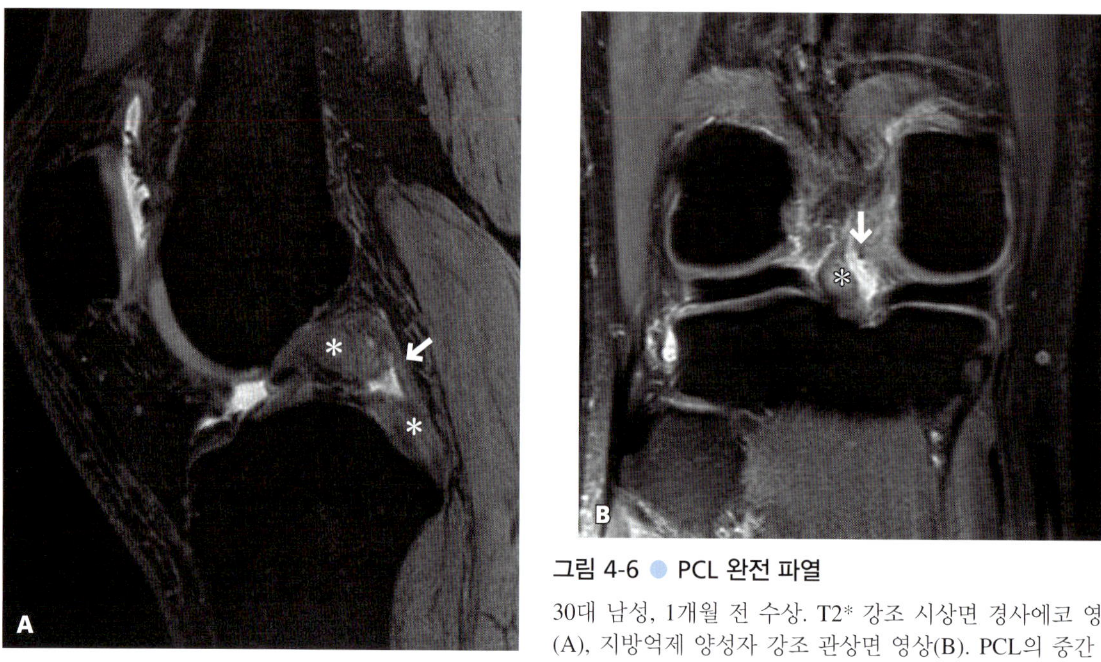

그림 4-6 ● PCL 완전 파열

30대 남성, 1개월 전 수상. T2* 강조 시상면 경사에코 영상(A), 지방억제 양성자 강조 관상면 영상(B). PCL의 중간 부위에서 단절되고(화살표), 잔존 인대는 종창되었다(*).

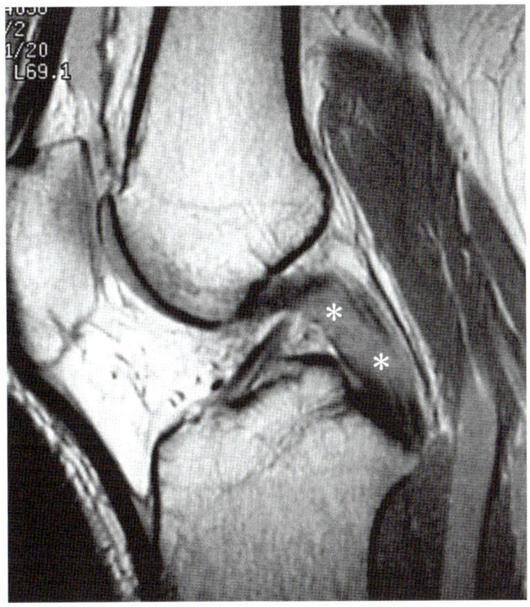

그림 4-7 ● PCL 불완전 파열(인대 내 손상) ①

30대 남성, 양성자 강조 시상면 영상. PCL 변연부의 섬유는 연속성을 유지하지만 전장에 걸쳐 종창되고, 실질부에 고신호가 보여(*), 인대 내 손상(intra-substance injury)을 나타낸다.

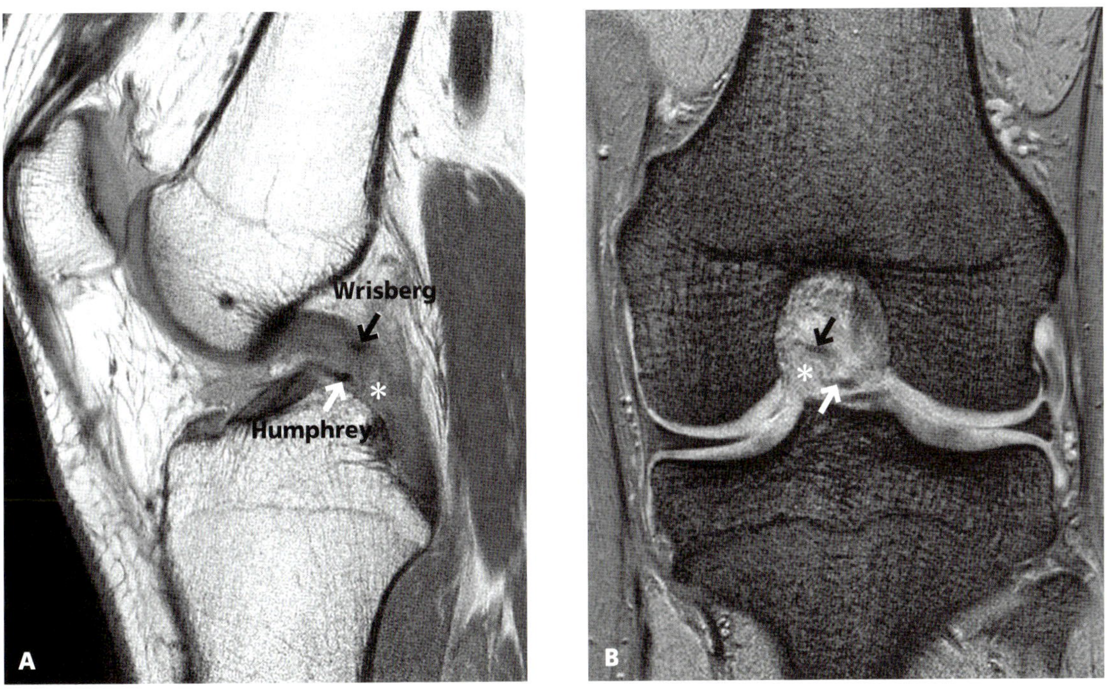

그림 4-8 ● PCL 불완전 파열(인대 내 손상) ②

30대 남성, 양성자 강조영상(A), T2* 강조 관상면 경사에코 영상(B). PCL은 전장에 걸쳐 종창, 고신호화(*)되고, 그 전후방을 주행하는 Humphrey 인대(흰색 화살표)와 Wrisberg 인대(검은 화살표)가 종창된 PCL에 파고 들어 'boneless ham'과 같아 보인다.

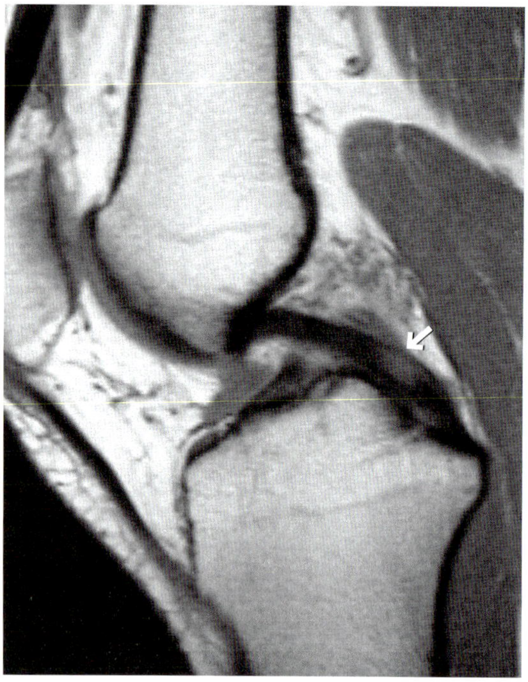

그림 4-9 ● **PCL 불완전 파열(인대 내 손상) ③**

20대 여성, 양성자 강조 시상면 영상. PCL 경골 부근의 실질 내부에 국한된 고신호가 보인다(화살표).

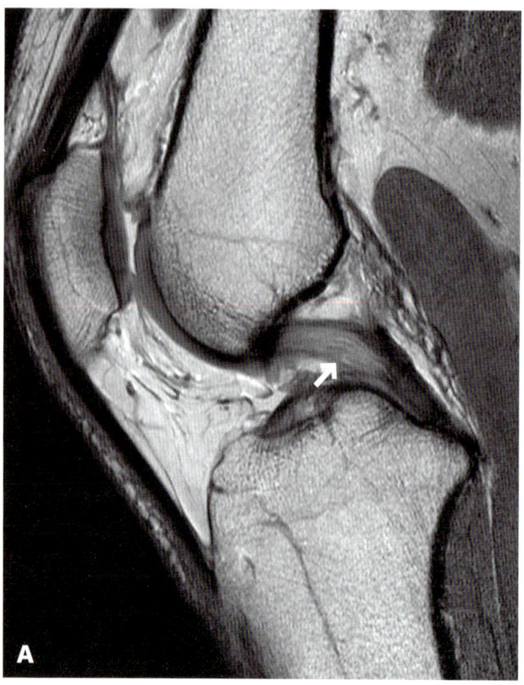

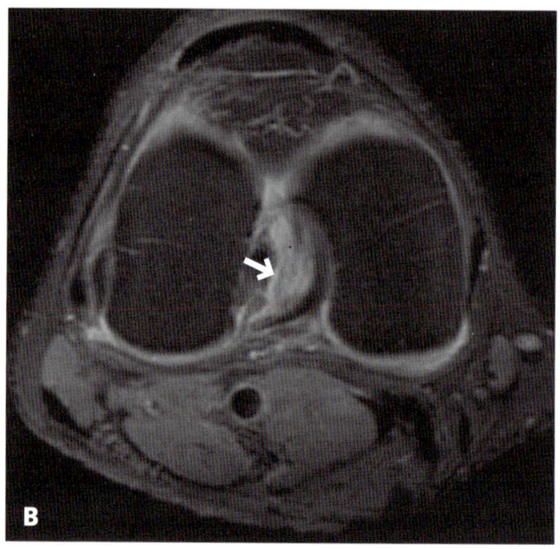

그림 4-10 ● **PCL의 불완전 파열(인대 내 손상) ④, anterolateral bundle의 손상**

50대 남성, 양성자 강조 시상면 영상(A), 지방억제 양성자 강조 횡단면 영상(B). PCL의 두 주요 섬유속 중 anterolateral bundle만 종창, 고신호화 되었다(화살표).

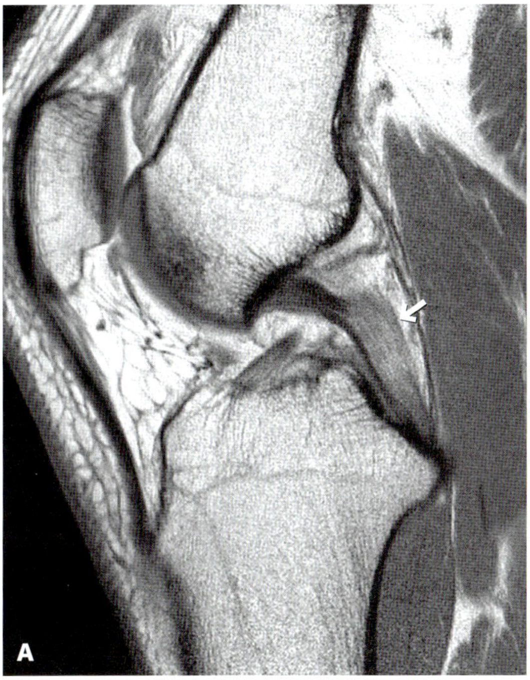

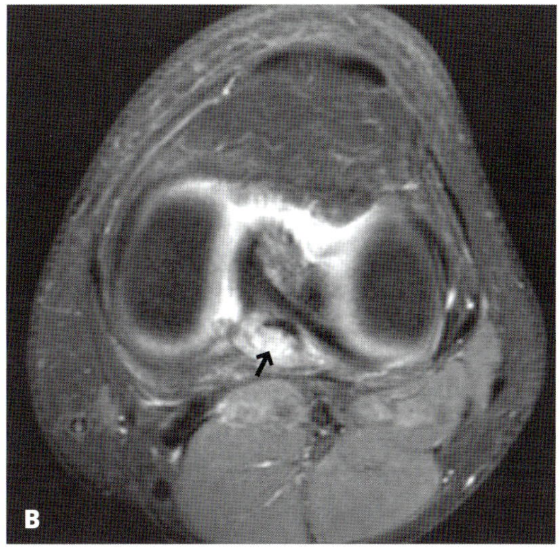

그림 4-11 ● PCL 불완전 파열(인대 내 손상) ⑤, posteromedial bundle의 손상

20대 남성, 양성자 강조 시상면 영상(A), 지방억제 양성자 강조 횡단면 영상(B). Posteromedial bundle만 종창, 고신호화되었다(화살표).

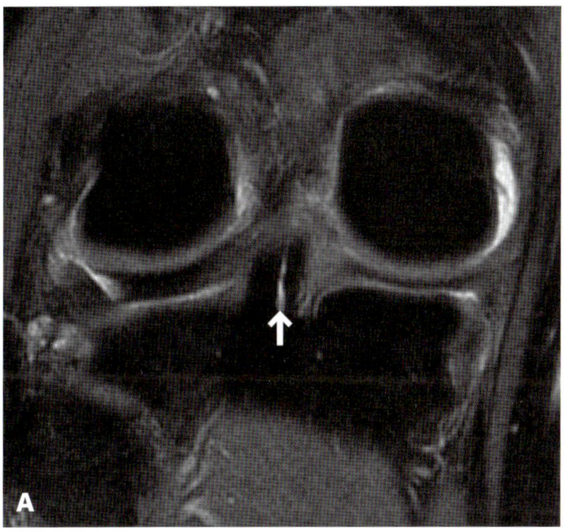

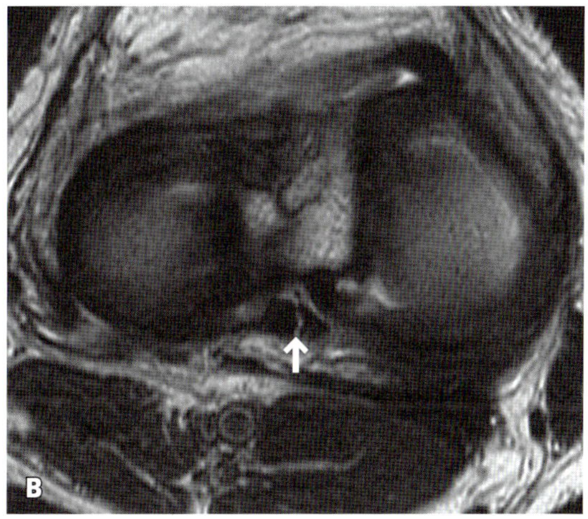

그림 4-12 ● PCL 중앙부를 주행하는 고신호

10대 후반 남성, 지방억제 양성자 강조 관상면 영상(A), T2 강조 횡단면 영상(B). PCL의 주요 섬유속 anterolateral bundle 및 posteromedial bundle의 경계라고 생각되는 띠 모양의 고신호가 PCL의 중앙부를 주행한다(화살표).

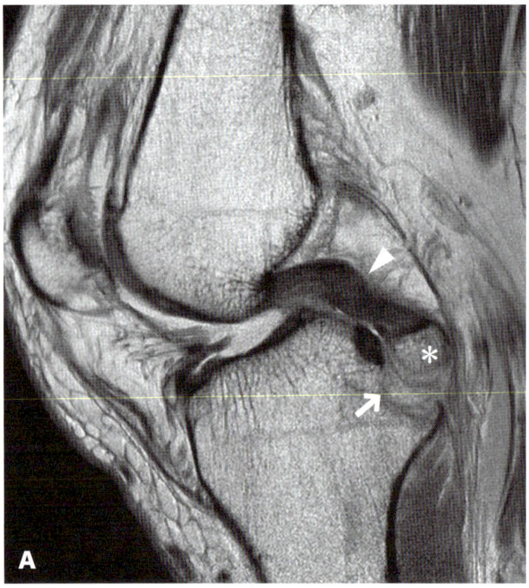

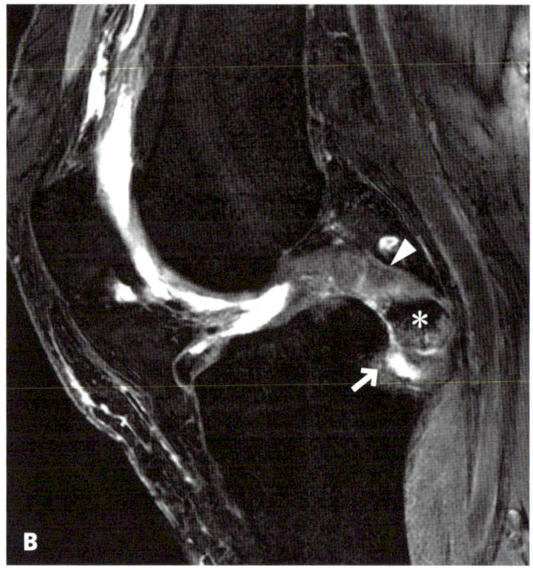

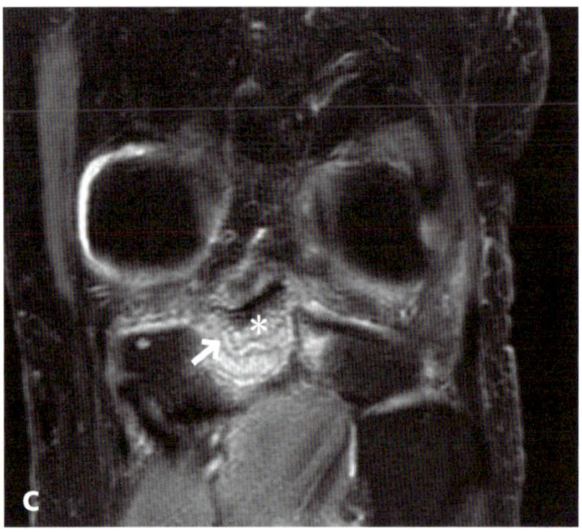

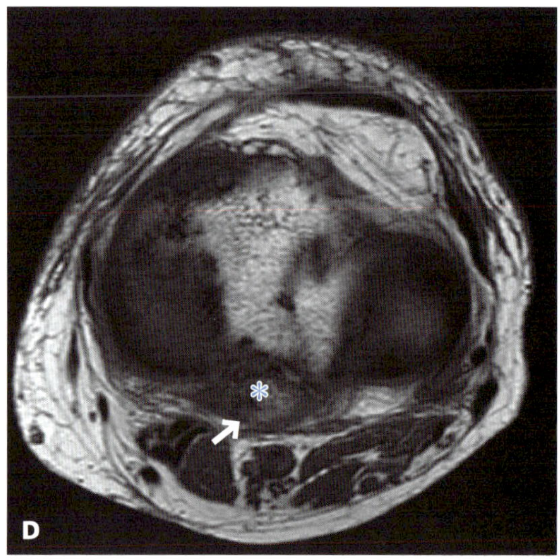

그림 4-13 ● PCL 부착부 견열 골절

60대 남성, 양성자 강조 시상면 영상(A), T2* 강조 시상면 경사에코 영상(B), 지방억제 양성자 강조 관상면 영상(C), T1 강조 횡단면 영상(D). PCL은 변형 및 고신호화된다(화살촉, A · B). PCL은 경골 부착부에서 견열되어 10mm 크기의 골편(*)이 있으며 골절 부위와 골편 사이에 액체 저류가 보인다(화살표).

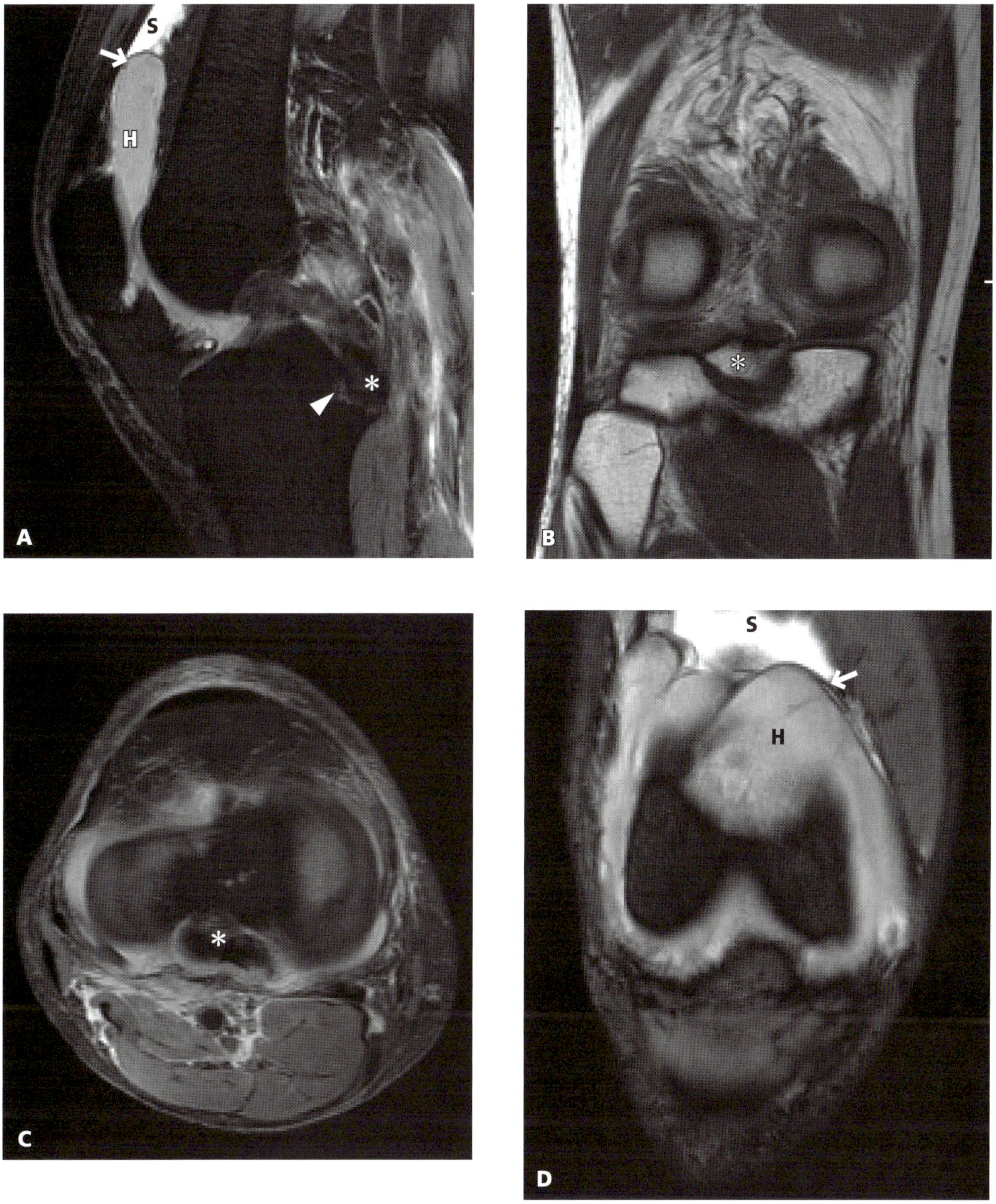

그림 4-14 ● PCL 부착부 견열 골절, 혈관절증과 슬개상낭

40대 남성, T2* 강조 시상면 경사에코 영상(A), 양성자 강조 관상면 영상(B), 지방억제 양성자 강조 횡단면 영상(C), 지방억제 T2* 강조 관상면 영상(D). PCL은 경골 부착부에서 견열되어 골편(*)이 있지만, 골절 부위와 골편 사이에 액체 저류는 보이지 않는다(화살촉, A). 혈관절증이 있고(H), 슬개상 추벽(화살표, A · D)에 의해 슬개상낭(S)은 분리되어 있다.

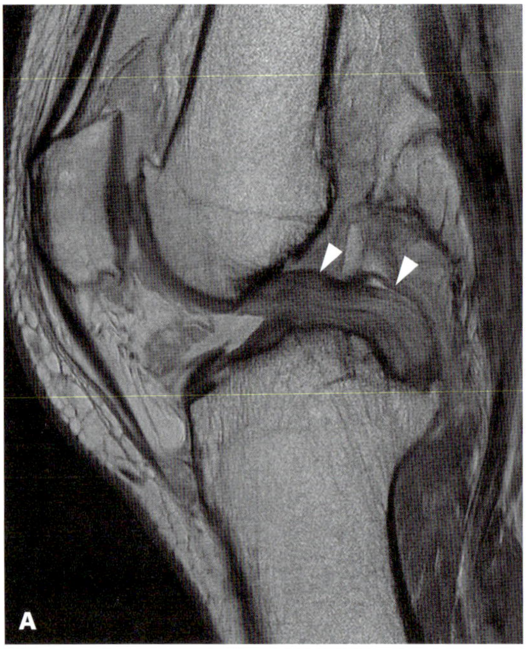

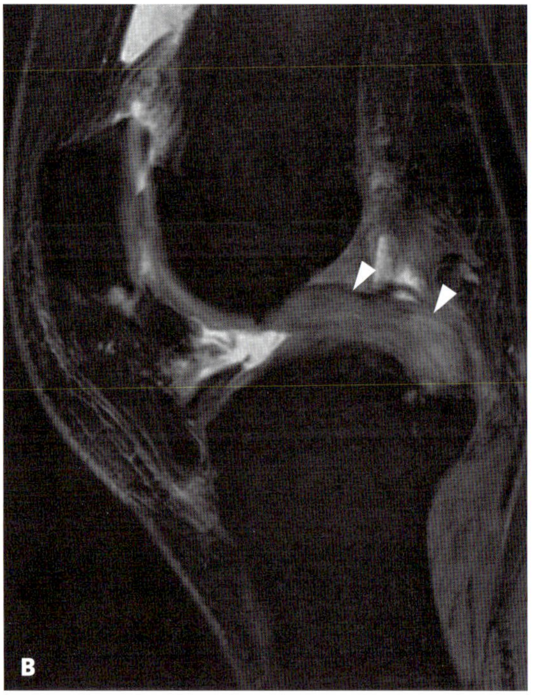

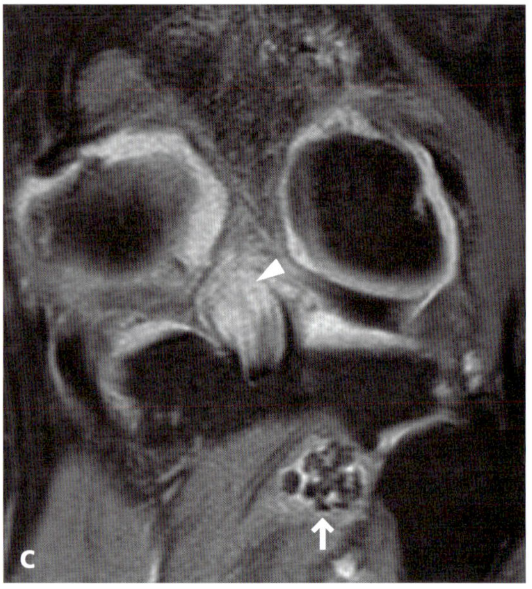

그림 4-15 Celery stalk PCL(PCL의 점액 변성)

50대 여성, 양성자 강조 시상면 영상(A), 지방억제 양성자 강조 시상면 영상(B), 지방억제 양성자 강조 관상면 영상(C). PCL은 전체적으로 종창, 고신호화(점액 변성)되고, 인대 섬유의 일부는 주행이 확인되어 'celery'와 유사하다(화살촉). 슬와근건초 내에 유리체가 있다(화살표, C).

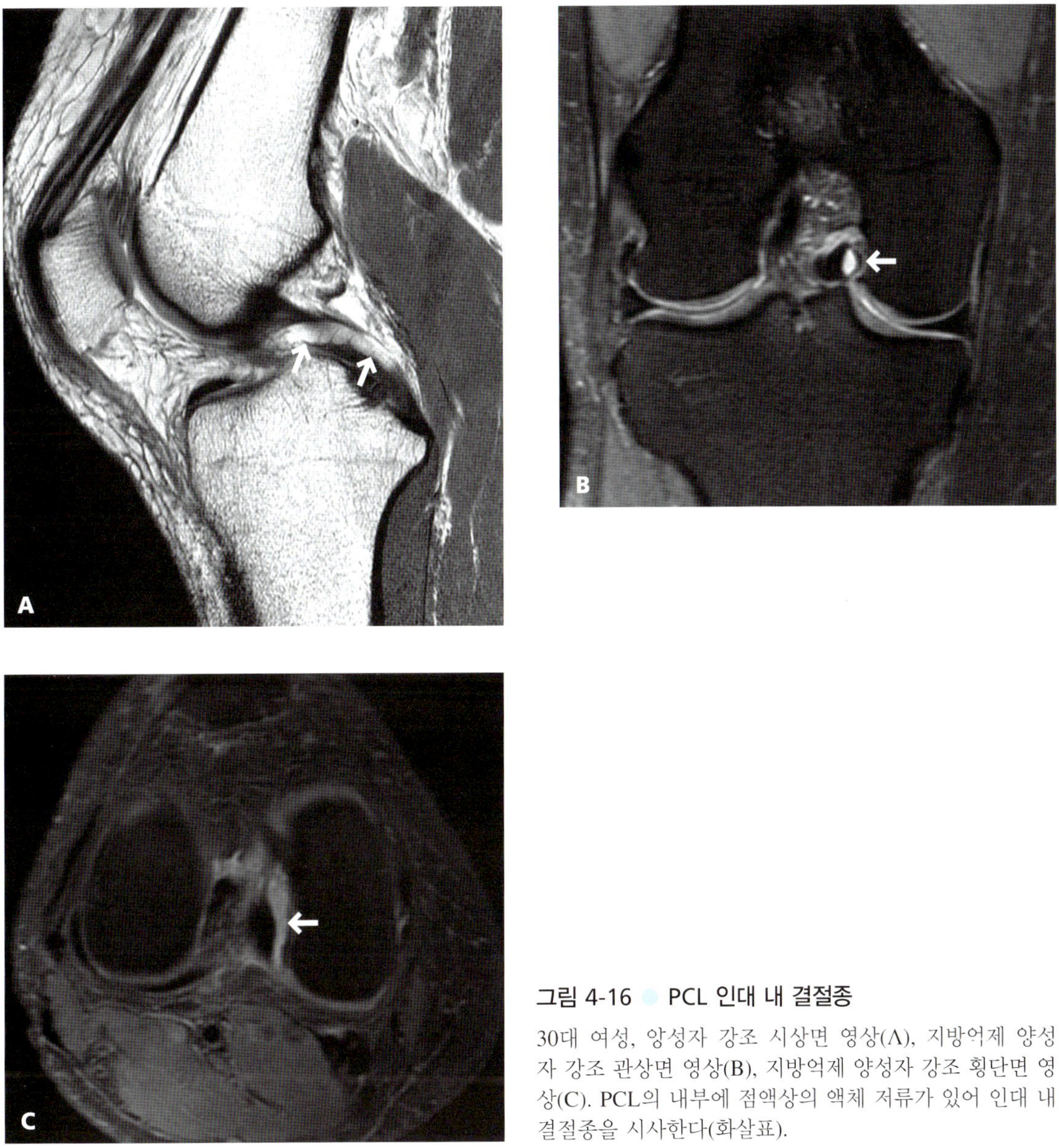

그림 4-16 ● PCL 인대 내 결절종

30대 여성, 양성자 강조 시상면 영상(A), 지방억제 양성자 강조 관상면 영상(B), 지방억제 양성자 강조 횡단면 영상(C). PCL의 내부에 점액상의 액체 저류가 있어 인대 내 결절종을 시사한다(화살표).

무릎의 도수검사 ②

- 후방 전위 테스트(posterior drawer test) → PCL
  전방 전위 테스트의 PCL편
- 경골 후방 처짐 징후(tibial posterior sagging sign) → PCL
  무릎 굴곡위에서 만성 PCL 기능부전이 있으면 경골이 후방으로 처진다(sagging).
- 외반 부하 테스트(valgus stress test) → MCL(+ACL, PCL)
- 내반 부하 테스트(varus stress test) → LCL(+ACL, PCL)

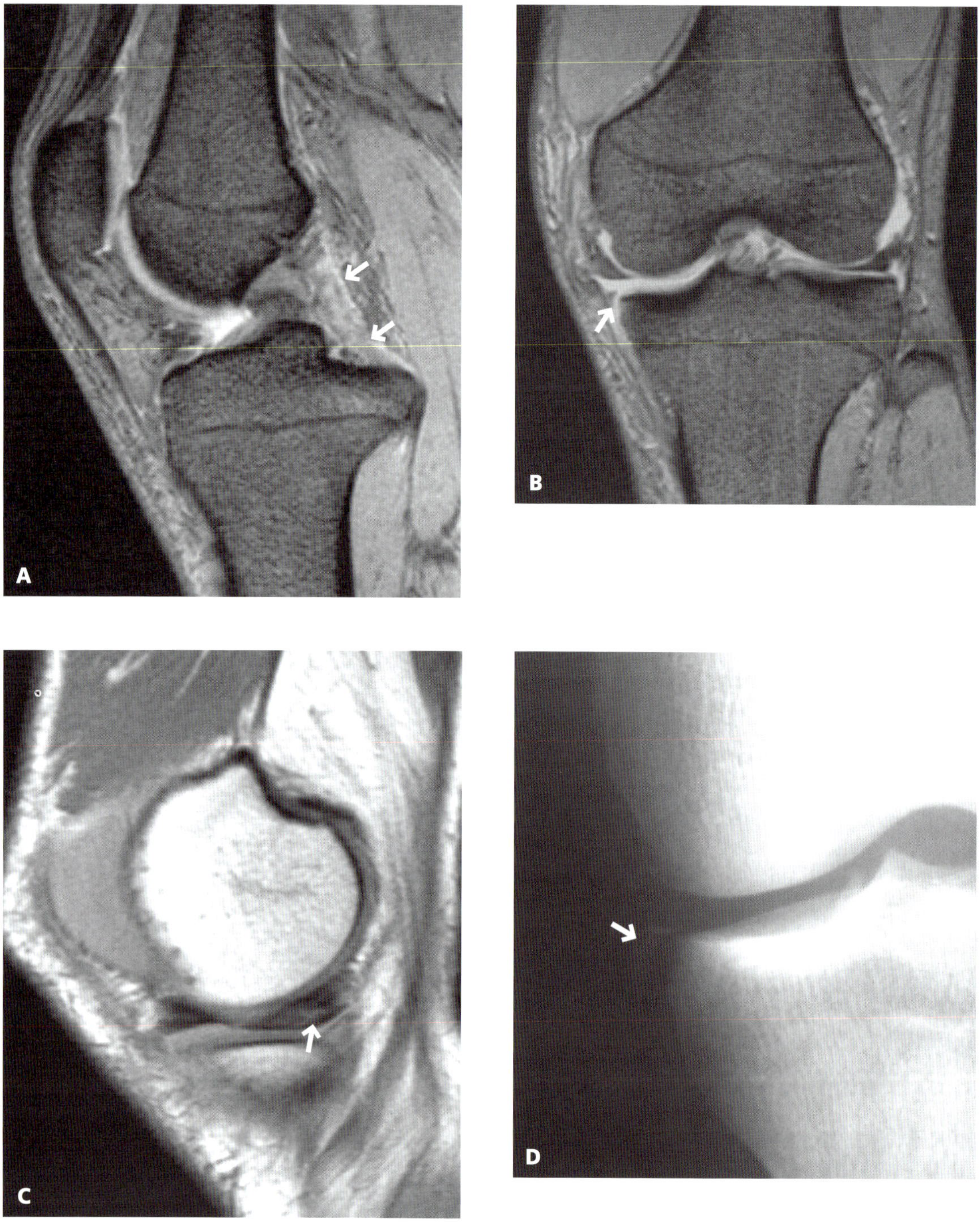

그림 4-17 ● Reverse Segond 골절

30대 남성, 지방억제 T2 강조 시상면 영상(A), T2* 강조 관상면 경사에코 영상(B), 양성자 강조 시상면 영상(C), 단순 X-ray 사진 전후 영상(D). PCL은 인대 내 파열을 보인다(화살표, A). MCL 심층 meniscotibial ligament의 견열 골절이 있다(화살표, B · D). 내측반월상연골의 파열이 동반되었다(화살표, C).

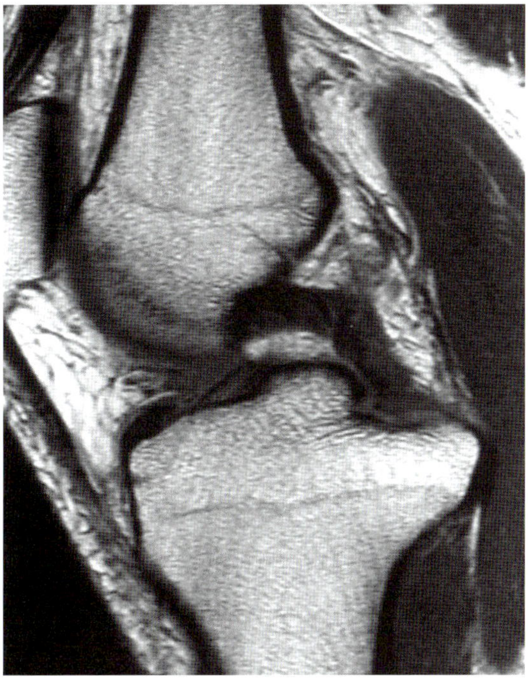

그림 4-18 ● PCL 파열의 장기 경과

30대 남성(수상 1년 후), 양성자 강조 시상면 영상. 도수 검사에서는 PCL 기능부전을 보였지만, MRI 검사상 PCL의 '위축'은 없고, 정상적으로 보인다.

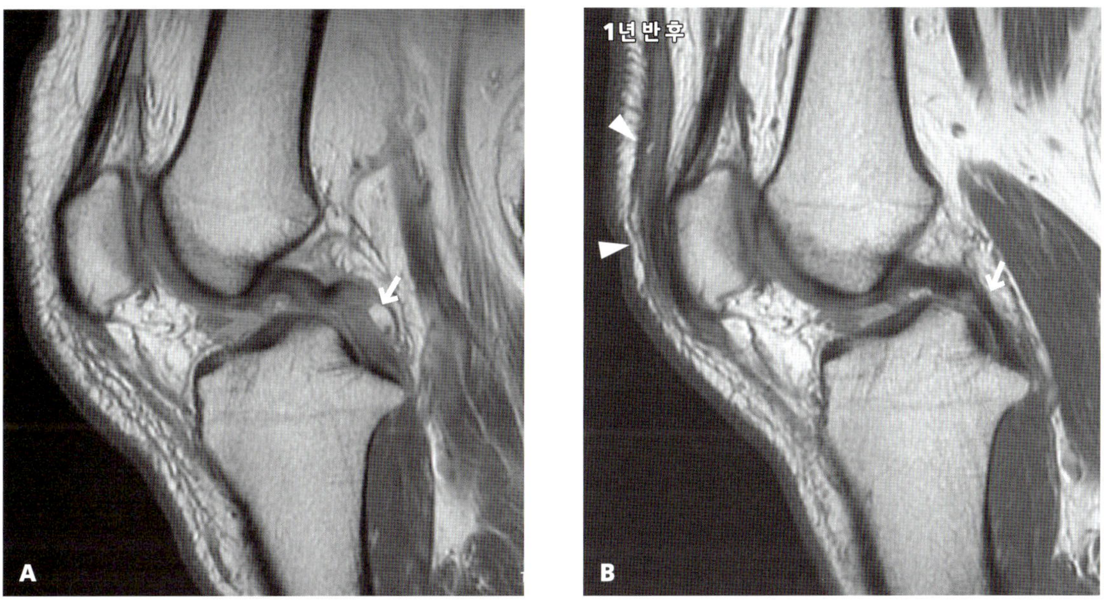

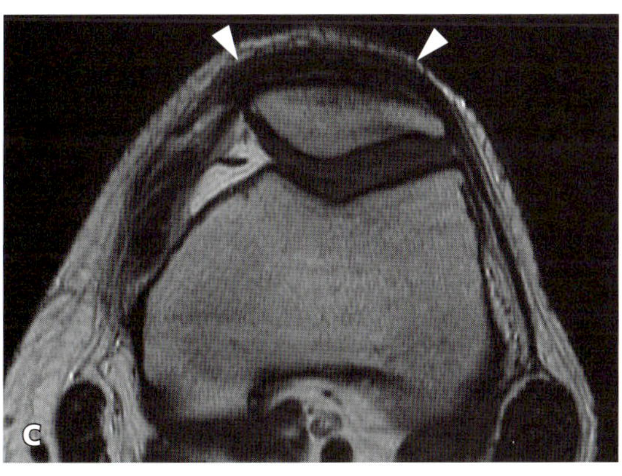

그림 4-19 ● PCL 파열 후 인대의 위축

30대 남성, 양성자 강조영상 수상 직후(A), 1년 반 후(B). 수상 직후에는 PCL 원위 측이 종창, 고신호화되고, 낭종 변화도 있다(화살표, A). 1년 반 후에는 그 부위가 위축되어 있다(화살표, B). 무릎 전방에 광범위한 저신호 영역이 있고(화살촉, B · C), 이는 그 동안 발생한 전슬개점액낭염의 반흔 영역을 시사한다. Prepatellar fibrosis와 감별해야 한다.

제 05 장

내측측부인대를 포함한 내측지지조직

Medial Supporting Structures including MCL(Medial Collateral Ligament)

5-1 해부
Anatomy

➡ Warren LF, Marshall JL : The supporting structures and layers of the medial side of the knee : an anatomical analysis. J Bone Joint Surg Am 1979 ; 61 : 56-62.

➡ De Maeseneer M, Van Roy F, Lenchik L, et al : Three layers of the medial capsular and supporting structures of the knee ; MR imaginganatomic correlation. Radiographics 2000 ; 20 : S83-S89.

- 내측측부인대(medial collateral ligament : MCL)는 문헌에 따라 그 구분과 명칭이 약간 다르지만, 일반적으로 크게 3개 층으로 나뉜다(**그림 5-1**).
  제1층 : 가장 표층이며, 비복근과 같은 근막으로 구성된다.
  제2층 : MCL 천층(일명 tibial collateral ligament). 전방에서는 split라는 부위를 통해 제1층과 합류하여 내측지대를 형성한다. 또한, 배측에서는 후사섬유를 통해 제3층과 융합한다.
  제3층 : 무릎의 내측관절낭이며 그 일부가 MCL 심층(medial capsular ligament)을 형성한다.
- 제1층과 제2층 사이에는 fibrofatty tissue가 채워져 있고 내부에 박근과 반건양근건이 주행한다.
- 제2층과 제3층 사이, 즉 MCL 천층과 심층 사이의 firofatty tissue 내부에는 미세한 점액낭이 들어있다(**그림 5-3**).
- MCL 천층은 상하로 주행하며 폭 약 15mm, 길이 8-12cm, 두께 2-3mm 이다. MCL 천층의 하방 배측에는 후사섬유(후방사인대)가 있어, 경골에 부착되고 반월상연골도 고정된다(**그림 5-4**).

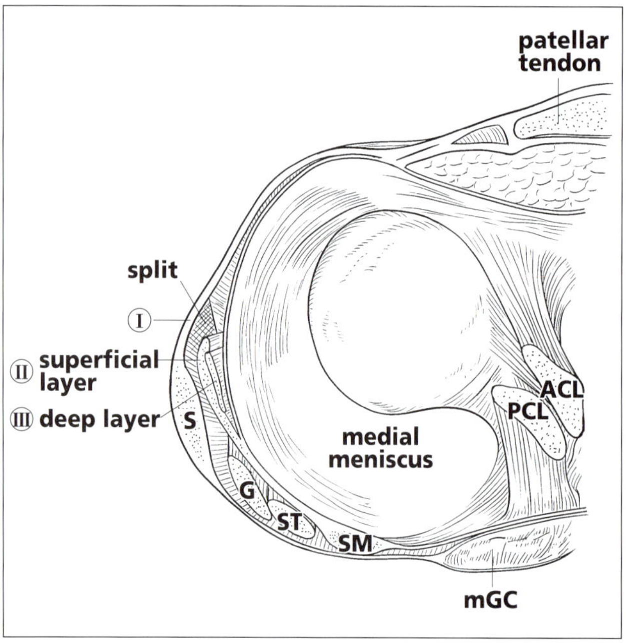

그림 5-1 ● 내측측부인대의 3층 구조

제1층(Ⅰ) : 비복근 등의 근막, 제2층(Ⅱ) : MCL 천층, 제3층(Ⅲ) : MCL 심층을 포함한 내측관절낭. S : 봉공근, G : 박근, ST : 반건양근, SM : 반막양근, mGC : 비복근 내측두(Warren et al.).

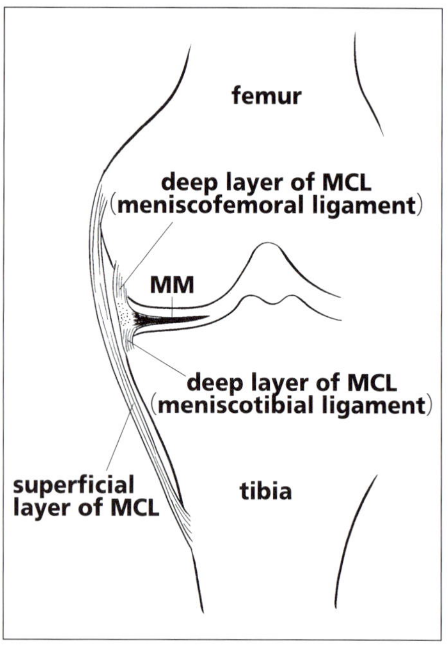

그림 5-2 ● MCL의 모식도

MCL 천층(일명 tibial collateral ligament)과 심층(일명 medial capsular ligament). MCL 천층은 관절 간격의 7~8cm 하방(한참 아래라는 점에 주의)에 부착한다. 심층은 내측반월상연골(MM)에 견고하게 부착되어 meniscofemoral, meniscotibial ligament라고도 불린다.

➡ Lee JK, Yao L : Tibial collateral ligament bursa ; MR imaging. Radiology 1991 ; 178 : 855-857.

➡ De Maeseneer M, Lenchik L, Starok M, et al : Normal and abnormal medial meniscocapsular structures ; MR imaging and sonography in cadavers. AJR Am J Roentgenol 1998 ; 171 : 969-976.

- MCL 천층은 관절 간격 5cm 상방의 대퇴골 내측과와 6~7cm 하방의 경골 골간단 내측부에 부착한다(**그림 5-2**). 따라서 인대의 말단(특히 아래쪽)이 FOV에서 벗어나지 않도록 주의한다. 하단부는 거위발의 심부, 배측에 위치한다.
- MCL 심층은 천층 바로 아래에서 세로 방향으로 비후된 인대 모양을 이룬다. 내측반월상연골에 단단히 부착해 반월상연골과 대퇴골, 경골을 연결하여 각각 meniscofemoral, meniscotibial ligament라고도 하지만 관절액이 저류되지 않은 정상 무릎에서는 나타나지 않는 경우가 많다(**그림 5-5**).
- MCL 천층은 반월상연골과의 직접 연결은 없다.
- MCL은 하퇴의 외반과 외회전을 방지한다.

5

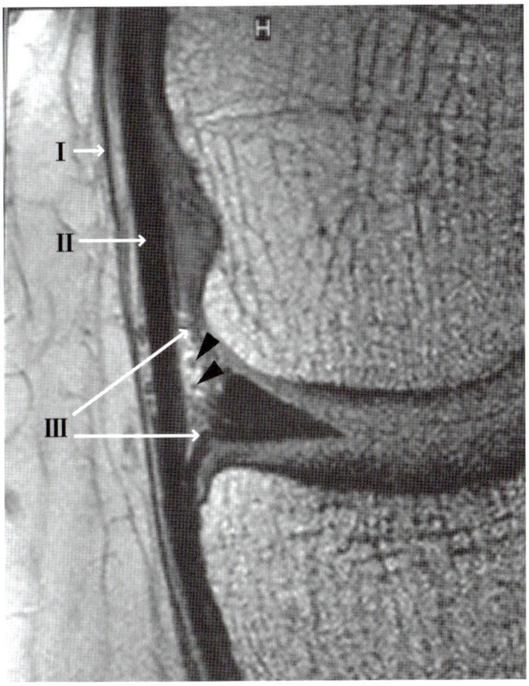

그림 5-3 ● 마이크로스피어 코일을 이용한 무릎 내측면의 고해상도 영상(FOV 50mm, 두께 1.5mm)

그림 5-1과 같이 표층부터 얇은 근막층(I), MCL 천층(II), MCL 심층(III) 및 MCL 천층과 심층 사이의 미세한 점액낭과 소혈관(화살촉).

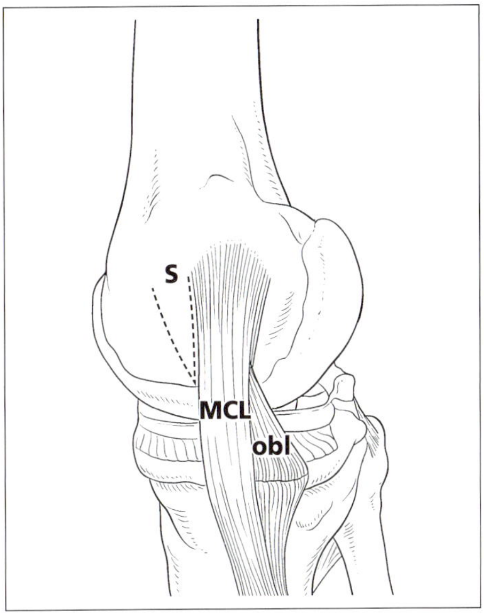

그림 5-4 ● MCL 천층(MCL)과 하방 배측의 후방사인대(obl)

MCL 천층의 전방에는 split(S)라는 개방부가 존재한다(그림 5-1 참조).

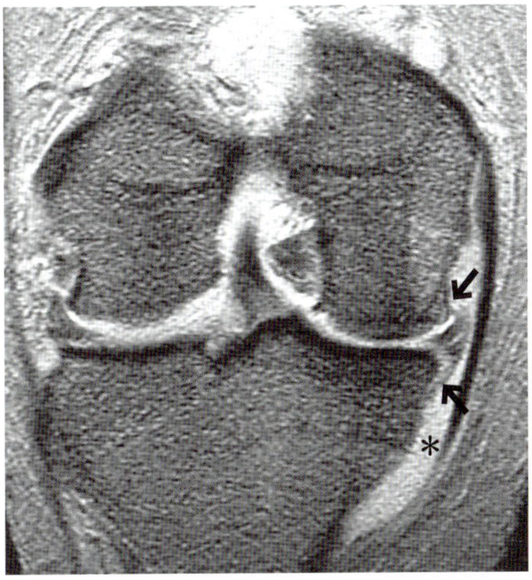

그림 5-5 ● 관절액 저류로 인해 나타난 MCL 심층(화살표)

이 경우, MCL 또는 내측반월상연골에 손상이 있고, MCL의 천층과 심층 사이에도 액체 저류(*)가 발생하여 MCL 심층이 관찰된다.

5-2 내측측부인대 파열
MCL tear

➡ Schweitzer ME, Tran D, Deely DM, et al : Medial collateral ligament injuries : evaluation of multiple signs, prevalence and location of associated bone bruises, and assessment with MR imaging. Radiology 1995 ; 194 : 825-829.

➡ Blankenbaker DG, De Smet AA, Fine JP : Is intraarticular pathology associated with MCL edema on MR imaging of the non-traumatic knee? Skeletal Radiol 2005 ; 34 : 462-467.

- MCL 손상은 무릎 인대 손상 중 가장 흔하다.
- MCL 단독 손상은 하퇴의 외반에 의해 발생하기 쉽다. 따라서 MCL의 견인 신장 손상과 함께 외측 대퇴골·경골의 충돌에 의한 골좌상, 골수 부종도 보인다(**그림 5-6**).
- MCL 파열은 임상적으로 3단계로 분류된다.
  Grade 1 : 미세 파열(sprain 또는 strain), 인대의 elongation이 주이며 기능적인 장애가 유발되지는 않는다. 치료도 보존적이다.
  Grade 2 : 부분 파열
  Grade 3 : 완전 파열
- MRI 소견을 포함하여 실제로 grade 2와 3은 감별이 불가능한 경우가 많고, grade 2~3으로 표기하는 경우가 많다.
- Grade 1의 MCL 파열은 인대 섬유를 따라 미세 파열에 의한 부종을 나타내는 고신호 영역이 보인다(**그림 5-7**). 그러나 이 부종은 내측반월상연골의 파열과 퇴행성 슬관절증에서도 나타날 수 있다. 드물게 천층 자체의 부종도 있다(**그림 5-8**).
- Grade 2~3의 파열에서는 인대 섬유의 불연속과 혈종이나 부종에 의한 이상 신호가 보인다(**그림 5-9**, **10**).
- MCL의 인대조직뿐만 아니라 주위의 내측지대와 내측광근의 근막을 따라 광범위한 부종성 변화를 보일 수 있다(**그림 5-9**, **11**).
- MCL 파열의 절반 이상은 대퇴골 측에서 발생한다. 드물게 경골 측에서도 발생할 수 있다(**그림 5-12**).
- MCL은 복합 손상도 많아 MCL 파열에 ACL 파열 및 외측반월상연골 파열이 합병된 경우가 많다. 외측반월상연골 대신 내측반월상연골 손상이 동반된 "O'Donoghue's unhappy triad"는 미식 축구 같은 스포츠에서 복합 손상으로 유명하지만 실제로는 드물다(7장 p. 155 참조).
- MCL 손상에 합병된 내측반월상연골 손상은 peripheral longitudinal tear가 많다고 한다.
- MCL은 관절 외 구조물이며, 그 단독 손상에 의한 관절액 저류는 보이지 않는다.
- MCL 심층인 관절낭이 파열되지 않는 한 관절경에서는 확인되지 않는다(**그림 5-10B**).
- 파열 후 인대조직은 반흔조직으로 대체된다. MRI에서 언뜻 정상 인대로 보이는 경우에도, 기능부전인 경우가 많다(**그림 5-13**, **16**). 단, 퇴행성 관절증으로 인한 내반슬에서는 MCL의 변형으로 인해 유사한 비후상이 보이는 경우도 있으므로 주의한다.
- MCL의 천층, 심층 모두 그 골 부착부의 견열 손상도 보일 수 있다(**그림 5-14**, **15**).

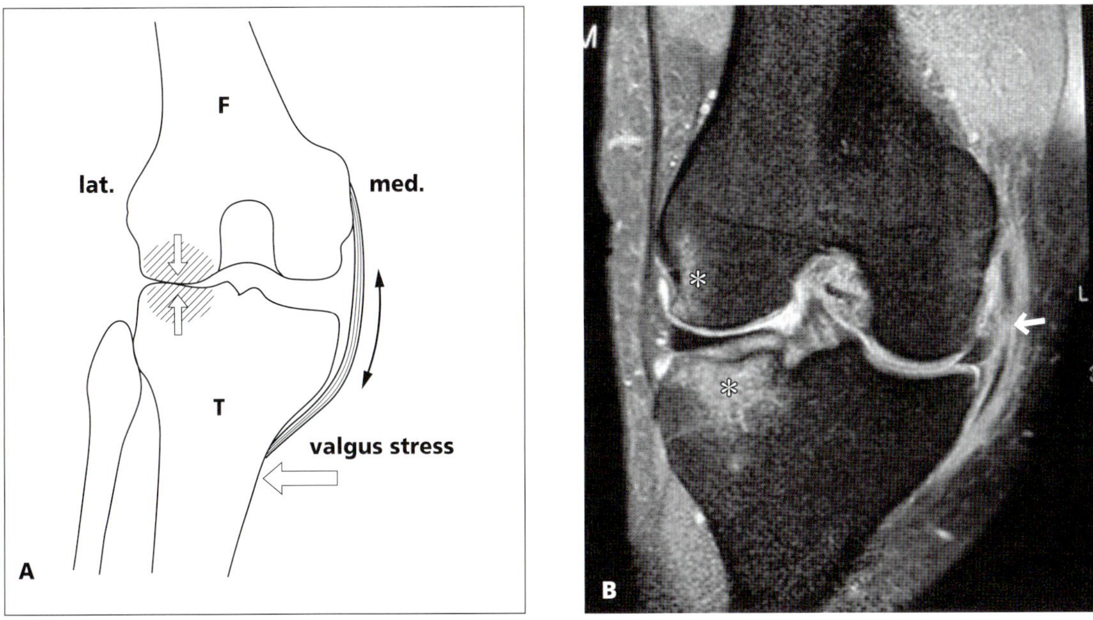

그림 5-6 MCL 파열의 발생 기전

MCL 파열의 발생 기전(A). 20대 남성의 지방억제 양성자 강조 관상면 영상(B). 하퇴의 외반으로 인해 MCL은 견인 신장 손상이 발생한다(화살표, B). 동시에 외측 대퇴골 · 경골의 충돌에 의한 골좌상 · 골수 부종(사선부, A · ＊, B)도 보인다(A). F : 대퇴골, T : 경골

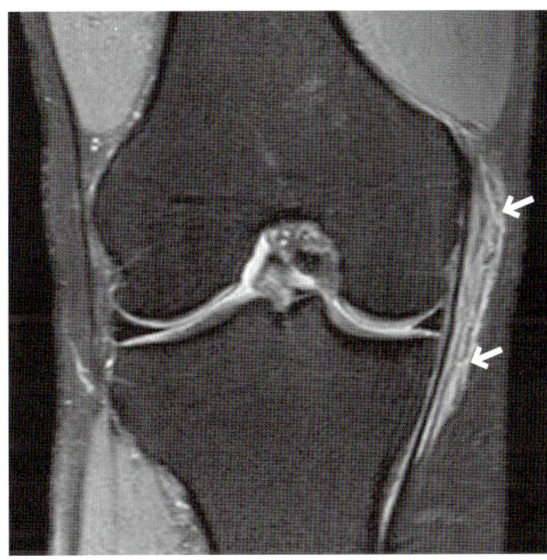

그림 5-7 MCL 미세 파열(grade 1)

20대 남성, 1일 전 스키로 수상, 지방억제 양성자 강조 관상면 영상. MCL 천층을 따라 미세 파열로 인한 부종을 나타내는 고신호 영역이 보인다(화살표).

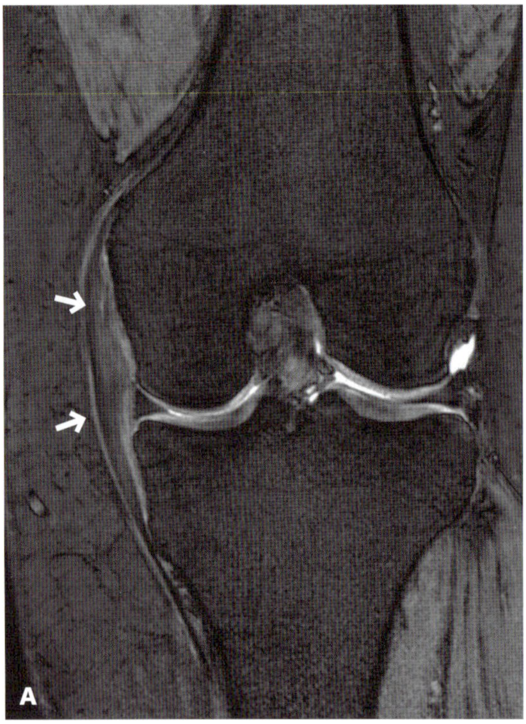

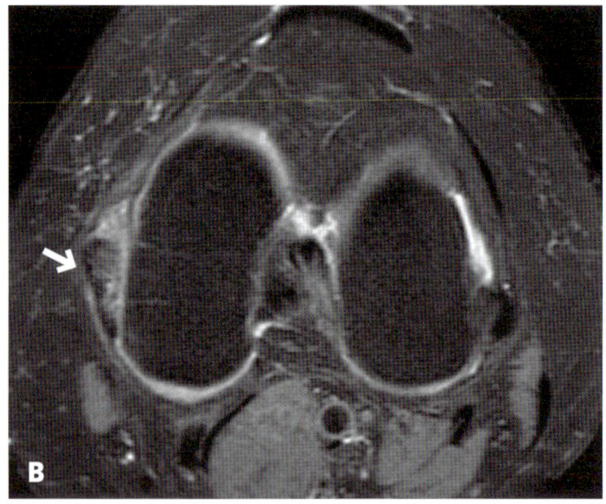

그림 5-8 ● MCL 미세 파열(grade 1) 천층 전체의 부종

40대 여성, 3개월 전 낙상, 지방억제 양성자 강조 관상면 영상(A), 지방억제 양성자 강조 횡단면 영상(B). MCL 천층은 전체적으로 부종성 종창을 보인다(화살표).

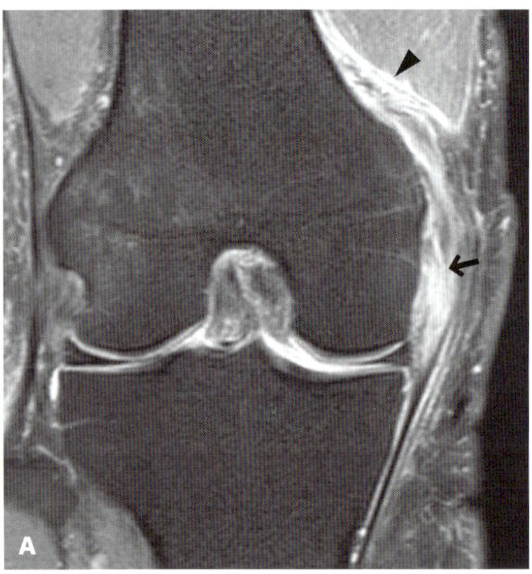

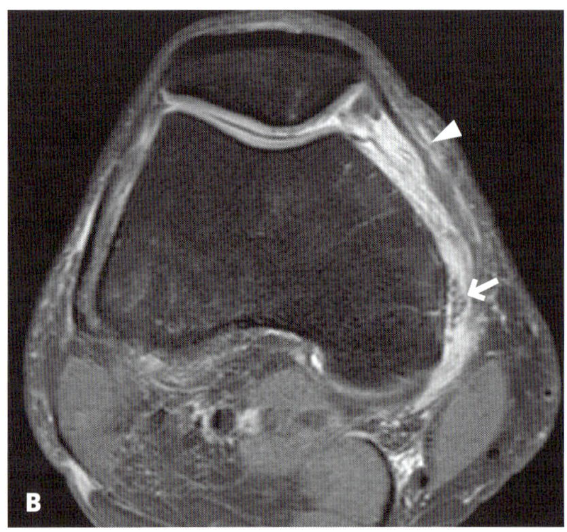

그림 5-9 ● MCL 부분 파열(grade 2)

40대 남성, 지방억제 양성자 강조 관상면 영상(A), 횡단면 영상(B). MCL 천층은 대퇴골 측에서 일부 불연속적으로 부종성 종창을 보인다(화살표). 내측지대(화살촉, B)와 내측광근의 근막(화살촉, A)을 따라서도 부종성 변화가 보인다.

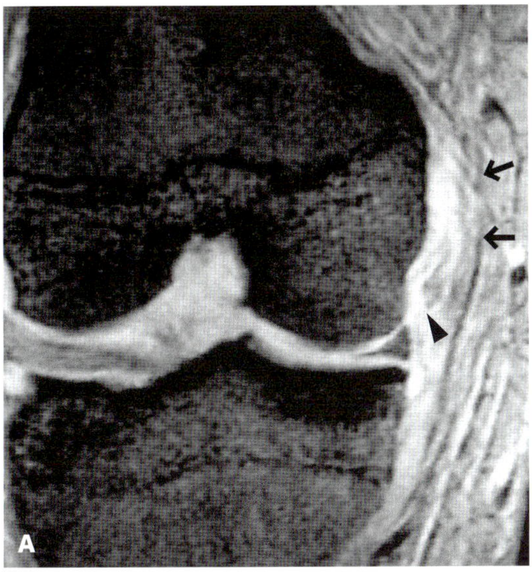

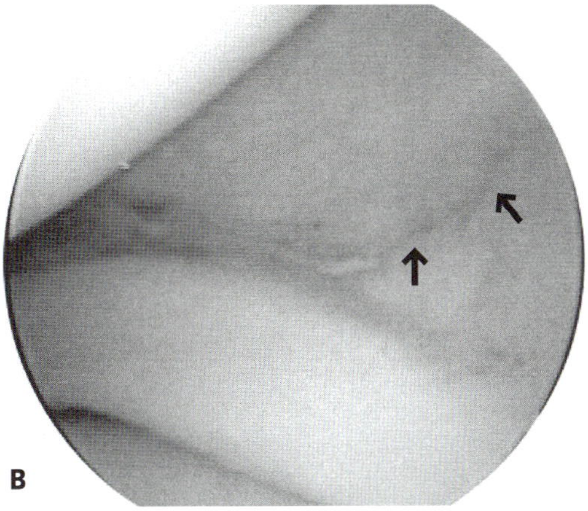

그림 5-10 MCL 완전 파열(grade 3)

10대 후반 남성, T2* 강조 관상면 경사에코 영상(A), 관절경 사진(B). MCL의 상부는 완전 파열을 보이고(화살표), 주위에 현저한 부종성 변화가 퍼져있다. 관절경에서는 MCL의 심층 파열로 관절낭에 파열이 관찰된다(화살표). 화살촉 : 파열된 meniscofemoral ligament(MCL 심층)

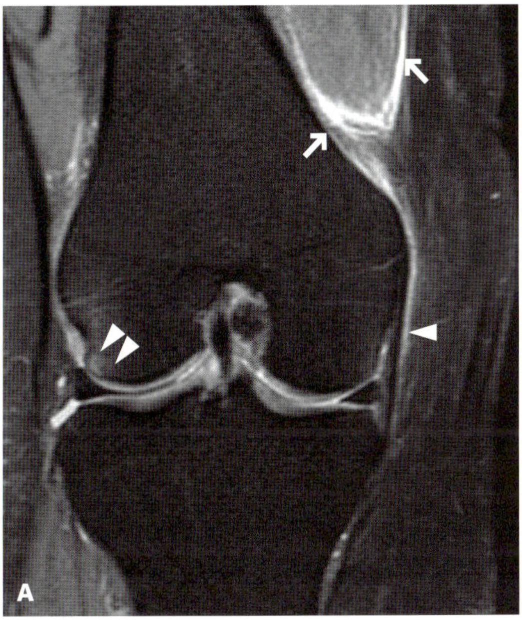

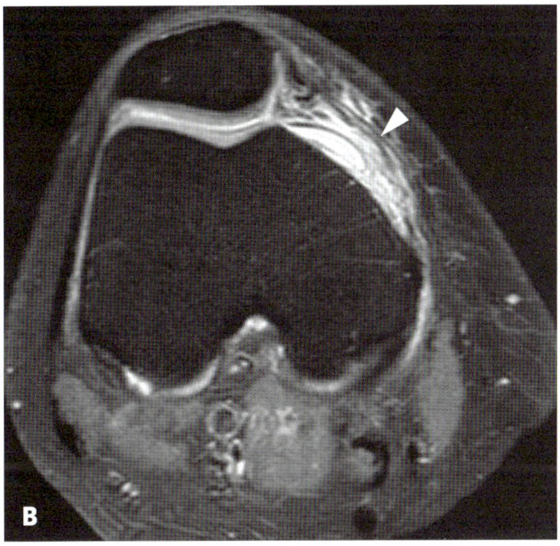

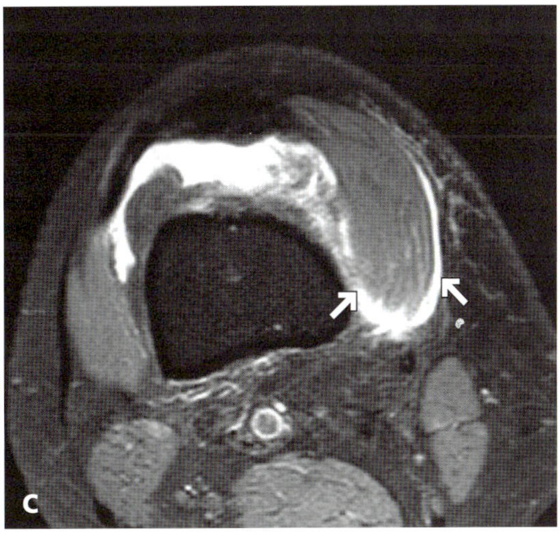

그림 5-11 MCL 미세 파열(grade 1) + 내측광근 근막 등 광범위한 간질 좌상

40대 여성, 1주 전 무릎 외상, 지방억제 양성자 강조 관상면 영상(A), 지방억제 양성자 강조 횡단면 영상(B · C). MCL 천층을 따라 미세 파열로 인한 부종이 보인다(화살표, A). 내측지대(화살촉, B) 및 내측광근의 근막(화살표, A · C)을 따라 광범위한 부종성 변화가 관찰된다. 또한, 대퇴골 외측과 변연에 골수 부종이 있다(이중 화살촉, A).

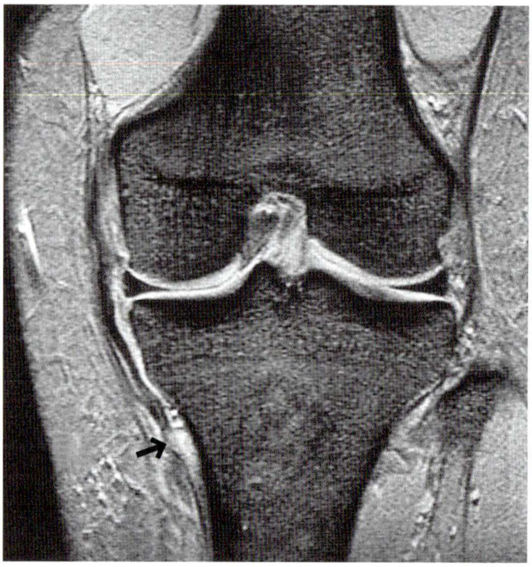

그림 5-12 ● 경골 측 MCL 부분 파열

20대 여성, T2* 강조 관상면 경사에코 영상. MCL 천층은 경골 부착부 근처에서 파열되었다(화살표).

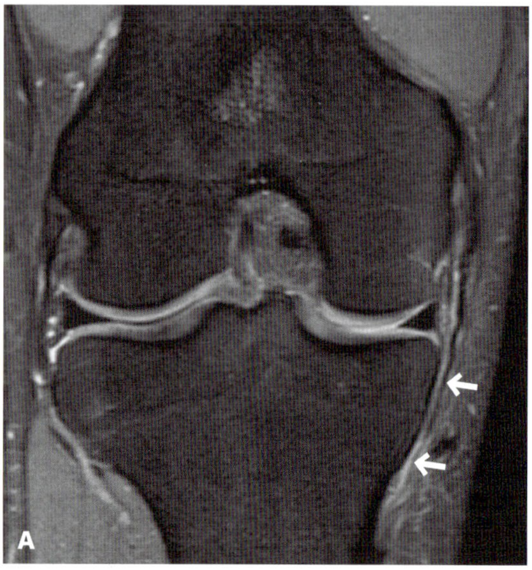

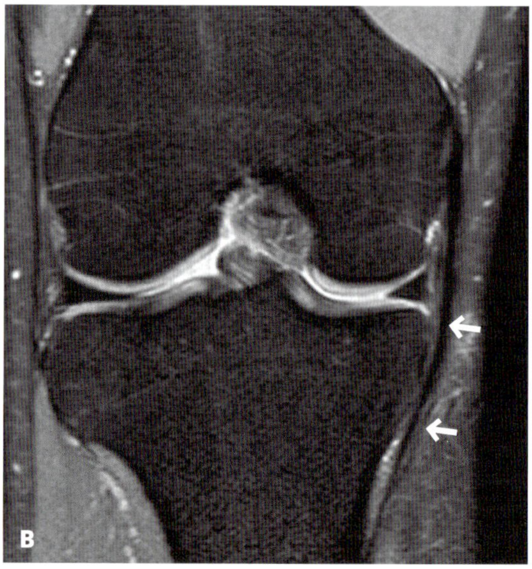

그림 5-13 ● 경골 측 MCL 부분 파열의 경과

20대 여성, 지방억제 양성자 강조 관상면 영상, 수상 직후(A), 7개월 후(B). MCL 천층은 경골 부착부 근처에서 Grade 1 파열이 관찰된다(화살표, A). 그 후 섬유성 비후가 보인다(화살표, B).

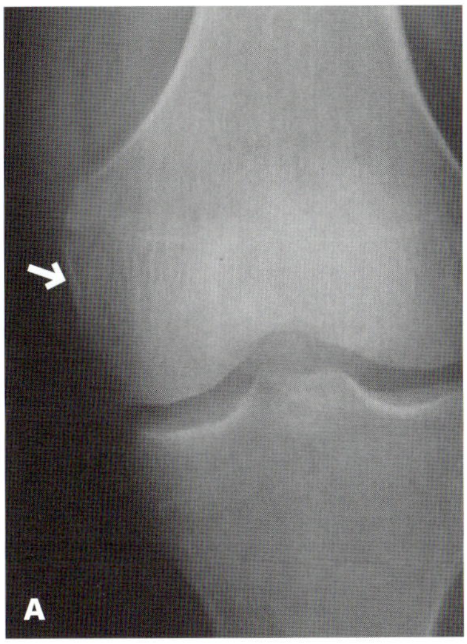

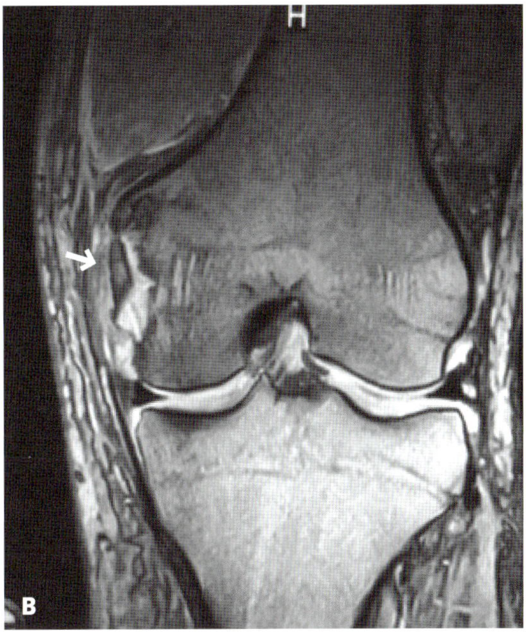

그림 5-14 ● MCL 천층 대퇴골 부착부의 견열 골절

30대 남성, 단순 X-ray 전후 영상(A), T2* 강조 관상면 영상(B), 대퇴골 내측과 변연에 골 부정상이 있다(화살표, A). MCL 천층의 대퇴골 부착부에 작은 골편의 분리가 관찰된다(화살표, B).

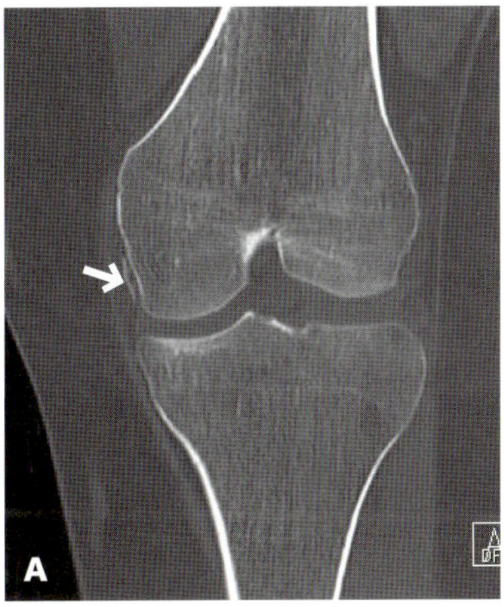

그림 5-15 ● MCL 심층 대퇴골 부착부의 견열 골절

10대 후반 여성, 관상면 재구성 CT(A), 지방억제 양성자 강조 관상면 영상(B), 지방억제 양성자 강조 횡단면 영상(C). MCL 천층의 대퇴골 부착부에 작은 골편의 박리가 보인다(화살표). 대퇴골 외측과에 골좌상이 있고(이중 화살촉, B · C) 혈관절증을 동반한다(화살촉, C).

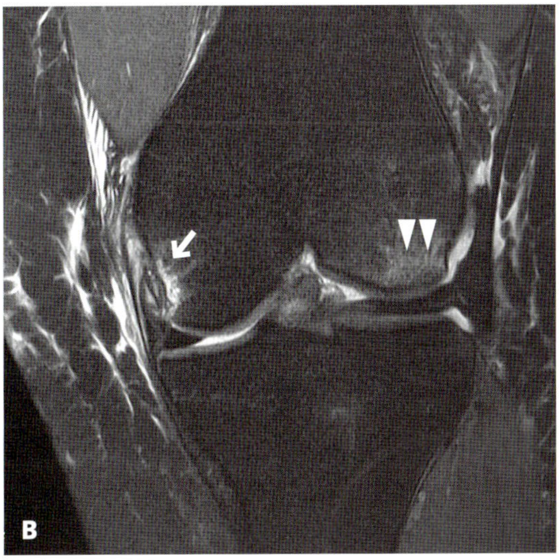

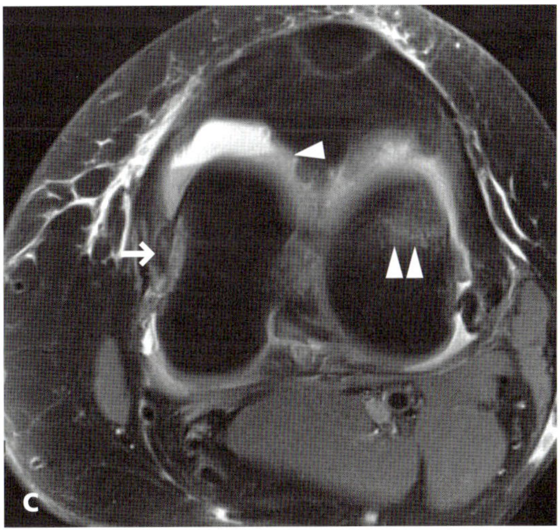

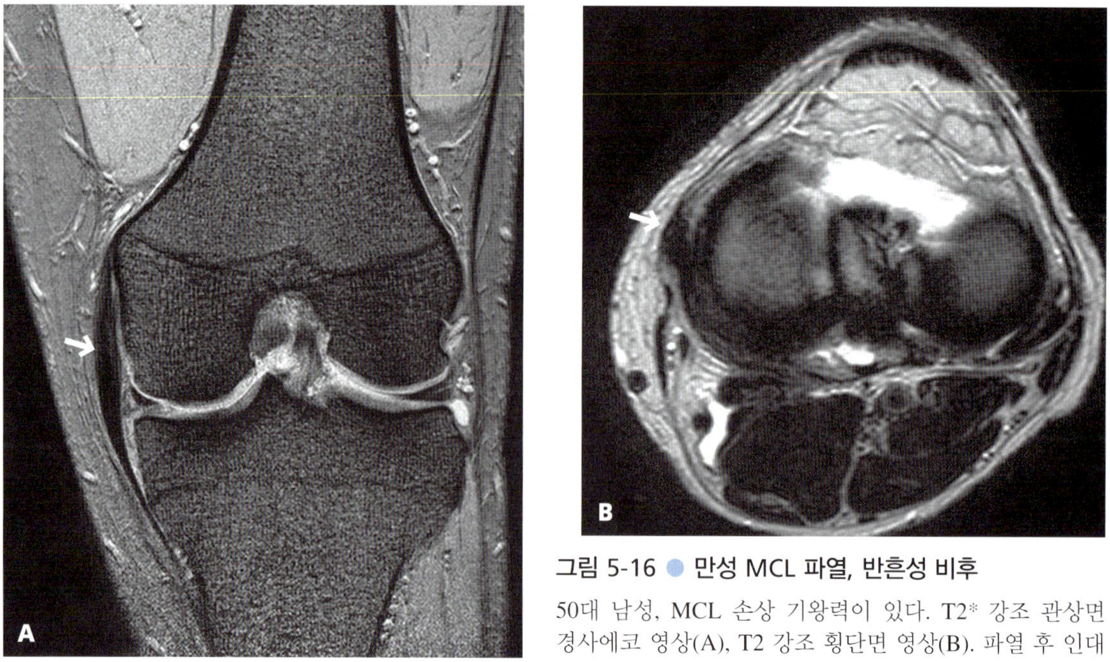

그림 5-16 ● 만성 MCL 파열, 반흔성 비후

50대 남성, MCL 손상 기왕력이 있다. T2* 강조 관상면 경사에코 영상(A), T2 강조 횡단면 영상(B). 파열 후 인대 조직은 반흔조직으로 대체되어 매우 두꺼워졌다(화살표). 언뜻 보면 정상으로 보일 수 있어 주의해야 한다.

5-3 거위발과 거위발 점액낭염, 무릎 내측의 점액낭

Pes anserine bursa and surrounding bursae

- 햄스트링(hamstrings)은 좌골결절에서 기시하여 대퇴 후면을 구성하는 근육의 총칭(덧붙이자면 '햄스트링'은 '허벅지살의 끈'의 의미로 햄 제작 시 고기를 매달기 위해서 이런 근건이 사용되었던 데서 유래한다)으로 내측 햄스트링은 반건양근과 반막양근, 외측 햄스트링은 대퇴이두근이다.
- 한편 '거위발'이란 경골 내측면에 부착하는 봉공근(기시는 전상장골극), 박근(치골 하지), 반건양근(좌골결절)의 힘줄로, 이들이 합쳐져 '거위발'을 형성한다. 반막양근은 이보다 후방에 부착한다.
- 주로 반막양근건과 거위발이 배측 내측지지조직을 형성한다.
- 거위발 점액낭은 무릎의 내측면을 하행하는 거위발(봉공근, 박근, 반건양근의 힘줄, p. 112 참조, **그림 5-18**)과 내측측부인대 사이의 점액낭이다(**그림 5-20, 21**). 슬관절강과 연속되지 않는다.
- 비만한 사람이나 운동선수에게 비교적 많다고 한다.
- 외상이나 염증에 의해 부어오르면 촉지된다(**그림 5-22**).
- 거위발 점액낭염은 MCL 손상 후에도 관찰된다. 거위발 점액낭의 배측에는 반막양근건-내측측부인대 점액낭이 존재하고, 횡단면 영상에서 반막양근건을 전방에서부터 감싸는 듯한 특징적인 역 U자형을 나타낸다(**그림 5-23**).
- MCL 천층과 심층 사이의 공간에 액체가 저류되는 경우는 MCL 점액낭염이라고 불린다.

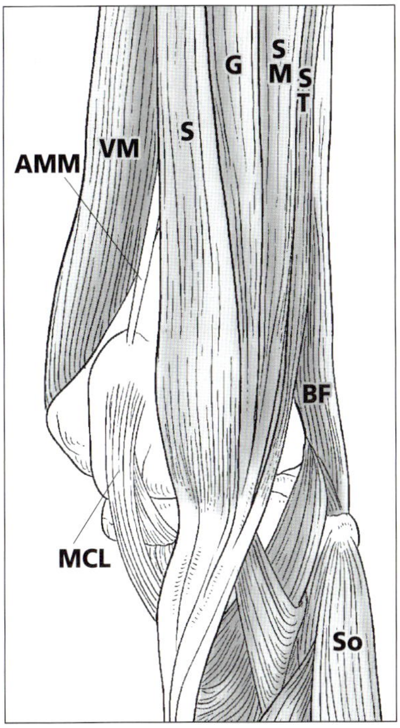

그림 5-17 ● 무릎 내측을 비스듬히 뒤에서 관찰

S : 봉공근, G : 박근, SM : 반막양근, ST : 반건양근, VM : 내측광근, BF : 대퇴이두근, So : 가자미근. 반막양근과 반건양근은 내측햄스트링, 봉공근, 박근, 반건양근은 거위발을 형성한다(반막양근만 경골 후방에서 정지하고 거위발에서 떨어져 있다).

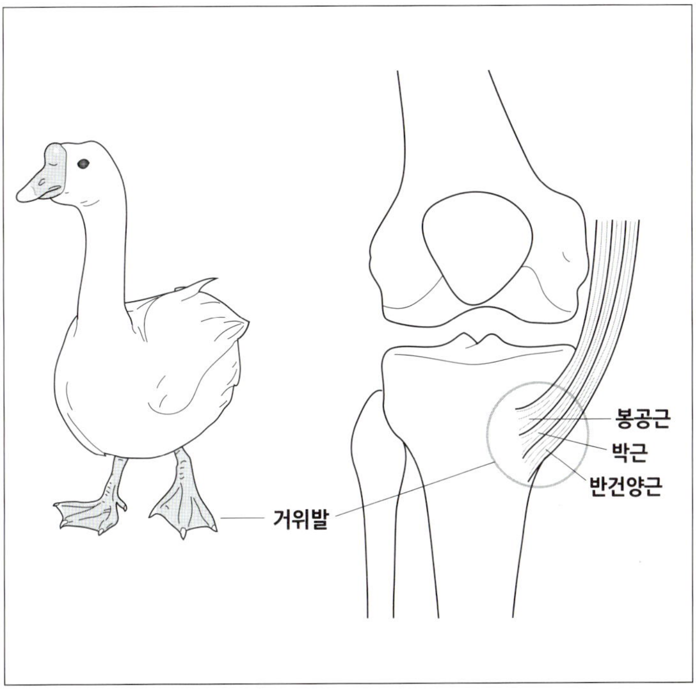

그림 5-18 ● 거위발

말 그대로, 거위발의 세 발가락이 봉공근, 박근, 반건양근의 힘줄에 상응하고, 경골 내측면에 부착한다.

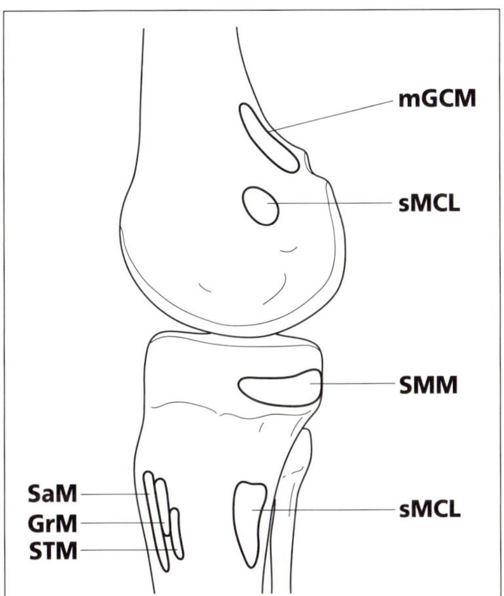

그림 5-19 ● 무릎 내측면의 힘줄, 인대의 부착부

GrM : 박근 gracilis muscle
mGCM : 비복근 내측두 medial head of gastrocnemius
SaM : 봉공근 sartorius muscle
sMCL : 내측측부인대 천층 superficial layer of MCL
SMM : 반막양근 semimembranosus muscle
STM : 반건양근 semitendinosus muscle

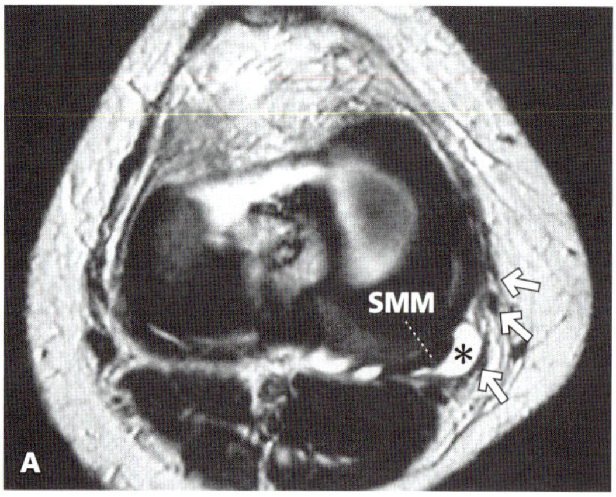

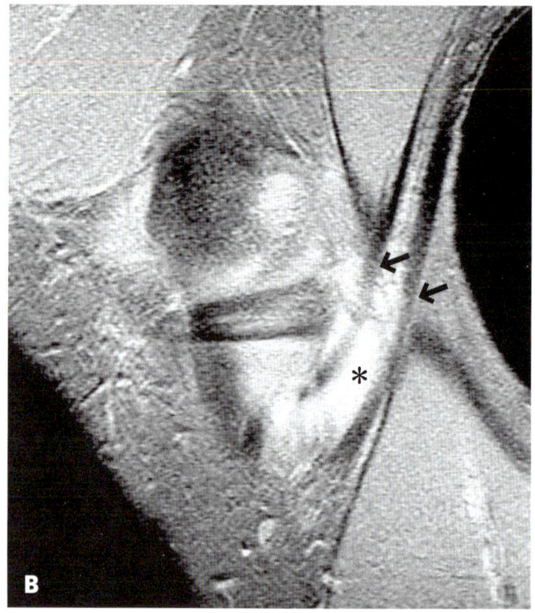

그림 5-20 ● 거위발 점액낭(정상 예)

40대 여성, T2 강조 횡단면 영상(A), T2* 강조 시상면 경사에코 영상(B). 거위발(화살표)의 심부에 작은 점액낭(*)이 존재한다. SMM : 반막양근건

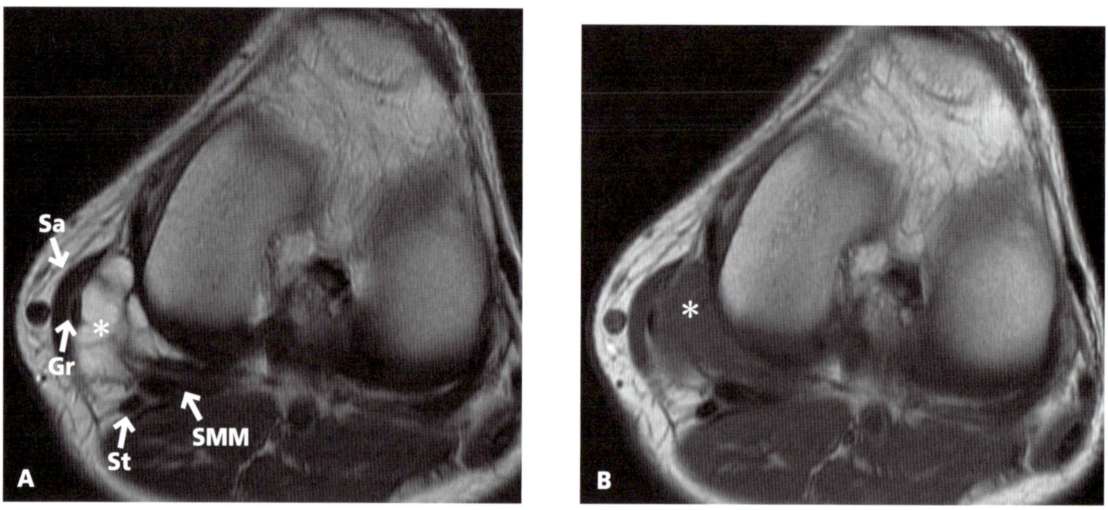

그림 5-21 ● 거위발 점액낭염

50대 남성, T2 강조 횡단면 영상(A), T1 강조 횡단면 영상(B). 거위발(Sa : 봉공근, Gr : 박근, St : 반건양근의 힘줄)의 심부에 다방성의 점액낭이 종창되었다(*). SMM : 반막양근건

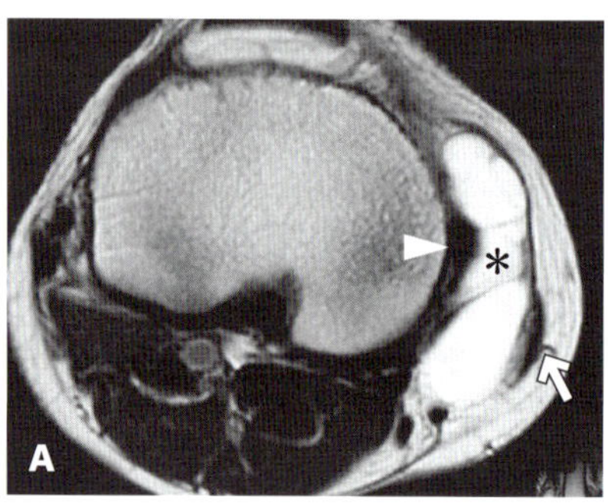

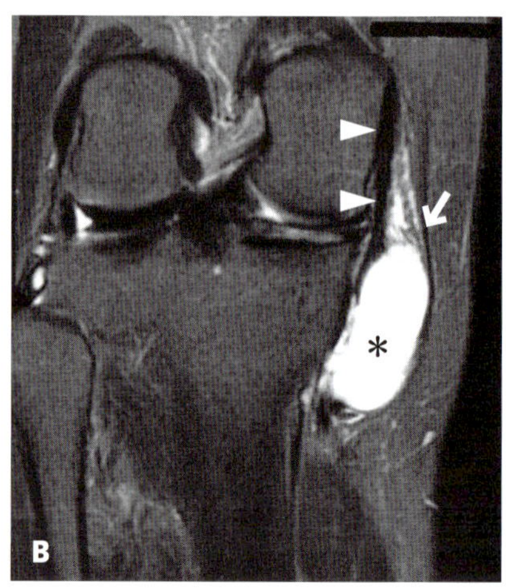

그림 5-22 ● 거위발 점액낭염

40대 남성, T2 강조 횡단면 영상(A), 지방억제 T2 강조 관상면 영상(B). 거위발(화살표)과 내측측부인대(화살촉) 사이에 다방성의 점액낭이 종창되었다(*).

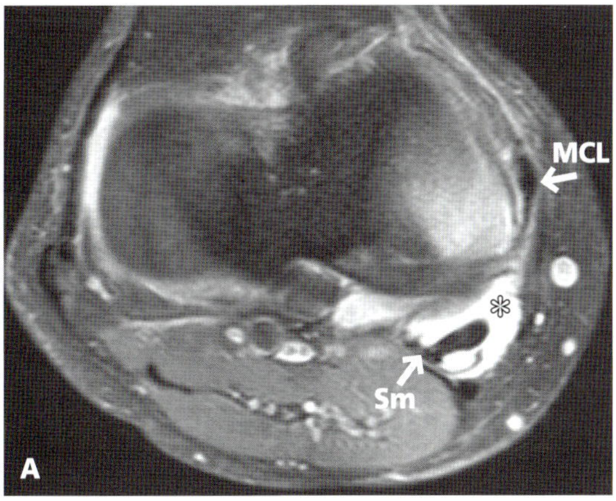

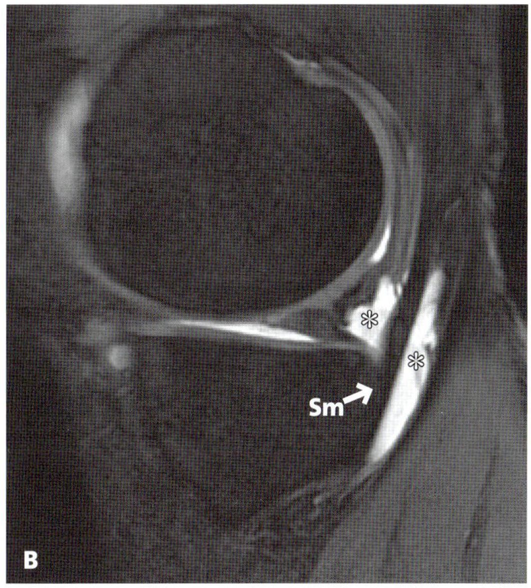

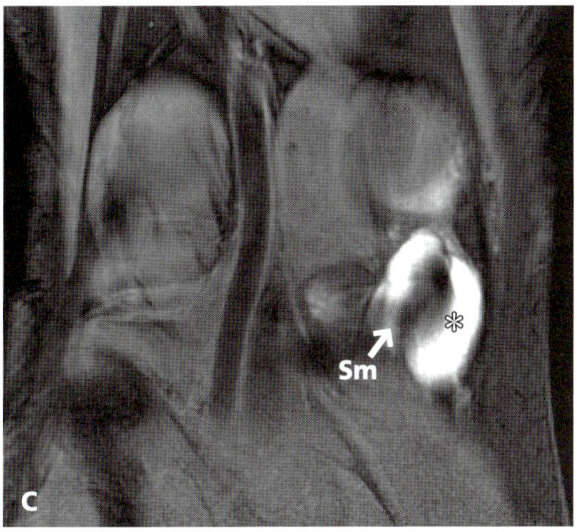

5

그림 5-23 ● 반막양근건-내측측부인대 점액낭염

50세대 남성, 지방억제 양성자 강조 횡단면 영상(A), 지방억제 T2* 강조 시상면 영상(B), 지방억제 T2* 강조 관상면 영상(C). 반막양근건(Sm, 화살표)과 내측측부인대(MCL, 화살표) 사이에 역 U자형의 점액낭이 종창되었다(*).

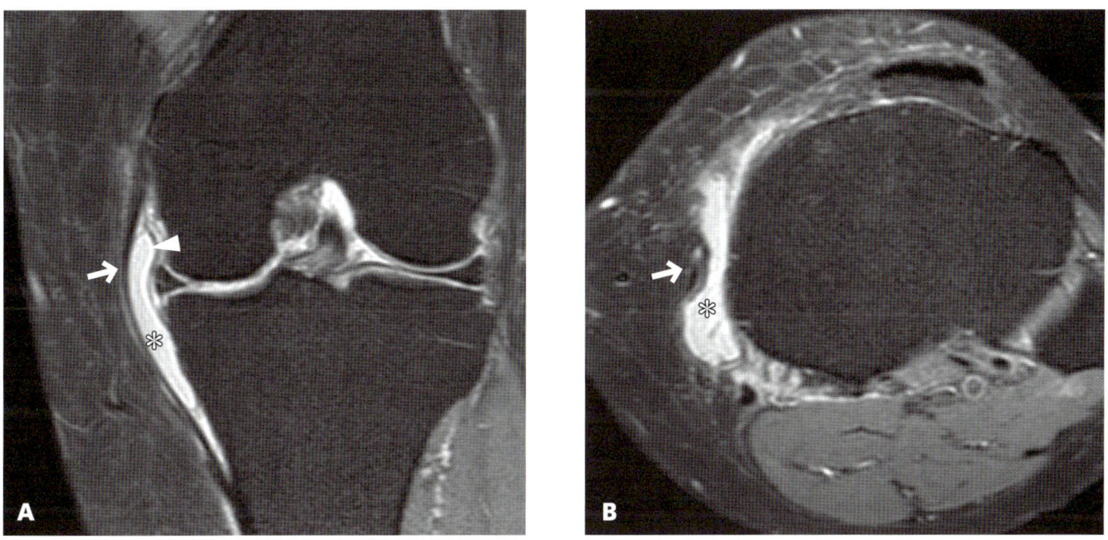

그림 5-24 ● MCL 점액낭염

50대 여성, 지방억제 양성자 강조 관상면 영상(A), 지방억제 양성자 강조 횡단면 영상(B), MCL 천층(화살표)과 MCL 심층(화살촉)과의 사이에 슬릿 모양의 액체 저류를 보이며(*), 전후 방향으로도 진행되어 있다.

5-4 반막양근건

Semimembranosus muscle and tendon

➡ Chan KK, Resnick D, Goodwin D, et al : Posteromedial tibial plateau injury including avulsion fracture of the semimembranous tendon insertion site ; ancillary sign of anterior cruciate ligament tear at MR imaging. Radiology 1999 ; 211 : 754-758.

- 반막양근건은 거위발을 이루지 않고 거위발의 배측을 주행한다.
- 반막양근건의 중심 건은 infraglenoid tubercle에 부착하여, 그 부착부에 염증이 발생하기 쉽다(**그림 5-25**).
- ACL 파열에 합병되어 견열 손상을 일으킬 수 있다(**그림 5-26**).
- 그 밖의 섬유는 배측 관절낭(oblique popliteal ligament를 통해), MM 후각, MCL 심부의 관절낭에 부착한다.
- 반막양근건은 간혹 굵어져 내측 관절강의 함몰부(coronary recess, meniscotibial recess)로 이동해 유리체나 반월상연골 파열과 감별(7장 p. 146 참조)이 필요할 수 있다(**그림 5-27**).
- 그 건초염도 보일 수 있다(**그림 5-28**).

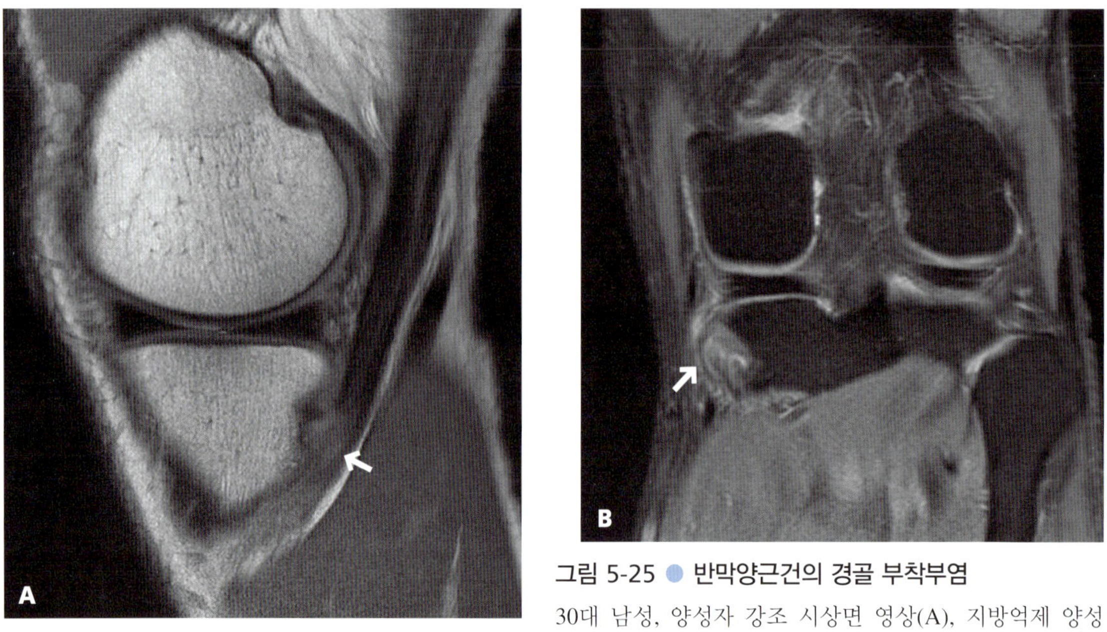

그림 5-25 ● 반막양근건의 경골 부착부염

30대 남성, 양성자 강조 시상면 영상(A), 지방억제 양성자 강조 관상면 영상(B). 반막양근건의 경골 부착부에 종창과 고신호가 있다(화살표).

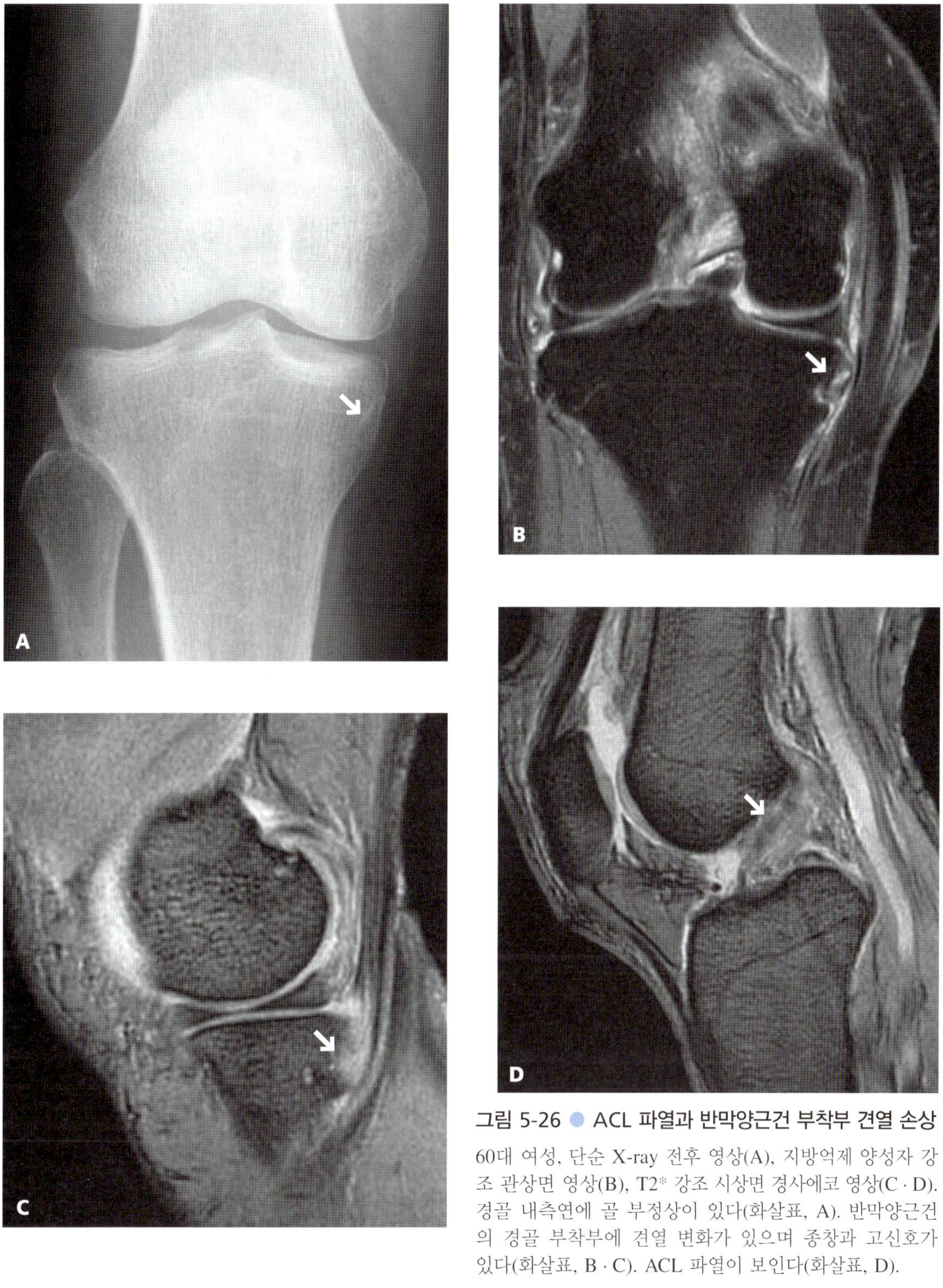

그림 5-26 ● ACL 파열과 반막양근건 부착부 견열 손상

60대 여성, 단순 X-ray 전후 영상(A), 지방억제 양성자 강조 관상면 영상(B), T2* 강조 시상면 경사에코 영상(C · D). 경골 내측연에 골 부정상이 있다(화살표, A). 반막양근건의 경골 부착부에 견열 변화가 있으며 종창과 고신호가 있다(화살표, B · C). ACL 파열이 보인다(화살표, D).

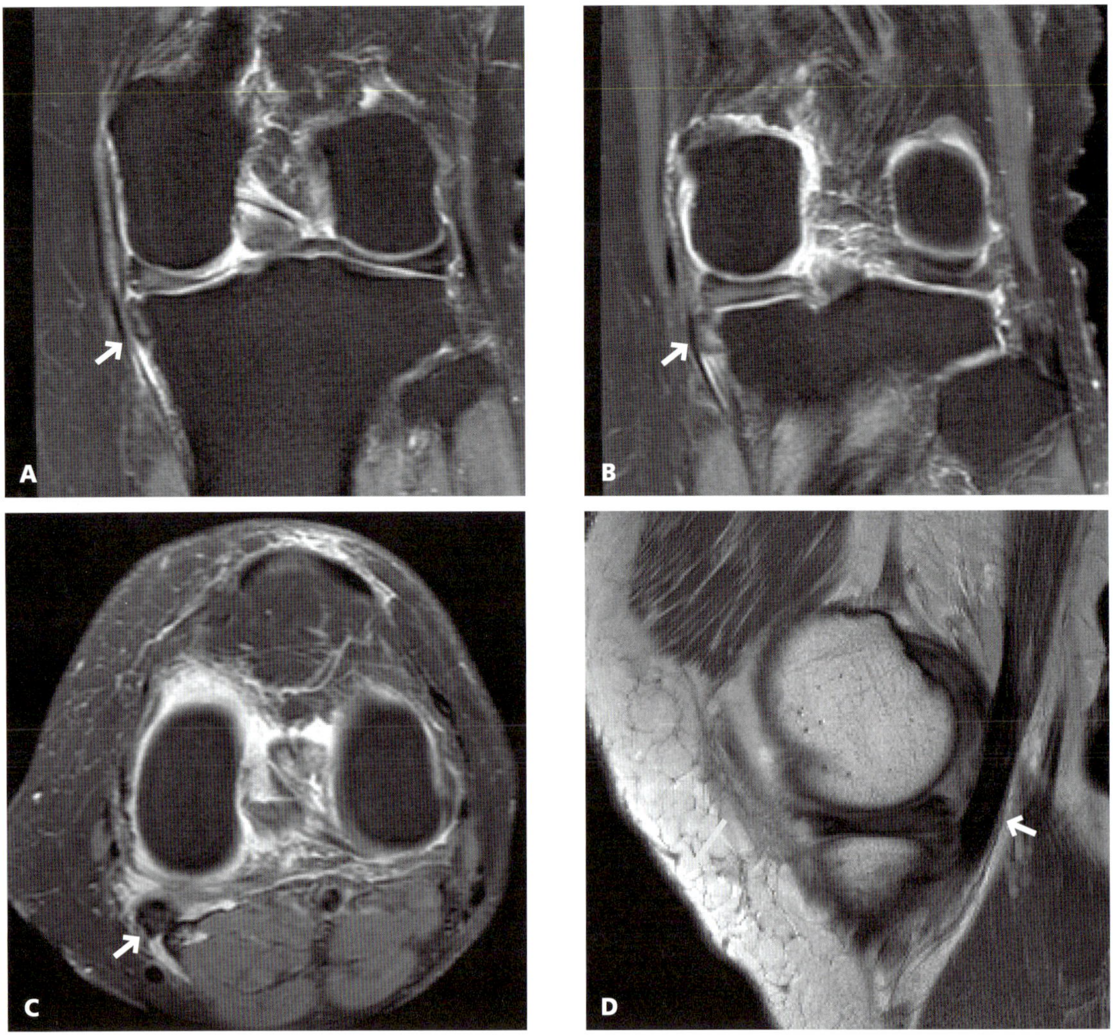

그림 5-27 ● 반막양근건의 비후(coronary recess)

70대 여성, 지방억제 양성자 강조 관상면 영상(A · B, B는 A의 배측 슬라이스), 지방억제 양성자 강조 횡단면 영상(C), 양성자 강조영상(D). 관상면 영상(A) 1장만 봤을 때는 내측반월상연골 파열에 의한 coronary recess의 유리체인 것처럼 보이지만(화살표, A) 반막양근건은 전체적으로 비후되었고(화살표, B~D), 그에 파생된 부착 부위가 나타난다.

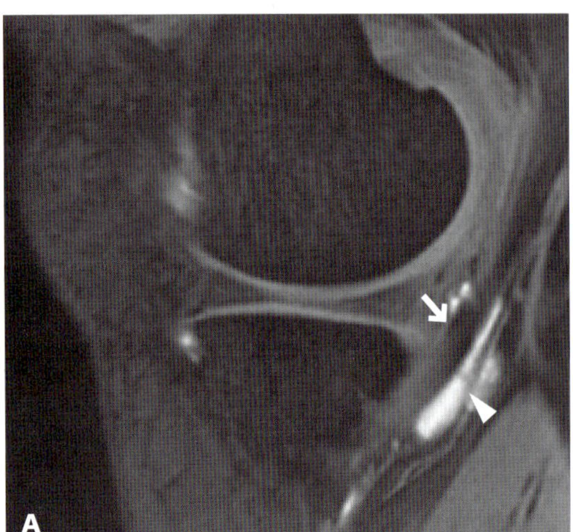

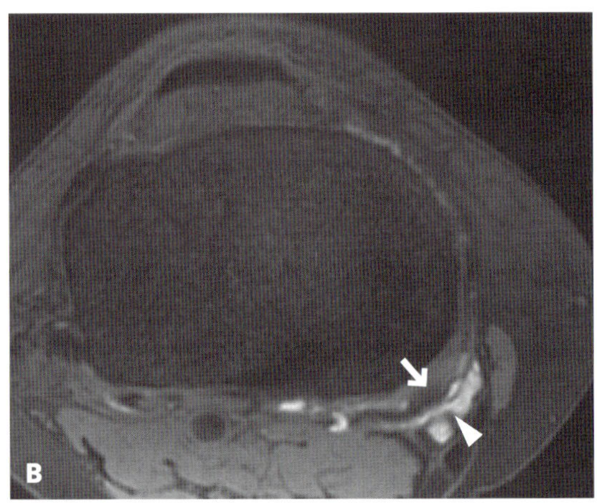

그림 5-28 ● 반막양근건초염

50대 여성, 지방억제 T2* 강조 시상면 영상(A), 횡단면 영상(B). 하행하는 반막양근건(화살표) 주위에 경미한 액체 저류가 있다(화살촉).

5-5 Stieda 음영(Pellegrini-Stieda병)

Stieda shadow, Pellegrini-Stieda disease

➡ Wang JC, Shapiro MS : Pellegrini-Stieda syndrome. Am J Orthop 1995 ; 24 : 493-497.

- 만성 MCL 파열의 경과 중 그 주위에 거친 석회 침착이 발생하는 것을 Stieda 음영(Pellegrini-Stieda병)이라고 한다.
- 드물게 외상력이 없는 무릎에 발생할 수 있다.
- 특히 MCL의 대퇴골 부착부 근처에 발생하여 부착부의 견열 골절과 감별이 필요한 경우도 있다.
- 큰 석회 침착 병소는 골화를 일으켜 내부에 지방골수가 관찰되는 경우가 있다(**그림 5-29**).

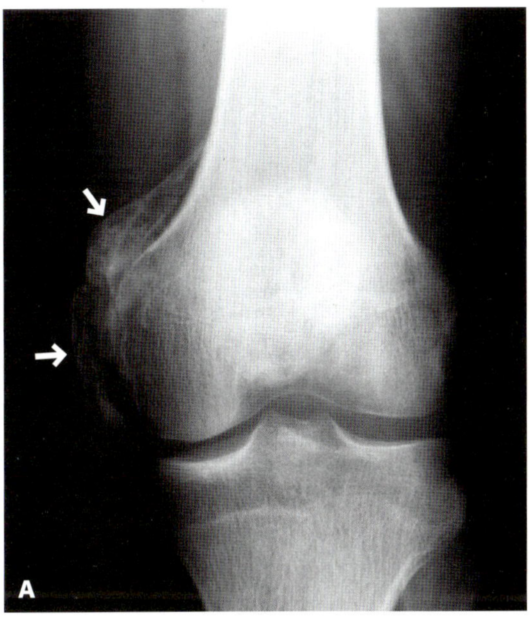

그림 5-29 ● Pellegrini-Stieda병

20대 남성, 단순 X-ray 전후 영상(A), T2* 강조 관상면 경사에코 영상(B), T1 강조 관상면 영상(C). 11개월 전 교통사고로 수상, 무릎 내측의 종창과 무릎운동 시 통증, 경도 구축을 호소했다. X-ray 사진에서 내측과를 따라 거친 골화 음영이 관찰된다(화살표). T2* 강조 관상면 경사에코 영상에서 이 부위는 현저한 signal void를 보인다(화살표, B). MCL 천층 상부는 단절되었다. MCL 천층의 경골 측은 유지된다(화살촉). T1 강조 관상면 영상에서 골화부의 일부에 지방골수를 나타내는 고신호가 보인다(화살표, C).

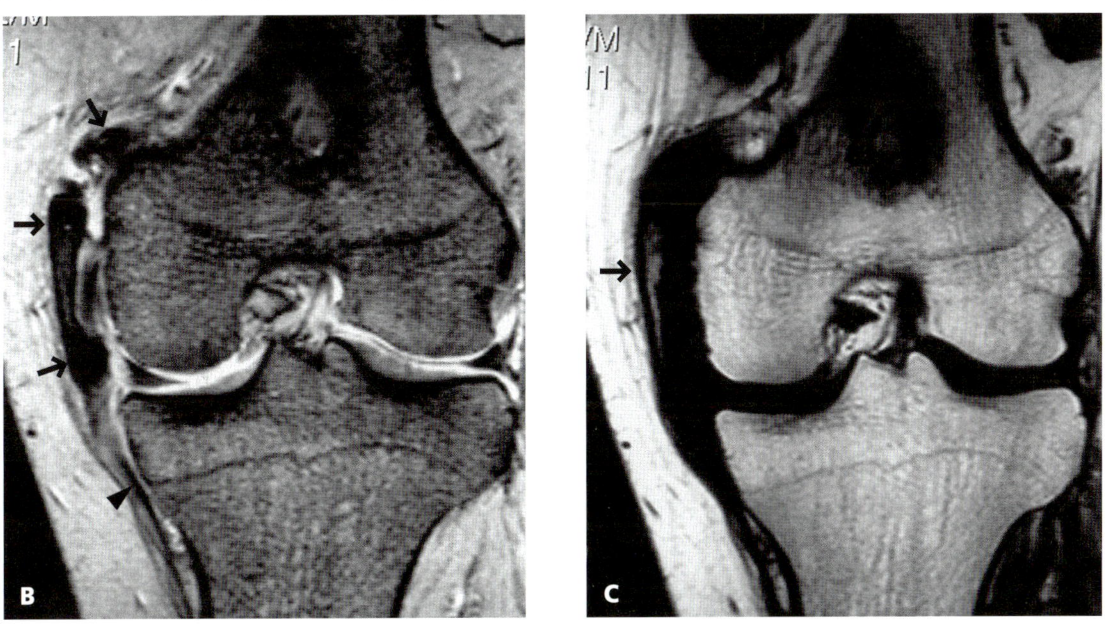

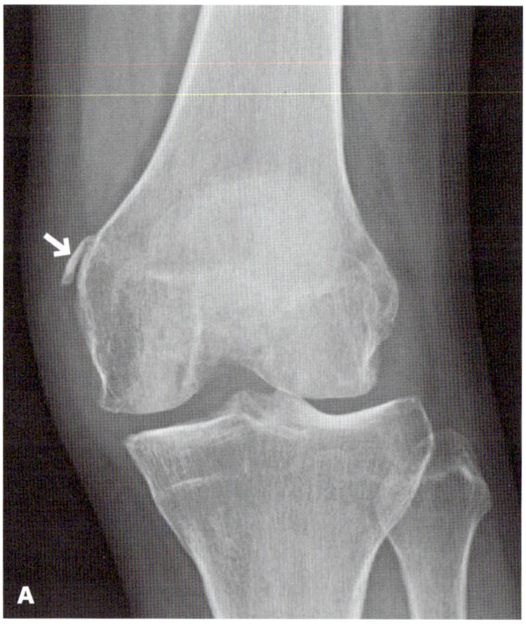

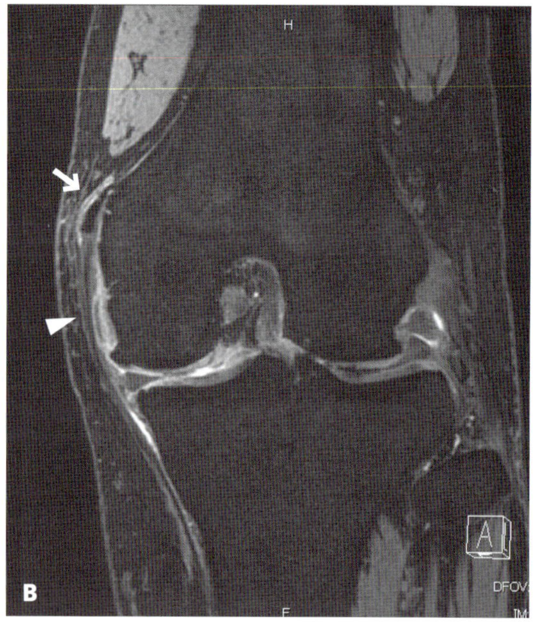

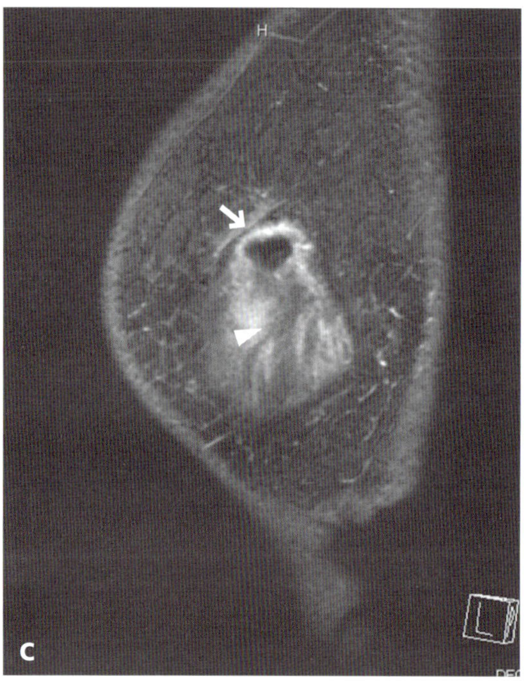

그림 5-30 ● Pellegrini-Stieda병

50대 여성, 예전 무릎 외상의 기왕력, 무릎 내측의 경도 부종. 단순 X-ray 전후 영상(A), T2* 강조 관상면 경사에코 영상(B), T2* 강조 시상면 경사에코 영상(C). X-ray 사진에서 미세한 골화 음영이 보인다(화살표, A). T2* 강조 경사에코 영상에서 이 부위는 미세한 저신호를 나타낸다(화살표, B · C). MCL 천층의 연속성은 아직 유지되고 있다(화살촉, B · C).

제 06 장

외측측부인대를 포함한 외측지지조직

Lateral Supporting Structures including LCL (Lateral Collateral Ligament)

6-1 해부
Anatomy

➡ Seebacher JR, Inglis AE, Marshall JL, et al : The structure of the posterolateral aspect of the knee. J Bone Joint Surg Am 1982 ; 64 : 536-541.

➡ Vinson EN, Major NM, Helms CA : The posterolateral corner of the knee. AJR Am J Roentgenol 2008 ; 190 : 449-458.

➡ Munshi M, Pretterklieber ML, Kwak S, et al : MR imaging, MR arthrography, and specimen correlation of the posterolateral corner of the knee : an anatomic study. AJR Am J Roentgenol 2003 ; 180 : 1095-1101.

➡ Claes S, Vereecke E, Maes M, et al : Anatomy of the anterolateral ligament of the knee. J Anat 2013 ; 223 : 321-328.

➡ Pomajzl R, Maerz T, Shams C, et al : A review of the anterolateral ligament of the knee ; current knowledge regarding its incidence, anatomy, biomechanics, and surgical dissection. Arthroscopy 2015 ; 31 : 583-591.

- 무릎의 외측지지조직은 여러 조직의 복합체이며, 무릎 내측부에 비해 매우 복잡하며, 무릎 내측부와 마찬가지로 3층으로 분류된다.
  제1층 : 무릎 외측 표면의 근막을 형성한다. 전방의 장경인대(iliotibial band : ITB)부터 후방의 대퇴이두근건(biceps femoris tendon : BFT).
  제2층 : 전방에서 외측슬개지대(lateral patellar retinaculum)부터 외측측부인대(lateral collateral ligament : LCL, fibular collateral ligament)를 포함하는 층
  제3층 : 외측 슬관절낭으로 대표되는 가장 깊은 층으로, fabellofibular ligament, arcuate ligament를 포함한다.
- 이 중 대표적인 구조물은 전방부터 장경인대(ITB), 외측측부인대(LCL) 및 대퇴이두근(BFT) 순으로 배열된다(**그림 6-1**).
- LCL은 하행하는 BFT와 비골두 부위에서 공동건을 형성한다. 다만 이 공동건(conjoint ligament)은 제1층을 주행하는 BFT와 제2층의 LCL에 의해 형성되므로 시상면 영상에서 V자형을 보인다고 하지만, 1장의 시상면 영상에서 보이는 경우는 드물다(**그림 6-2**).
- LCL은 슬관절의 내반과 과신전을 억제하고, 무릎 신전위에서 최대 긴장된다.
- Segond 골절에 관여하는 anterolateral ligament(ALL)는 LCL의 대퇴골 부착부에서 파생되어 전방 하방을 향해 Gerdy 결절과 비골두 사이에 정지한다(**그림 6-3**). ALL은 'LCL의 전사주 섬유 anterior oblique band of LCL'과 같이 다양한 명칭이 있다(p. 119 참조). ALL은 실제로는 LCL 등 주위 지지조직과 구별할 수 없는 경우가 많다. 경골의 내회전 안정성에 기여한다.
- 슬와근건(popliteus tendon : PT)은 상기 인대와는 약간 주행이 다르다(**그림 6-3**).
- 슬와근건은 LCL 부착부 바로 아래 외측과의 popliteal sulcus(**그림 6-4**)부터 LCL의 심부를 지나 외측반월상연골의 meniscocapsular junction을 비스듬히 관통해 슬와근이 되어 경골에 부착한다. 따라서 슬와근건의 상반부는 관절 내 구조물이며 관절경으로 관찰된다(**그림 6-5**). 외측반월상연골 변연에 근접한 tendon sheath를 반월상연골 파열 등과 혼동하지 않아야 한다(**그림 6-6, 7**).
- 슬와근의 주행 도중 비골두를 향하는 슬와비골인대(popliteofibular ligament)를 낼 수 있으며 MRI에서 얇은 끈 모양 구조로 보일 수 있다(**그림 6-8, 9**).
- 슬와근의 근건이행부 표층은 궁상인대(arcuate ligament)로 덮여있다(**그림 6-10**).
- 이들은 무릎의 후외측에서 하나가 되어 지지조직을 형성한다. ACL 파열 등에서 후외측지지조직 손상이 합병되는 경우가 많다(**그림 6-11**).

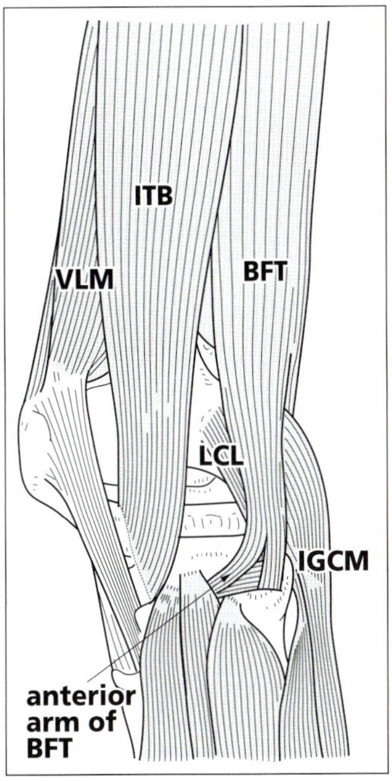

그림 6-1 ● **외측지지조직의 모식도**

전방부터 장경인대(ITB), 외측측부인대(LCL) 및 대퇴이두근건(BFT)으로 구성된다. VLM : 외측광근, lGCM : 비복근 외측두. BFT 하단은 전방 섬유(anterior arm)를 낸다(화살표).

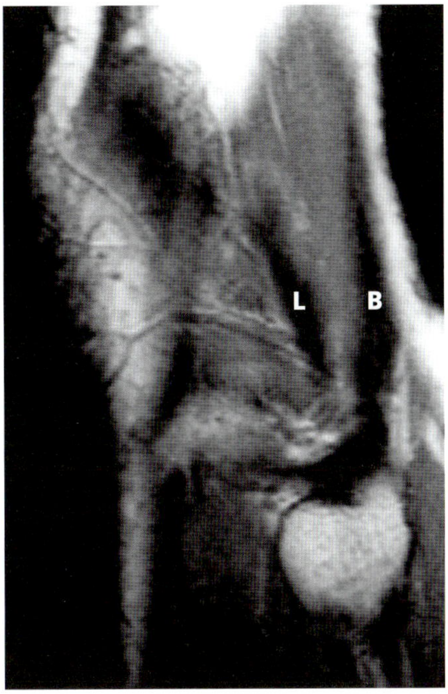

그림 6-2 ● **Conjoint ligament**

LCL(L)과 biceps femoris tendon(B)의 공동건, 양성자 강조 시상면 영상. 시상면 영상에서 V자형을 보인다고 하지만, 1장의 영상에서 관찰되는 경우는 드물다.

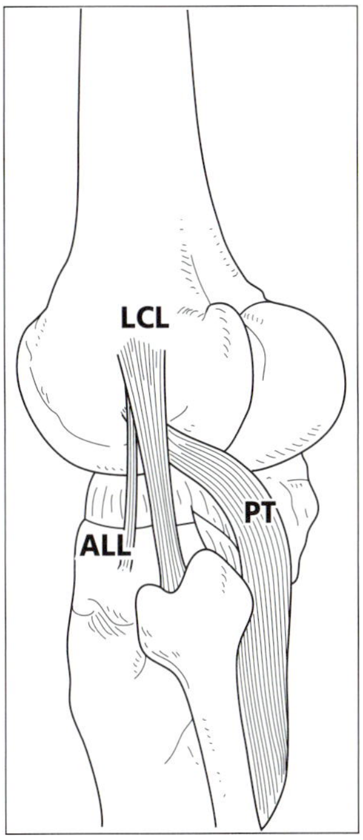

그림 6-3 ● **외측측부인대와 슬와근건의 모식도**

슬와근건(PT)은 외측과에서 외측측부인대(LCL)의 심부를 지나 슬와근건 열공을 통해 관절 밖으로 주행한다. anterolateral ligament(ALL ; LCL의 전사주섬유)는 LCL의 대퇴골 부착부에서 전방 하방을 향하고, 비골두 전방의 경골 측면에 정지한다.

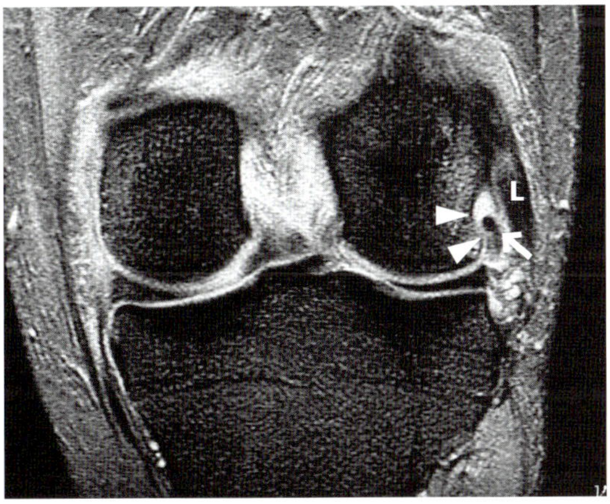

그림 6-4 ● **외측과의 popliteal sulcus**

T2* 강조 관상면 경사에코 영상. 슬와근건(화살표)은 popliteal sulcus(화살촉)에서 기시하여 LCL(L)의 심부를 주행한다.

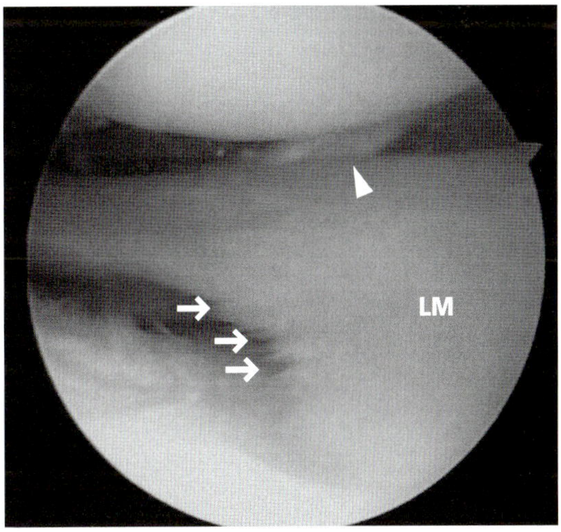

그림 6-5 ● **관절경에서 확인되는 슬와근건**

외측반월상연골(LM)의 너머로 슬와근건이 비스듬히 주행하고 있다(화살촉). 반월상연골 자유연에는 변성에 의해 보풀이 일어난 듯한 변화(fibrillation)가 보인다(화살표).

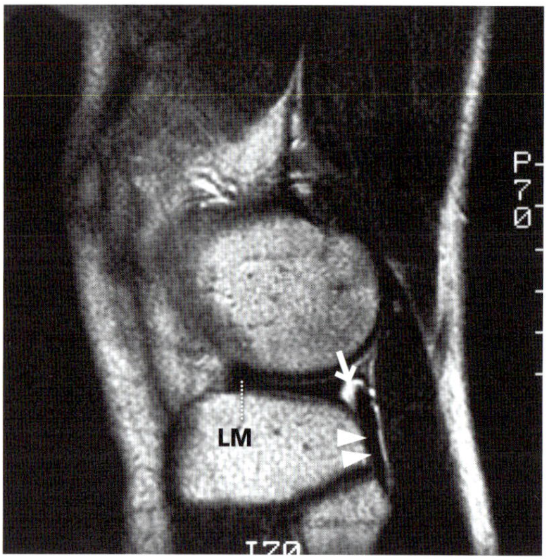

그림 6-6 ● 슬와근건

외측반월상연골(LM)을 지나는 T2 강조 시상면 영상. 슬와근건(화살촉)은 tendon sheath를 형성해 외측반월상연골의 meniscocapsular junction을 비스듬히 관통한다. 이 부분의 액체 저류(화살표)는 정상이며 반월상연골 손상으로 간주해서는 안된다.

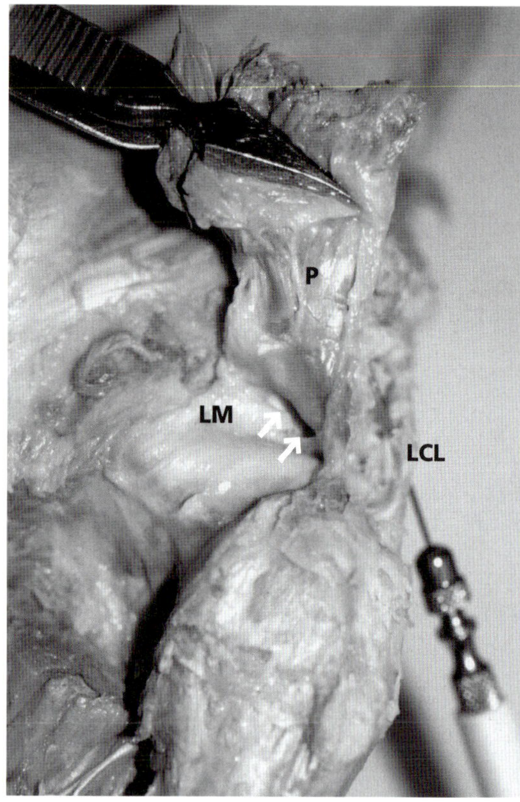

그림 6-7 ● 사체 무릎의 슬와근건, LCL 및 외측반월상연골

슬와근건(P)은 근건이행부에서 절개하여 반전시켰다. 외측반월상연골(LM)과의 사이에 간극이 보인다(화살표). LCL의 심부에 바늘을 위치시켰다.

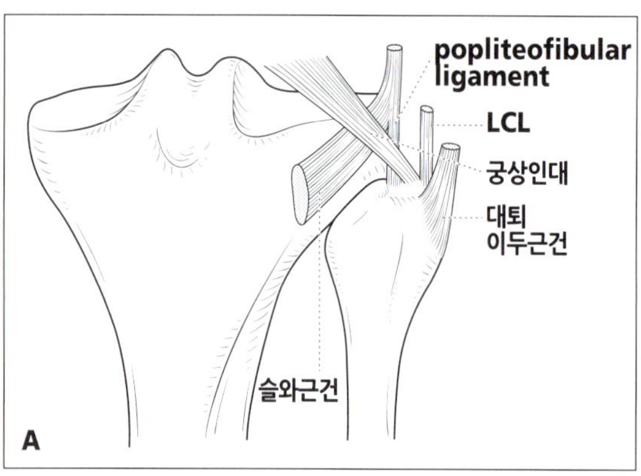

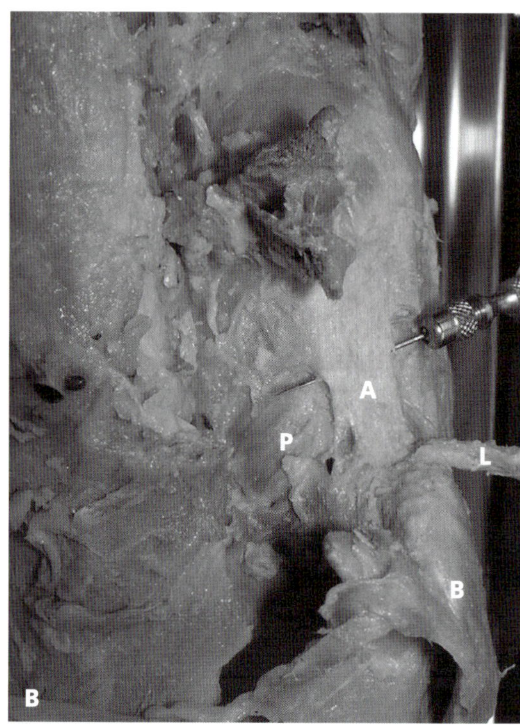

그림 6-8 ● 슬관절 후외측 구조의 모식도와 해부도

우측 무릎을 비스듬히 뒤에서 관찰. LCL(L)과 대퇴이두근건(B), 슬와근건(P)은 주행 도중 비골두를 향해 슬와비골인대를 낸다. 슬와근(P)의 근건이행부는 궁상인대(A)의 심부를 통과해 슬와로 나온다.

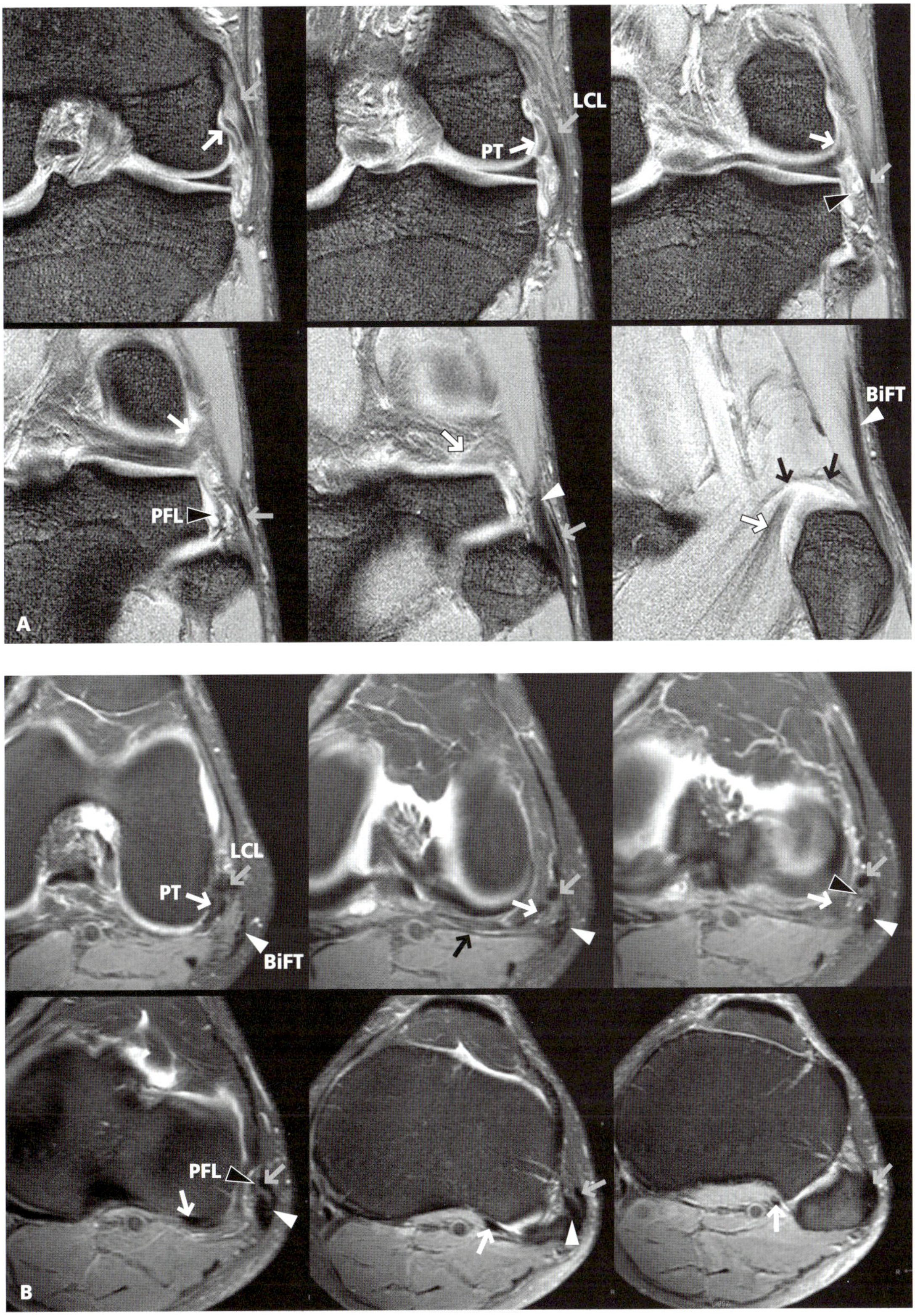

6

그림 6-9 ● 슬관절 후배측 구조의 MRI

T2* 강조 관상면 경사에코 영상(A), 지방억제 양성자 강조 횡단면 영상(B). 슬와근건(PT : 굵은 화살표)은 외측과의 LCL(회색 화살표) 부착부 바로 아래에서 하행하고, 슬와비골인대(PFL : 검은 화살촉)를 내며, 근건이행부는 궁상인대(검은 화살표) 아래를 지나 슬와부로 나온다. 비골두에는 슬와비골인대, LCL, 대퇴이두근건(BiFT : 흰색 화살촉) 등 여러 인대, 힘줄이 부착한다.

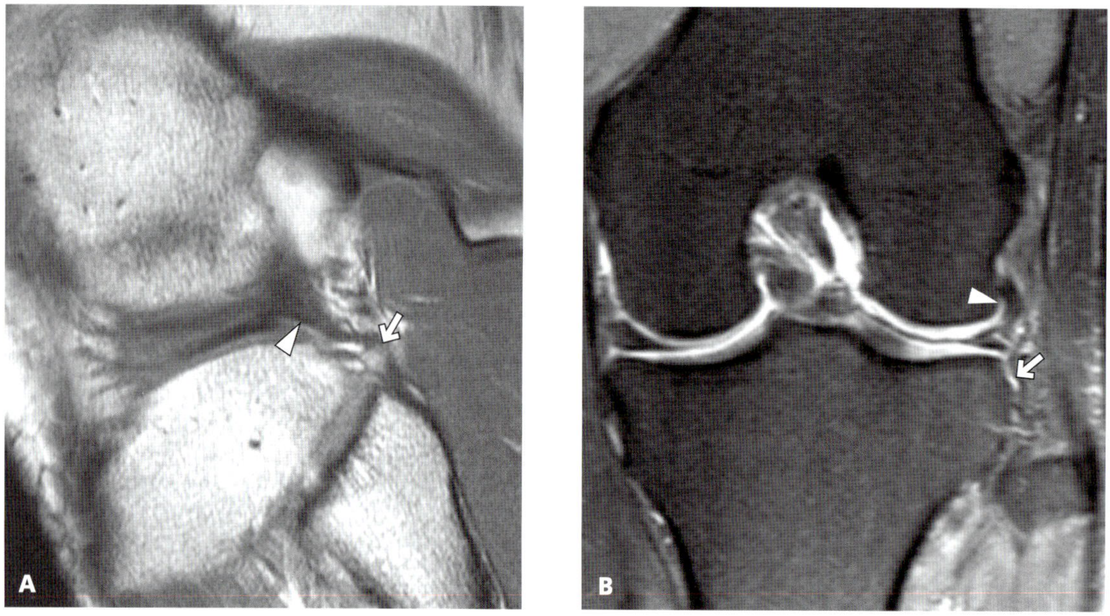

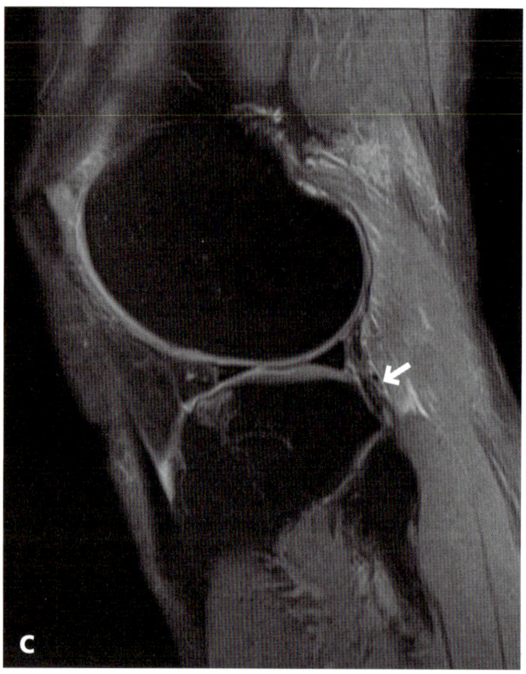

그림 6-10 ● 슬와비골인대 손상

30대 여성, 양성자 강조 시상면 영상(A), 지방억제 양성자 강조 관상면 영상(B). 다른 증례 20대 남성, 지방억제 양성자 강조 시상면 영상(C). 슬와비골인대(화살표)는 부분적으로 손상되어 구불구불하게 주행한다. 슬와근건(화살촉). 다른 증례에서는 인대 내부에 국한된 고신호가 보인다(화살표, C).

MRI 포인트

- 정상 LCL은 저신호의 띠 모양 구조로 관찰된다.
- LCL은 관상면에서 관찰하지만, 전방으로 약간 기울어져 주행하기 때문에 여러 장의 슬라이스에 나타나는 경우가 많다.
- 슬와근건은 비스듬히 주행하므로, 짧은 TE로 촬영하는 경우 magic angle effect로 인한 신호 상승(2장 p. 23 참조)에 주의가 필요하다.

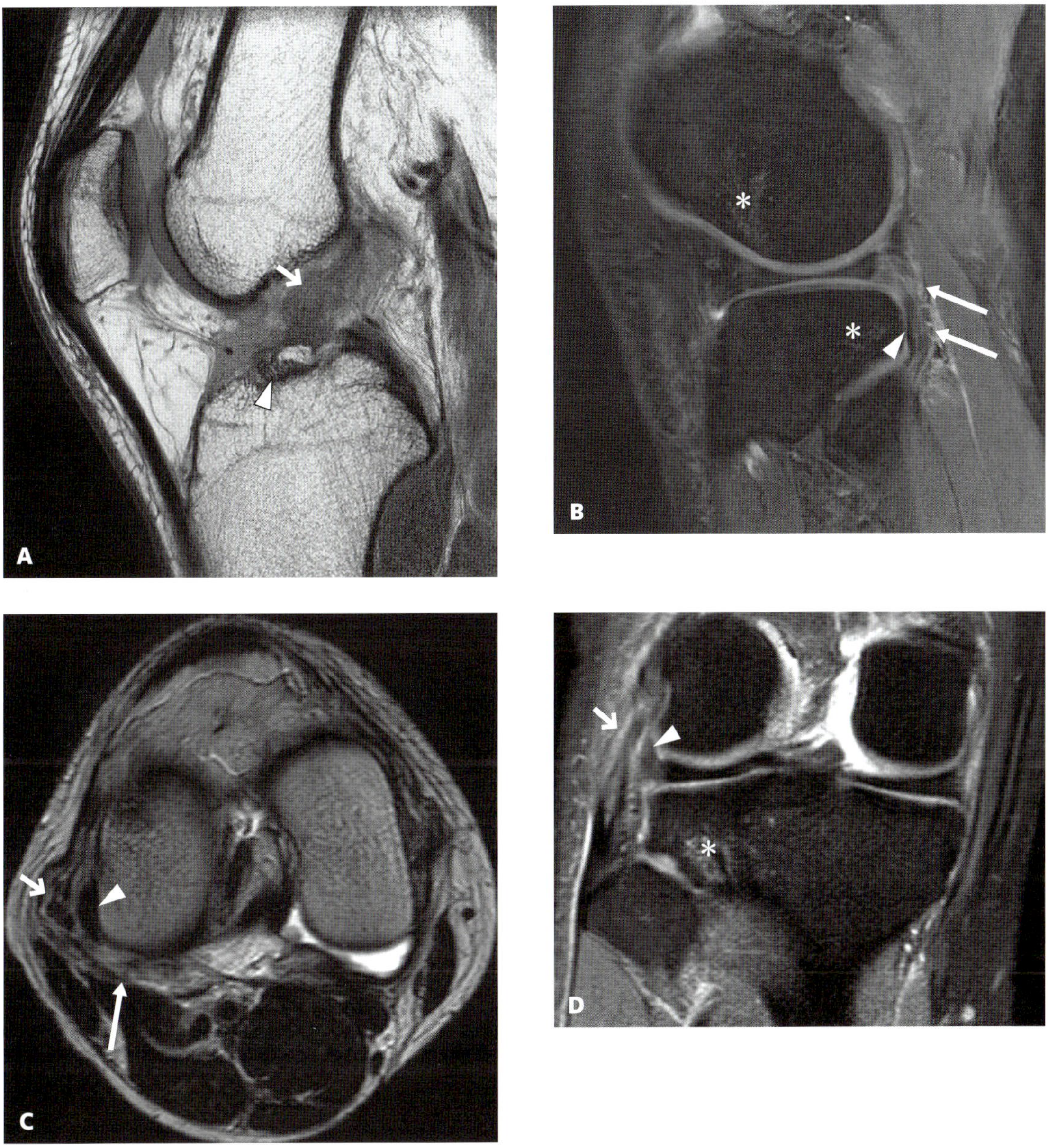

그림 6-11 ● ACL 파열로 인한 후외측지지조직 손상

30대 남성, 양성자 강조 시상면 영상(A), 지방억제 T2* 강조 시상면 경사에코 영상(B), T2 강조 횡단면 영상(C), 지방억제 양성자 강조 관상면 영상(D). 과간융기 골절(화살촉, A)을 동반한 ACL의 완전 파열(화살표, A)이 있다. 이로 인한 bone bruise가 보인다(*, B · D). 슬와근건(화살촉)과 LCL(화살표)은 모두 연속성이 유지되지만 일부에서 고신호를 보인다(화살표, D). 궁상인대는 일부 불연속적이며, 그 주위에 부종성 종창과 파열이 있다(긴 화살표, B · C).

6-2 외측측부인대 파열

LCL tear

- LCL 파열은 전/후방 십자인대, 내/외측 측부인대 중 가장 빈도가 낮다.
- LCL 파열에는 교통사고 등 강한 외력이 작용하는 경우가 많고, 무릎 탈구 등의 중증 손상이나 복합 인대 손상이 발생하는 경우도 있다(**그림 6-11, 12**). 비골신경 손상이 동반된 중상 예도 있다.

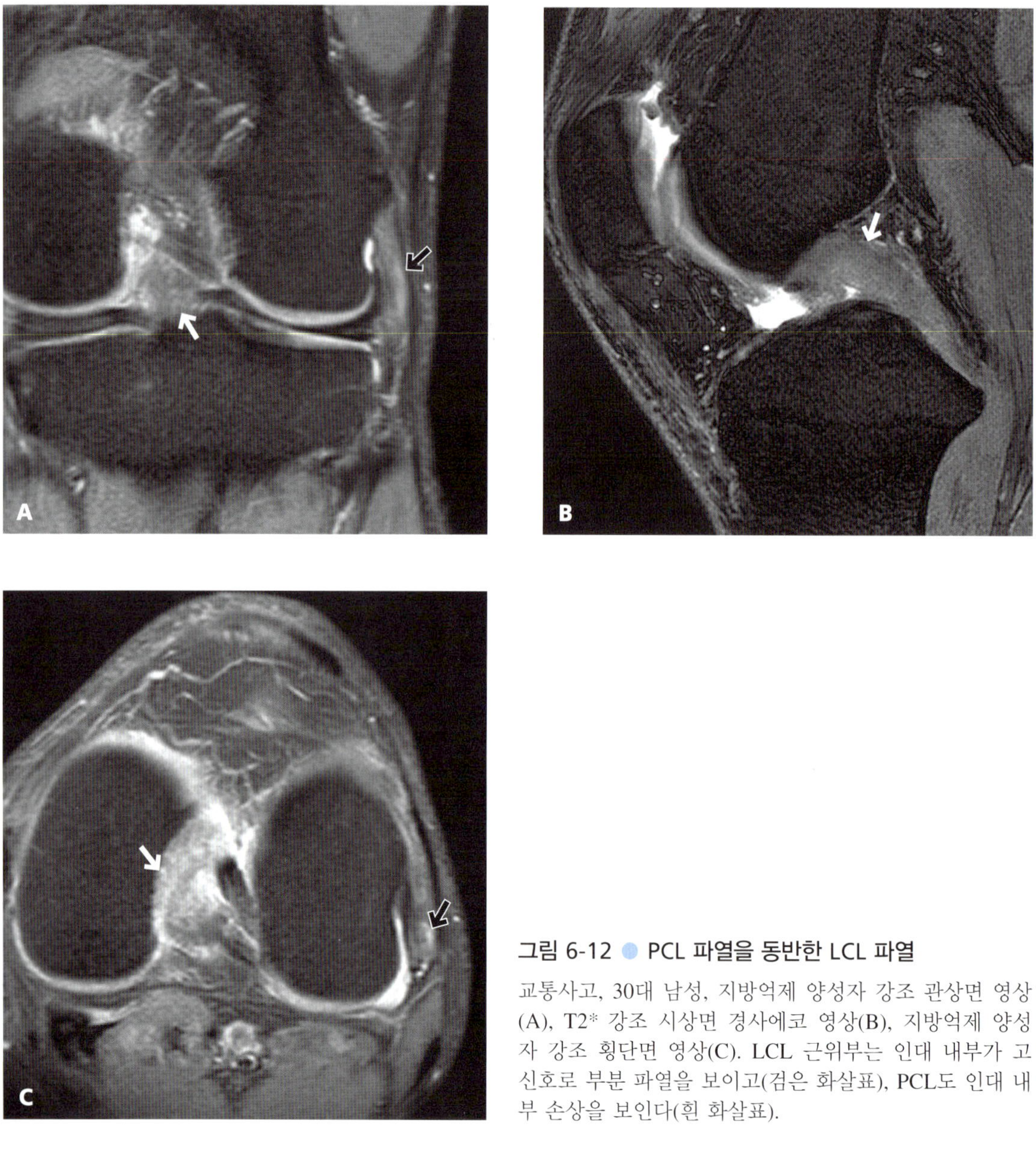

그림 6-12 ● PCL 파열을 동반한 LCL 파열

교통사고, 30대 남성, 지방억제 양성자 강조 관상면 영상(A), T2* 강조 시상면 경사에코 영상(B), 지방억제 양성자 강조 횡단면 영상(C). LCL 근위부는 인대 내부가 고신호로 부분 파열을 보이고(검은 화살표), PCL도 인대 내부 손상을 보인다(흰 화살표).

- LCL 단독 손상은 드물다(**그림 6-13**). 다른 외부지지조직, 특히 후외측 관절낭 파열이 동반될 수 있다(**그림 6-14**).
- LCL은 관절 외 구조물이며, 그 파열로 인해 관절액이 저류되지 않는다.
- 급성기 LCL 파열은 인대 섬유의 소실과 불연속성이 동반한 부종과 출혈성 변화로 나타난다.
- 인대의 중간부 또는 비골두의 견열 골절의 파열이 많다(**그림 6-15**, 다음 페이지).
- LCL과 conjoint ligament를 형성하는 대퇴이두근건의 동반 손상을 보이는 경우도 있다(**그림 6-16**).
- 만성기에는 비후되거나 휘어진 끈 모양 구조로 보일 수 있다.

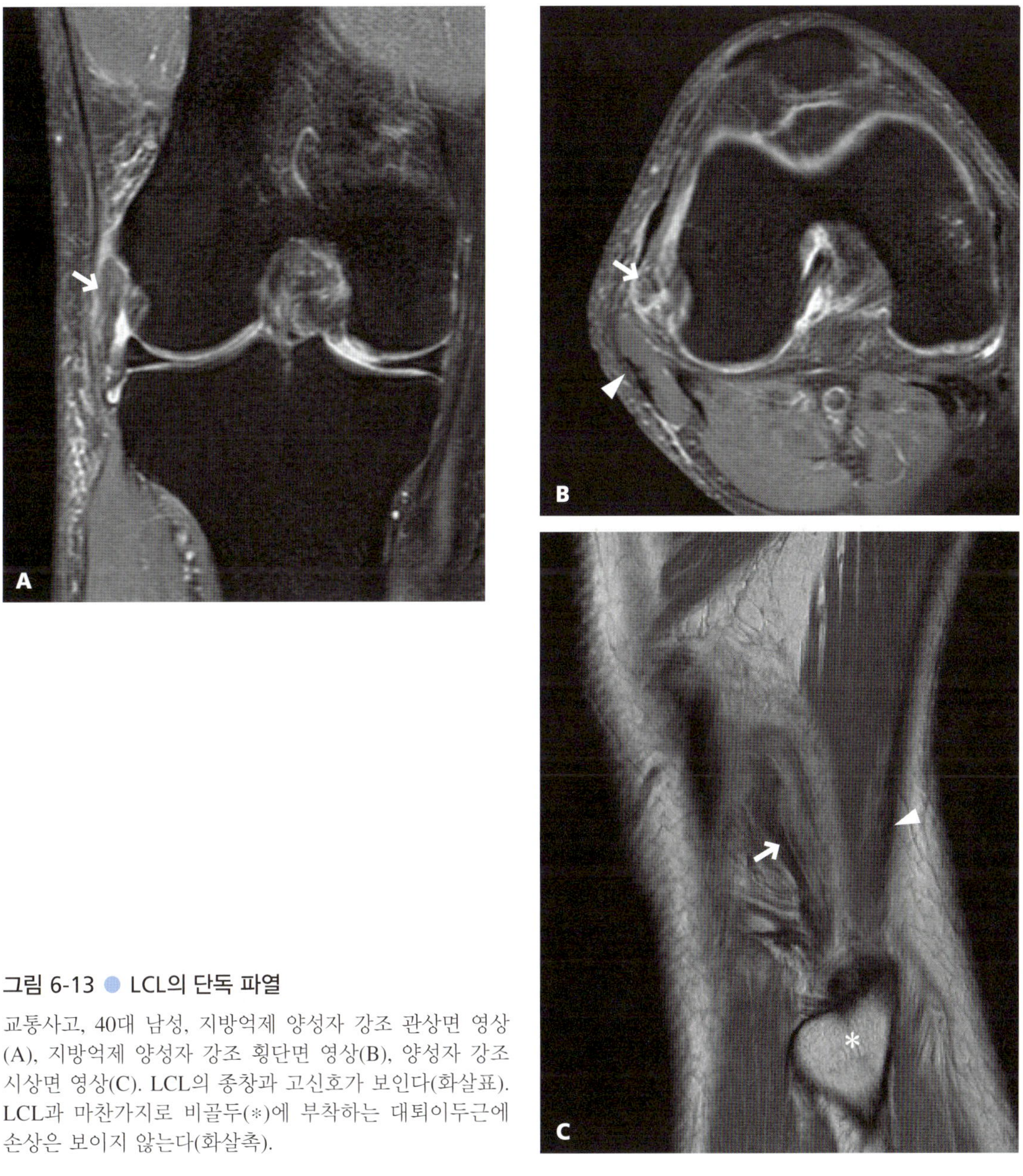

그림 6-13 ● LCL의 단독 파열

교통사고, 40대 남성, 지방억제 양성자 강조 관상면 영상(A), 지방억제 양성자 강조 횡단면 영상(B), 양성자 강조 시상면 영상(C). LCL의 종창과 고신호가 보인다(화살표). LCL과 마찬가지로 비골두(*)에 부착하는 대퇴이두근에 손상은 보이지 않는다(화살촉).

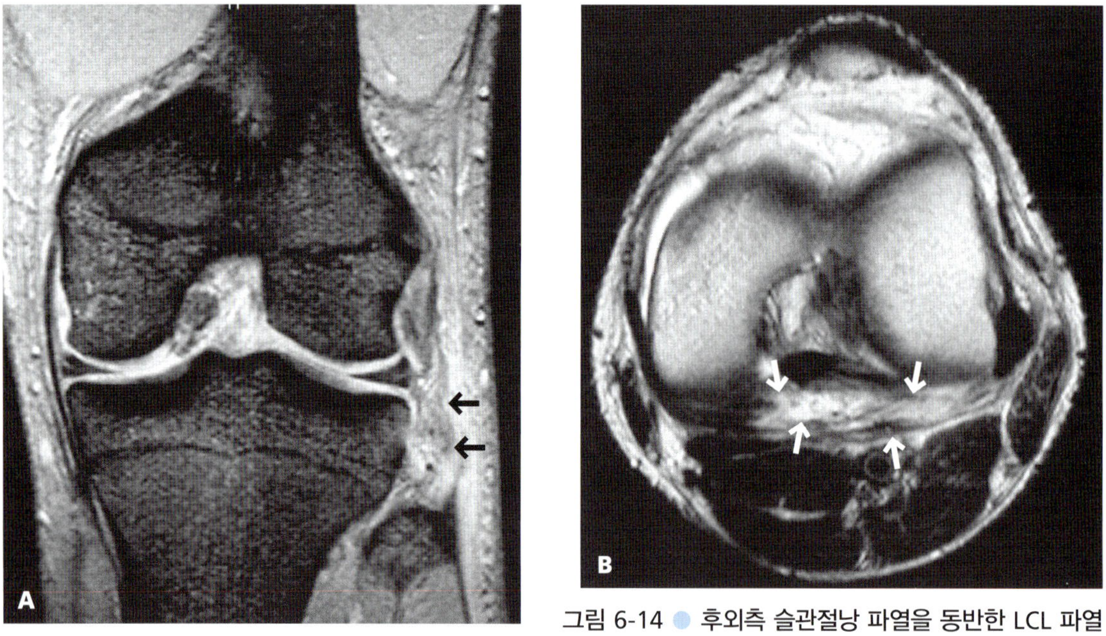

그림 6-14 ● 후외측 슬관절낭 파열을 동반한 LCL 파열

교통사고, 10세 남아, T2* 강조 관상면 경사에코 영상(A), T2 강조 횡단면 영상(B). LCL 인대 섬유의 불연속이 관찰된다(화살표). 후외측 슬관절낭의 종창, 불연속도 보인다(화살표, B).

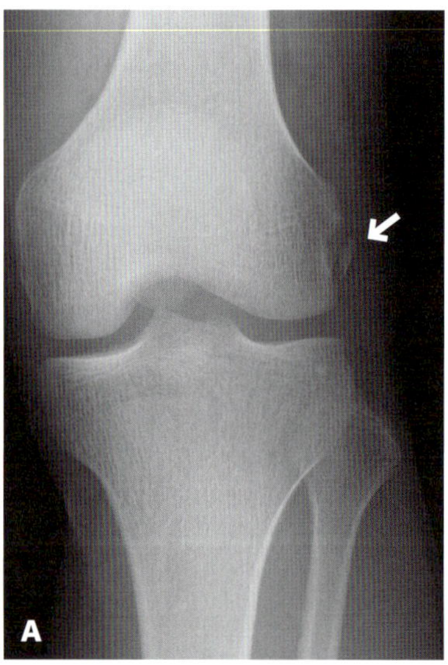

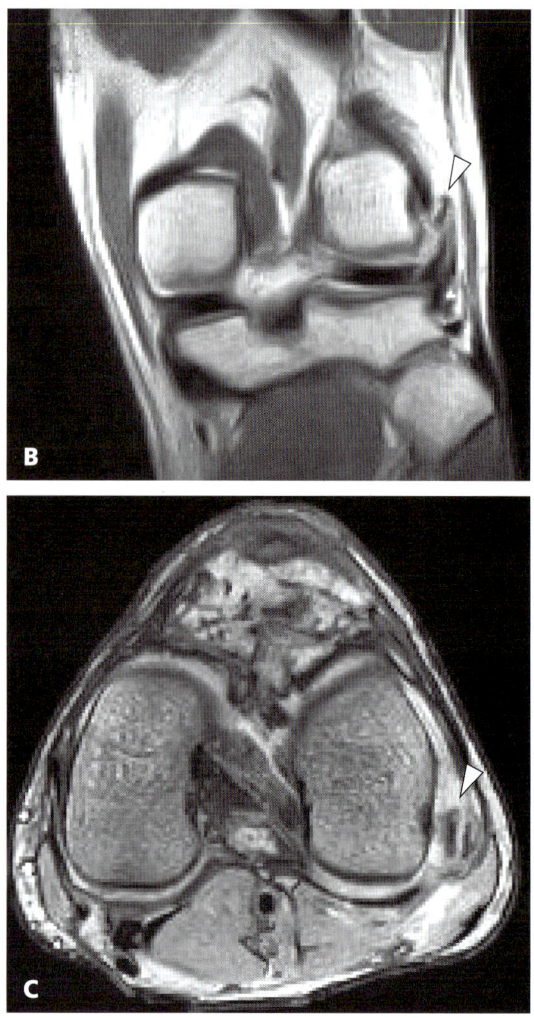

그림 6-15 ● LCL 대퇴골 부착부 견열 손상

20대 남성, 단순 X-ray 전후 영상(A), 양성자 강조 관상면 영상(B), T2* 강조 횡단면 영상(C). 대퇴골 외측과 변연에 미세한 골편이 있다(화살표, A). LCL은 대퇴골 부착부에서 불연속을 보이며 액체가 그 사이에 존재한다(화살촉, B · C).

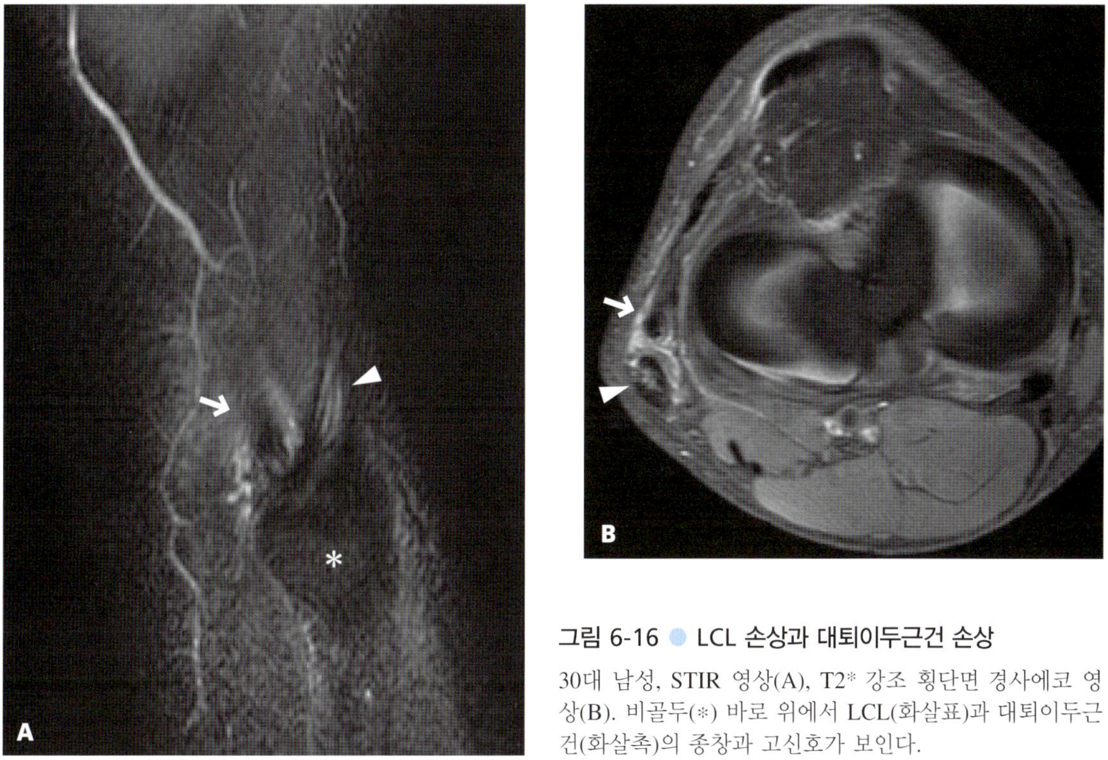

그림 6-16 ● LCL 손상과 대퇴이두근건 손상

30대 남성, STIR 영상(A), T2* 강조 횡단면 경사에코 영상(B). 비골두(*) 바로 위에서 LCL(화살표)과 대퇴이두근건(화살촉)의 종창과 고신호가 보인다.

6

무릎 MRI 판독지는 정형외과 의사와의 캐치볼이다.

무릎 MRI의 판독지는 정형외과 의사와의 캐치볼과 같다고 생각한다. 공을 던지기만 하는, 즉 판독지만 쓰기만 해서는 우리의 진단 능력이 향상되지 않는다. 판독지가 초점을 벗어나, 엉뚱한 방향으로 쓰여질 경우에는 의뢰한 정형외과 의사도 불만일 것이다. 어쨌든 환자가 큰 불이익을 겪는다. 의뢰한 정형외과 의사로부터 관절경 결과나 X-ray 사진 등의 자료 제공 및 정형외과 의사 자신의 의견이나 판독지에 대한 지적 등의 '공'을 받아 진단 사이클의 캐치볼이 시작되는 것이다. 우리가 의뢰 병원에게 '공을 던질' 경우 가급적 상대가 받으려는 곳, 즉 의뢰 목적에 합치한 결과지를 쓰는 것은 물론 상대가 잡기 쉬운 곳, 즉 의뢰한 의사의 수준에 맞게 작성해야 한다고 생각한다(무릎 전문의인지, 내과 전문의인지). 또한, 상대로부터 공을 재촉하기 위해, 연락을 하거나 일상에서도 우호적인 관계를 가지도록 노력해야 한다. 그리고 폭투하거나 소견이 크게 빗나갔을 때에는 솔직하게 사과해야 하며, 그 원인을 상대방과 함께 살핀다면 둘 다 기술이 향상될 것이다.

6-3 비골두 견열 골절과 대퇴이두근 손상

Avulsion fracture of the fibular head & injury of biceps femoris

➡ Huang GS, Yu JS, Munshi M, et al : Avulsion fracture of the head of the fibula (the "arcuate" sign) ; MR imaging findings predictive of injuries to the posterolateral ligaments and posterior cruciate ligament. AJR Am J Roentgenol 2003 ; 180 : 381-387.

- 슬관절 신전위에서 강한 내반력이 가해지면, 비골두의 견열 골절이 발생하기 쉽다(**그림 6-17**).
- 견열 골편은 두측으로 변위된다. 이 경우, 골편의 장축은 수평 방향이 되는 경우가 많다(박리되어 그대로 평행이동).
- 비골두 견열 골절의 합병 손상으로 비골신경 손상의 임상 진단이 중요하다.

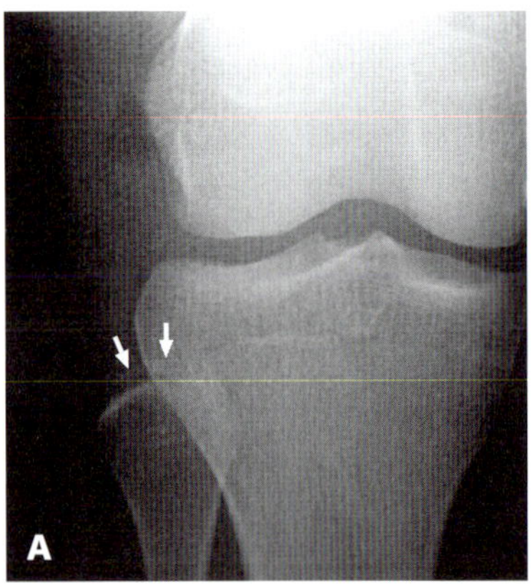

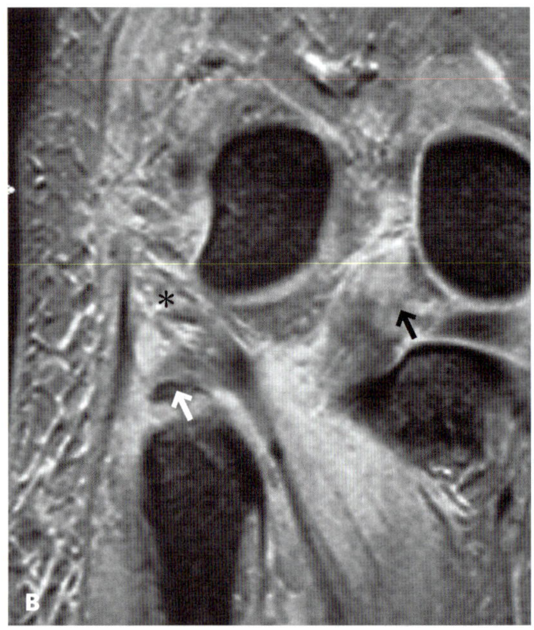

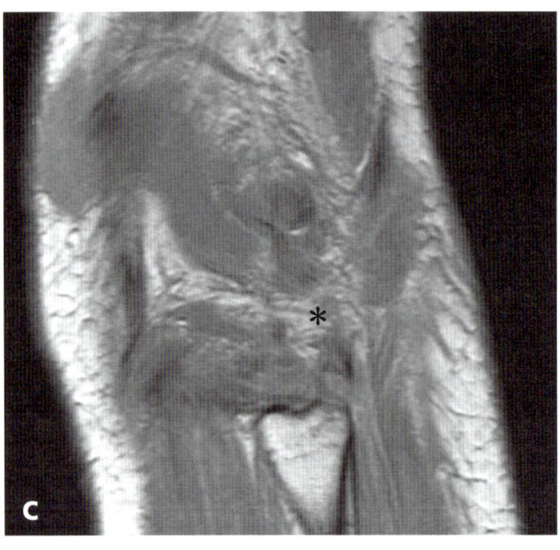

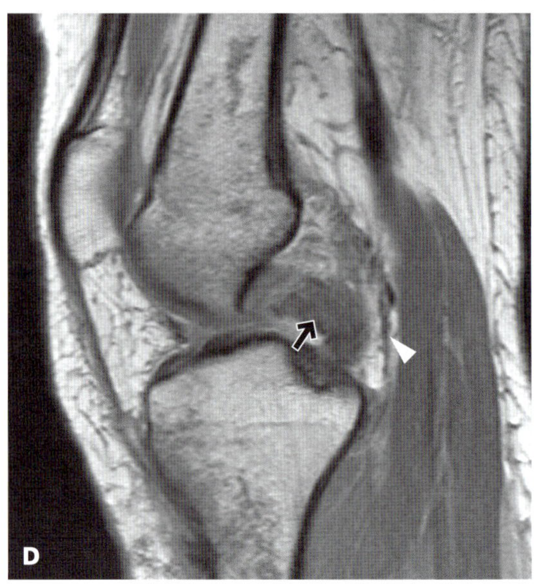

그림 6-17 ● 비골두 견열 골절

교통사고, 10대 후반 여성, 단순 X-ray 전후 영상(A), T2* 강조 관상면 경사에코 영상(B), 양성자 강조 시상면 영상(C · D). 비골두의 두측에 미세한 견열 골편이 보인다(작은 화살표). MRI에서 견열 골편은 무신호 영역으로 나타나고(화살표), 두측에 부착해야 할 외측측부인대도 보이지 않는다(*). PCL 파열(검은 화살표), 배측 관절낭의 파탄(화살촉)이 동반되었다.

- 비골두 견열 골절은 흔히 PCL 파열이 동반된다. 또한 LCL, 궁상인대(arcuate ligament), 관절낭을 비롯한 후외측 지지조직의 파탄이 동반되는 경우가 많다('arcuate' sign).
- 대퇴이두근의 원위, 근건이행부에서 비골두 부착부의 손상도 보인다(**그림 6-18**).

MRI의 포인트

- 두측으로 변위된 견열 골편을 관찰하고, 골편에 부착하는 외측측부인대와 대퇴이두근건의 손상을 확인한다.
- 시상면 영상에 비골두에 부착하는 외측측부인대(LCL)와 대퇴이두근건(BFT)이 관찰되는 슬라이스(상당히 외측에 있음, 2장 p. 18 참조)까지 포함시킨다.

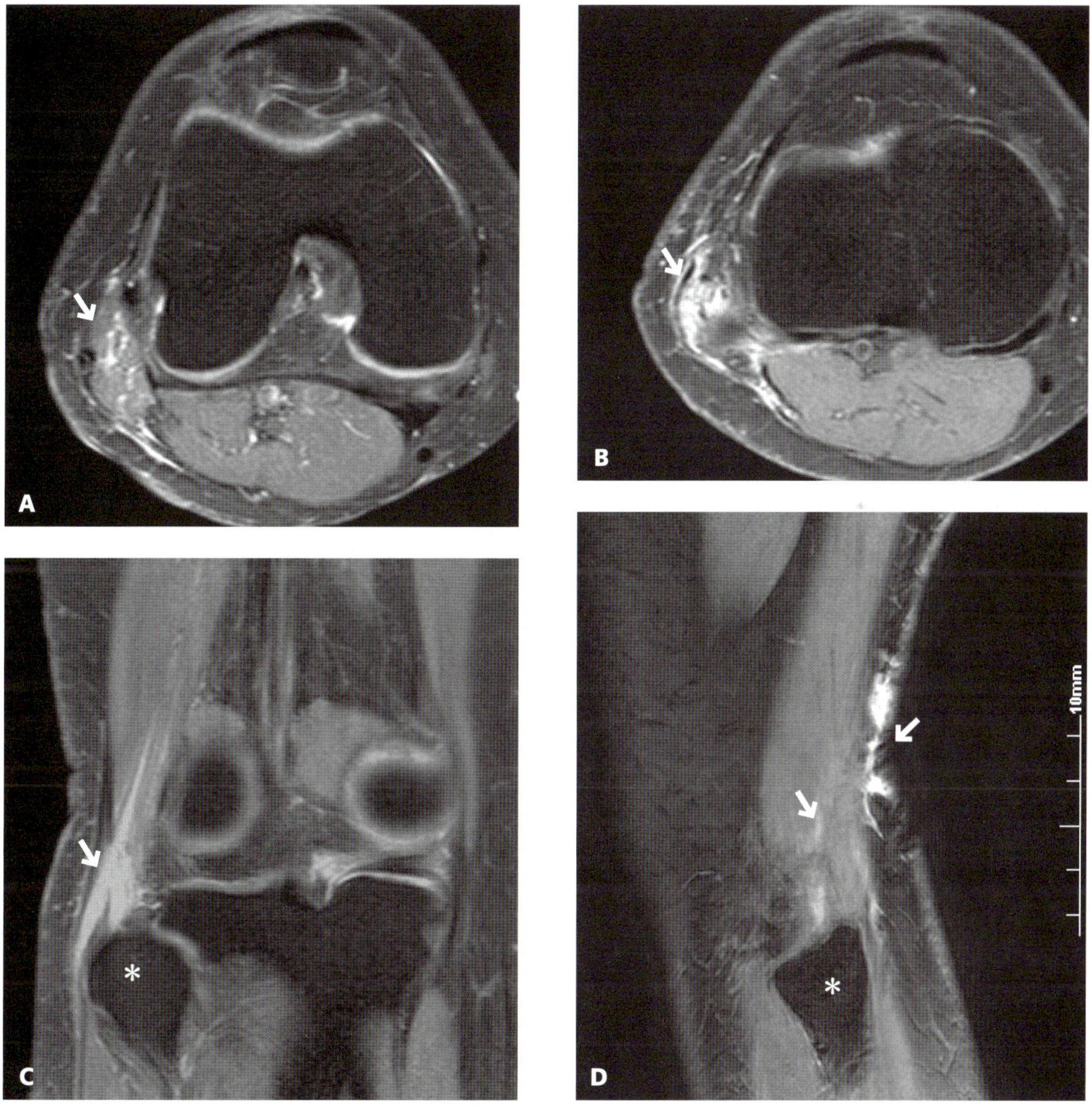

그림 6-18 ● 대퇴이두근 손상(근건이행부~비골두 부착부)

30대 여성, 지방억제 양성자 강조 횡단면 영상(A · B), 지방억제 양성자 강조 관상면 영상(C), T2* 강조 경사에코 영상(D). 비골두(*)에 부착하는 대퇴이두근 근건이행부부터 비골두 부착부에 걸쳐 고신호와 종창을 보인다(화살표).

6-4 Segond 골절

Segond fracture

➡ Dietz GW, Wilcox DM, Montgomery JB : Segond tibial condyle fracture : lateral capsular ligament avulsion. Radiology 1986 ; 159 : 467-469.

➡ Hughston JC, Andrews JR, Cross MJ, et al : Classification of knee ligament instabilities. Part Ⅱ. The lateral compartment. J Bone Joint Surg Am 1976 ; 58 : 173-179.

➡ Irvine GB, Dias JJ, Finlay DB : Segond fractures of the lateral tibial condyle : brief report. J Bone Joint Surg Br 1987 ; 69 : 613-614.

➡ Campos JC, Chung CB, Lektrakul N, et al : Pathogenesis of Segond fracture : anatomic and MR imaging evidence of an iliotibial tract or anterior oblique band avulsion. Radiology 2001 ; 219 : 381-386.

➡ Vieira EL, Vieira EA, da Silva RT, et al : An anatomic study of the iliotibial tract. Arthroscopy 2007 ; 23 : 269-274.

➡ De Maeseneer M, Boulet C, Willekens I, et al : Segond fracture : involvement of the iliotibial band, anterolateral ligament, and anterior arm of the biceps femoris in knee trauma. Skeletal Radiol 2015 ; 44 : 413-421.

➡ Porrino J Jr, Maloney E, Richardson M, et al : The anterolateral ligament of the knee : MRI appearance, association with the Segond fracture, and historical perspective. AJR Am J Roentgenol 2015 ; 204 : 367-373.

- 경골 외측 변연에 발생하는 세로 방향의 미세한 견열 골절(**그림 6-19, 20**). (4장 p. 88 참조).
- 대부분은 하퇴의 내반과 내회전력에 의해 무릎 외측의 인대 유사조직 'lateral capsular ligament'에 강한 견인력이 가해져 발생한다.
- Segond는 1879년에 'pearly, resistant, fibrous band'로서 그 인대 유사 조직을 보고했지만, 그 후 'mid-third lateral capsular ligament'(Hughston 등, 1976), 'anterior oblique band of LCL'(Irvine 등, 1987), 'anterolateral ligament(ALL)'(Vieira 등, 2007) 등 다양한 명칭이 붙었다.
- 그리고, Segond 골절에는 장경인대 ITB의 후방 섬유와 대퇴이두근의 전방 섬유도 관여한다고 알려져 있으며, 현재 여러 설이 있다.
- 거의 모든(95% 이상이라는 보고도 있다) 증례에서 전방십자인대(ACL) 손상이 병발한다.
- 합병된 ACL 손상을 우선 치료하며, 이 견열 골절 자체는 치료의 대상이 되지 않는다.

외국인의 이름이 붙은 질환

이 장의 Segond는 프랑스인이므로 '스곤' '제곤' '세곤' 등의 일본어로 표기된다. 아마 일본어의 가타카나 발음으로는 외국인에게는 통용되지 않을 것이다. 이 책에서도 그 밖에 다른 Blount, Blumensaat, Humphrey, Wrisberg, Osgood, Saupe, Stieda, Wiberg 등 외국인의 이름이 수없이 등장한다. 무릎 질환에 국한되지 않고 병명 · 의학용어에도 그 제창자의 이름이 붙여지는 경우가 많고, 그것이 범람하고 있다. 게다가 그 대부분은 외국인이다. 'OOO(제창자)의 분류'도 마찬가지로 그 이름을 모르면 컨퍼런스에서 소외감을 느끼게 된다. 이제 고유명사를 붙이는 것은 그만해도 되지 않을까? 익숙한 Segond 골절이지만 '경골외연 견열 골절'도 괜찮을 것이다.

MRI 포인트

- 견열 골편 자체는 MRI에서 나타나지 않는 경우가 많다.
- 이 경우 관절낭의 손상에는 관상면과 횡단면 영상이 적합하다.
- 임상적으로 Segond 골절이 의심되는 경우, 먼저 ACL 테스트를 최고 중요 항목으로 해야 한다.

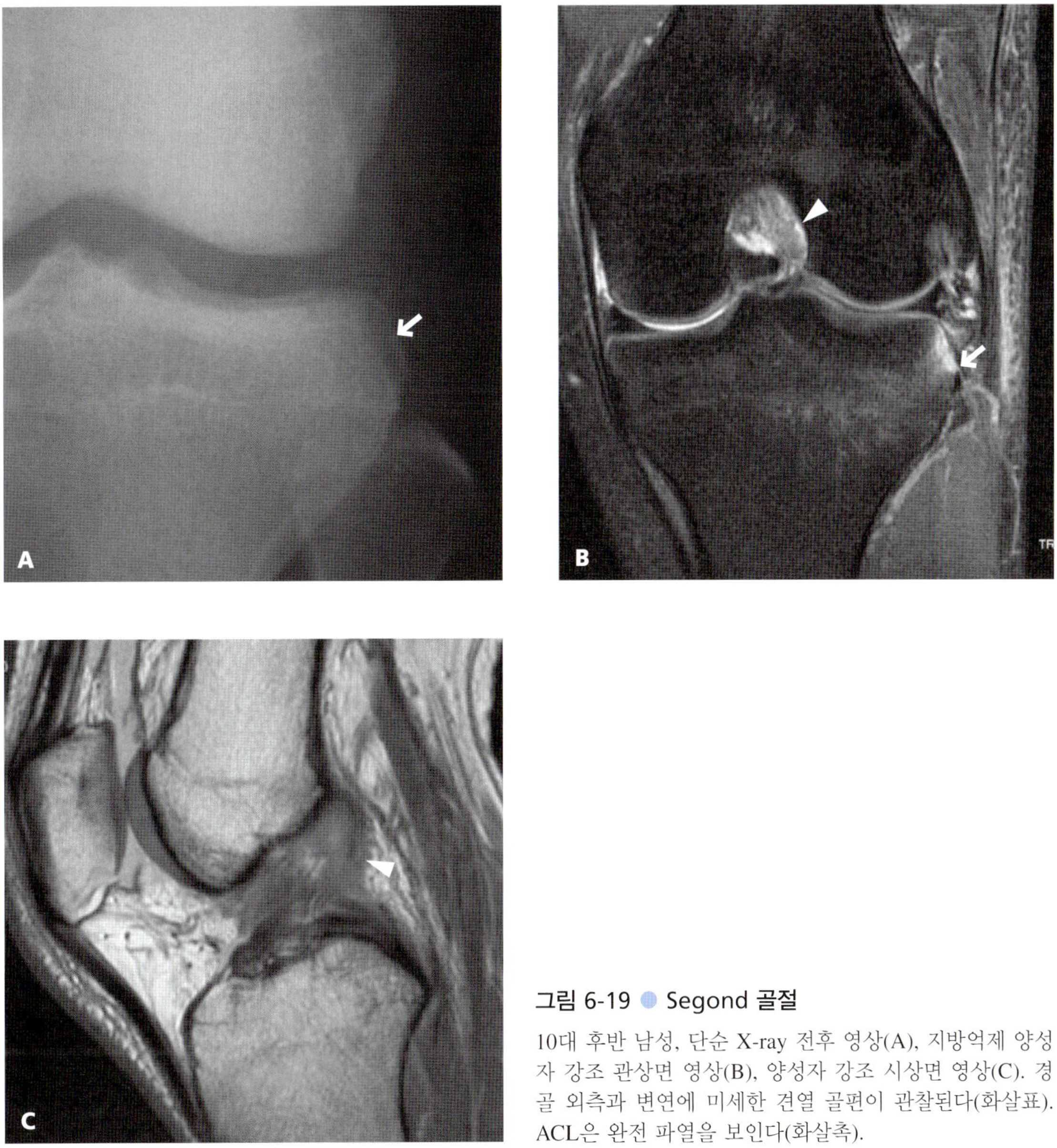

그림 6-19 ● Segond 골절

10대 후반 남성, 단순 X-ray 전후 영상(A), 지방억제 양성자 강조 관상면 영상(B), 양성자 강조 시상면 영상(C). 경골 외측과 변연에 미세한 견열 골편이 관찰된다(화살표). ACL은 완전 파열을 보인다(화살촉).

■ 가급적 단순 X-ray 영상을 참조하자

영상의학과 의사가 검사 당일에 판독하는 것은 대부분 MRI뿐이다. 슬관절 질환뿐만 아니라 골연부의 종양성 병변 등의 진단에 단순 X-ray 영상은 필수적이다. 현재는 PACS 시스템이 도입되고 있지만, 단순 X-ray 영상이 CR, DR화 되지 않은 경우도 많다. 그 때에는 X-ray 필름을 어떻게든 입수하는 작업이 필요하다. 과간융기 골절이나 Segond 골절 등 견열 골절 진단에는 단순 X-ray 영상 소견이 결정적인 경우가 많다. 수고를 아끼면 결과적으로 멀리 돌아가게 될 수 있으므로 적극적으로 정보를 수집하는 것이 중요하다.

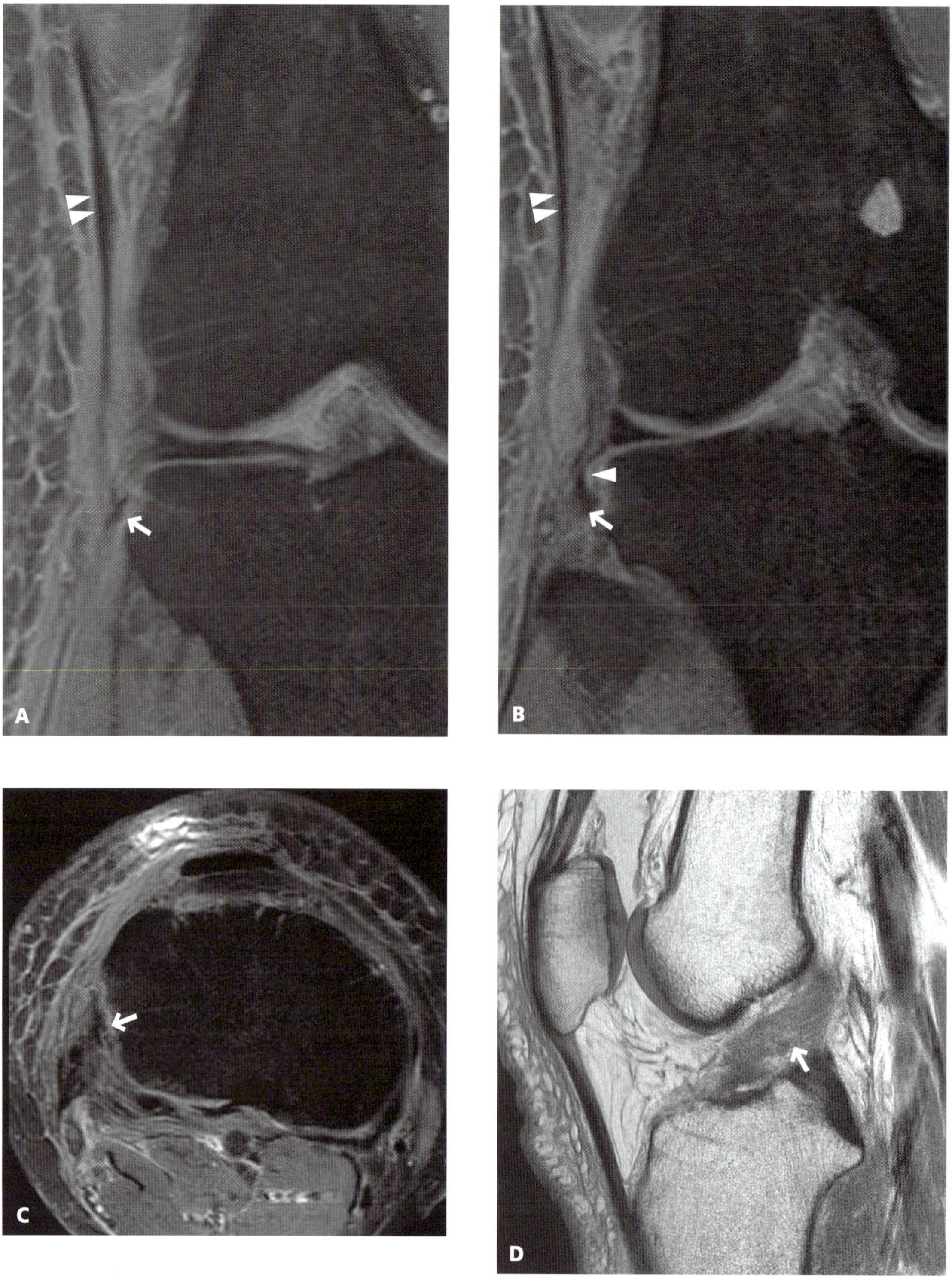

그림 6-20 ● Segond 골절

30대 남성, 지방억제 양성자 강조 관상면 영상(A · B), 지방억제 양성자 강조 횡단면 영상(C), 양성자 강조 시상면 영상(D). 경골 외측과 변연에 미세한 견열 골편이 보인다(화살표). 이것은 장경인대(이중 화살촉, A · B)보다도 약간 후방으로, ALL로 보이는 끈 모양 구조(화살촉, B)에 부착되어 있다. 전방십자인대는 완전 파열을 보인다(화살표, D).

6-5 Gerdy 결절의 견열 골절

Avulsion fracture of the Gerdy's tubercle

- 장경인대의 경골 부착부인 Gerdy 결절의 견열 골절은 드물다(**그림 6-21**).
- 단독 손상은 매우 드물고, 대부분은 ACL 파열이나 외측 지지기구의 손상이 합병된다.
- 견열 골절까지 이르지 않더라도, 만성적 자극이 가해져 Gerdy 결절의 장경인대 부착부염이 보일 수 있다(**그림 6-22**).

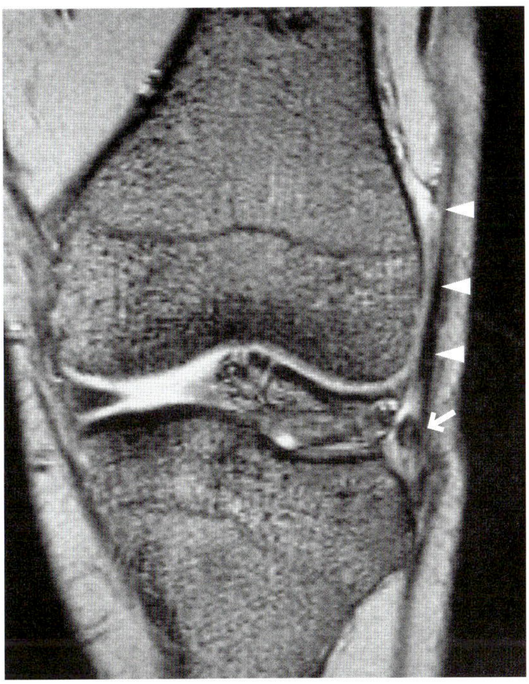

그림 6-21 ● Gerdy 결절의 견열 골절

30대 남성, T2* 강조 관상면 경사에코 영상. 장경인대(화살촉)의 경골 부착부에 작은 골편이 보인다(화살표).

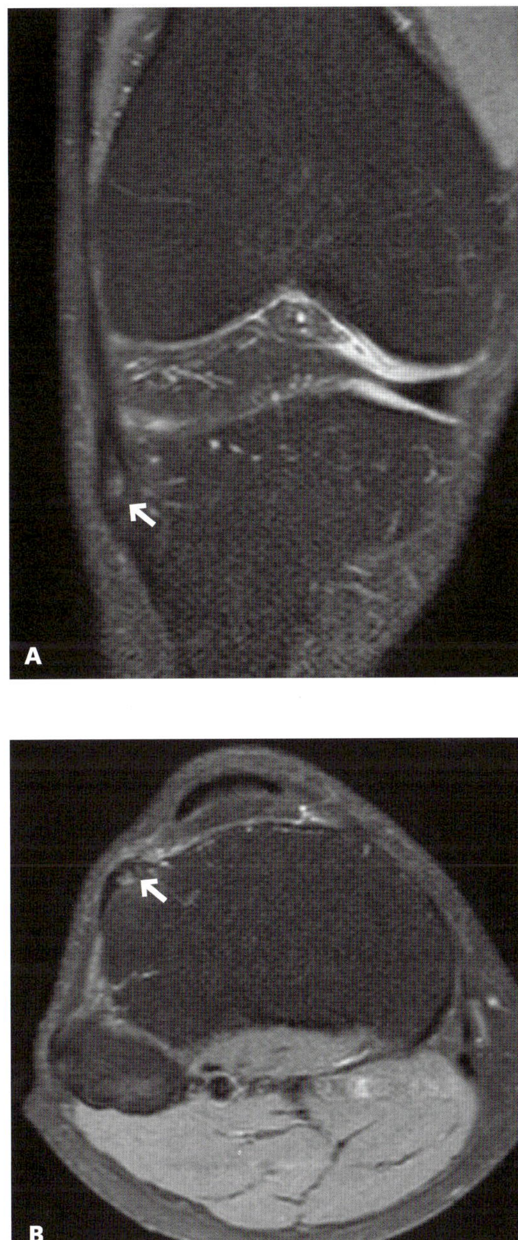

그림 6-22 ● Gerdy 결절염, 장경인대 부착부염

40대 남성, 지방억제 양성자 강조 관상면 영상(A), 횡단면 영상(B). 장경인대의 경골부착부(Gerdy 결절)와 일치하여 국한된 부종성 변화가 보인다(화살표).

6-6 장경인대염

Iliotibial band friction syndrome

➡ Murphy BJ, Hechtman KS, Uribe JW, et al : Iliotibial band friction syndrome ; MR imaging findings. Radiology 1992 ; 185 : 569-571.

- 장경인대의 대퇴골 측 바로 아래에 부종성 변화가 국한되어 보일 수 있다(**그림 6-23~25**).
- 무릎의 굴신에 의해 장경인대가 외측과에 대해 전후방으로 활주하고, 반복되는 마찰 자극으로 인한 국소 염증으로 iliotibial band friction syndrome이라고 알려져 있으며, 기존 장경인대염과 거의 동의어이다.
- MRI 소견은 동부위에 국한된 부종성 변화가 유일한 소견이 되는 경우가 많다.
- 장거리 달리기 선수(runner's knee)에서 볼 수 있고, 내리막길의 주행으로 악화된다고 한다.

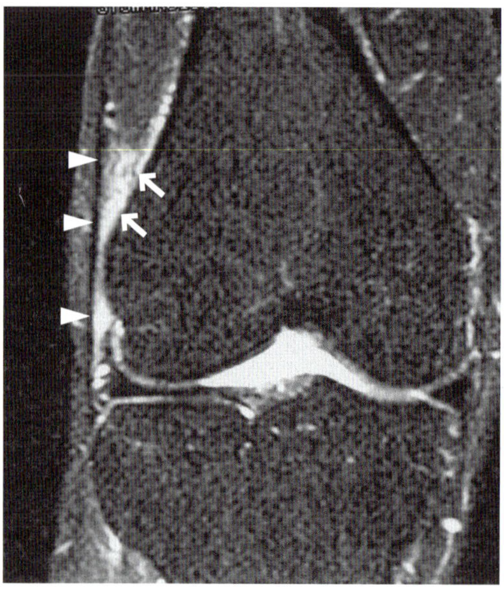

그림 6-23 ● Iliotibial band friction syndrome

20대 남성, 지방억제 T2 강조 관상면 영상. 장경인대(화살촉)의 대퇴골 측 바로 아래에 T2 고신호를 보이는 부종성 변화가 국한되어 관찰된다(화살표).

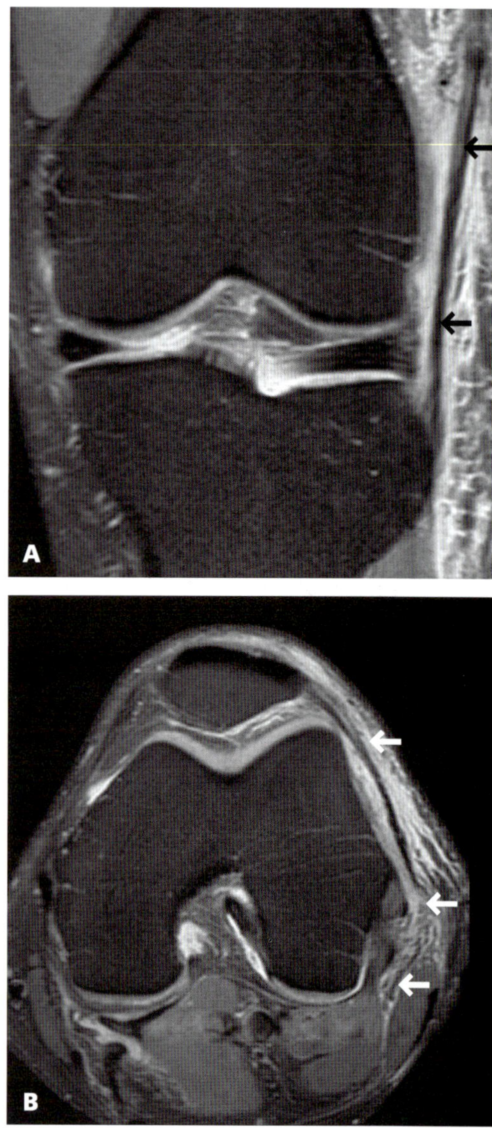

그림 6-24 ● 장경인대염과 주위로의 파급

30대 남성, 지방억제 양성자 강조 관상면 영상(A), 횡단면 영상(B). 장경인대(검은 화살표, A)의 대퇴골 측 바로 아래뿐만 아니라, 그 표층부터 전방은 내측지대를 따라 또한, 배측에도 광범위하게 부종성 변화가 관찰된다(흰 화살표, B).

- 드물게 관절강의 외측이 깊은 경우가 있으며, 이 질환과 감별이 필요한 경우가 있다(**그림 6-26**).
- Overuse syndrome 중 하나이다. 또한, 유사한 병태가 무릎 내측의 거위발과 경골 부착부에 발생한 것은 거위발염, 거위발 점액낭염이라고 한다(5장 p. 108 참조).

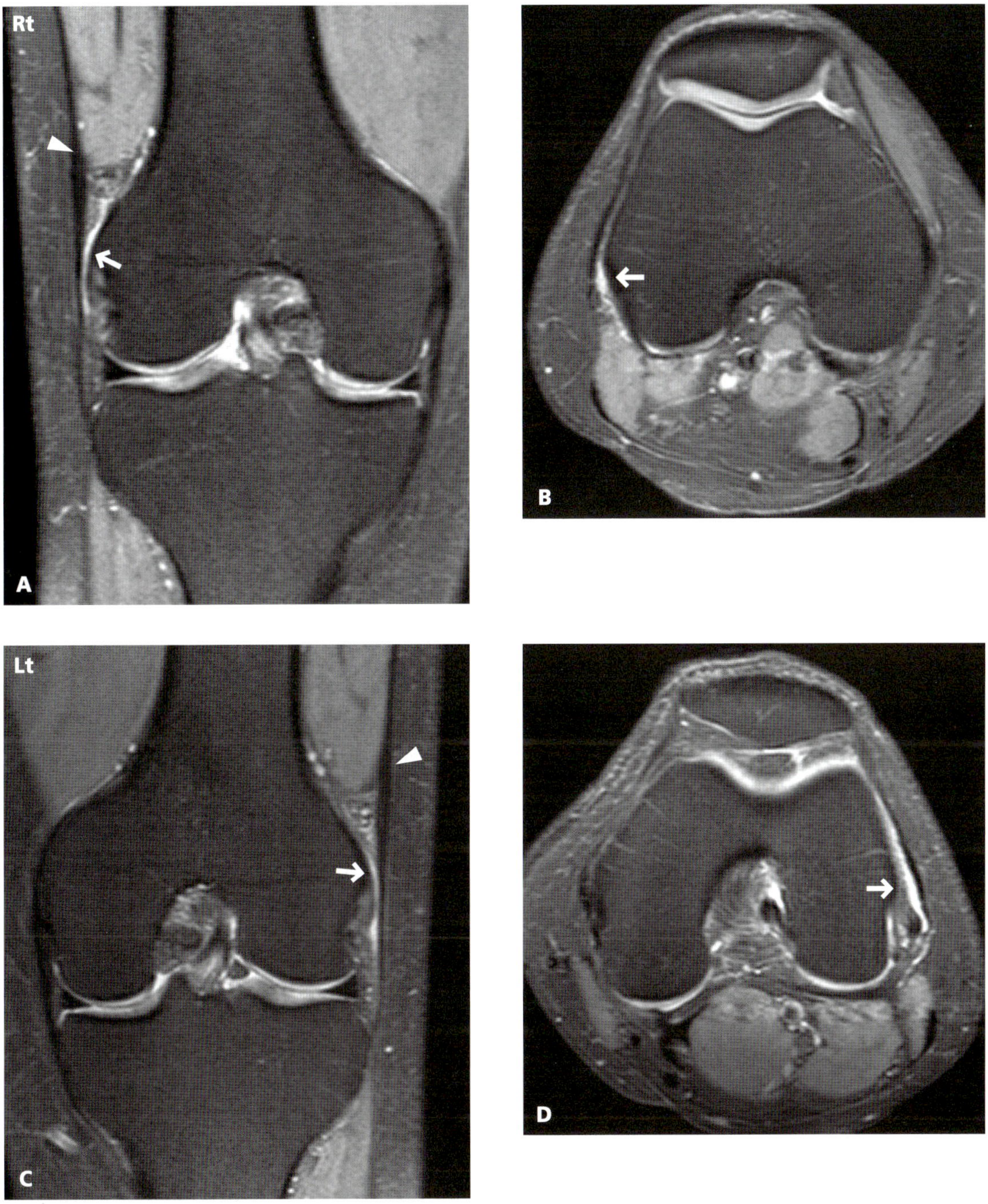

그림 6-25 ● 양측의 장경인대염

20대 여성, 등산 후 양측 무릎 통증. 우측 무릎(A · B), 좌측 무릎(C · D), 지방억제 양성자 강조 관상면 영상(A · C), 횡단면 영상(B · D). 양측 무릎에서 장경인대(화살촉, A · C)의 대퇴골 측 바로 아래에 부종성 변화가 보인다(화살표).

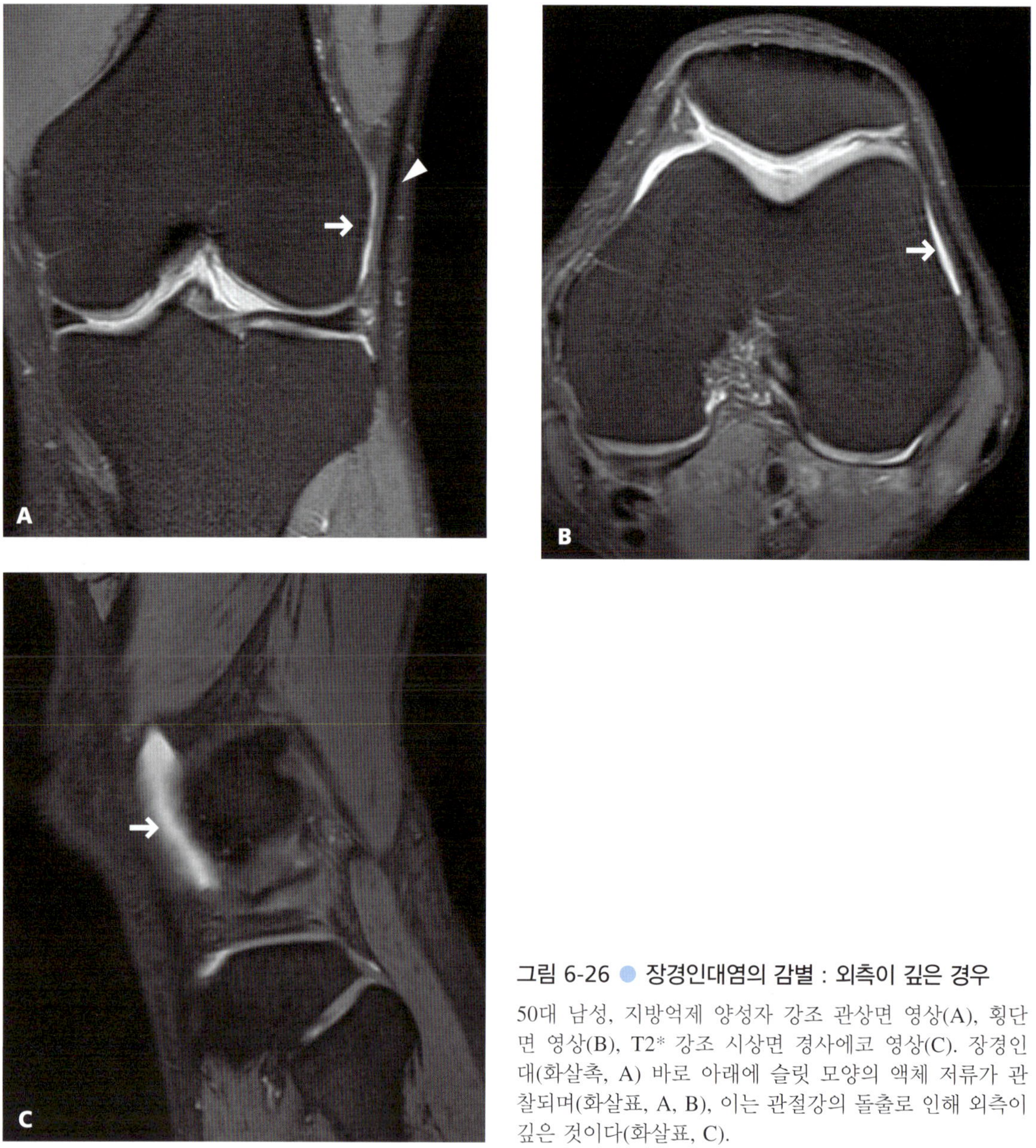

그림 6-26 ● 장경인대염의 감별 : 외측이 깊은 경우

50대 남성, 지방억제 양성자 강조 관상면 영상(A), 횡단면 영상(B), T2* 강조 시상면 경사에코 영상(C). 장경인대(화살촉, A) 바로 아래에 슬릿 모양의 액체 저류가 관찰되며(화살표, A, B), 이는 관절강의 돌출로 인해 외측이 깊은 것이다(화살표, C).

6-7 장경인대 점액낭과 무릎 외측의 점액낭
Iliotibial bursa and surrounding bursa

- 장경인대 점액낭은 장경인대의 경골 부착부(Gerdy 결절) 바로 위의 점액낭(**그림 6-27**)이다.
- 이 부위의 점액낭염은 iliotibial band friction syndrome(p. 134 참조)과 마찬가지로 장거리 러너에서 볼 수 있는 overuse syndrome 중 하나이다.
- 무릎 외측에는 대퇴이두근 아래에 점액낭이 있다(**그림 6-28**).

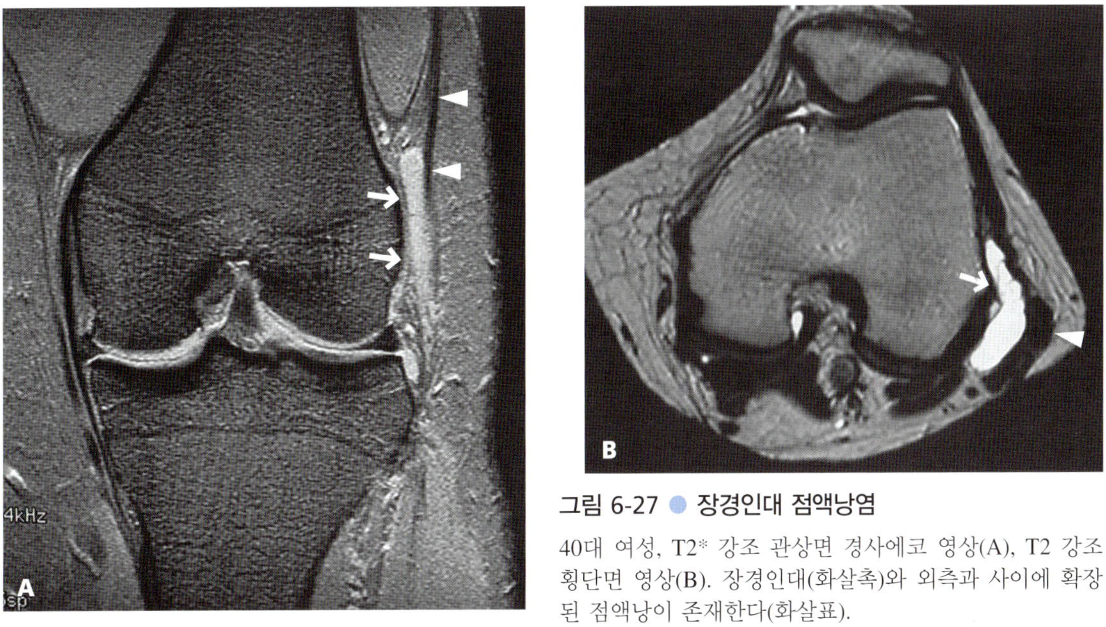

그림 6-27 ● 장경인대 점액낭염

40대 여성, T2* 강조 관상면 경사에코 영상(A), T2 강조 횡단면 영상(B). 장경인대(화살촉)와 외측과 사이에 확장된 점액낭이 존재한다(화살표).

슬내장(internal derangement)이란?

슬관절은 가장 빈번하게 MRI 검사가 이루어지는 관절이다. 그 이유로는 외상이나 변성에 가장 노출되기 쉬운 부위라는 점과 뼈 구조만으로는 역학적으로 불안정하여 인대, 반월상연골과 같은 무릎 특유의 복잡한 내부 구조를 갖는 점 또한, 도수검사 등 임상 현장에서 진단이 어려운 관절이기 때문이다.

X-ray 사진 외에 영상 진단의 수단이 없었던 시대에는 무릎 내부에서 무엇이 발생했는지 알 수 없었기 때문에 '슬내장'이라는 이름이 붙여졌다. MRI의 등장으로 무릎 내부 병변을 명확히 육안으로 관찰할 수 있게 되면서 슬관절 조영술은 거의 사라졌다. 또한, 불필요한 진단 목적의 관절경도 격감하여 무릎 MRI가 비침습적이며 의료 경비와 시간을 크게 절약하는 진단의 강력한 도구가 되었다.

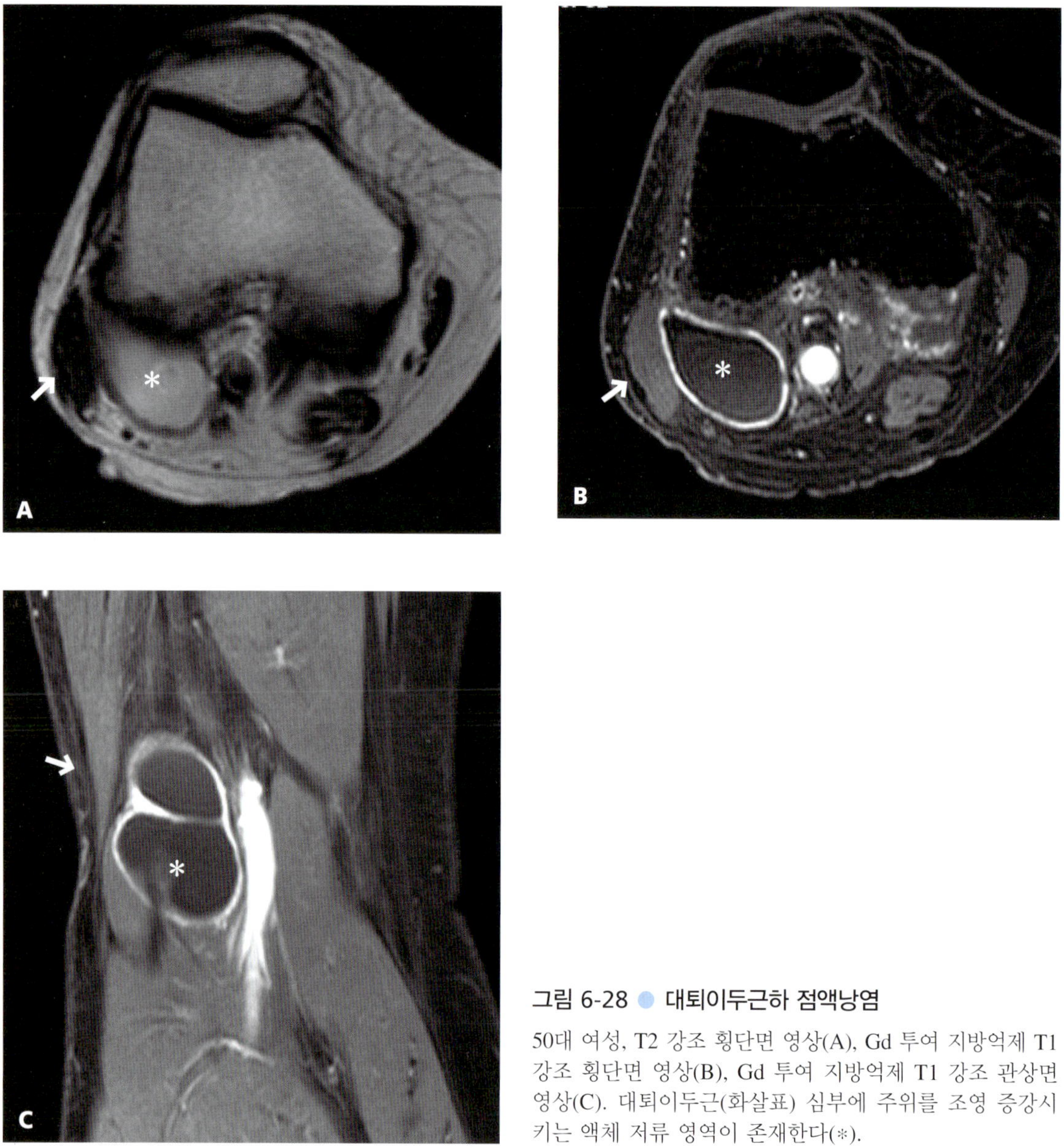

그림 6-28 ● 대퇴이두근하 점액낭염

50대 여성, T2 강조 횡단면 영상(A), Gd 투여 지방억제 T1 강조 횡단면 영상(B), Gd 투여 지방억제 T1 강조 관상면 영상(C). 대퇴이두근(화살표) 심부에 주위를 조영 증강시키는 액체 저류 영역이 존재한다(*).

6-8 슬와근건 손상

Popliteus musculotendinous injury

➡ Brown TR, Quinn SF, Wensel JP, et al : Diagnosis of popliteus injuries with MR imaging. Skeletal Radiol 1995 ; 24 : 511-514.

➡ Guha AR, Gorgees KA, Walker DI : Popliteus tendon rupture ; a case report and review of the literature. Br J Sports Med 2003 ; 37 : 358-360.

- 슬와근건 손상은 드물며 무릎 MRI 검사의 약 1% 빈도이다.
- 슬와근건 손상은 근건이행부와 근복 부위에서 발생하기 쉽다(대퇴골 외측과 부착부의 손상은 드물다).
- 관절경으로 확인할 수 있는 관절강 내의 주행 부위(**그림 6-5**, p. 119 참조) 외에는 MRI 진단이 핵심이다.
- 근건 섬유가 완전히 끊어진 완전 파열보다 부분 파열이 많다.
- 단독 손상은 드물다.
- ACL 파열에 합병될 수 있다. 이 경우 흔히 배측 관절낭의 손상을 동반한다.
- 또한, PCL 파열, LCL 손상, MM 파열, LM 파열에도 합병되기 쉽고 골좌상과 혈관절증이 동반될 수 있다.
- MRI 소견은 근육의 종대, 구불구불한 주행, 고신호화이다(**그림 6-29**).

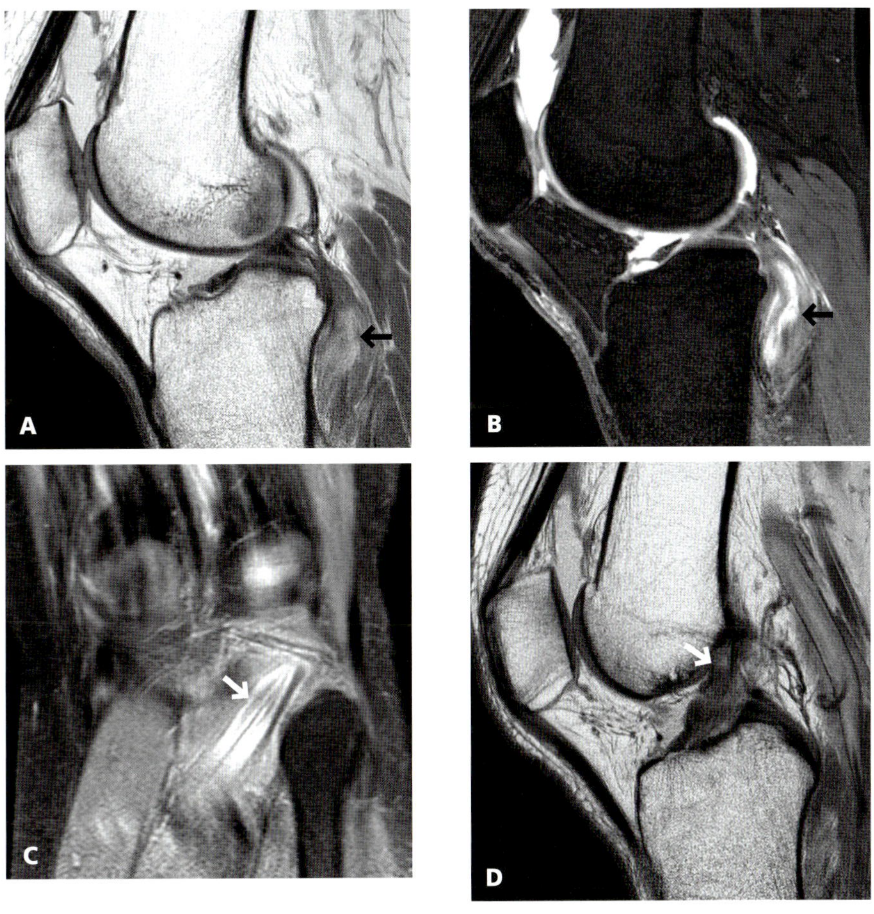

그림 6-29 ● ACL 파열에 합병된 슬와근건 부분 파열

50대 여성, 양성자 강조 시상면 영상(A), 지방억제 양성자 강조 시상면 영상(B), 지방억제 양성자 강조 관상면 영상(C), 양성자 강조 시상면 영상(D). 슬와근의 근건이행부부터 근복에 걸쳐 종창과 고신호가 보인다(화살표, A~C). ACL 파열이 관찰된다(화살표, D).

제 07 장

반월상연골

Meniscus

7-1 해부
Anatomy

- 반월상연골은 대퇴골과 경골 접합부의 안정성과 하중 분산, 충격 흡수, 관절연골의 보호 역할을 한다. 특히 대퇴골과 경골에 대한 하중 전달의 60~70%를 담당한다.
- 반월상연골은 섬유연골로 이루어져 있으며 대부분은 type 1 교원섬유로 구성된다. 내측 2/3는 횡섬유와 원주 방향의 섬유로, 바깥 둘레 1/3은 원주 방향의 섬유로 구성된다. 중심부(반월상연골의 심부)에서는 불규칙한 교원섬유의 주행을 보인다.
- 반월상연골의 바깥 둘레 약 1/3은 혈행이 있어 red zone이라고 하며, 이 부위에서 발생한 작은 파열은 자연 치유가 기대된다. 이에 비해 자유연 측은 혈행이 없어 white zone이라고 한다(**그림 7-1**).
- 반월상연골을 3부위로 크게 나누면 전각, 체부, 후각이 되지만, 5부위로 나누면 전각, 전절, 중절, 후절, 후각이 된다. 전각, 후각은 각각의 선단 부분을 가리킨다(**그림 7-1**).

전각	anterior horn	전각	anterior horn
체부	body(또는 중절)	전절	anterior segment
후각	posterior horn	중절	middle segment
		후절	posterior segment
		후각	posterior horn

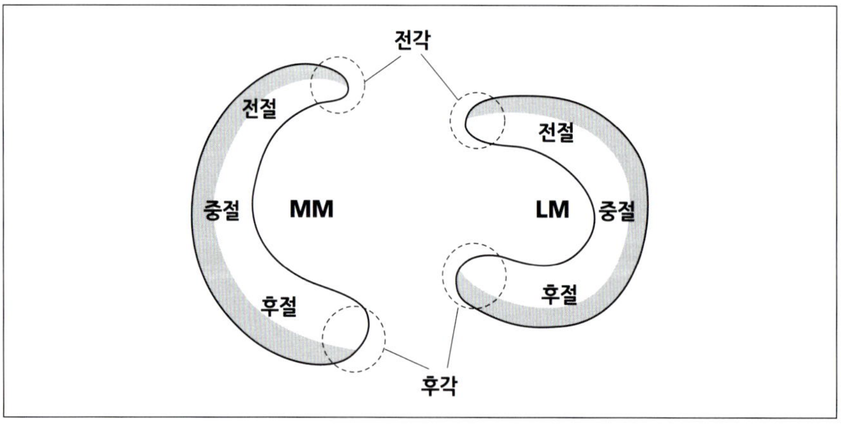

그림 7-1 ● 반월상연골

내측반월상연골(MM)과 보다 C자에 가까운 외측반월상연골(LM). 5부분으로 나눌 경우는 전각, 전절, 중절, 후절, 후각이 되고, 3부분으로 나눌 경우는 전각(anterior horn), 체부 또는 중절(body), 후각(posterior horn)이 된다. 바깥 둘레 약 1/3은 혈행이 있어 red zone이라고 한다.

7-2 내측반월상연골과 외측반월상연골
Medial meniscus and lateral meniscus

- 내측반월상연골(medial meniscus : MM)은 외측반월상연골(lateral meniscus : LM)보다 반지름이 크고 약간 벌어져 있으며, 그 폭은 좁다.
- 내측반월상연골은 변연부가 두껍고 전체적으로 크다. 특히 내측반월상연골 후절은 가장 두꺼우며 높이가 5mm 정도이다.
- 내측반월상연골 후각은 전각보다 항상 넓고 최대 폭은 12mm이며 전각의 약 2배 정도이다. 또한, 후각은 폭이 높이보다 크다(**그림 7-2**).
- 외측반월상연골은 반지름이 작고 닫힌 C자형에 가깝다.
- 외측반월상연골의 폭은 약 10mm로 거의 일정하다(**그림 7-2**).
- 외측반월상연골의 후각은 경골 고평부의 경사로 인해 관상면에서 두측으로 비스듬히 주행하여 magic angle effect가 나타날 수 있다(2장 p. 23 참조).
- 내외측의 반월상연골 전각과 후각의 선단부는 meniscal root라고 하며 경골에 견고하게 부착되어 있다(**그림 7-3**, **7-4**). 후방은 경골 고평부의 최후방까지 그 표면을 덮는다.
- 내측반월상연골 전각의 root는 전방십자인대의 경골 부착부 바로 전방에, 외측반월상연골 전각의 root는 전방십자인대의 경골 부착부 바로 후방에 결합한다.
- 내측과 외측의 반월상연골 전각은 전각끼리, 후각은 후각끼리 결합하여 transverse meniscal ligament(of Winslow)가 주행한다(**그림 7-3**).
- 내측반월상연골 전각 root의 후방 성분은 transverse meniscal ligament에 합류한다. 내측반월상연골의 변연부는 MCL 심층과 관절낭에 비교적 견고하게 결합한다. 외측반월상연골은 관절낭과의 접합이 약하고, 배측부의 슬와근건구에서는 약간의 fascicle로 관절낭에 지지될 뿐, 무릎의 굴신에 따른 가동범위는 내측에 비해 매우 크다.

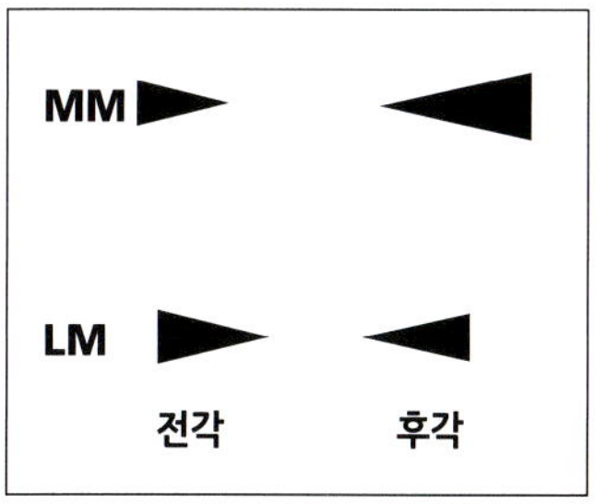

그림 7-2 ● 시상면 영상에서의 내측반월상연골(MM)과 외측반월상연골(LM)

내측반월상연골 후각은 넓고 높이도 높다. 외측반월상연골의 폭은 거의 일정하다.

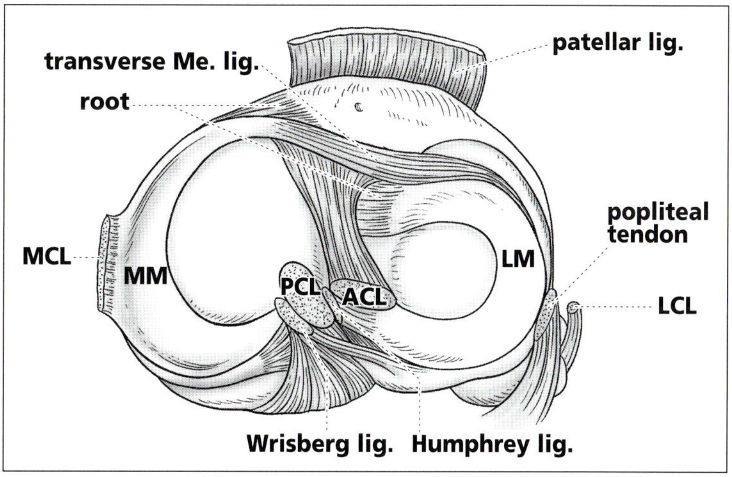

그림 7-3 ● 경골 고평부를 두측에서 바라본 반월상연골과 주위 조직

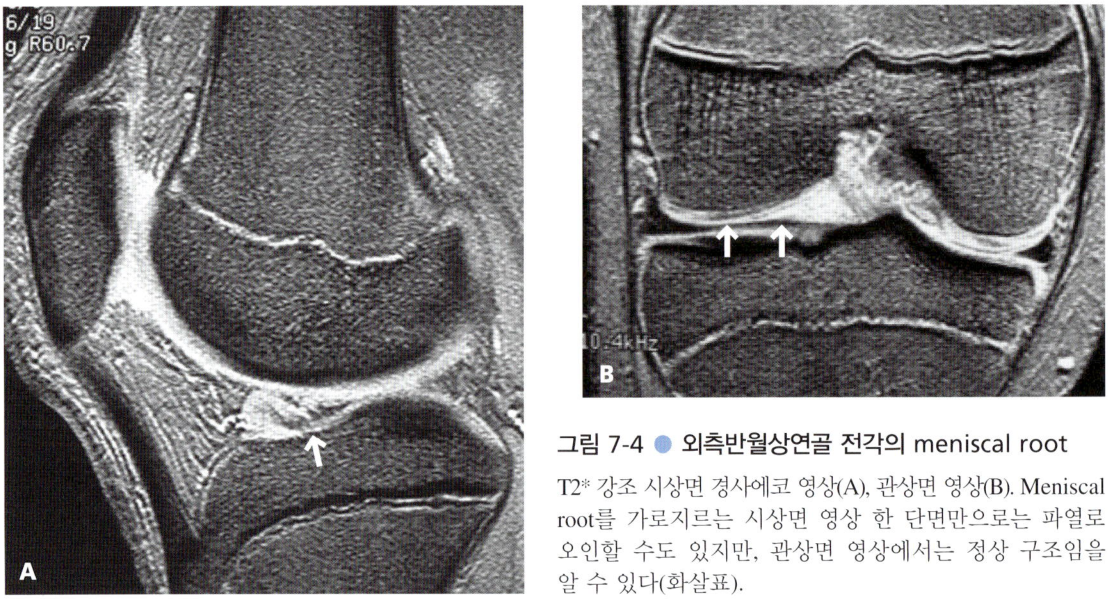

그림 7-4 ● 외측반월상연골 전각의 meniscal root

T2* 강조 시상면 경사에코 영상(A), 관상면 영상(B). Meniscal root를 가로지르는 시상면 영상 한 단면만으로는 파열로 오인할 수도 있지만, 관상면 영상에서는 정상 구조임을 알 수 있다(화살표).

7-3 반월상연골의 MRI 영상

MR imaging of the meniscus

- 미세한 파열을 확인하는 반월상연골의 진단에 고분해능 영상은 필수적이다(**그림 7-5**).

Meniscal window

- 반월상연골 병변을 관찰할 때는 윈도우 폭을 좁게 레벨을 낮춘 이른바 'meniscal window'가 필요하다(**그림 7-6**). 따라서 경우에 따라서는 여러 종류의 디스플레이가 필요할 수도 있다.

FSE vs. conventional SE

➡ Rubin DA, Kneeland JB, Listerud J, et al : MR diagnosis of meniscal tears of the knee ; value of fast spin-echo vs conventional spin-echo sequences. AJR Am J Roentgenol 1994 ; 162 : 1131-1135.

➡ Escobedo EM, Hunter JC, Zink-Brody GC, et al : Usefulness of turbo spinecho MR imaging in the evaluation of meniscal tears ; comparison with a conventional spin-echo sequence. AJR Am J Roentgenol 1996 ; 167 : 1223-1227.

- Fast spin echo(FSE)법이 등장한 초기에 반월상연골 병변의 이미징은 conventional SE법보다 열등하다고 보고되었다(Rubin et al.).
- 그러나 후속 보고에서는 양성자 강조 및 T2 강조영상에서 FSE법의 유용성이 강조되었다(Escobedo et al.).
- 적어도 echo train length를 5~6 정도로 억제한 FSE법은 이미지의 blurring도 없고, 무엇보다 그 속도성은 공간 분해능과 가산횟수를 여유있게 늘릴 수 있는 매력을 갖는다.

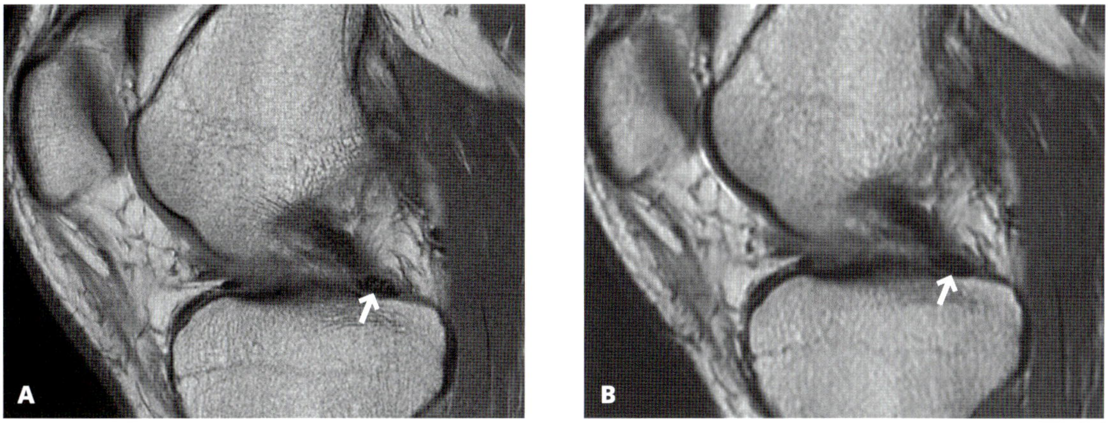

그림 7-5 ● 내측반월상연골 후각 root

양성자 강조 시상면 영상, 512 샘플링 1,024 매트릭스 디스플레이(A)와 256 샘플링 256 매트릭스 디스플레이(B). 고분해능 영상에 의해 내측반월상연골 후각 root의 각 섬유속이 관찰된다(화살표).

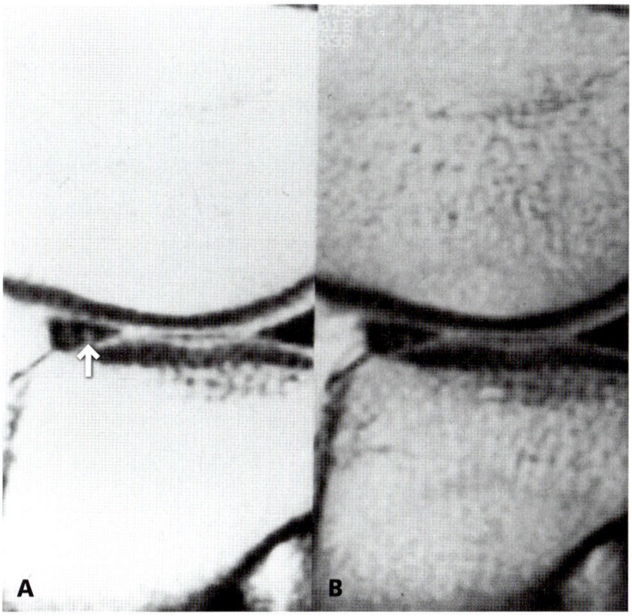

그림 7-6 ● Meniscal window

윈도우 폭을 좁게 레벨을 낮춘 meniscal window에 의한 디스플레이(A)와 통상적 디스플레이(B). 양성자 강조 시상면 영상(SE 2,000/20). 외측반월상연골 전절의 작은 병변(화살표)을 meniscal window에서는 평가할 수 있다. 그러나 골내 정보 등은 얻을 수 없다는 점에 주의한다.

무릎 MRI, 이것으로 좋은가?

때때로 눈을 감고 싶을 만큼 열악한 MR 영상을 보게 되는 경우가 있다. 무릎을 신전 시 전방십자인대가 전혀 나타나지 않았거나, 5~6mm pitch로 슬라이스하여 반월상연골이 각각 2~3장에만 보이는 영상을 접하기도 한다. 화질도 매우 조악해 MRI 인가 싶을 정도이다. 환자들은(아마 정형외과 전문의도) MRI를 촬영하면 모든 것을 알 수 있다고 기대한다. 그러나 이와 같은 영상으로는 전방십자인대나 반월상연골의 미세병변을 알 수도 없고 차라리 MRI 검사를 하지 않는 것이 낫다. 원래 0.2T에서 3.0T까지 다기종의 MR 장치가 존재하며, 정성을 다한 검사나 10분 미만의 날림 검사가 동일하게 취급되는 현행 보험 진료에 문제는 있지만, 고액의 MR 장치는 업데이트할 수 없더라도, 그 장치에서 최고 화질을 제공하는 것이 프로의 자각이라고 믿는다.

7-4 반월상연골 파열

Meniscal tear

반월상연골 파열의 정의

❶ 반월상연골 표면에 도달하는 내부의 고신호
❷ 반월상연골의 변형

➡ De Smet AA, Norris MA, Yandow DR, et al : MR diagnosis of meniscal tears of the knee ; importance of high signal in the meniscus that extends to the surface. AJR Am J Roentgenol 1993 ; 161 : 101-107.

➡ Kumm J, Roemer FW, Guermazi A, et al : Natural History of Intrameniscal Signal Intensity on Knee MR Images ; Six Years of Data from the Osteoarthritis Initiative. Radiology 2016 ; 278 : 164-171.

- 내측반월상연골 후절은 가장 두껍고 내부에 희미한 고신호가 보이는 경우가 많지만, 관절면에 도달하는 파열을 제외하고 생리적인 변성(mucoid 또는 myxoid degeneration)이라고 한다(**그림 7-7, 7-8**).
- 젊은 층의 반월상연골 내부의 고신호가 파열로 발전한다는 증거는 현재까지 없다.
- 한편, 중고령층에서는 내측반월상연골 후절의 고신호가 고빈도로 파열로 이행한다는 보고가 있다.
- 하나의 슬라이스뿐만 아니라 여러 슬라이스에서 시상면과 관상면 모두에 피열을 시사하는 소견을 얻은 경우는 진정한 파열의 가능성이 높다(진단 정확도는 90% 이상).
- 하나의 슬라이스만으로 파열이 의심되었을 경우, 정확도는 내측반월상연골에서 55%, 외측반월상연골에서 30%에 그친다고 한다.

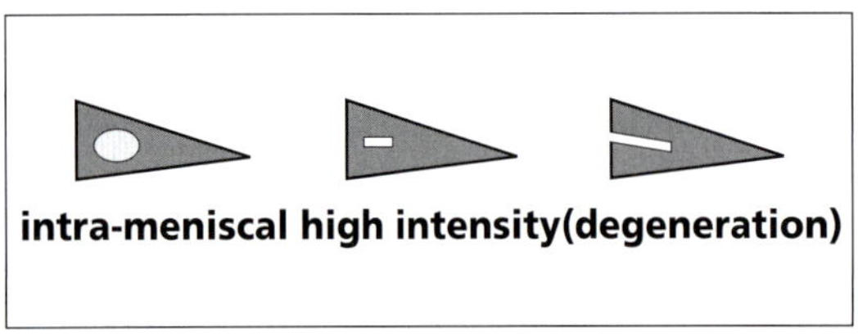

그림 7-7 ● 반월상연골 내부의 고신호

반월상연골 내부의 고신호

- 파열
- 변성 mucoid(myxoid) degeneration
- magic angle effect
- chondrocalcinosis
- partial volume effect

반월상연골 내부의 고신호 grading에 대해

반월상연골 파열의 분류로 고신호가 반월상연골 내부에 점상으로 존재하는 것(**그림 7-8A**)을 grade 1, 선상인 것(**그림 7-8B**)을 grade 2, 반월상연골 표면에 도달하는 것을 grade 3으로 하는 방법도 제창되고 있다. 그러나 grade 1~2가 진정한 파열을 나타내는 것은 아니기 때문에 리포트에 기재하는 것은 오히려 오해의 소지가 있다. 수치로 표현되는 grade는 그 분류 자체를 모르면 현장에서 도움이 되지 않는다. 필자는 사용하지 않기에 grading, staging이 범람하는 임상의학에서 실체를 동반하지 않는 grading을 더 이상 늘리지 않는 편이 좋지 않을까 생각한다.

반월상연골 파열의 분류

❶ vertical tear
- 1-1. longitudinal tear
  - bucket handle tear
- 1-2. radial tear
- 1-3. oblique tear(parrot-beak tear)

❷ horizontal tear

❸ complex tear

Ⓐ complete tear(full thickness tear)

Ⓑ partial tear

➡ De Smet AA : How I diagnose meniscal tears on knee MRI. AJR Am J Roentgenol 2012 ; 199 : 481-499.

- 상하 관절면에 파열이 연속되는 경우를 complete tear(또는 full thickness tear)라고 하며, 위쪽에 국한되거나 또는 한쪽 관절면에만 제한된 경우를 partial tear라고 한다(**그림 7-10**).

7

Vertical tear

➡ Lecas LK, Helms CA, Kosarek FJ, et al : Inferiorly displaced flap tears of the medial meniscus : MR appearance and clinical significance. AJR Am J Roentgenol 2000 ; 174 : 161-164.

- Vertical tear는 젊은 층에 많다.
- Longitudinal tear는 후각에서 시작해 중절로 진행되는 경우가 많다(**그림 7-11**). 그리고 시상면에서는 partial volume effect가 더해져 불분명한 부분이 생기는 것에 주의한다.
- Radial tear는 통상, 반월상연골의 자유연에서 시작해 변연 방향으로 진행한다. 특히 내측반월상연골 후각과 외측반월상연골의 전각/체부 이행부에 많다.

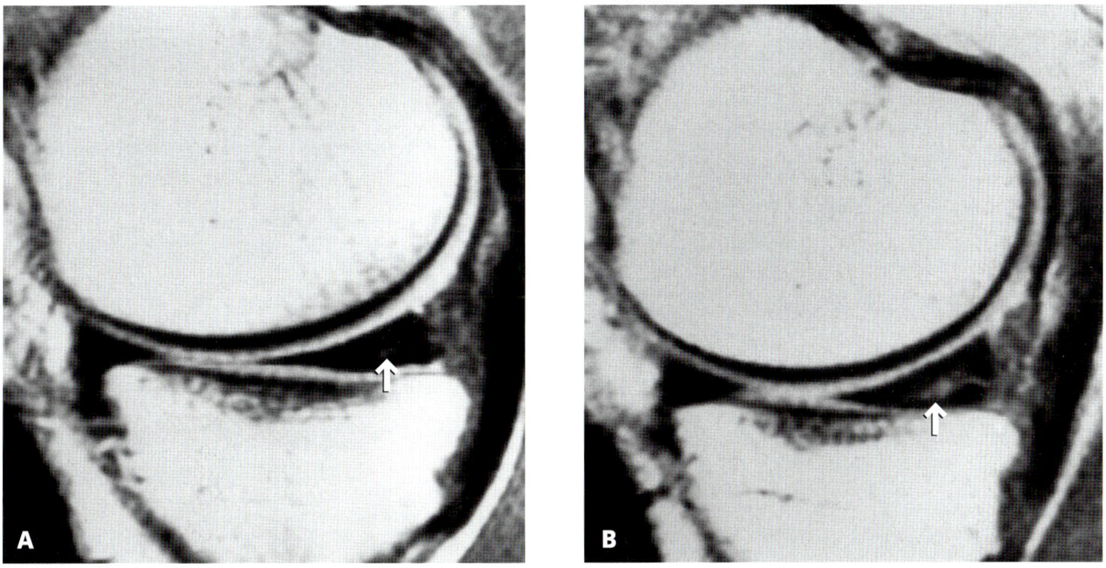

그림 7-8 ● 내측반월상연골 후절 내부의 고신호

양성자 강조 시상면 영상. 내측반월상연골 후절에는 점상(A), 선상(B)의 고신호가 고빈도로 관찰된다(화살표). 관절면에 연속되지 않는 경우는 파열이 아닌 생리적 변성이라고 한다.

➡ Vande Berg BC, Malghem J, Poilvache P, et al : Meniscal tears with fragments displaced in notch and recesses of knee ; MR imaging with arthroscopic comparison. Radiology 2005 ; 234 : 842-850.

- Radial tear는 슬라이스에 따라 단차가 생긴다(**그림 7-12**)
- Meniscal root 부분에 생긴 radial tear는 진단이 어렵다고 한다.
- Radial tear의 비스듬히 갈라진 틈이 확대되면 자유연 측 부분이 본체에서 멀어져 flap 형태가 되어 유리 경향을 보이게 된다(**그림 7-13**).
- Flap 파열의 단편이 변연부에서 관절강의 오목부(coronary recess, meniscotibial recess)로 들어갈 수 있다(**그림 7-14**).

그림 7-9 ● 반월상연골 파열의 분류 1

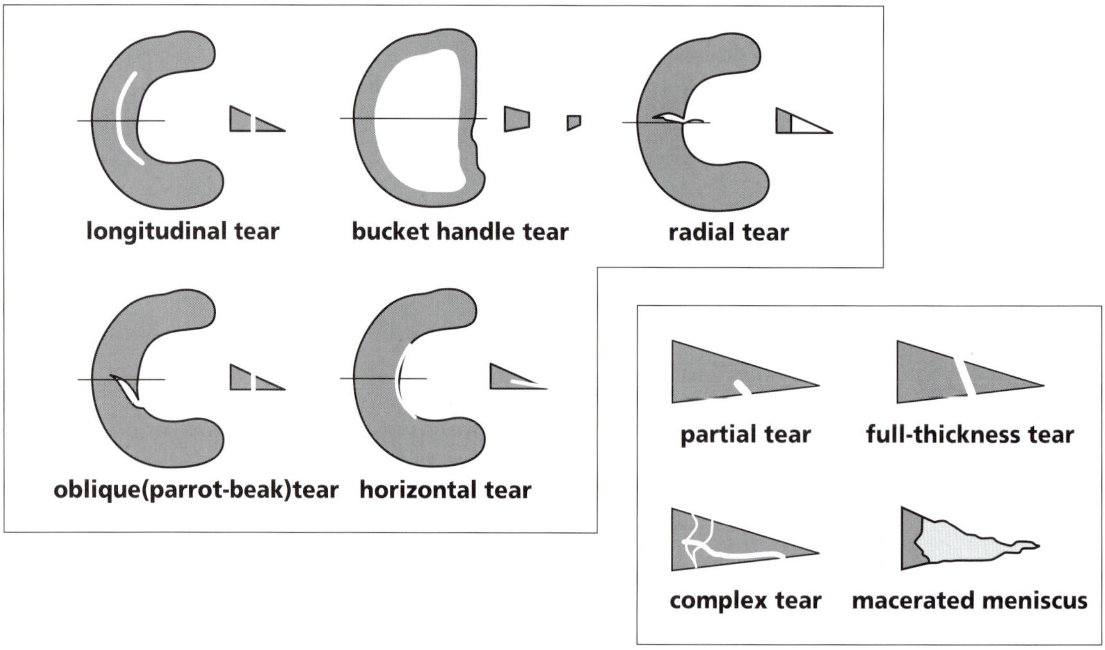

그림 7-10 ● 반월상연골 파열의 분류 2

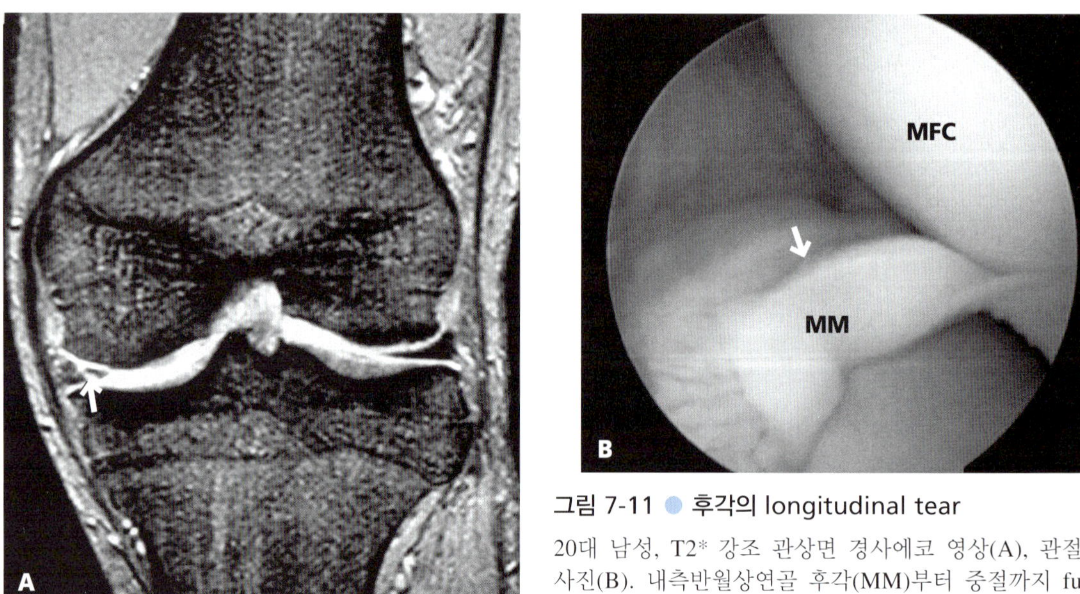

그림 7-11 ● 후각의 longitudinal tear

20대 남성, T2* 강조 관상면 경사에코 영상(A), 관절경 사진(B). 내측반월상연골 후각(MM)부터 중절까지 full-thickness longitudinal tear가 있다(화살표). MFC : 내측과

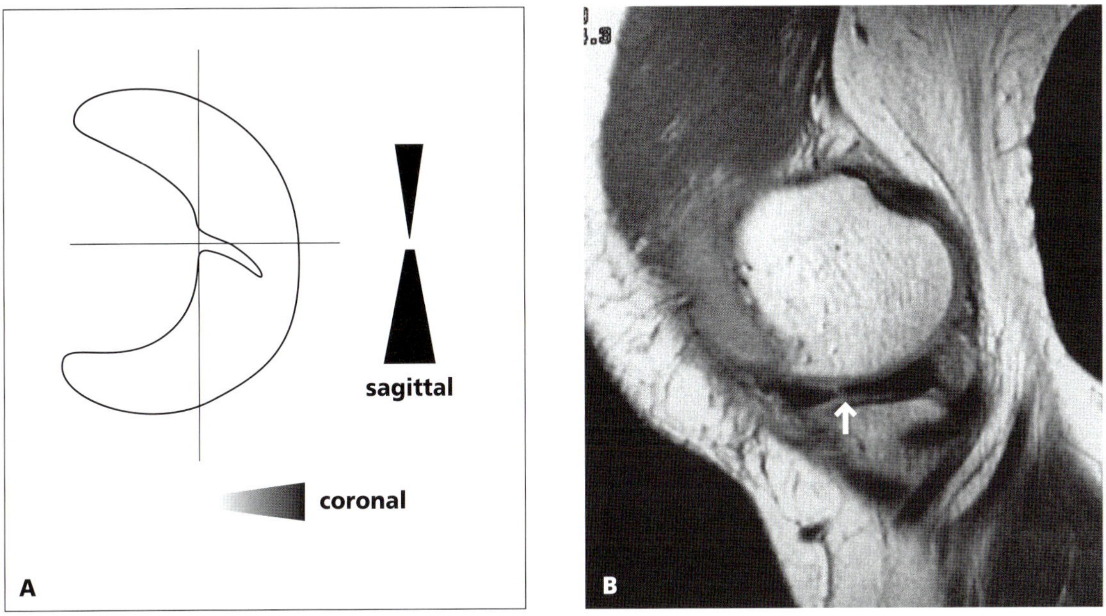

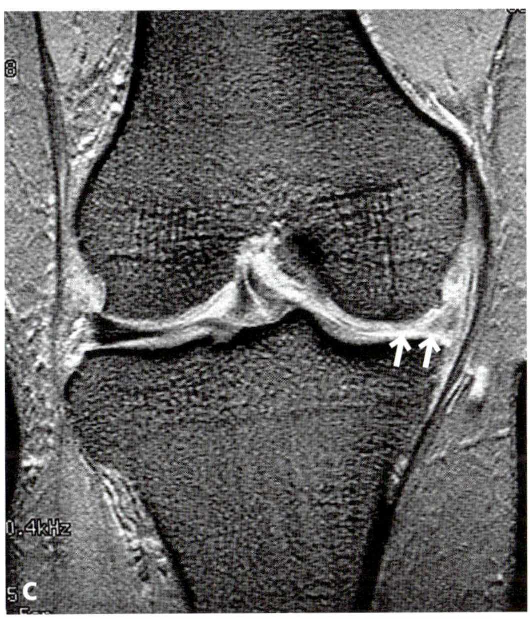

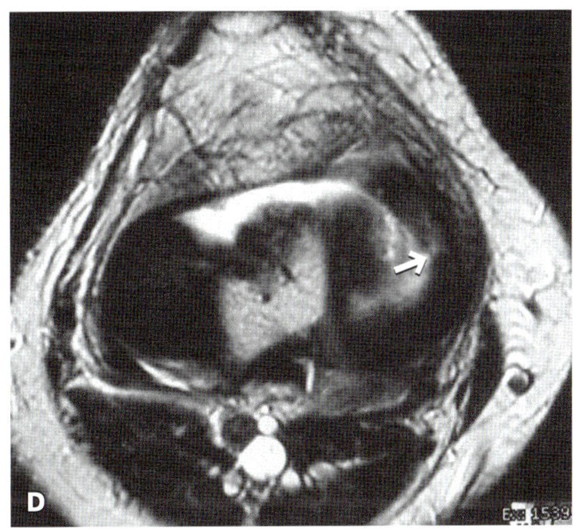

그림 7-12 ● Radial tear

50대 여성, 모식도(A), 양성자 강조 시상면 영상(B), T2* 강조 관상면 경사에코 영상(C), T2 강조 횡단면 영상(D). 외측반월상연골 중절의 자유연에서 변연 방향으로 뻗어 있는 full-thickness tear가 관찰된다(화살표). 파열 위치에 정확히 일치하는 관상면 영상에서는 반월상연골의 형태가 일부 소실된다(화살표). 횡단면 영상에서 파열(화살표) 전체가 관찰되는 경우는 드물다.

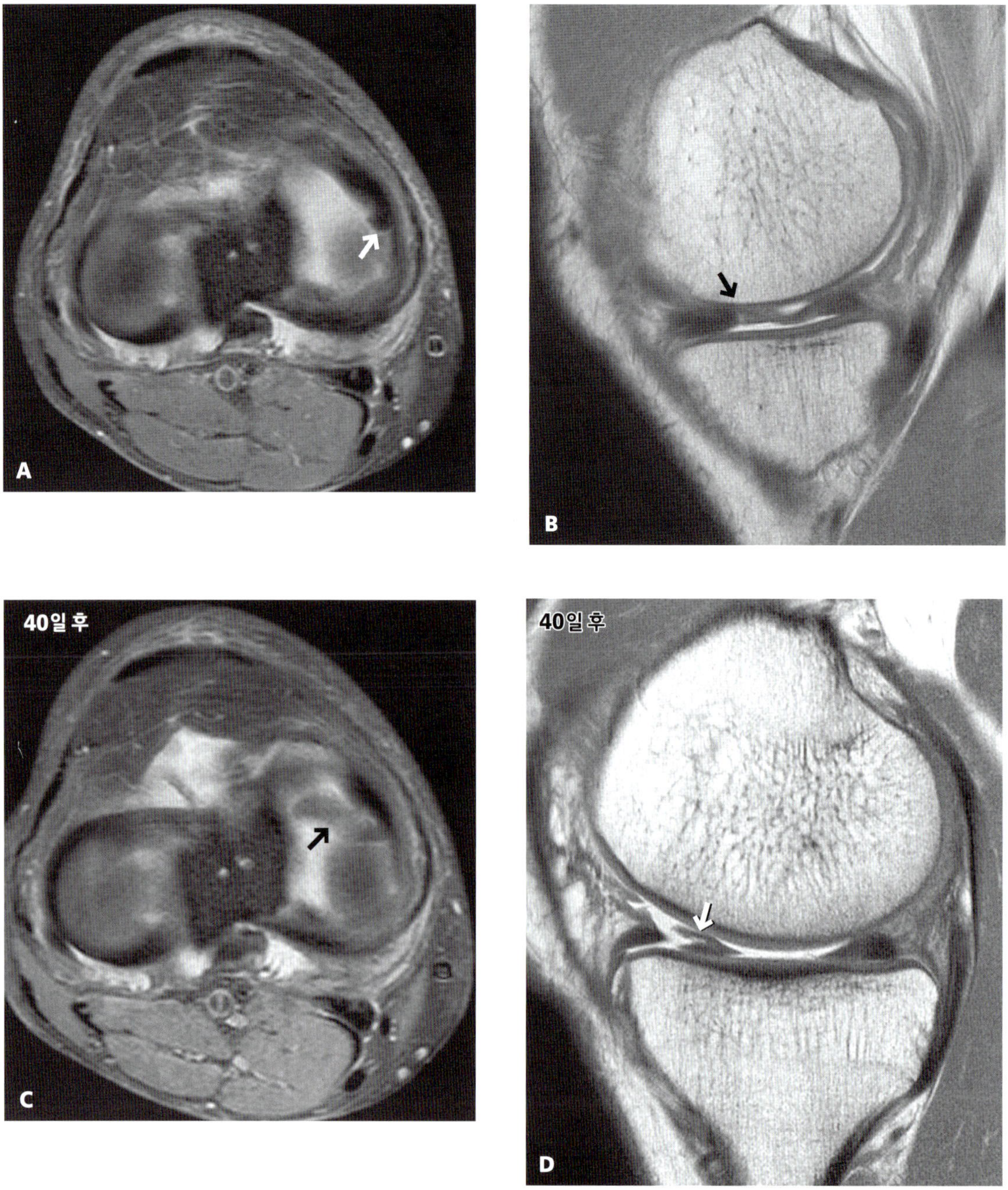

그림 7-13 ● Radial tear의 방치로 인해 flap 파열로 진행

50대 여성, 최초의 지방억제 양성자 강조 횡단면 영상과 양성자 강조 시상면 영상(A · B), 40일 후의 지방억제 횡단면 영상과 시상면 영상(C · D). 처음에는 내측반월상연골 중절의 radial tear만 있다(화살표, A · B). 재검사 시에는 파열편이 크게 전방으로 flap 형태로 분리되고, 변위되어 있다(화살표, C · D).

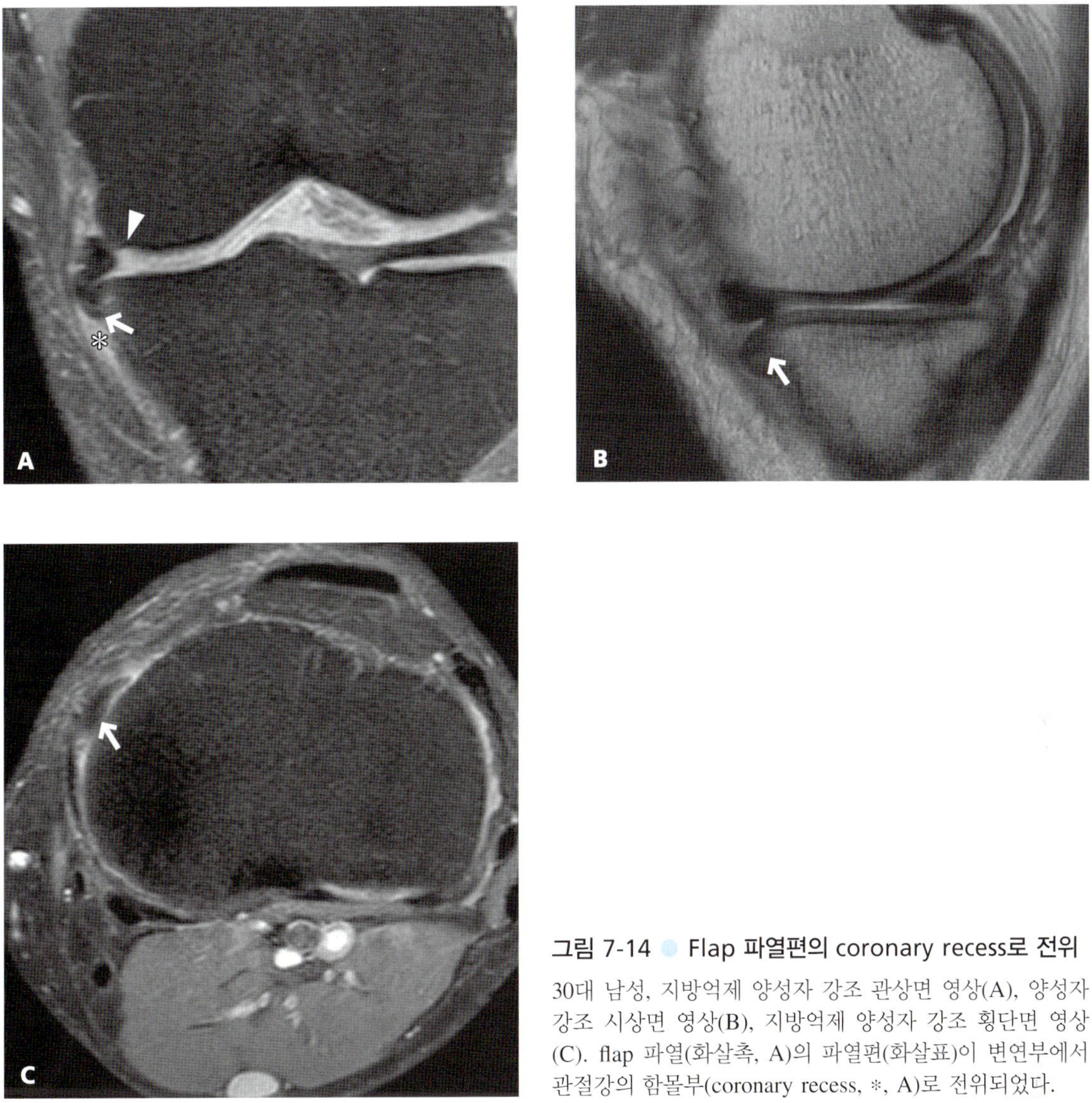

그림 7-14 ● Flap 파열편의 coronary recess로 전위

30대 남성, 지방억제 양성자 강조 관상면 영상(A), 양성자 강조 시상면 영상(B), 지방억제 양성자 강조 횡단면 영상(C). flap 파열(화살촉, A)의 파열편(화살표)이 변연부에서 관절강의 함몰부(coronary recess, *, A)로 전위되었다.

■ 혼란스러운 반월상연골 파열의 용어

다양한 유형을 나타내는 반월상연골 파열의 명명은 아직 통일되지 않았다. longitudinal tear를 '종파열', radial tear를 '횡파열'은 이라고 부르는 경우도 종종 볼 수 있다. 다만 '종, 횡'은 무엇에 대한 위치 설정인지 불명확하며, 이 책에서는 절대 방향으로의 'vertical, horizontal'을 채용하고, 반월상연골의 원주 장축 방향 'longitudinal'과 거기에 직교하는 방향 'radial'로 분류했다. 물론 이것에 대해서는 다른 의견이 있을지도 모른다. 정형외과와 영상의학과 등 각 시설에서의 '공통 분류'라면 문제는 없을 것으로 생각된다. 그러나 관절경에서의 용어도 포함해 전세계적으로 통일을 하면 좋을 것이다.

➡ Bui-Mansfield LT, Dewitt RM : Magnetic resonance imaging appearance of a double anterior cruciate ligament associated with a displaced tear of the lateral meniscus. J Comput Assist Tomogr 2006 ; 30 : 327-332.

- 또한, flap 파열편이 과간와로 편위(특히 외측반월상연골의 경우)되면 ACL의 하방 배측에 위치하고, 시상면에서 ACL 아래에 또 다른 ACL이 있는 것처럼 보이는 경우도 있다(double ACL sign, **그림 7-15**).

Horizontal tear

- Horizontal tear는 고령자에게 많고, 내부의 이상 고신호와 공존하는 경우가 많다(**그림 7-16**). Fish mouth, cleavage라고도 한다.
- Horizontal tear는 반월상연골 표면 바로 아래에서 시작하여 변연 방향으로 진행한다. 파열이 변연까지 도달하면 관절액의 배출 경로가 되어 반월상연골 낭종의 형성으로 발전한다(12장 p. 295 참조).

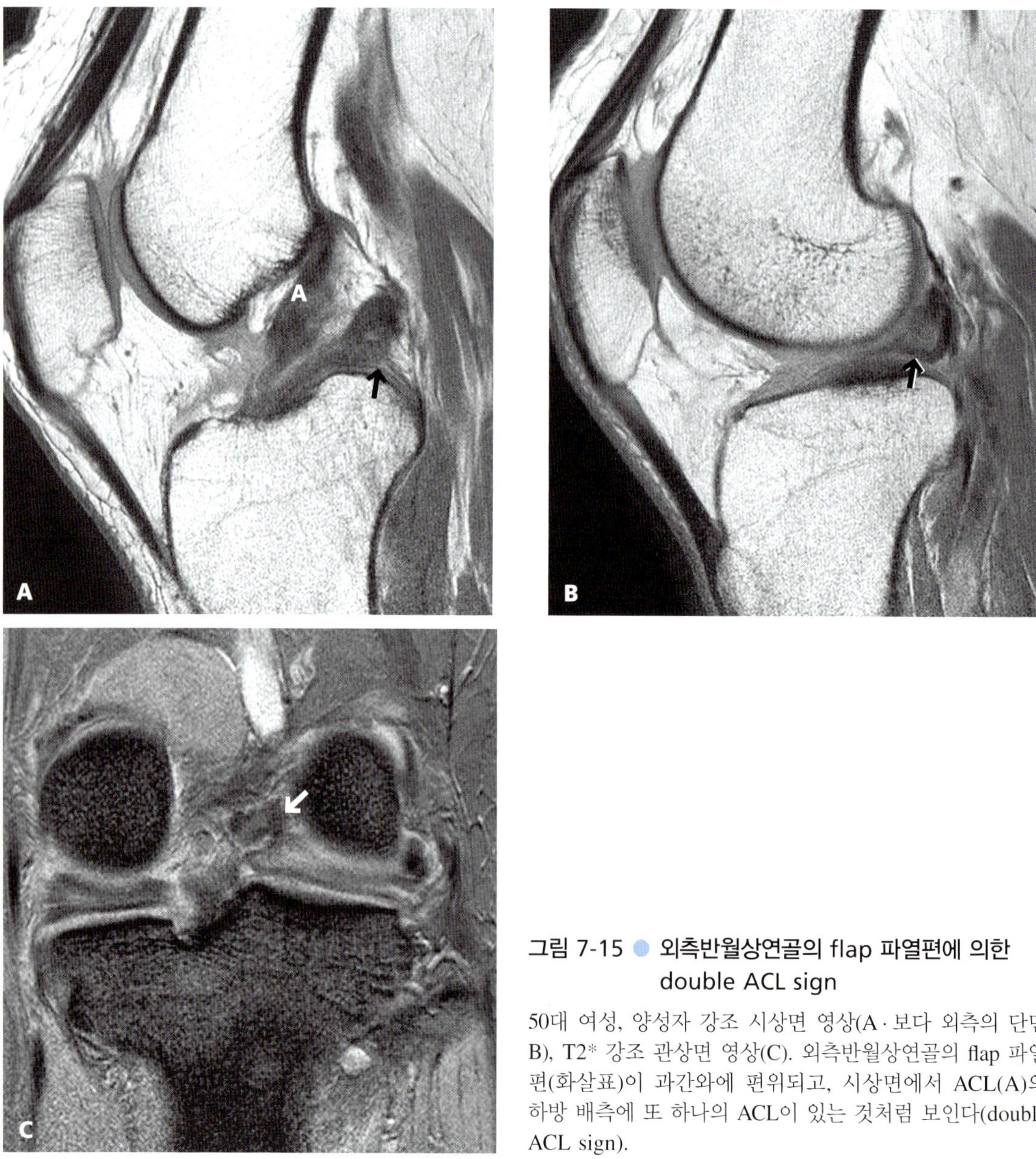

그림 7-15 ● **외측반월상연골의 flap 파열편에 의한 double ACL sign**

50대 여성, 양성자 강조 시상면 영상(A · 보다 외측의 단면 B), T2* 강조 관상면 영상(C). 외측반월상연골의 flap 파열편(화살표)이 과간와에 편위되고, 시상면에서 ACL(A)의 하방 배측에 또 하나의 ACL이 있는 것처럼 보인다(double ACL sign).

Complex tear

- Complex tear는 vertical tear에 horizontal tear 등이 복합된 파열로 반월상연골의 분절화와 유리체로 발전한 가장 중증의 반월상연골 파열이다(**그림 7-17**).
- 복합 파열로 인하여 으스러지고 강한 변성으로 인해 형태를 잃은 반월상연골은 macerated meniscus라고 하며 가장 진행된 반월상연골 손상 형태이다(**그림 7-18**).

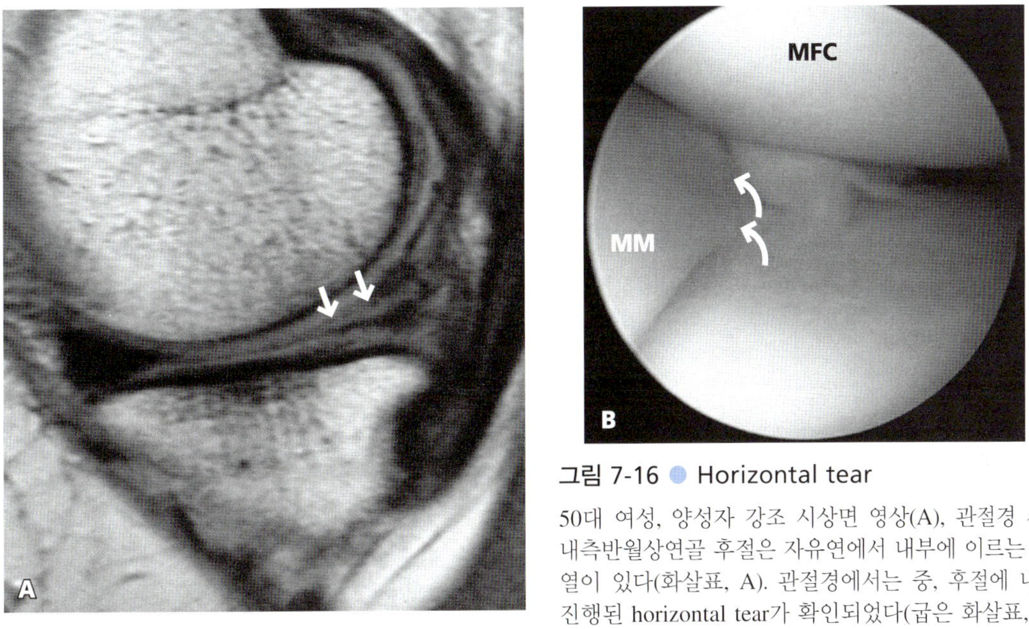

그림 7-16 ● Horizontal tear

50대 여성, 양성자 강조 시상면 영상(A), 관절경 사진(B). 내측반월상연골 후절은 자유연에서 내부에 이르는 수평 파열이 있다(화살표, A). 관절경에서는 중, 후절에 내부까지 진행된 horizontal tear가 확인되었다(굽은 화살표, B).

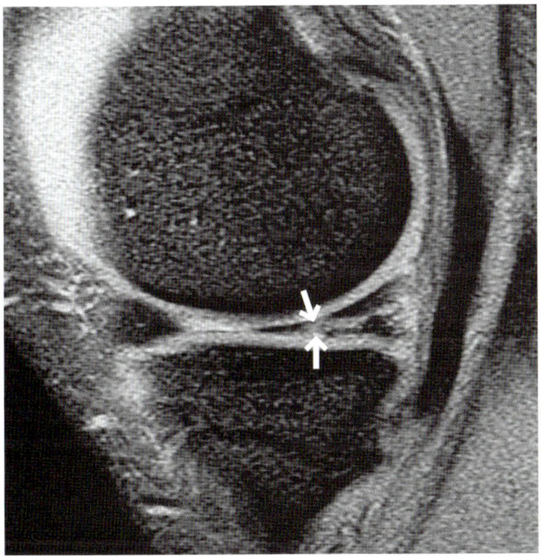

그림 7-17 ● Complex tear

20대 남성, T2* 강조 시상면 경사에코 영상. 내측반월상연골 후절에 horizontal tear 외에 여러 파열이 존재한다(화살표).

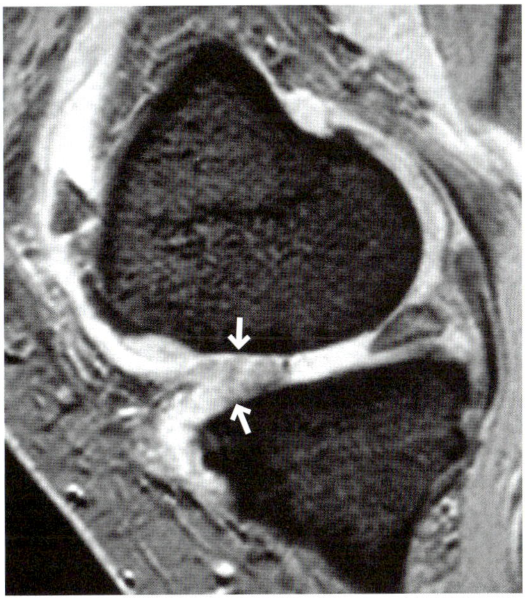

그림 7-18 ● Macerated meniscus

60대 여성, T2* 강조 시상면 경사에코 영상. 내측반월상연골 전절은 복합 파열과 강한 변성으로 인해 그 형태를 잃고, 경도의 부종을 보인다(화살표).

반월상연골 좌상 meniscus contusion

➡ Cothran RL Jr, Major NM, Helms CA, et al : MR imaging of meniscal contusion in the knee. AJR Am J Roentgenol 2001 ; 177 : 1189-1192.

- 급성 반월상연골 외상으로 인한 반월상연골 내부에 국한된 고신호(**그림 7-19**).
- 이 고신호는 반월상연골 표면에는 개구하지 않고, 반월상연골 파열의 정의와 일치하지 않는다. 또한, 반월상연골 내부의 생리적 고신호(p. 146)와 달리 반월상연골 표면 바로 아래에 있다.
- 노화 변성에 의한 고신호와 다르게 이후의 재검사에서 이상 신호는 소실되는 경우가 많다.
- 인접한 대퇴골, 경골에 골좌상을 동반하는 경우가 많다.
- ACL이나 PCL 등의 인대 파열에 합병되는 경우도 많다.

미세 파열

- 미세 반월상연골 파열의 MRI 소견은 표면에 약간의 단차만 있다(**그림 7-20~22**). Fibrillation은 반월상연골 표면에 국한된 매우 작은 부정상으로, 관절경에서는 표면에 보풀이 일어난 듯한 모습이 보인다. Free edge blunting은 자유연이 절단된 것 같은 소견으로 작은 longitudinal 또는 oblique tear에 의해 발생한다.
- 외측반월상연골 후각의 슬와근건 열공 근처에는 longitudinal tear가 발생하기 쉽지만, 무증상으로 치료를 요하지 않는 경우가 많다.
- 변연부의 파열은 반월상연골 봉합 또는 경과 관찰이다.

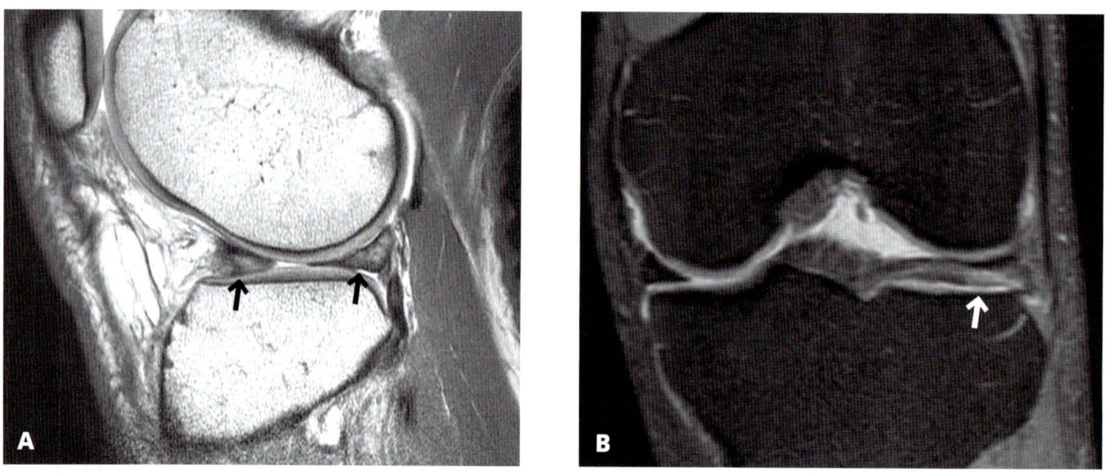

그림 7-19 ● 반월상연골 좌상 meniscal contusion

20대 남성, 1개월 전 높은 곳에서 추락, 양성자 강조 시상면 영상(A), 지방억제 양성자 강조 관상면 영상(B). 외측반월상연골의 전절에서 후절까지 내부에 고신호가 퍼져있다(화살표). 전절에서는 아랫면에 국한되어 있지만 개구는 관찰되지 않는다(화살표, B).

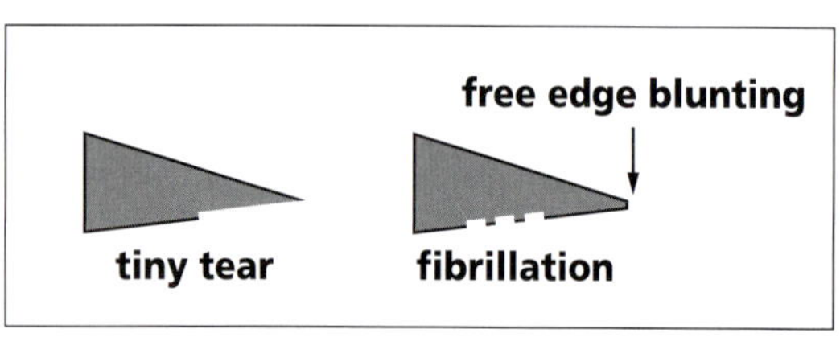

그림 7-20 ● 미세 반월상연골 파열

인대 파열에 합병된 반월상연골 파열

➡ Barber FA : What is the terrible triad? Arthroscopy 1992 ; 8 : 19-22.

- 인대 파열이 없는 반월상연골만의 파열은 내측이 외측보다 많다.
- 전방십자인대 손상에 합병되는 반월상연골 손상은 내측반월상연골보다 외측반월상연골 쪽이 많다. 실제로 전방십자인대 파열의 이차 소견이기도 한 bone bruise는 대퇴골과 경골 외측에서 볼 수 있으며, 이에 해당하는 외측 반월상연골의 후절, 후각에 파열이 많다(**그림 7-23**).
- 전방십자인대 파열과 내측측부인대 파열이 동반되는 경우에도 "O'Donoghue's unhappy triad"로서 내측반월상연골이 유명하지만 이 경우도 외측 반월상연골이 수상 빈도는 높다(**그림 7-23**). 이들 인대 파열에 따른 반월상연골 파열은 내측, 외측반월상연골 모두 후절, 후각의 longitudinal tear가 많다.

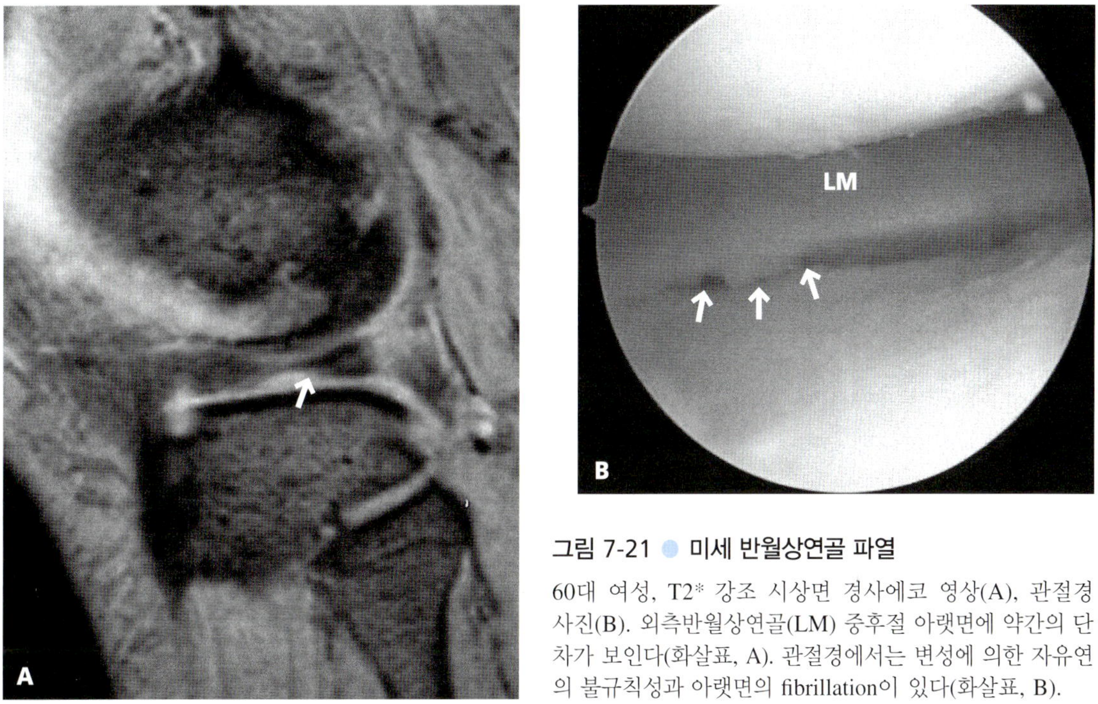

그림 7-21 ● 미세 반월상연골 파열

60대 여성, T2* 강조 시상면 경사에코 영상(A), 관절경 사진(B). 외측반월상연골(LM) 중후절 아랫면에 약간의 단차가 보인다(화살표, A). 관절경에서는 변성에 의한 자유연의 불규칙성과 아랫면의 fibrillation이 있다(화살표, B).

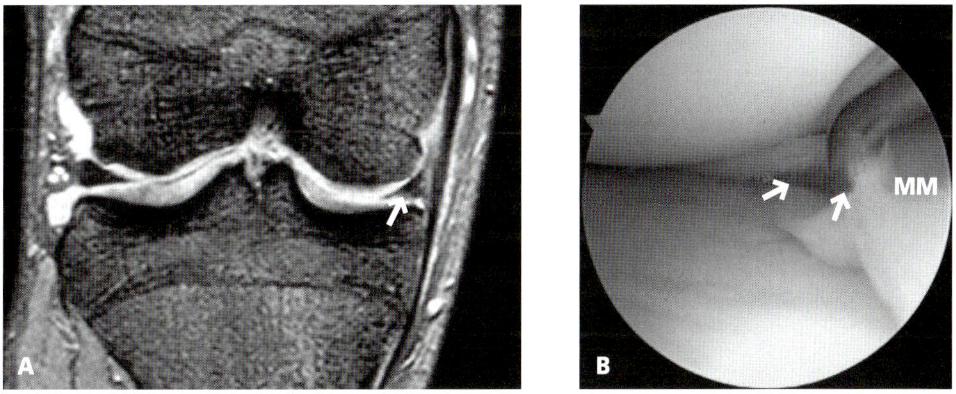

그림 7-22 ● 작은 horizontal tear

50대 남성, T2* 강조 관상면 경사에코 영상(A), 관절경 사진(B). MRI에서 내측반월상연골 자유연에 작은 파열이 의심된다(화살표, A). 관절경에서는 중후절 자유연의 프로빙으로 내부까지 이어지는 horizontal tear가 확인되었다(화살표, B).

➡ De Smet AA, Mukherjee R : Clinical, MRI and arthroscopic findings : associated with failure to diagnose a lateral meniscal tear on knee MRI. AJR Am J Roentgenol 2008 ; 190 : 22-26.

➡ De Smet AA, Graf BK : Meniscal tears missed on MR imaging : relationship to meniscal tear patterns and anterior cruciate ligament tears. AJR Am J Roentgenol 1994 ; 162 : 905-911.

- 전방십자인대 파열을 방치한 경우, 외측반월상연골보다 내측반월상연골이 이후에 손상되기 쉽다. 이 경우 complex tear와 관련된 변성 파열의 형태를 보이는 경우가 많다.
- 도수검사를 통한 반월상연골 파열의 진단 정확도는 75% 정도에 그치지만, MRI에서는 90% 이상이다.
- MRI 검사의 오진 중 40% 정도는 피할 수 없다고 여겨진다.
- 가장 빈번하게 오진(false negative)하기 쉬운 부위는 외측반월상연골 후각이라고 한다. 이 경우, 변연부의 작은 longitudinal tear가 많다. 특히 전방십자인대 파열이 합병된 경우 외측반월상연골 후각의 파열을 놓치는 경우가 많다고 한다.
- 그러나 MRI에서 간과한 파열 중 절반은 치료가 필요없다고 한다. 특히 외측반월상연골의 작은 파열을 진단하지 못한 경우는 예후에 영향을 주지 않는다고도 한다.
- 내측반월상연골 후절, 후각 부분은 관절경의 사각인 경우가 많으며, MRI로 확인된 파열이 보이지 않을 수도 있다. 이 경우는 수술 전에 관절경 시행 의사에게 그 취지를 전달해야 한다.

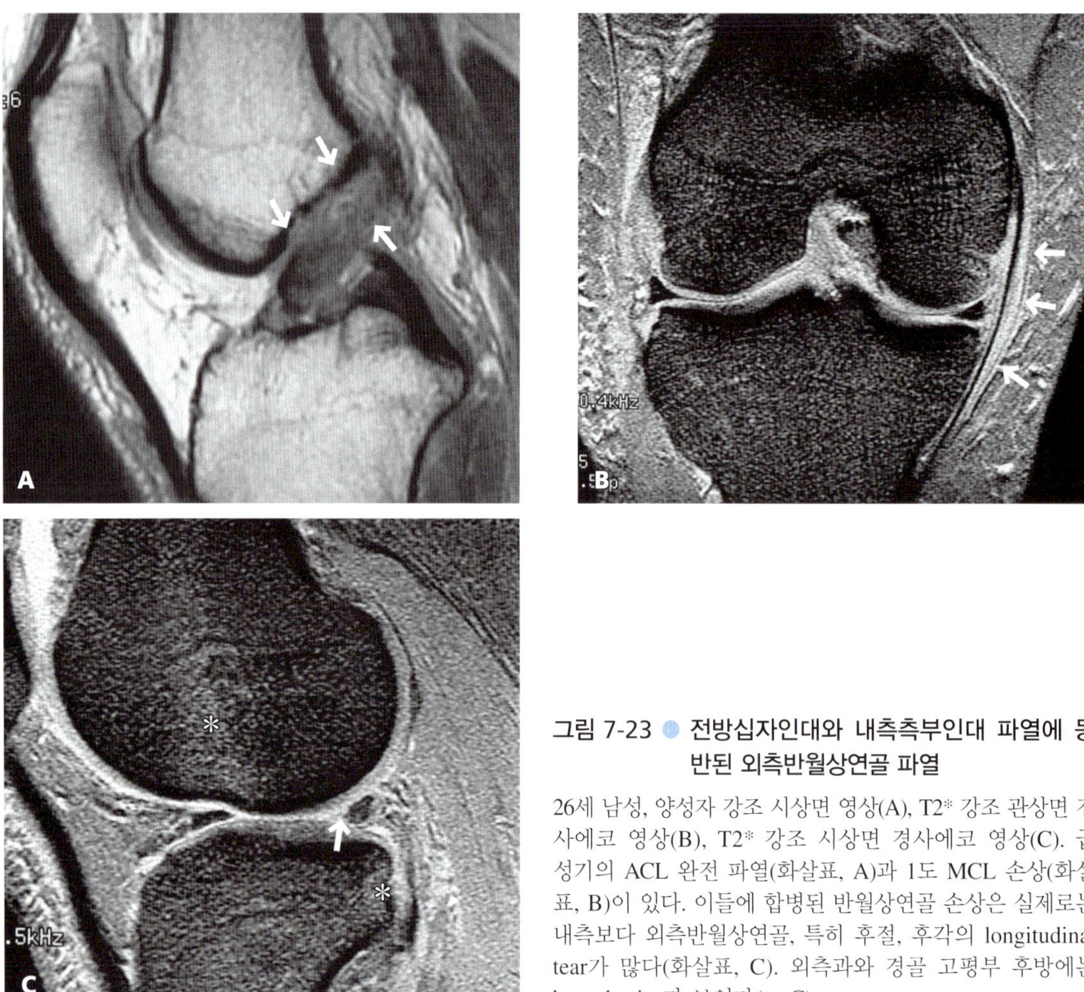

그림 7-23 전방십자인대와 내측측부인대 파열에 동반된 외측반월상연골 파열

26세 남성, 양성자 강조 시상면 영상(A), T2* 강조 관상면 경사에코 영상(B), T2* 강조 시상면 경사에코 영상(C). 급성기의 ACL 완전 파열(화살표, A)과 1도 MCL 손상(화살표, B)이 있다. 이들에 합병된 반월상연골 손상은 실제로는 내측보다 외측반월상연골, 특히 후절, 후각의 longitudinal tear가 많다(화살표, C). 외측과와 경골 고평부 후방에는 bone bruise가 보인다(*, C).

7-5 버킷핸들 파열

Bucket handle tear of the meniscus

➡ Wright DH, De Smet AA, Norris M : Bucket-handle tears of the medial and lateral menisci of the knee : value of MR imaging in detecting displaced fragments. AJR Am J Roentgenol 1995 ; 165 : 621-625.

- 길이가 긴 complete longitudinal tear는 버킷핸들 파열로 진행될 수 있다(**그림 7-24**).
- 내측반월상연골에서 압도적으로 많다.
- 파열에 의해 변연부로부터 분리된 중앙 부분(버킷의 손잡이에 해당)은 과간와 쪽으로 이동한다. 이 간극 부분에 대퇴골 하중면이 들어가 무릎의 locking 등 심각한 증상을 유발하고, 수술 적응이 되는 경우가 많다.
- 과간와 부근으로 이동한 버킷의 핸들 부분은 전방에 전방십자인대의 부착부가 있어 더 이상 과간와 방향으로 이동하기 어렵다.

7

Absent bow tie sign

➡ Helms CA, Laorr A, Cannon WD Jr : The absent bow tie sign in bucket-handle tears of the menisci in the knee. AJR Am J Roentgenol 1998 ; 170 : 57-61.

- 시상면에서 정상 반월상연골의 체부는 나비넥타이(bow tie) 형태로 보이지만, 버킷핸들 파열 시에는 변연부에 작은 잔존부만 있기 때문에 bow tie로 보이는 슬라이스가 적어진다(**그림 7-25, 26**).

Double PCL sign

- 반월상연골의 버킷핸들 파열 시에 과간부로 변위된 파열편이 PCL의 하방에 존재하고, 마치 2개의 PCL이 있는 것처럼 보인다(**그림 7-26**). 이 과간부로 변위된 파열편은 관상면 영상으로 확인할 수 있다.

Flipped meniscus

➡ Ruff C, Weingardt JP, Russ PD, et al : MR imaging patterns of displaced meniscus injuries vvaof the knee. AJR 1998 ; 170 : 63-67.

- 외측반월상연골 후절, 후각에 생긴 버킷핸들 파열의 경우, 핸들 부분은 전방으로 이동하고, 전각에 겹칠 수도 있다(**그림 7-28**). 이 경우, 시상면에서 후각 부분은 비어있고, 비정상적으로 큰 전각이 보인다. 원래의 전각과 이동된 파열편이 앞뒤로 늘어서 있는 경우(double peak)(**그림 7-29**)나, 위아래로 겹치는 경우(double decker)가 있다(**그림 7-30**).

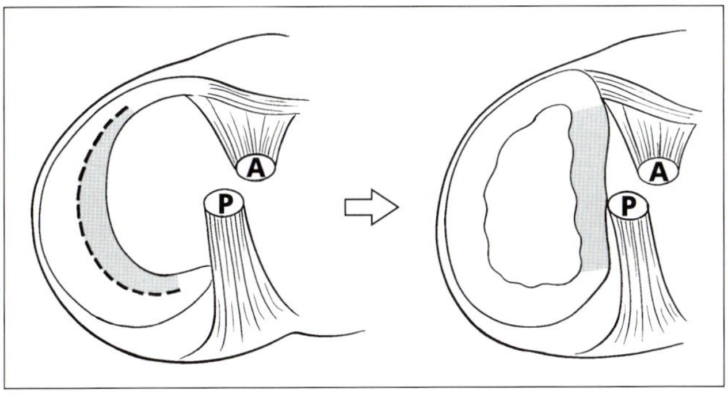

그림 7-24 ● 버킷핸들 파열의 모식도

긴 길이의 longitudinal tear로 인해 변연부에서 분리된 중앙 부분(버킷핸들)은 과간와로 이동한다.

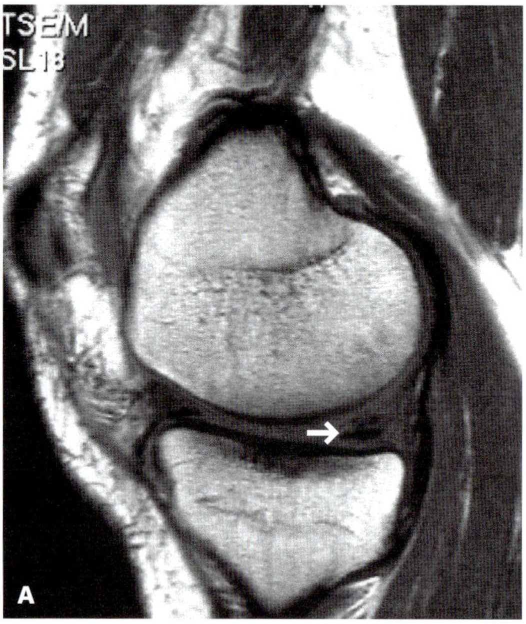

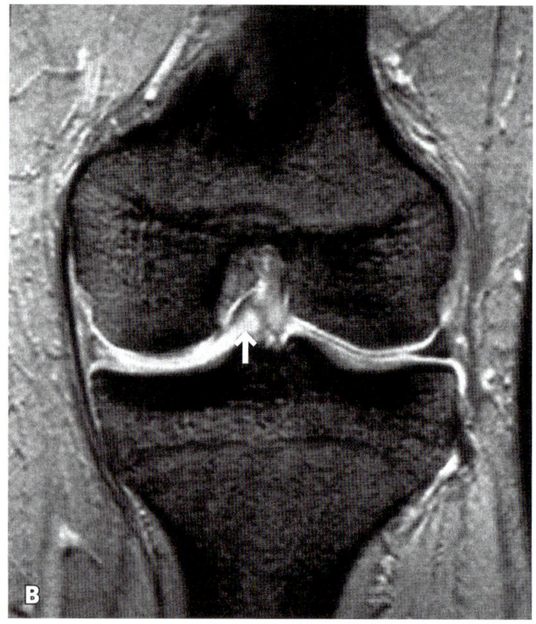

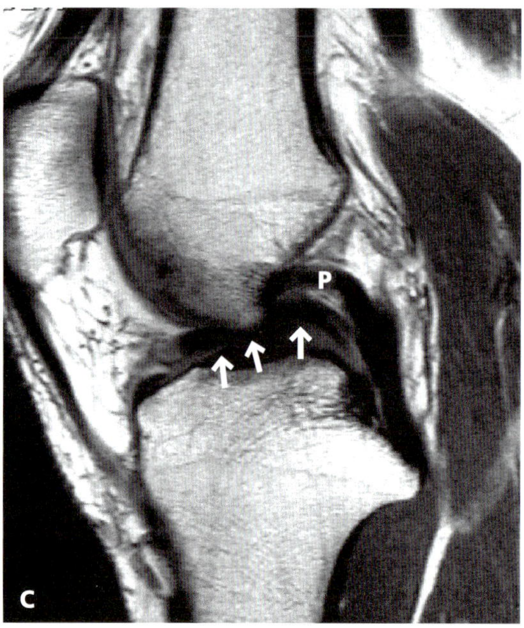

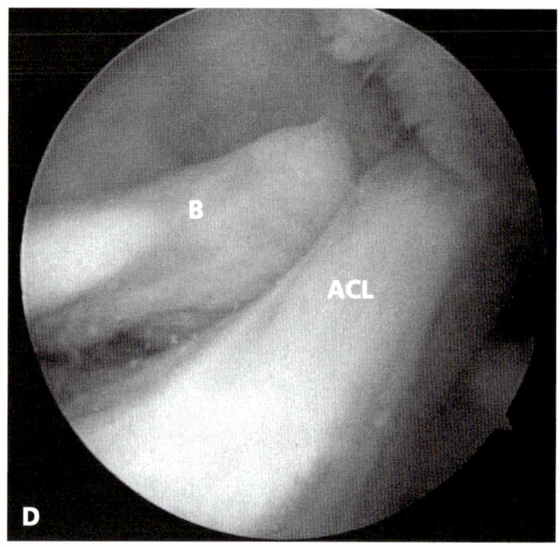

그림 7-25 ● 버킷핸들 파열

40대 남성, 양성자 강조 시상면 영상(A), T2* 강조 관상면 경사에코 영상(B), 과간부의 양성자 강조 시상면 영상(C), 관절경 사진(D). 내측반월상연골 후절에 파열이 있다(화살표, A). 과간부로 변위된 버킷핸들 부분이 보인다(화살표, B). 버킷핸들 부분은 PCL(P) 바로 아래에 위치하고(화살표, C), double PCL sign을 나타낸다. 관절경에서는 전방십자인대(ACL) 바로 옆에 버킷핸들(B)이 보인다.

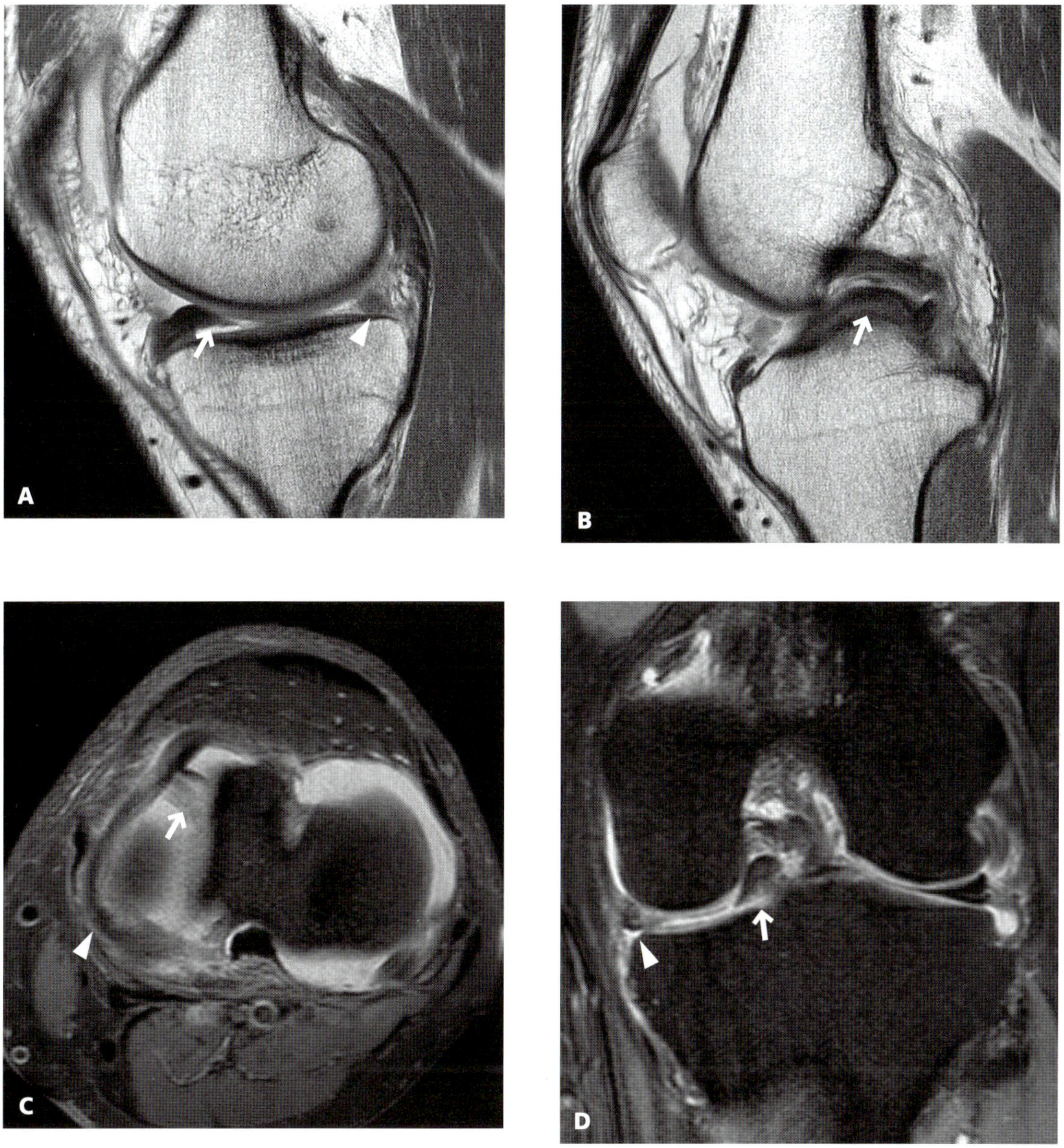

그림 7-26 ● 버킷핸들 파열

40대 남성, 양성자 강조 시상면 영상(A · B), 지방억제 양성자 강조 횡단면 영상(C), 지방억제 양성자 강조 관상면 영상(D). 내측반월상연골 후절은 파열되어 작고 absent bow tie sign을 나타낸다(화살촉, A). 과간부에서는 double PCL sign이 보인다(화살표, B). 횡단면 영상, 관상면 영상에서 버킷핸들 부분이 변위되고(화살표, C · D), 잔존부의 파열도 보인다(화살촉, C · D).

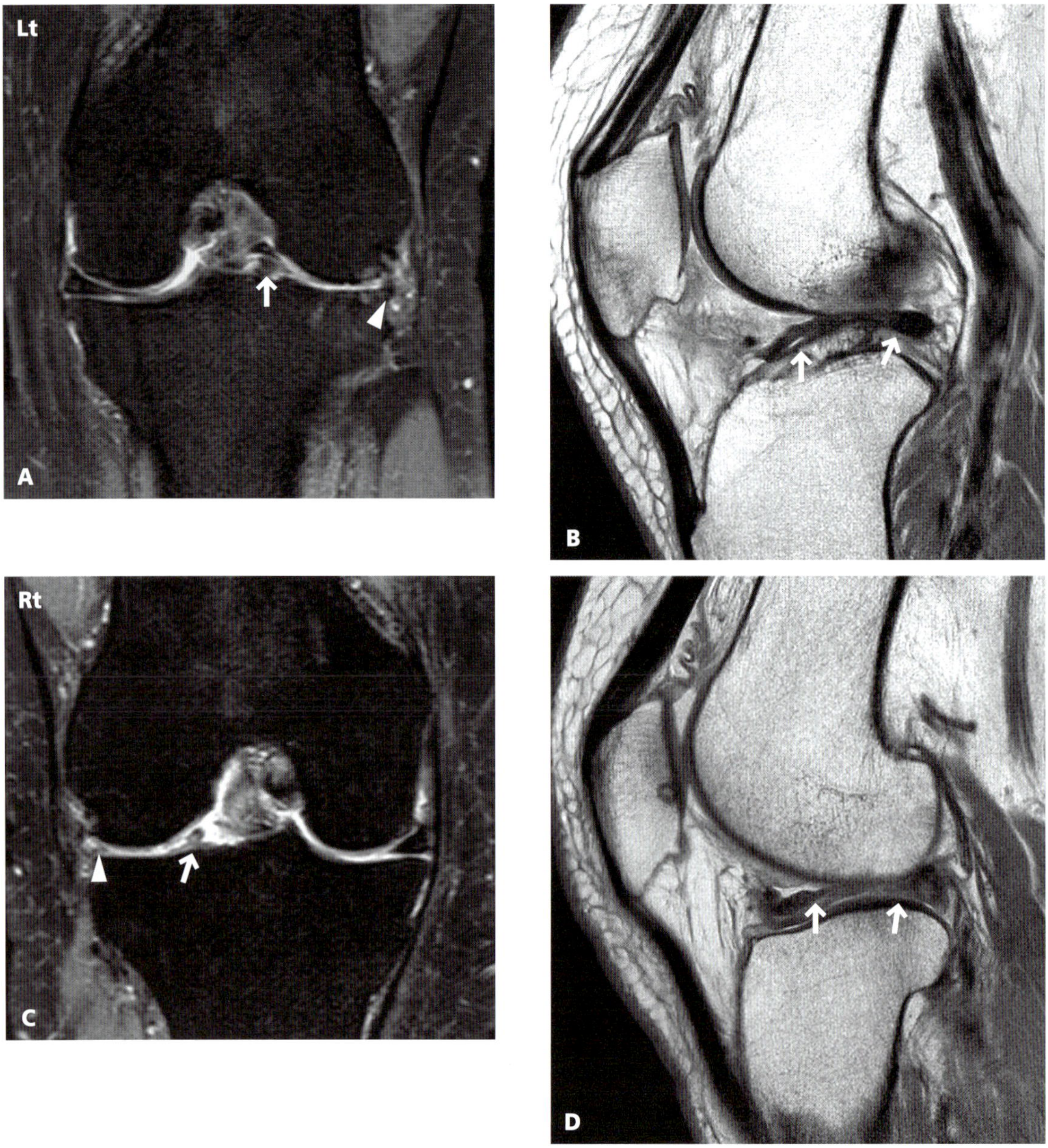

그림 7-27 ● 양측 무릎의 버킷핸들 파열

60대 남성, 왼쪽 무릎(A · B), 오른쪽 무릎(C · D), 지방억제 양성자 강조 관상면 영상(A · C), 양성자 강조 시상면 영상(B · D). 골극이 형성되고 연골층이 얇아진 내측이 더 심한 퇴행성 슬관절증이 있다. 관상면 영상에서 과간와로 변위된 파열편(화살표, A · C)과 변연 잔존부의 파열이 보인다(화살촉, A · C). 시상면 영상에서는 과간부의 앞뒤를 주행하는 파열편이 보인다(화살표, B · D).

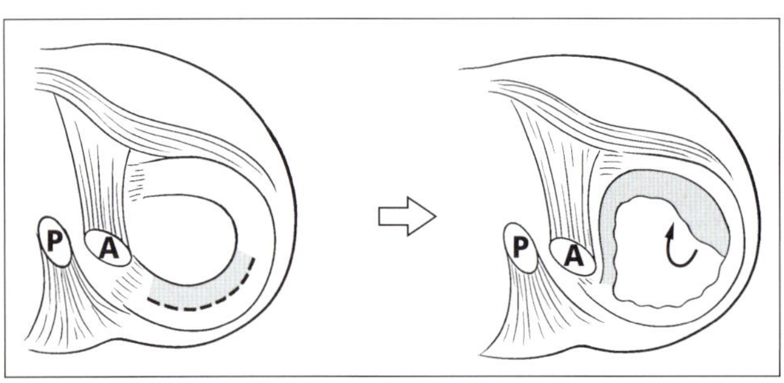

그림 7-28 ● Flipped meniscus의 모식도

bucket handle tear의 일종이며, 버킷핸들 부분은 전방으로 크게 변위된다. 외측반월상연골에 많다.

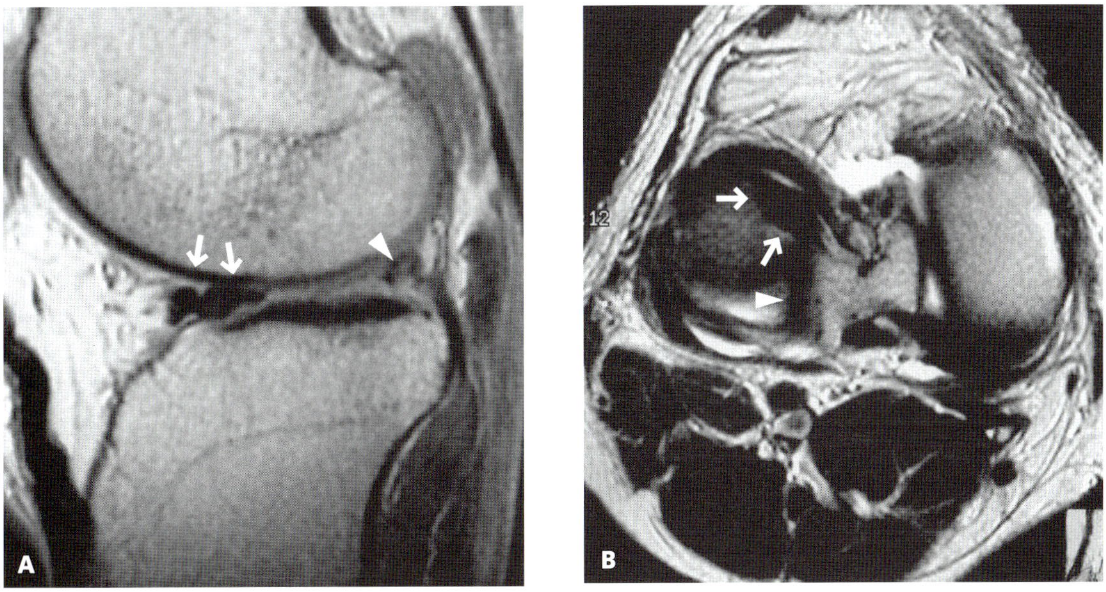

그림 7-29 ● Flipped meniscus(double peak)

40대 남성, 양성자 강조 시상면 영상(A), T2 강조 횡단면 영상(B). 외측반월상연골 후각은 파열되어 작고(화살촉, A), 가운데가 잘록한 2개의 큰 전각이 보인다(화살표, A). 횡단면 영상에서 과간부로 변위된 버킷핸들 부분(화살촉, B)과 그것에 이어지는 전각에 겹쳐진 부분(화살표, B)이 보인다.

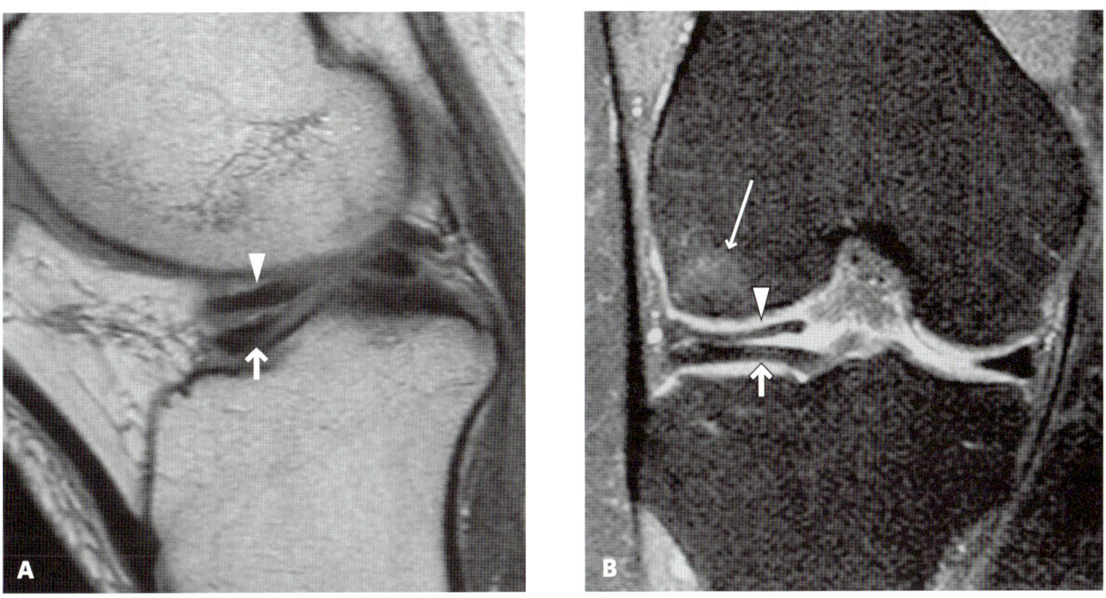

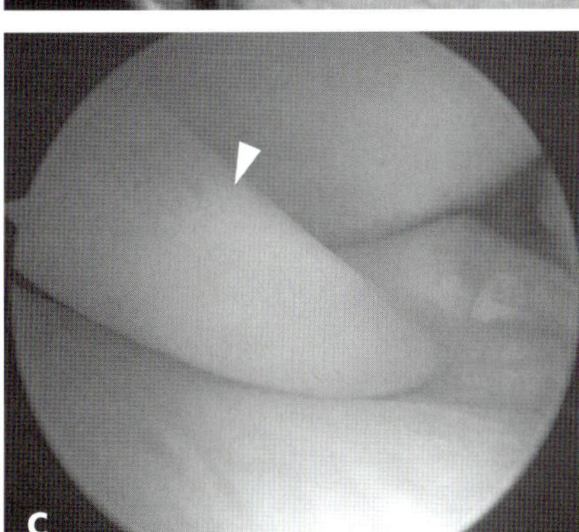

그림 7-30 ● Flipped meniscus(double-decker)

30대 여성, 양성자 강조 시상면 영상(A), 지방억제 양성자 T2 강조 관상면 영상(B), 관절경 사진(C). 원래의 외측반월상연골 전각(화살표) 위로 이동한 파열편(화살촉)이 위아래로 겹쳐진다. 외측과에는 골좌상이 있다(가는 화살표).

7-6 고령자의 반월상연골 병변

Meniscal lesions among the elderly

➡ Hodler J, Haghighi P, Pathria MN, et al : Meniscal changes in the elderly : Correlation of MR imaging and histologic findings. Radiology 1992 ; 184 : 221-225.

고령자에서는 반월상연골 내부의 고신호가 자주 관찰된다. 특히 내측반월상연골 후절에는 거의 모든 증례에서 관찰된다. 대부분은 퇴행성 관절증의 합병으로 골변형, 연골 결손이 높은 비율로 나타난다. 퇴행성 관절증의 결과로 반월상연골 파열이 초래된 것인지, 반월상연골 손상으로 인해 골연골의 변성이 발생한 것인지에 대해서는 여러 의견이 있지만 퇴행성 관절증이 선행하는 경우가 많은 것 같다.

따라서 고령자의 반월상연골 표면에 고신호가 도달하는 경우, 진정한 파열보다는 강한 변성의 결과, 2차적으로 발생한 반월상연골 손상일 가능성이 높다.

Meniscal pseudosubluxation (extrusion)

➡ Lerer DB, Umans HR, Hu MX, et al : The role of meniscal root pathology and radial meniscal tear in medial meniscal extrusion. Skeletal Radiol 2004 ; 33 : 569-574.

➡ Brody JM, Lin HM, Hulstyn MJ, et al : Lateral meniscus root tear and meniscus extrusion with anterior cruciate ligament tear. Radiology 2006 ; 239 : 805-810.

- 고령자의 반월상연골에서는 탄력성이 저하되어 바깥 둘레 방향으로 탈출하는 경우도 흔히 보인다.
- 특히 내측반월상연골에 많고 후각에서 root 부위 파열이 자주 발생한다(ghost meniscus sign, **그림 7-32**).
- 반월상연골 관절낭 분리(meniscocapsular separation)가 병존하는 경우가 많다.
- 이는 하중 전달과 충격 흡수의 작용을 저하시키고, 퇴행성 관절증이 있을 경우에는 더욱 그것을 조장하는 결과가 된다.
- 외측반월상연골 후각의 root 부위 파열은 ACL 파열에 합병되기 쉽고, 외측반월상연골은 바깥 둘레 방향으로 탈출한다. 이러한 경우는 고령자에게만 국한되지 않는다.

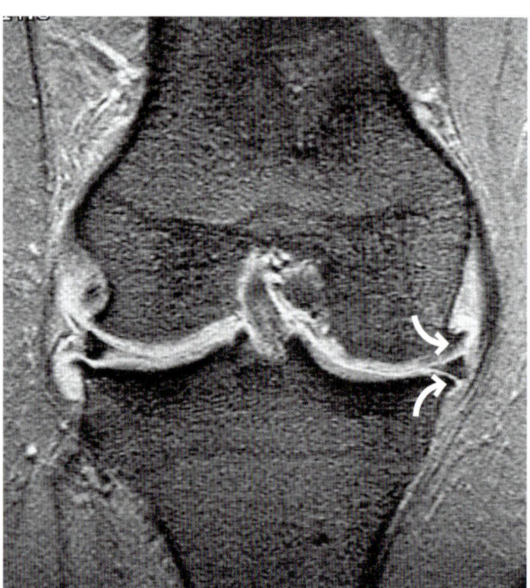

그림 7-31 ● Meniscal pseudosubluxation

40대 여성, T2* 강조 관상면 경사에코 영상. 퇴행성 관절증이 있으며, spur가 많이 발생했다. 내측반월상연골은 압박되어 밀려난 것처럼 바깥 둘레 방향으로 탈출되어 있다(굽은 화살표).

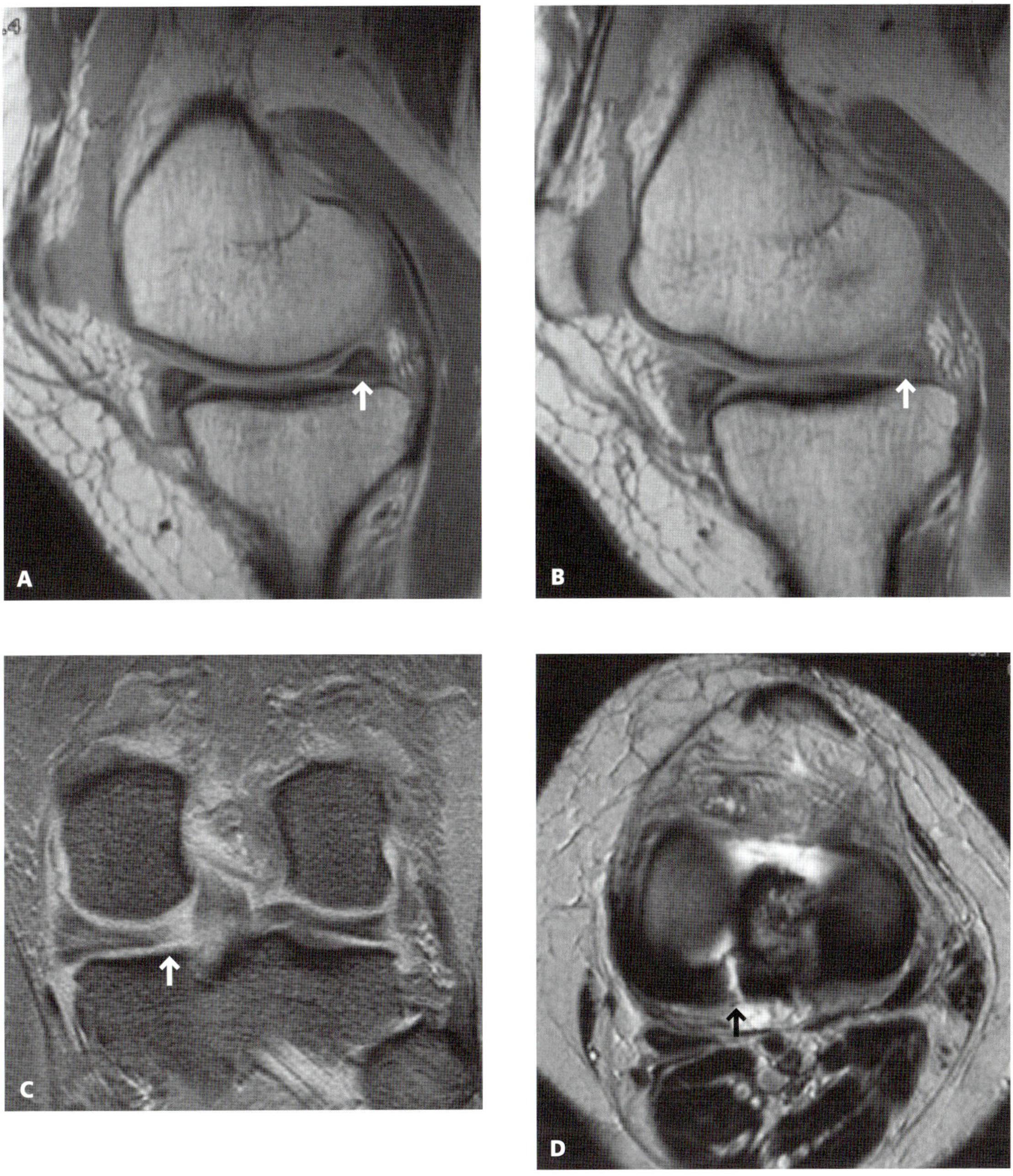

그림 7-32 ● 내측반월상연골 후각의 root 부위 파열

60대 여성, 양성자 강조 시상면 영상(A · B), T2* 강조 관상면 경사에코 영상(C), T2 강조 횡단면 영상(D). 시상면에서 내측반월상연골 후각이 갑자기 소실되는 슬라이스가 출현한다(ghost meniscus sign, A→B). 관상면과 횡단면 영상에서는 후각 root 부착부의 전층 파열인 것을 알 수 있다(화살표, C · D).

7-7 반월상연골 변연부 파열과 반월상연골 관절낭의 분리 Meniscal peripheral tear and meniscocapsular separation

- 반월상연골 변연부는 관절낭으로 연속된다(**그림 7-33**).
- 반월상연골 변연부에 생긴 장축의 수직 파열은 자주 경험하게 된다(**그림 7-34**). 이 부분은 혈행이 풍부하여(red zone) 자연 치유도 기대된다.

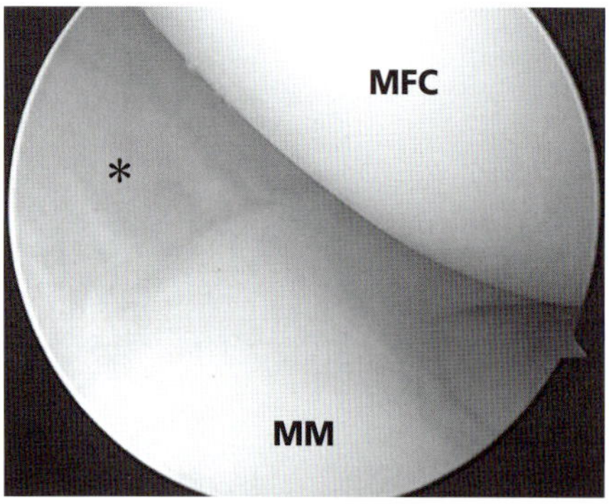

그림 7-33 ● 반월상연골 변연부와 관절낭

관절경 사진. 내측반월상연골(MM)과 그에 연속된 관절낭(*). 대퇴골 내측과(MFC).

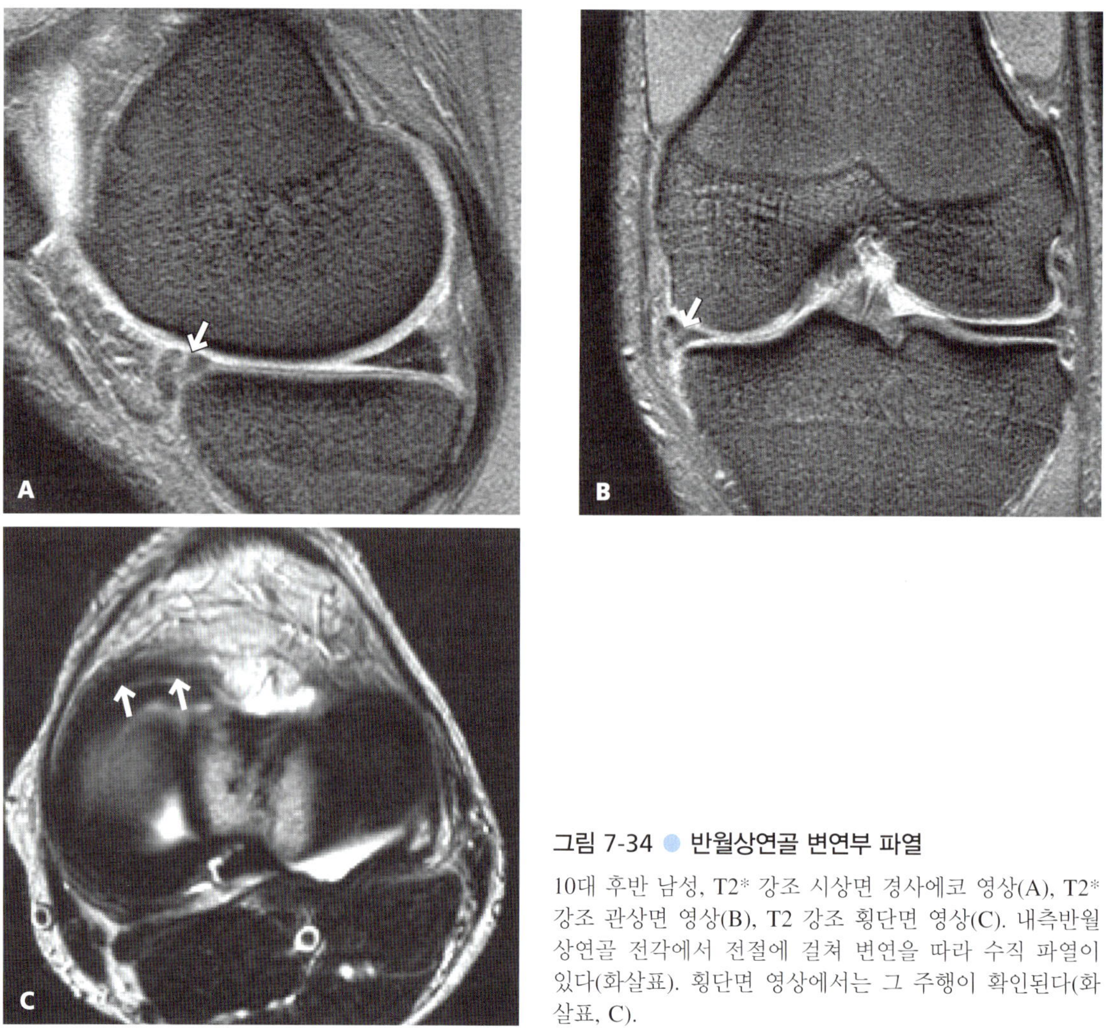

그림 7-34 ● 반월상연골 변연부 파열

10대 후반 남성, T2* 강조 시상면 경사에코 영상(A), T2* 강조 관상면 영상(B), T2 강조 횡단면 영상(C). 내측반월상연골 전각에서 전절에 걸쳐 변연을 따라 수직 파열이 있다(화살표). 횡단면 영상에서는 그 주행이 확인된다(화살표, C).

반월상연골 관절낭 분리 meniscocapsular separation

➡ De Maeseneer M, Lenchik L, Starok M, et al : Normal and abnormal medial meniscocapsular structures : MR imaging and sonography in cadavers. AJR Am J Roentgenol 1998 ; 171 : 969-976.

- 반월상연골이 관절낭으로부터 분리한 것.
- 내측반월상연골에 많고, MCL 파열이 합병된 경우가 많다.
- MRI에서는 반월상연골의 바깥 둘레가 고르지 않고 관절낭과의 사이에 액체가 존재한다(**그림 7-35**).
- 반월상연골의 변연을 따라 파열이 실질 내에 존재하는 경우를 반월상연골 변연부 파열, 관절낭과의 접합부에 발생한 경우를 반월상연골 관절낭 분리로 정의하지만, 실제로 이러한 파열의 위치를 정확하게 파악하는 것은 어렵고, 두 경우를 감별해야 할 임상적 필요성도 낮다.

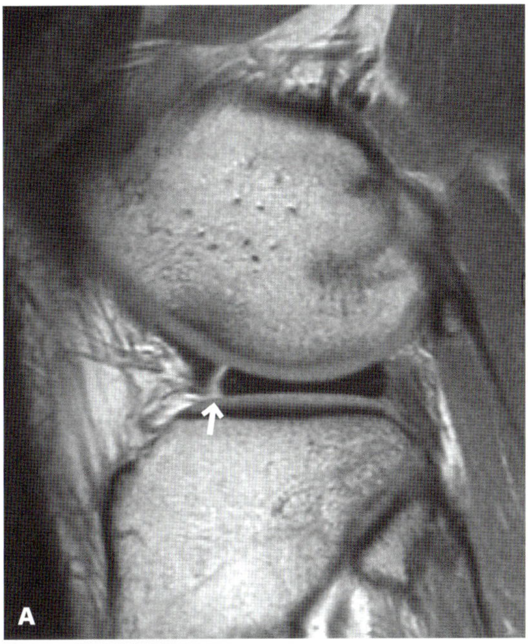

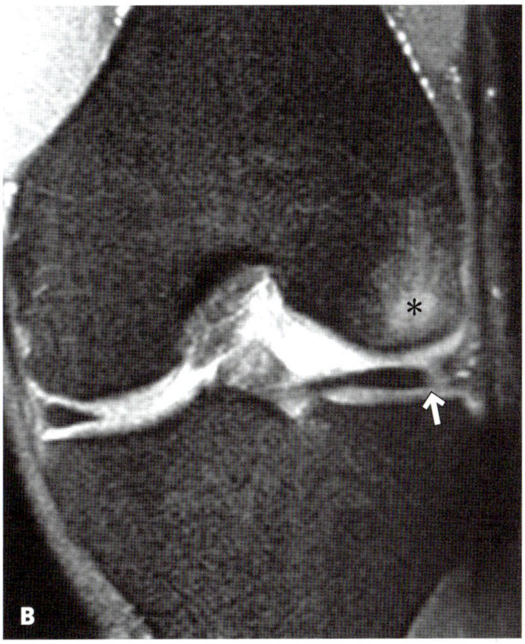

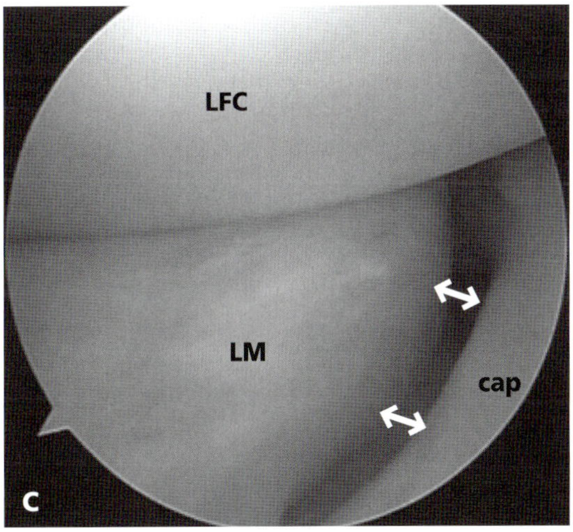

그림 7-35 ● 반월상연골 관절낭 분리

20대 남성, 양성자 강조 시상면 영상(A), 지방억제 양성자 강조 관상면 영상(B), 관절경 영상(C). 외측반월상연골 전각에서 전절에 걸쳐, 반월상연골 변연을 따라 고신호가 연속한다(화살표). 관상면 영상에서는 외측과에 bone bruise가 보인다(*, B). 관절경에서는 외측반월상연골(LM)이 관절낭(cap)으로부터 분리되어 있다(양쪽 화살표, C). 대퇴골 외측과(LFC).

Hypermobile meniscus, Floating meniscus

➡ Bikkina RS, Tujo CA, Schraner AB, et al : The "floating" meniscus : MRI in knee trauma and implications for surgery. AJR Am J Roentgenol 2005 ; 184 : 200-204.

- 반월상연골의 실질에 손상이 없지만 반월상연골 파열과 유사한 증상을 보인다(무릎 굴곡으로 잠김이나 통증).
- Floating meniscus는 반월상연골의 경골 고평부로부터의 외상성 박리이며, meniscotibial(coronary) ligament(MCL 심층)와 같은 meniscocapsular ligament의 파열에 의한 것이다. MRI에서는 반월상연골과 경골 사이로 관절액이 들어가 있다.
- 외측반월상연골에 흔하다.
- Wrisberg형 원판형 반월상연골도 원인 중 하나이다(p. 167 참조).
- 반월상연골의 가동 영역이 병적으로 확대된다(특히 슬와근건구의 전방부).
- 통상의 MRI에서는 특이소견을 보이지 않는 경우가 많다.

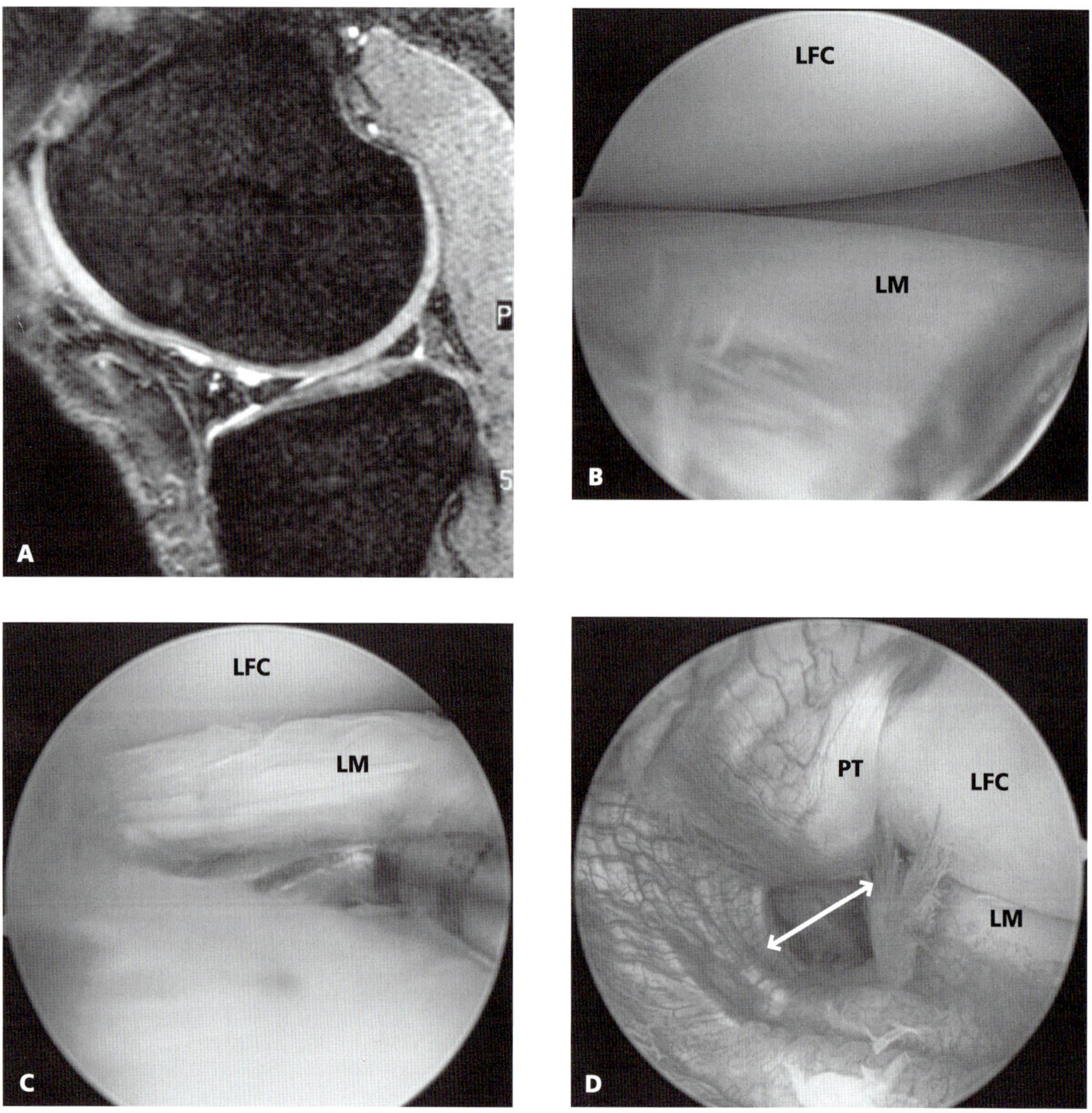

그림 7-36 ● Hypermobile meniscus

20대 남성, 무릎 굴곡 시 통증, T2* 강조 시상면 경사에코 영상(A), 관절경 영상(B~D). 외측반월상연골의 파열을 의심하여 MRI 검사가 이루어졌지만, 특이소견은 없었다(A). 관절경에서는 외측반월상연골(LM)이 probing 시 큰 가동성을 보인다(B · C). 슬와근건(PT) 열공은 개대되는 경향이 있다(화살표, D). 대퇴골 외측과(LFC).

7-8 원판형 반월상연골

Discoid meniscus

➡ Silverman JM, Mink JH, Deutsch AL : Discoid menisci of the knee : MR imaging appearance. Radiology 1989 ; 173 : 351-354.

➡ Singh K, Helms CA, Jacobs MT, et al : MRI appearance of Wrisberg variant of discoid lateral meniscus. AJR 2006 ; 187 : 384-387.

➡ Kim JE, Choi SH : Is the location of the Wrisberg ligament related to frequent complete discoid lateral meniscus tear? Acta Radiol 2010 ; 51 : 1120-1125.

- 태생기의 반월상연골 형성 과정에서 C자형의 중앙부가 흡수되지 않고 남아 원판형을 나타낸다(**그림 7-37**).
- 반월상연골의 폭이 12mm 이상이며, 변연의 높이도 5mm 이상으로 높다.
- 원판형 반월상연골은 압도적으로 외측반월상연골에 많다(**그림 7-38**).
- 양측 무릎에서 모두 보이는 경우가 많으며, 불완전한 원판형 반월상연골은 반원판형 반월상연골 semidiscoid meniscus라고 할 수 있다(**그림 7-39**). 그리고 드문 아형으로 Wrisberg형이 있다. 이것은 후절, 후각이 관절낭, 경골에 고정되어 있지 않고(coronary ligament라고 불리는 고정 조직의 부족), 무릎 굴곡 시 외측반월상연골이 Wrisberg 인대에 견인되어 반월상연골의 hypermobility, 아탈구, 통증의 원인이 될 수 있다. Wrisberg 인대의 유무와 원판형 반월상연골 또는 반월상연골 파열의 유의한 상관관계는 입증되지 않았다. MRI에서 반월상연골과 관절낭 사이에 관절액이 존재한다(**그림 7-39~42**). 그러나 영상에서의 정의가 불명확하고 진단하기가 어렵다.
- 단순 X-ray 사진에서는 슬관절강이 넓어져 있다.

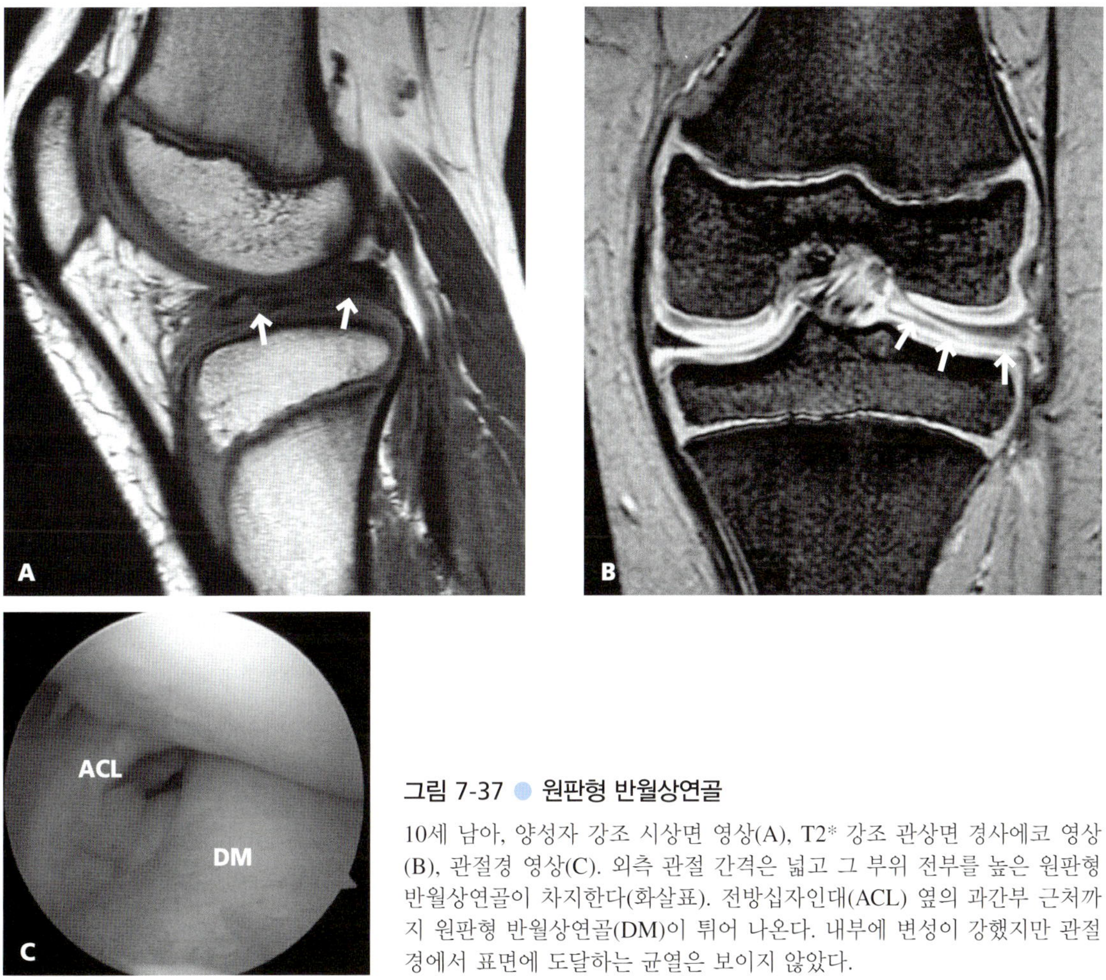

그림 7-37 ● 원판형 반월상연골

10세 남아, 양성자 강조 시상면 영상(A), T2* 강조 관상면 경사에코 영상(B), 관절경 영상(C). 외측 관절 간격은 넓고 그 부위 전부를 높은 원판형 반월상연골이 차지한다(화살표). 전방십자인대(ACL) 옆의 과간부 근처까지 원판형 반월상연골(DM)이 튀어 나온다. 내부에 변성이 강했지만 관절경에서 표면에 도달하는 균열은 보이지 않았다.

- 정상적인 반월상연골에 비해 변성이나 파열의 빈도가 높고, 비교적 경미한 외력으로도 손상된다(**그림 7-40**). 버킷핸들 파열로 진행되기도 한다(**그림 7-41**).
- 소아에서 특별한 원인이 없는 무릎 통증으로 발견되는 경우가 많다.
- 동양인에서 흔하다.

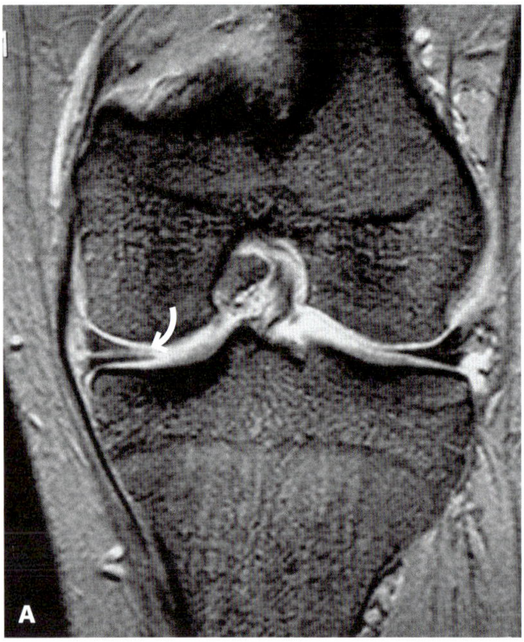

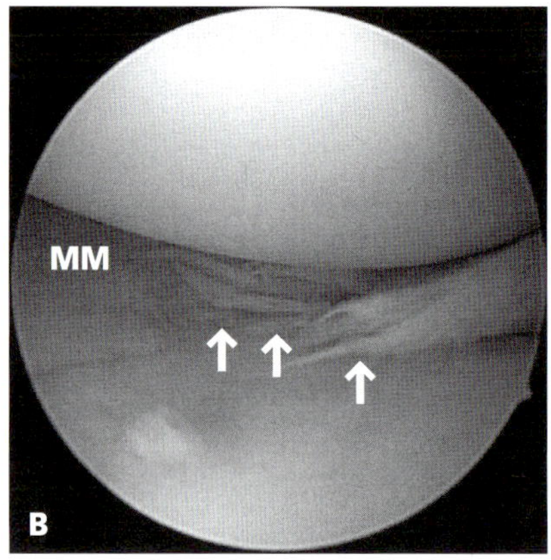

그림 7-38 ● 내측반월상연골에서 발견된 semidiscoid meniscus

30대 남성, T2* 강조 관상면 경사에코 영상(A), 관절경 사진(B). 원판형 반월상연골은 압도적으로 외측반월상연골에 많지만 드물게 내측에서 불완전한 원판형 반월상연골을 볼 수 있다. 내측반월상연골(MM)은 전체적으로 크고 중심 방향으로의 돌출이 통상의 경우보다 넓다. 자유연에 수평 파열이 동반되었다(화살표).

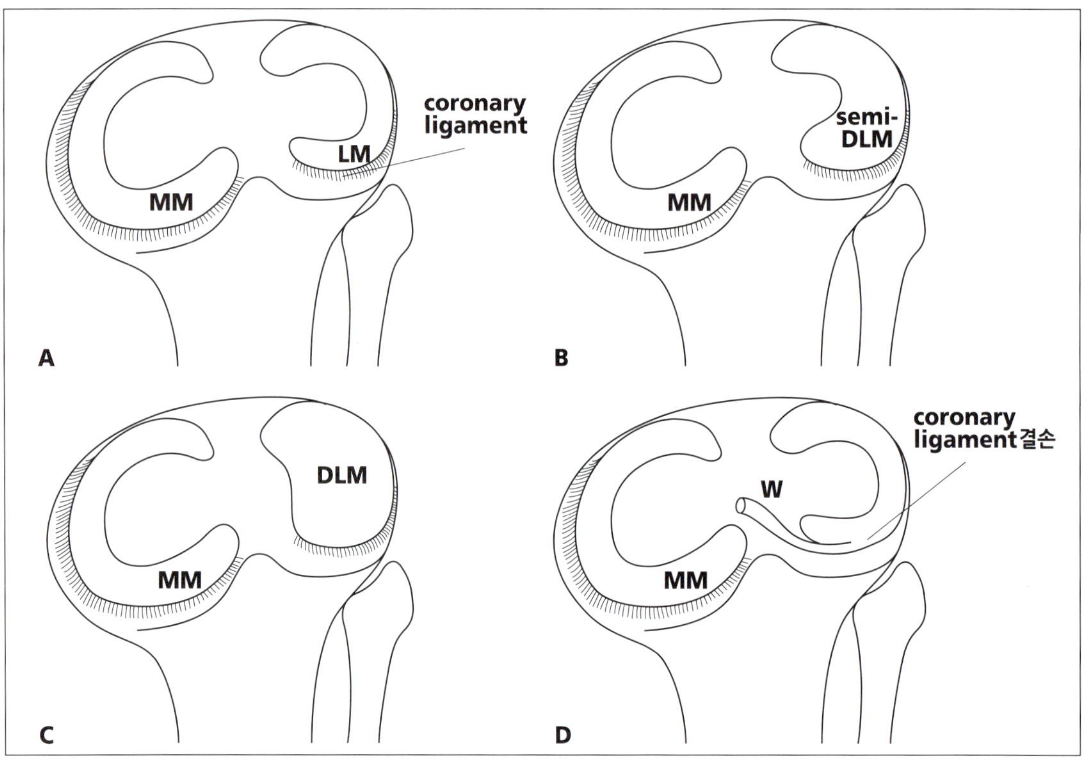

그림 7-39 ● 원판형 반월상연골의 아형

정상(A), 반원판형(B), 완전 원판형(C, DLM : discoid LM), Wrisberg형(D). Wrisberg형은 coronary ligament가 결손되고 고정이 불충분하며, 반월상연골은 Wrisberg 인대(W)에 견인된다.

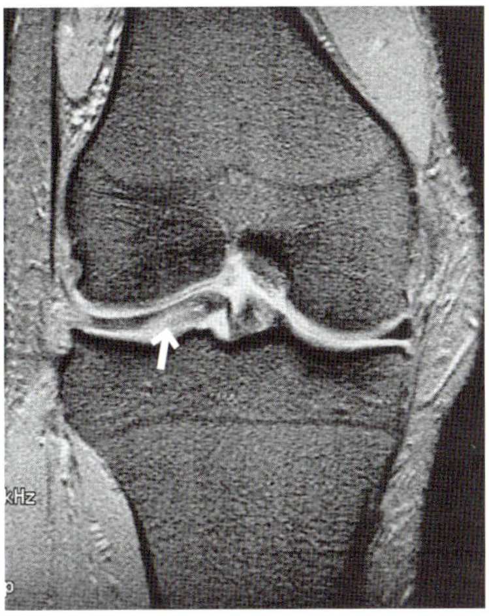

그림 7-40 ● **파열된 원판형 반월상연골**

20대 남성, T2* 강조 관상면 경사에코 영상. 원판형 외측반월상연골의 아랫면에 개구하는 파열이 보인다(화살표).

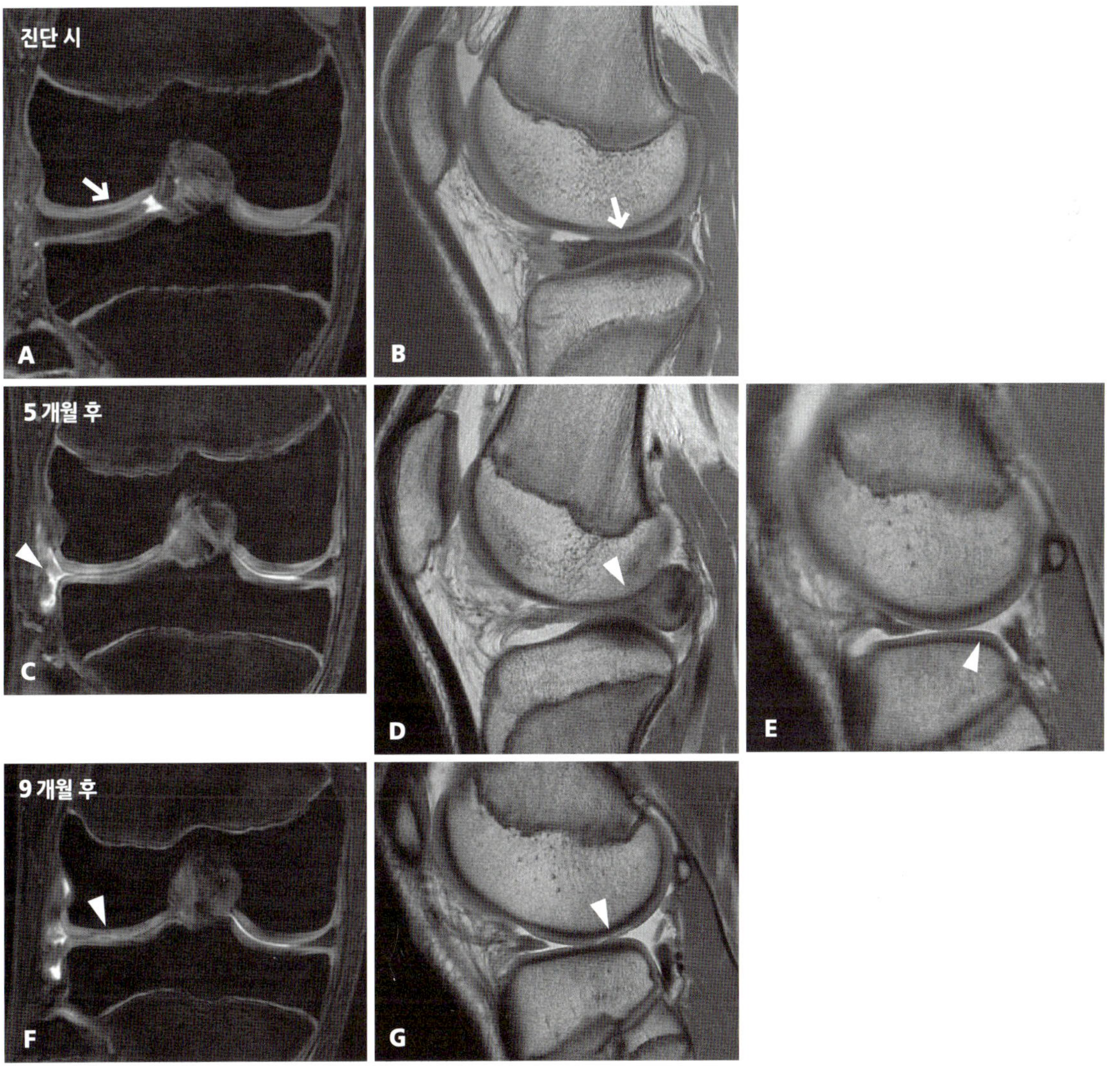

그림 7-41 ● **버킷핸들 파열을 일으킨 원판형 반월상연골**

12세 여아, 진단 시(A · B), 5개월 후(C~E), 9개월 후(F · G), 일련의 지방억제 T2* 강조영상(A · C · F), 양성자 강조 시상면 영상(B · D · E · G). 첫 회, 원판형 외측반월상연골이 관찰되고(화살표), 그 후, 버킷핸들 파열이 발생했다(화살촉, C~E). 버킷핸들 파열에 대해 부분 절제를 시행했으며, 외측과에 미세한 연골 손상이 발생했다(화살촉, F · G).

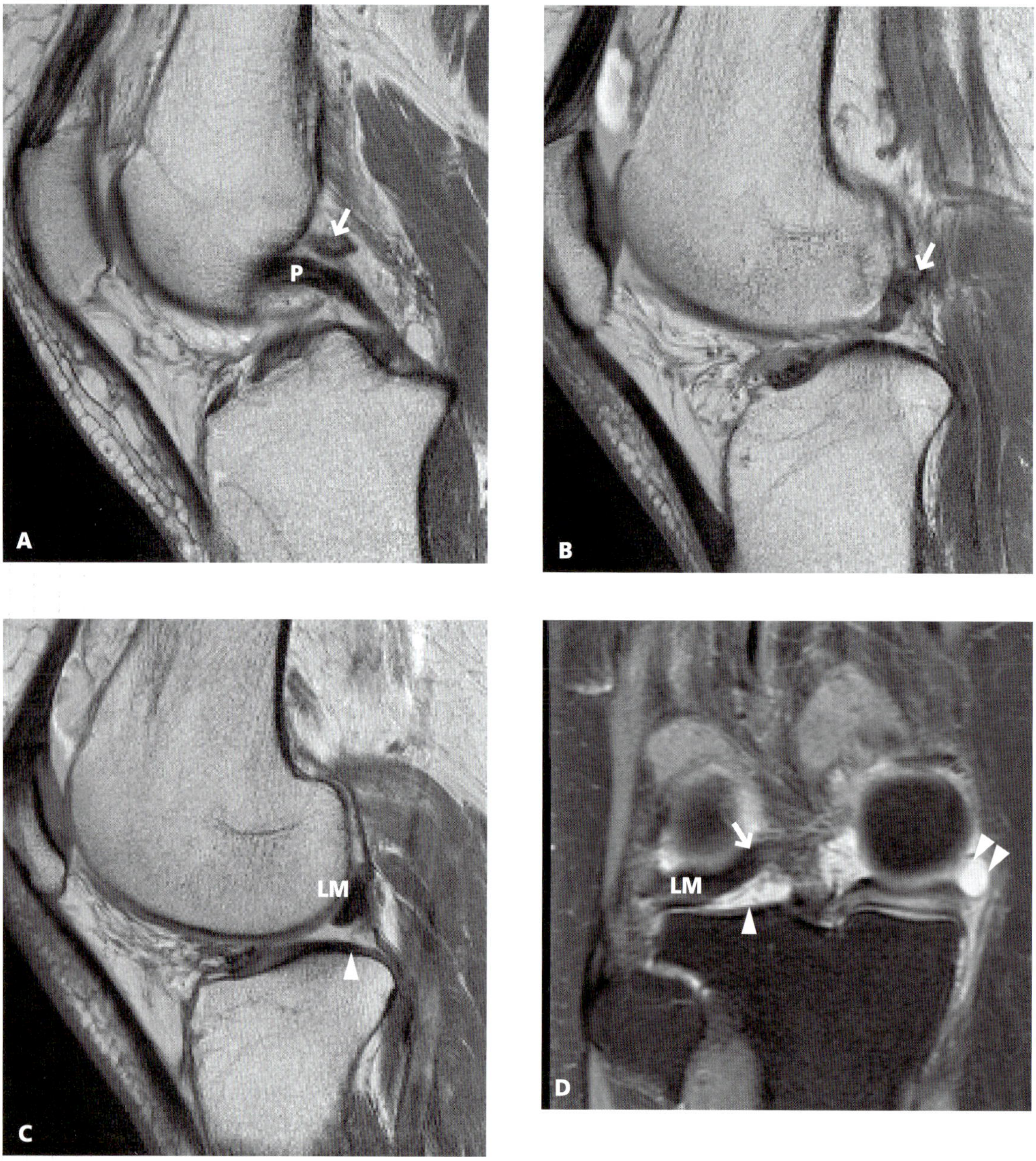

그림 7-42 ● 파열을 동반한 Wrisberg형 반월상연골(의심)

60대 여성, 일련의 양성자 강조 시상면 영상(A~C), 지방억제 양성자 강조 관상면 영상(D). 외측반월상연골(LM)의 후각에 비후된 Wrisberg 인대가 연속된다(화살표). 외측반월상연골 배측 부위는 들어올려져 있고 경골과의 간극에 관절액이 보인다(화살촉). 내측반월상연골에는 변성 파열과 반월상연골 낭종이 보인다(이중 화살촉). 다만 관절경은 시행하지 않아 확정진단되지 않았다. P : PCL

7-9 반월상연골 석회화/반월상연골 소골/가스 발생

Meniscal calcification/ossicle/vacuum phenomenon

반월상연골 석회화

- 반월상연골 석회화는 드물게 관찰된다(**그림 7-43**).
- Chondrocalcinosis에서 병발하기도 하며, 원인은 다양하다.
- CPPD(칼슘 피로인산염)가 침착되는 경우가 많다.
- 석회가 침착된 반월상연골은 변성되어 파열되기 쉽다.
- MRI에서 석회 침착으로 인한 고신호를 볼 수 있다.

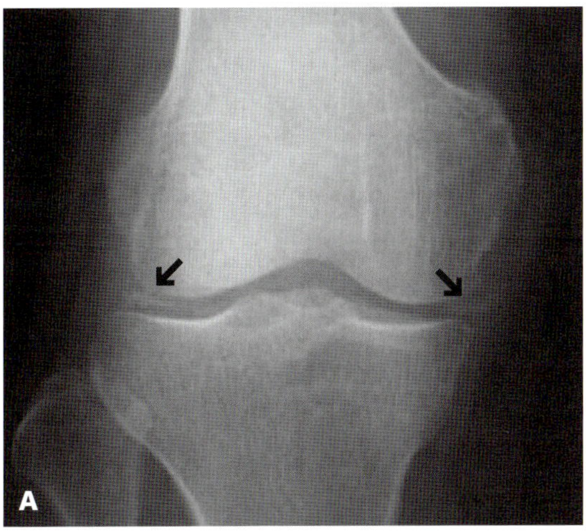

그림 7-43 ● 반월상연골 석회화

60대 남성, 단순 X-ray 사진 전후 영상(A), 양성자 강조 시상면 영상(B : 내측, C : 외측). 양측의 관절 간격에 옅은 석회화가 있다. MRI에서는 내측반월상연골 후절(화살표, B)과 외측반월상연골 전절(화살표, C)에 변성 파열이 보인다.

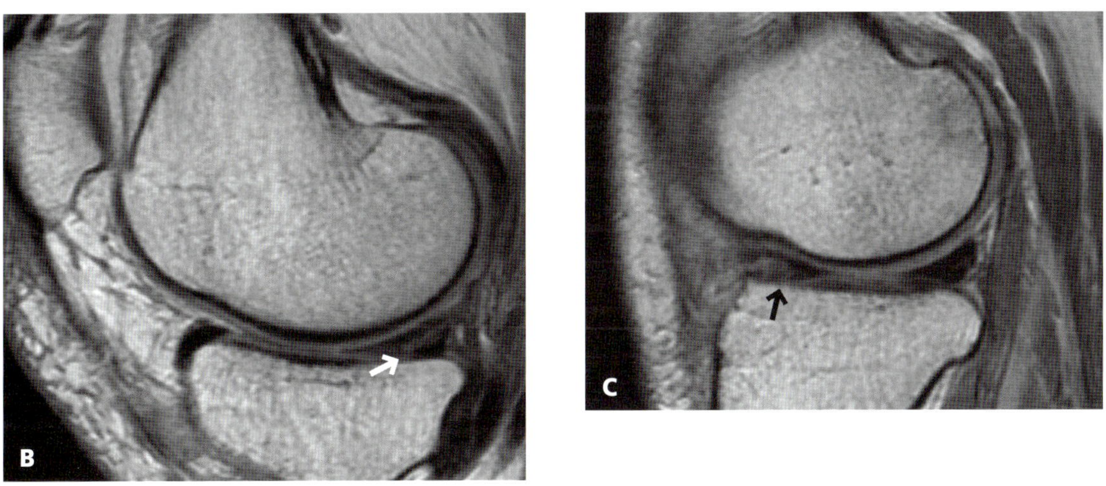

반월상연골 소골

➡ Bernstein RM, Olsson HE, Spitzer RM, et al : Ossicle of the meniscus. AJR Am J Roentgenol 1976 ; 127 : 785-788.

- 반월상연골의 골화는 인간에서는 매우 드물다(쥐 등의 설치류에서는 빈번하다고 한다).
- 내측반월상연골 후각에 많다.
- 남성에서 다소 흔하다.
- 단순 X-ray 사진에서는 유리체로 오인할 수 있다.
- 골화부가 커지면 골피질에 대응하는 무신호의 변연과 지방골수에 의한 내부 지방 신호도 관찰된다(**그림 7-44**).

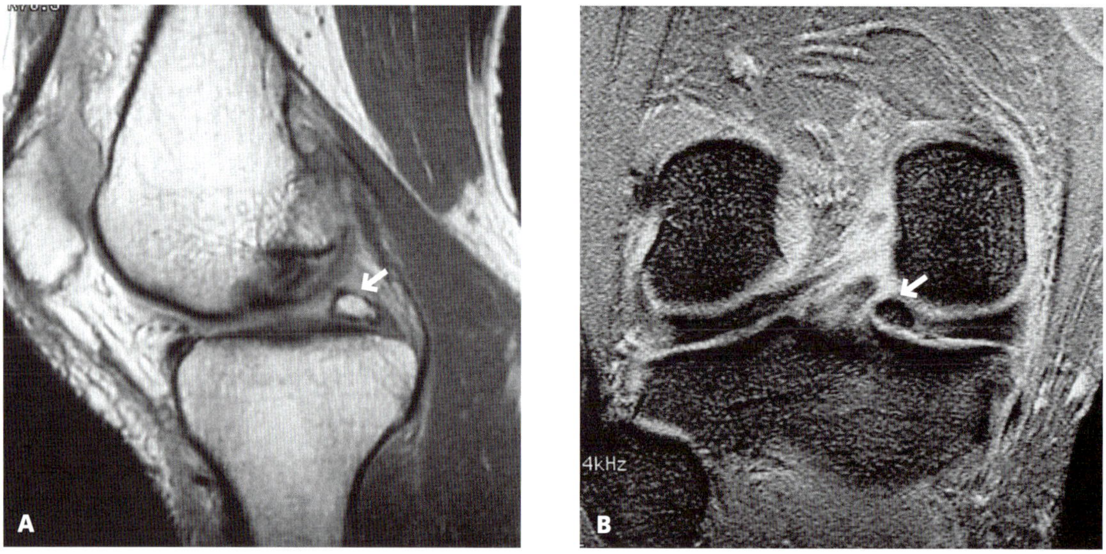

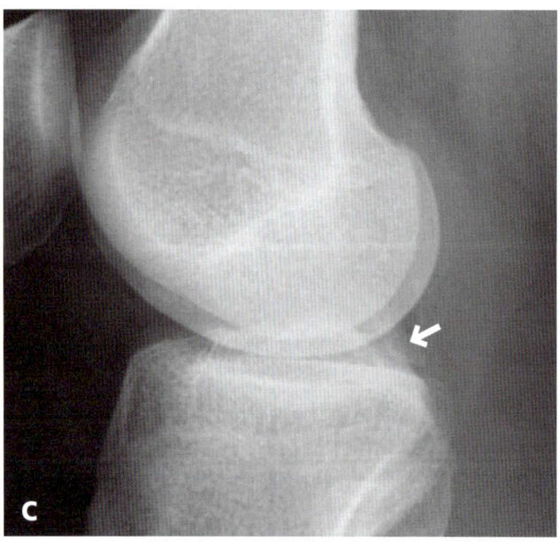

그림 7-44 ● 반월상연골 소골

40대 남성, 양성자 강조 시상면 영상(A), T2* 강조 관상면 경사에코 영상(B), 단순 X-ray 사진 측면 영상(C). 내측반월상연골 후각 내부에 지방골수를 포함하는 골화 병소를 볼 수 있다(화살표).

반월상연골의 가스 발생

➡ Shogry ME, Pope TL Jr : Vacuum phenomenon simulating meniscal or cartilaginous injury of the knee at MR imaging. Radiology 1991 ; 180 : 513-515.

- 관절 간격의 소량 가스는 관절경이나 관절 천자 등의 의료 행위에 의한 것이 대부분이다.
- 반월상연골 내부의 가스 발생은 추간판의 vacuum phenomenon과 마찬가지로 조직, 관절액 중에 용해되어 있던 질소 등의 기체가 반월상연골에 걸리는 음압으로 출현한 것으로 보인다.
- 청소년, 운동 선수에서 볼 수 있으며, 무릎 통증을 호소하지만 관절경에서는 소견이 없다.
- MRI에서는 반월상연골 내부 선상의 신호 결손(signal void)으로 볼 수 있으며, 자기장 불균일에 민감한 gradient echo법 등에서는 신호 결손 영역이 넓어져 주변 구조를 왜곡하는 아티팩트의 원인이 된다.

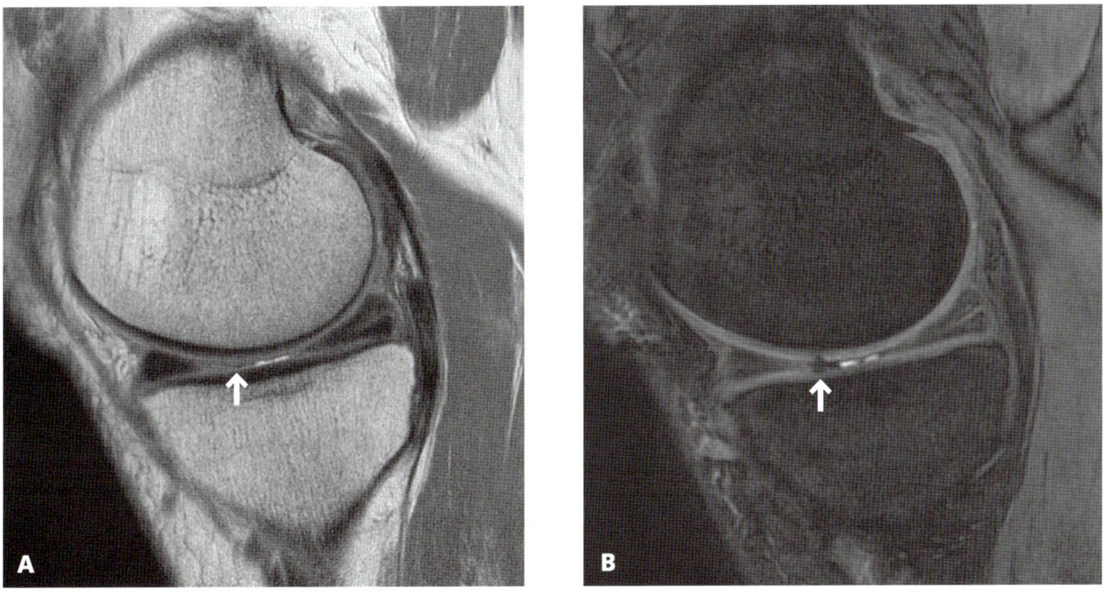

그림 7-45 ● 반월상연골의 가스 발생

70대 남성, 양성자 강조 시상면 영상(A), T2* 강조 경사에코 영상(B). 내측반월상연골 전절 자유연 근처에 점상의 신호 결손이 보이며, gradient echo법 쪽이 더 두드러진다(화살표).

7-10 반월상연골 수술 후 MRI 소견

Post operative imaging of the meniscus

- 반월상연골 절제술(meniscectomy)과 봉합술은 현재 관절경하 시행한다.

반월상연골 절제술

- 반월상연골 절제술은 주로 자유연 근처(white zone)에 국한된 파열에 대해 시행하며, 자유연에서 해리된 파열편이나 고르지 않은 돌출부(fibrillation)를 트리밍하고, 성형한다(**그림 7-46**).
- 반월상연골 절제 후의 MRI 소견은 절제 부위의 결손이나 부정상으로서 묘사되지만, 판독 시에는 절제 부위의 확인이 필요하다. 자유연의 부분 절제 후에는 국한된 결손 이미지가 수년에 걸쳐서 관찰된다(**그림 7-47**).
- 드물게 시간이 경과되면 정상 이미지와 유사해지기도 한다(**그림 7-48**).

반월상연골 봉합술

➡ McCauley TR : MR imaging evaluation of the postoperative knee. Radiology 2005 ; 234 : 53-61.

➡ White LM, Kramer J, Recht MP : MR imaging evaluation of the postoperative knee ; ligaments, menisci, and articular cartilage. Skeletal Radiol 2005 ; 34 : 431-452.

- 반월상연골 봉합술은 주로 변연부(red zone)의 복잡하지 않은 파열에 대해 관절 내외에서 가는 실로 봉합한다. 봉합사는 흡수성 소재도 있으며, MRI로 확인되지 않는 경우가 많다.
- 이후, 봉합부가 융합되지 않고, MRI에서는 수술 전과 같은 고신호의 균열이 장기간 보인다. 경과를 관찰할 경우, 균열 부분의 재이개(다시 벌어짐)나 변형의 유무를 체크한다(**그림 7-49**).
- 드물게 봉합사가 끊어져 봉합 부위가 다시 벌어질 수 있다(**그림 7-51**).
- 봉합술 후에 반월상연골 낭종이 발생하기도 한다(**그림 7-52**).

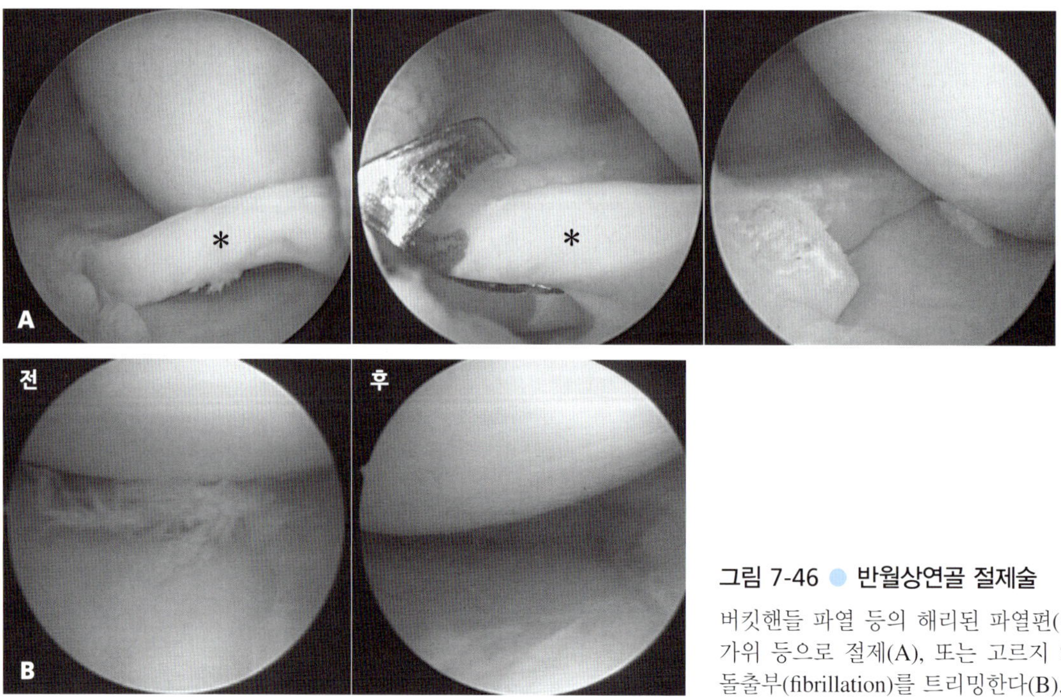

그림 7-46 ● 반월상연골 절제술

버킷핸들 파열 등의 해리된 파열편(*)을 가위 등으로 절제(A), 또는 고르지 않은 돌출부(fibrillation)를 트리밍한다(B).

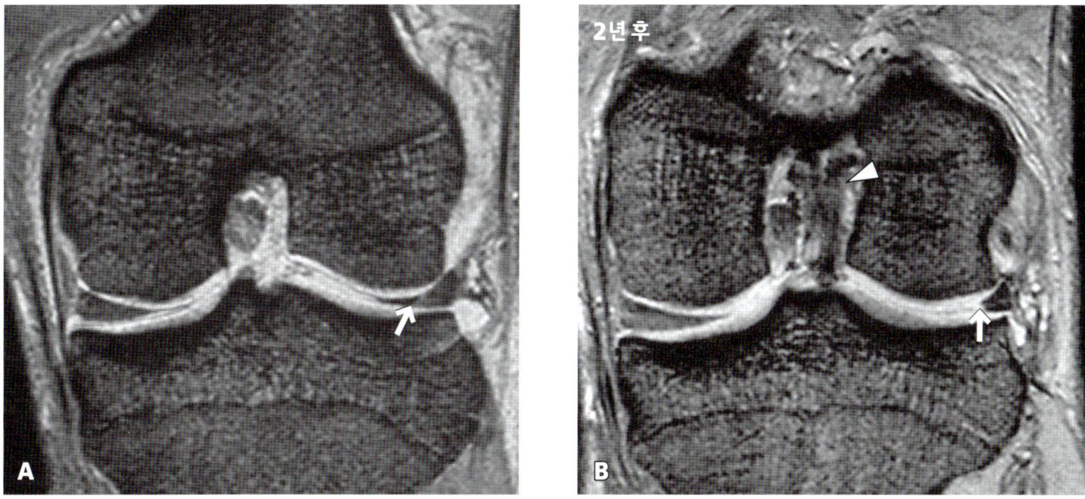

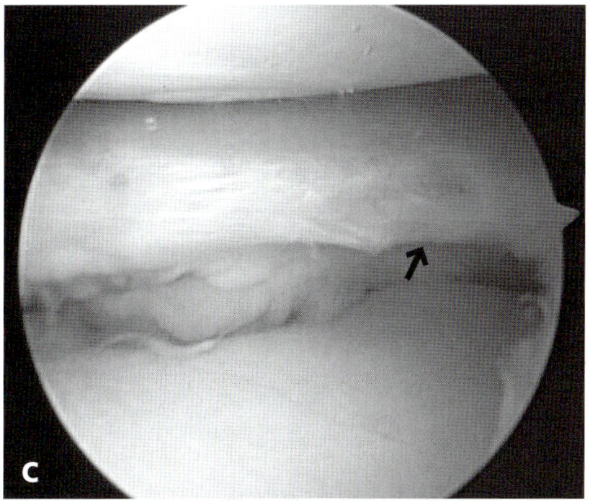

그림 7-47 ● 외측반월상연골 파열 절제

30대 남성, 수술 전 T2* 강조 관상면 경사에코 영상(A)과 2년 후(B), 2년 후의 관절경 영상(C). 수술 전 외측반월상연골 자유연 근처에 longitudinal tear가 있다(화살표, A). 관절경하에 트리밍을 실시하고, 2년 후에는 그 절단면이 결손되어 보인다(화살표, B · C). 전방십자인대 재건술도 시행되었다(화살촉, B).

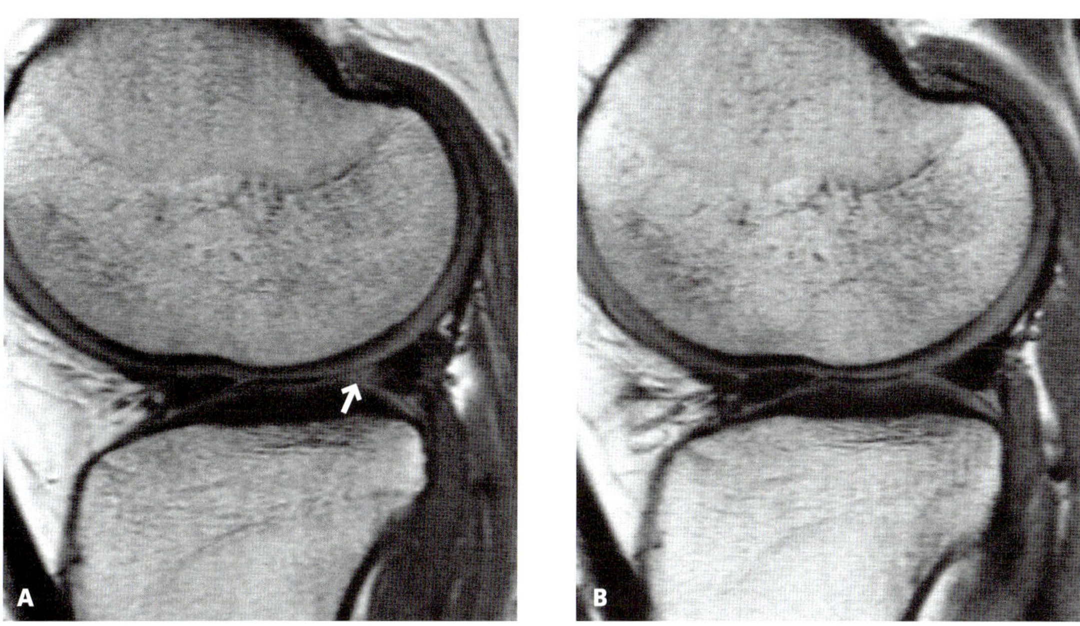

그림 7-48 ● 반월상연골 절제 후의 변화

20대 남성, 양성자 강조 시상면 영상, meniscectomy 직후(A)와 1년 후(B). 외측반월상연골 후절 자유연의 작은 절제 부위(화살표)는 1년 후 정상 모습과 유사했졌다.

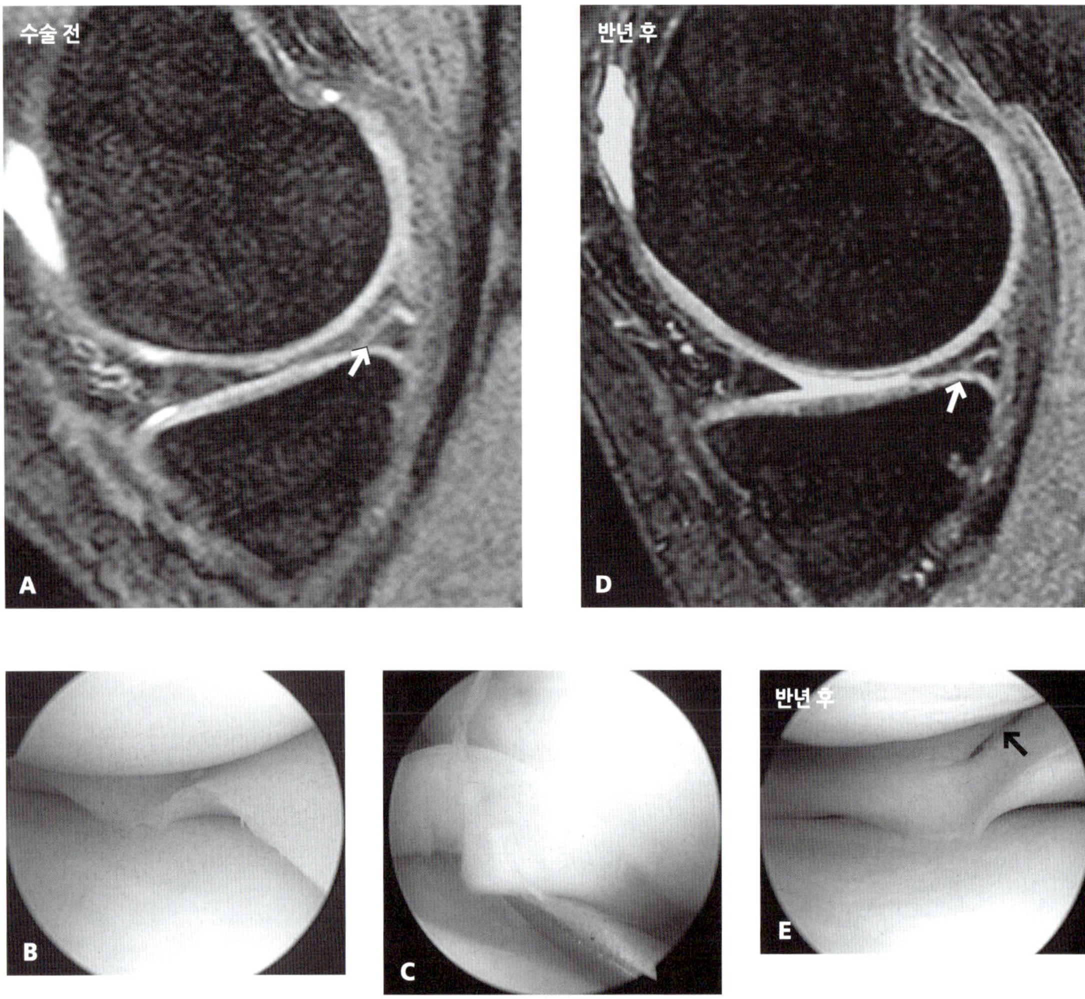

그림 7-49 ● **반월상연골 봉합술**

20대 남성, 수술 전, T2* 강조 시상면 경사에코 영상(A), 관절경 영상(B · C), 반년 후의 T2* 강조 시상면 경사에코 영상(D), 관절경 영상(E). 내측반월상연골 후절에는 아랫면에 개구하는 radial tear가 있다(화살표, A). 봉합사(화살표, E)를 이용한 봉합을 실시했지만, 수술 후에도 수술 전과 같은 고신호의 균열이 보인다(화살표, D).

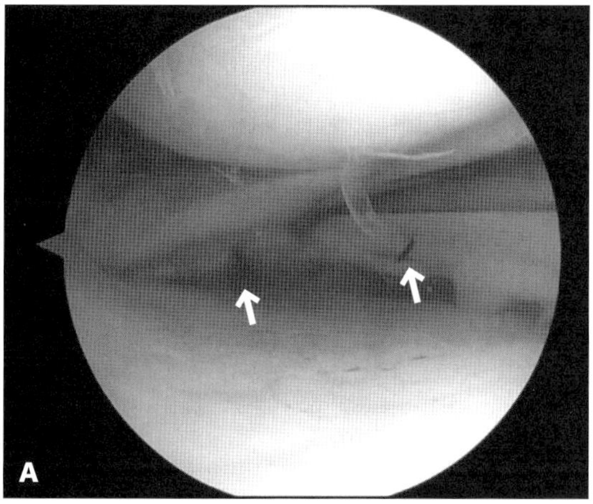

그림 7-50 반월상연골 봉합술

10대 후반 남성, bucket handle tear, 봉합술 시 관절경(A), 봉합술 직후와 4개월 후의 지방억제 양성자 강조 관상면 영상(B · D), 양성자 강조 시상면 영상(C · E), 내측 반월상연골 후절 여러 부위에 봉합을 실시(화살표, A). 봉합 직후(B · C)에 비해 4개월 후(D · E)에는 봉합 부위의 고신호가 약해졌다(화살표, B~E).

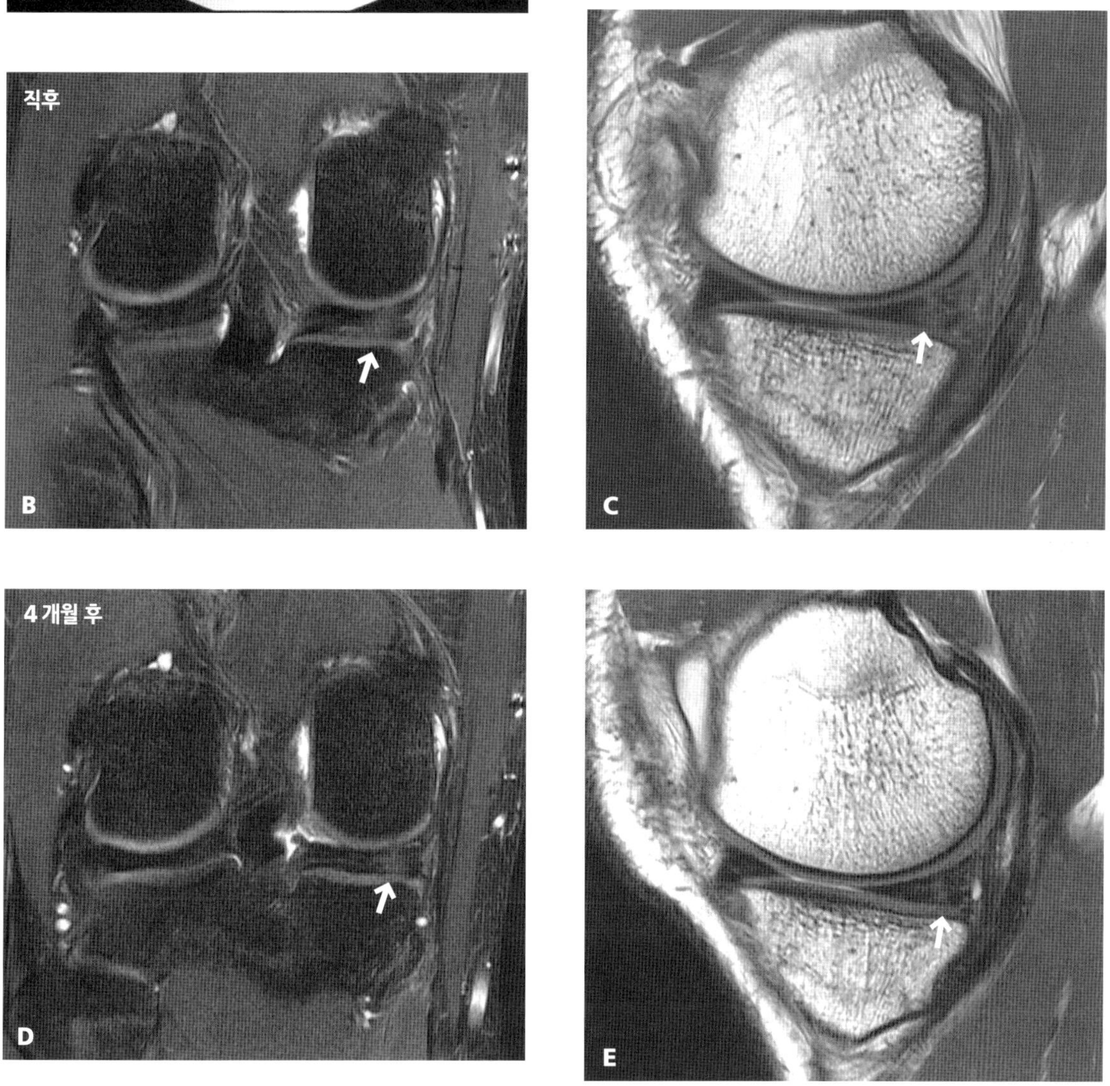

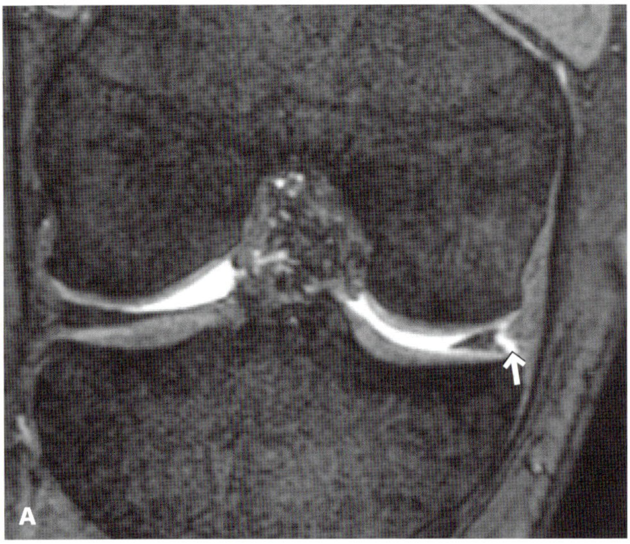

그림 7-51 ● 반월상연골 봉합술 후 재이개

20대 남성, T2* 강조 관상면(A), 시상면(B) 경사에코 영상, 관절경 영상(C). 내측반월상연골 변연부의 봉합을 실시했지만, 봉합면은 벌어지고 관절액이 사이에 존재한다(화살표, A · B). 관절경에서는 봉합사가 느슨해져 있다(화살표, C).

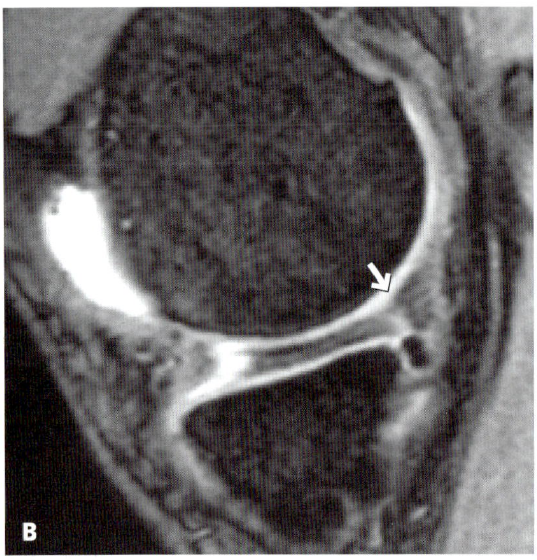

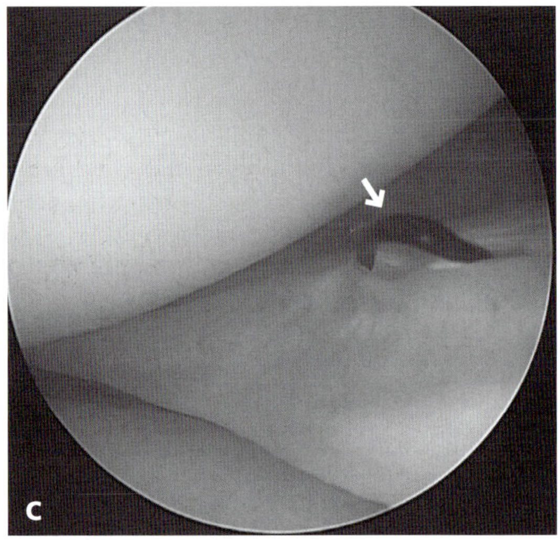

■ 무릎의 도수검사 ③

- 맥 머레이 검사(McMurray test) → 반월상연골
  무릎을 최대 굴곡위에서 하퇴에 회전 스트레스를 가하면서 신전시켜 관절 간격의 통증과 클릭의 유무를 체크한다.
- 슬개골 불안감 검사(apprehension test) → 슬개골
  슬개골을 대퇴골 쪽으로 누르며 내외, 상하로 움직여 관절 이완의 유무와 특히 외측으로의 탈구 공포감(apprehension)을 체크한다.

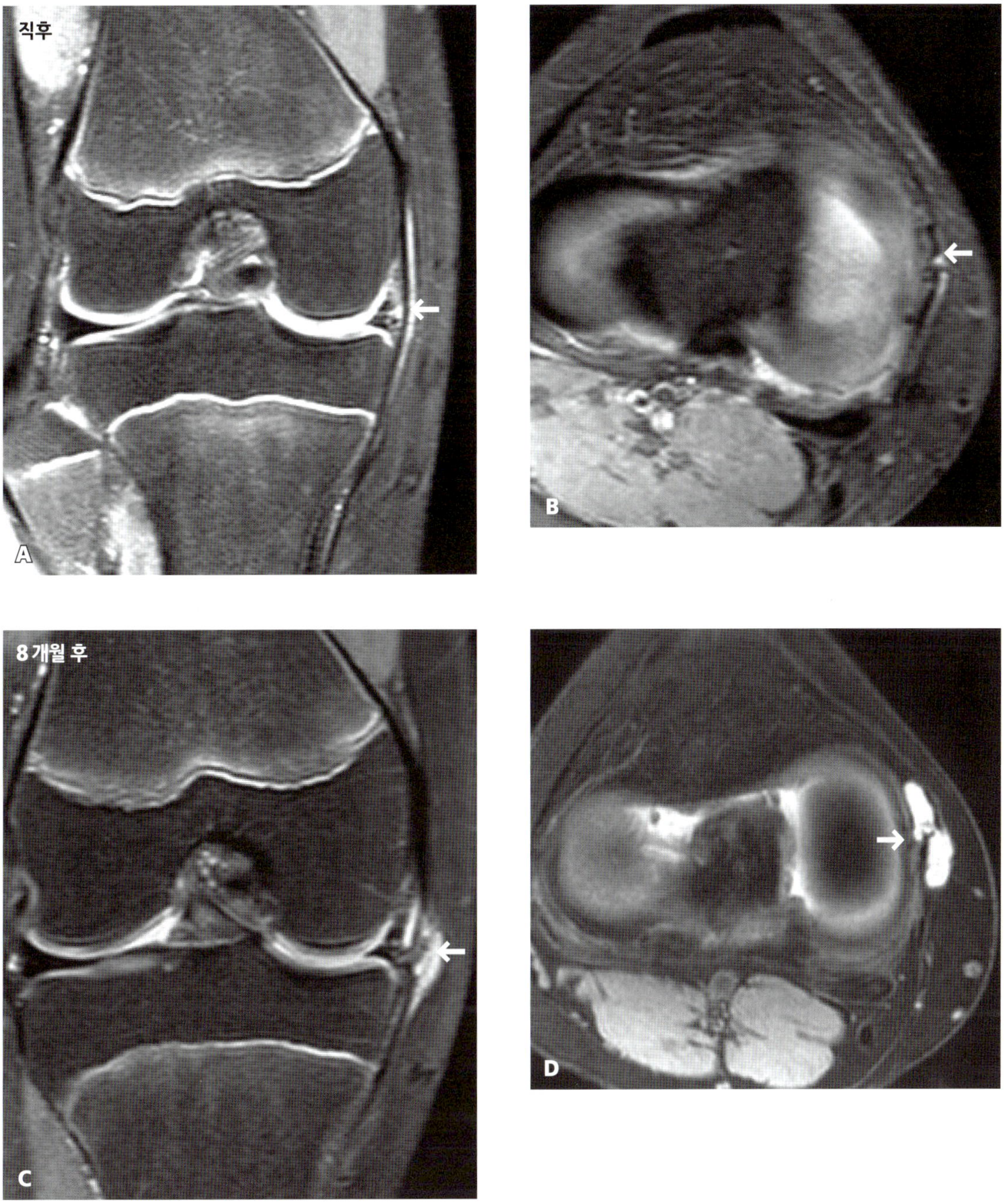

그림 7-52 ● 반월상연골 봉합술 후 반월상연골 낭종 발생

10대 초반 남아, 봉합술 직후(A · B), 8개월 후(C · D), 지방억제 양성자 관상면 영상(A · C), 지방억제 양성자 횡단면 영상(B · D). 내측반월상연골의 봉합술 직후 미세했던 낭종 영역이 봉합술 8개월 후에 확대되어 있다(화살표).

7-11 반월상연골 병변의 pitfalls

Pitfalls

➡ Watanabe AT, Carter BC, Teitelbaum GP, et al : Normal variations in MR imaging of the knee ; appearance and frequency. AJR Am J Roentgenol 1989 ; 153 : 341-344.

표 7-1 ● 반월상연골 병변의 pitfalls

Pitfall의 원인이 되는 구조		영향을 받는 부위
슬횡인대 transverse meniscal ligament	⟶	ant. horn LM 전각(그림 7-53, 55)
슬와근건초 popliteus tendon sheath	⟶	post. horn LM 후절(그림 6-6, 7-54)
Wrisberg's ligament or Humphrey's ligament	⟶	post. horn LM 후각(그림 4-2, 7-56)

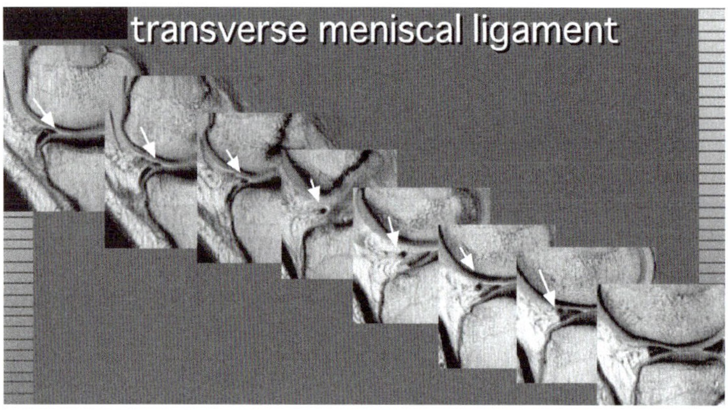

그림 7-53 ● 슬횡인대에 의한 pitfall

내측과 외측반월상연골의 전각을 연결하는 anterior transverse meniscal ligament는 각각 전각 부분에서 분리할 때 파열처럼 보일 수 있다.

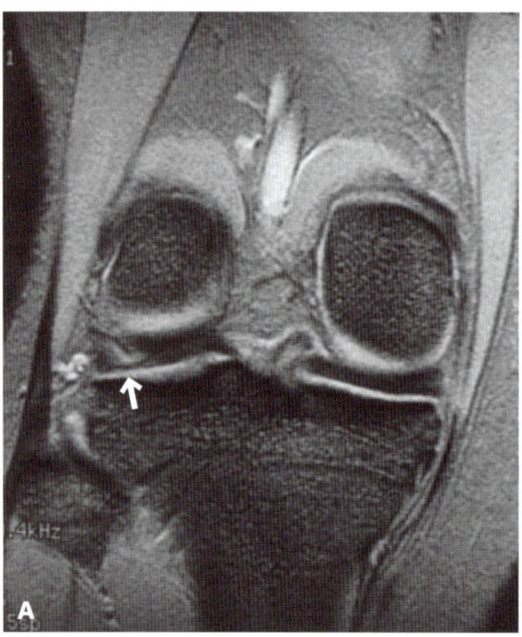

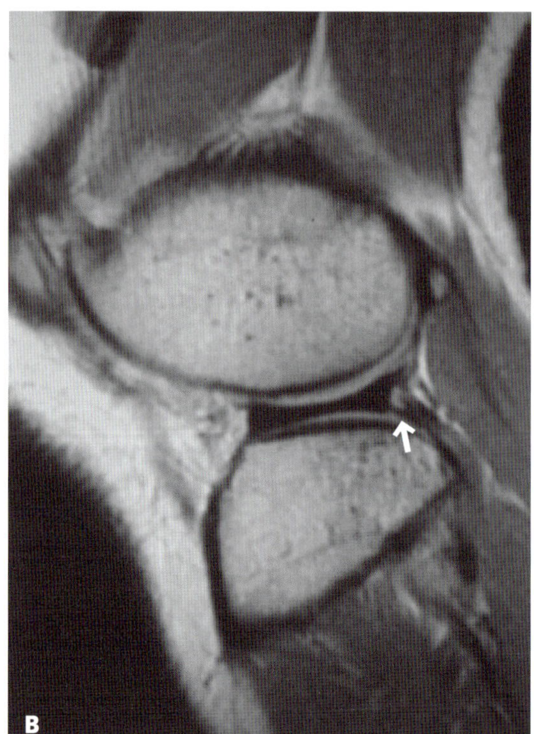

그림 7-54 ● 슬와근건에 의한 pitfall

T2* 강조 관상면 영상(A), 양성자 강조 시상면 영상(B). 관상면 영상에서는 외측반월상연골 후절의 파열이 의심되지만(화살표, A), 시상면에서는 슬와근건의 건초에 의한 것으로 판명된다(화살표, B).

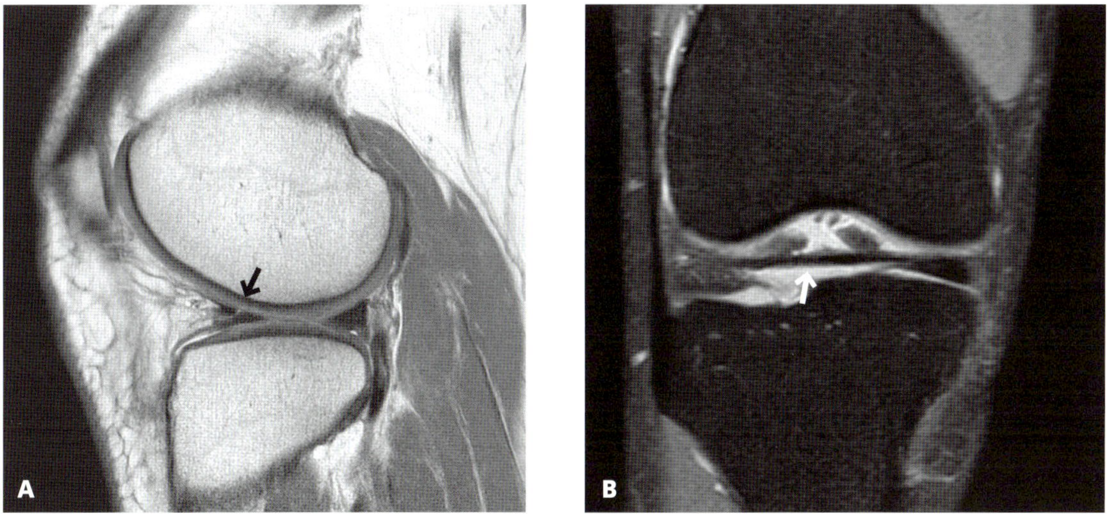

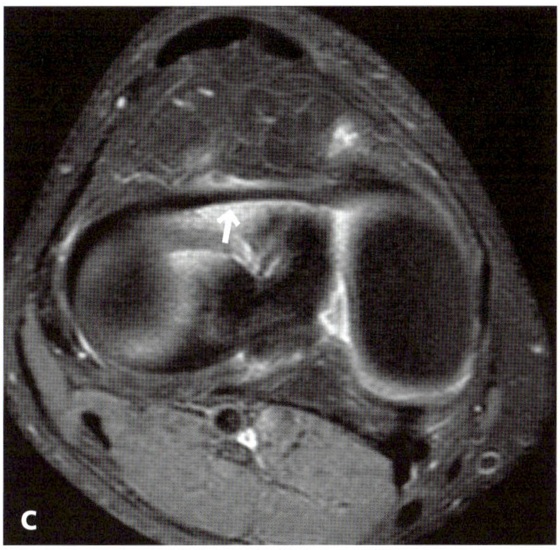

그림 7-55 ● 슬횡인대에 의한 pitfall

양성자 강조 시상면 영상(A), 지방억제 양성자 강조 관상면 영상(B), 횡단면 영상(C). 1장의 시상면 영상만으로는 외측반월상연골 전각의 파열로 보인다(화살표, A). 관상면 영상, 횡단면 영상에서는 슬횡인대(화살표, B · C)에 의한 pitfall로 밝혀졌다.

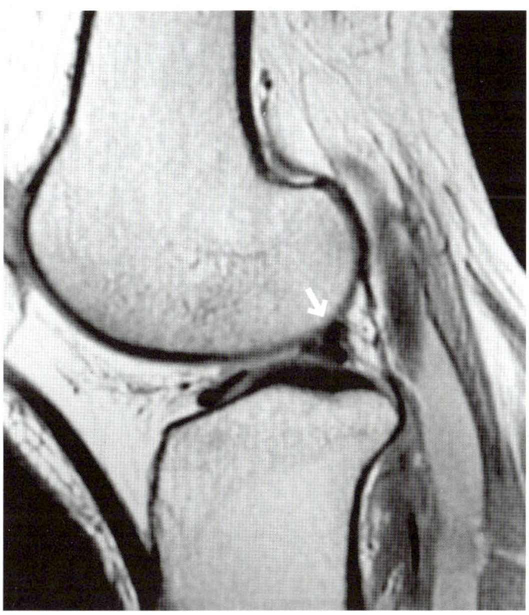

그림 7-56 ● Wrisberg 인대에 의한 pitfall

외측반월상연골을 지나는 양성자 강조 시상면 영상. Wrisberg 인대의 기시부(화살표)에서는 외측반월상연골 후각의 파열과 오인하지 않아야 한다(4장 p. 84 참조).

반월연골간 사인대 oblique meniscomeniscal (or intermeniscal) ligament

➡ Sanders TG, Linares RC, Lawhorn KW, et al : Oblique meniscomeniscal ligament : another potential pitfall for a meniscal tear-anatomic description and appearance at MR imaging in three cases. Radiology 1999 ; 213 : 213-216.

- 반월상연골을 대각선으로 연결하는 인대.
- 내측반월연골간 사인대는 내측반월상연골 전각과 외측반월상연골 후각을 연결하고, 외측반월연골간 사인대는 외측반월상연골 전각으로부터 연속한다(**그림 7-57**).
- 반수 이상으로 존재한다고 하는 슬횡인대에 비해 매우 드물고, 내외측을 아울러 1~4% 정도라고 한다.
- 반월연골간 사인대는 후각과의 분기부가 파열로 오인될 수 있고 또한, 과간와 저부를 전후로 주행하기 때문에 관상면 영상에서는 bucket handle tear로 오진할 가능성도 있다(**그림 7-58**).

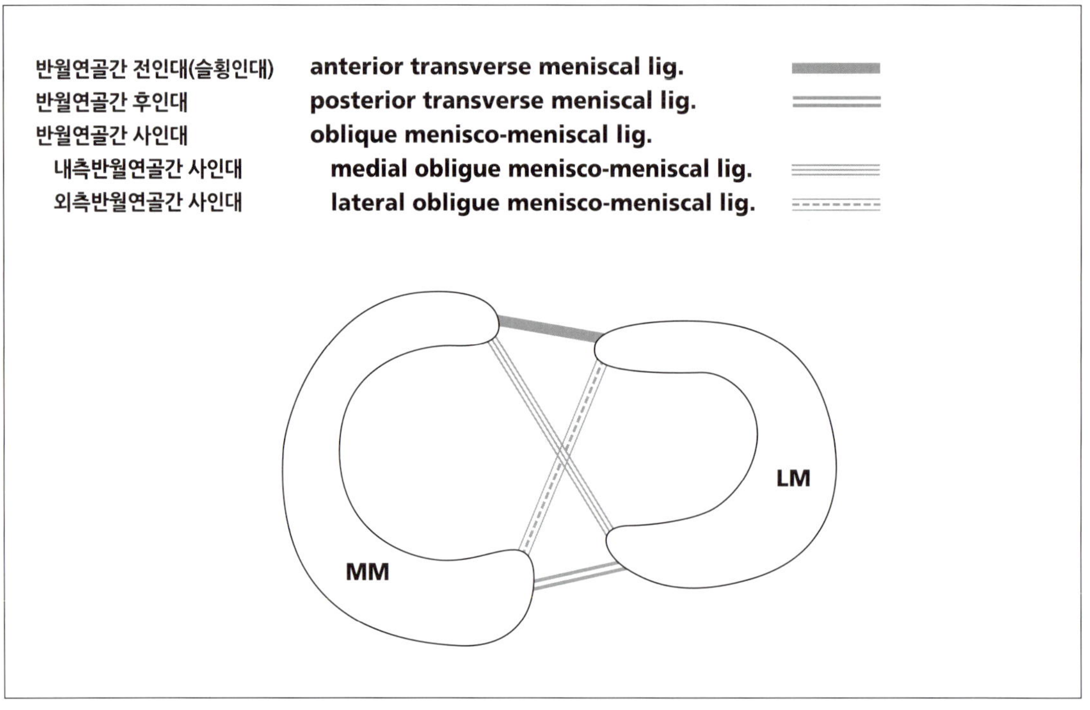

그림 7-57 ● **반월연골간 인대**

슬횡인대(반월연골간 전인대)의 빈도는 58%, 반월연골간 후인대는 1~4%, 반월연골간 사인대는 내외측 아울러 1~4% 정도.

그림 7-58 ● 내측반월연골간 사인대

지방억제 양성자 강조 횡단면 영상(A), 관상면 영상(B1~3), 양성자 강조 시상면 영상(C1~3). 내측반월연골간 사인대는 내측반월상연골 전각과 외측반월상연골 후각을 연결한다(화살표, A). 관상면 영상에서는 bucket handle tear로 오진할 가능성도 있다(화살표, B). 외측반월상연골(LM, C) 후각의 분기 부분에도 주의해야 한다(화살표, C).

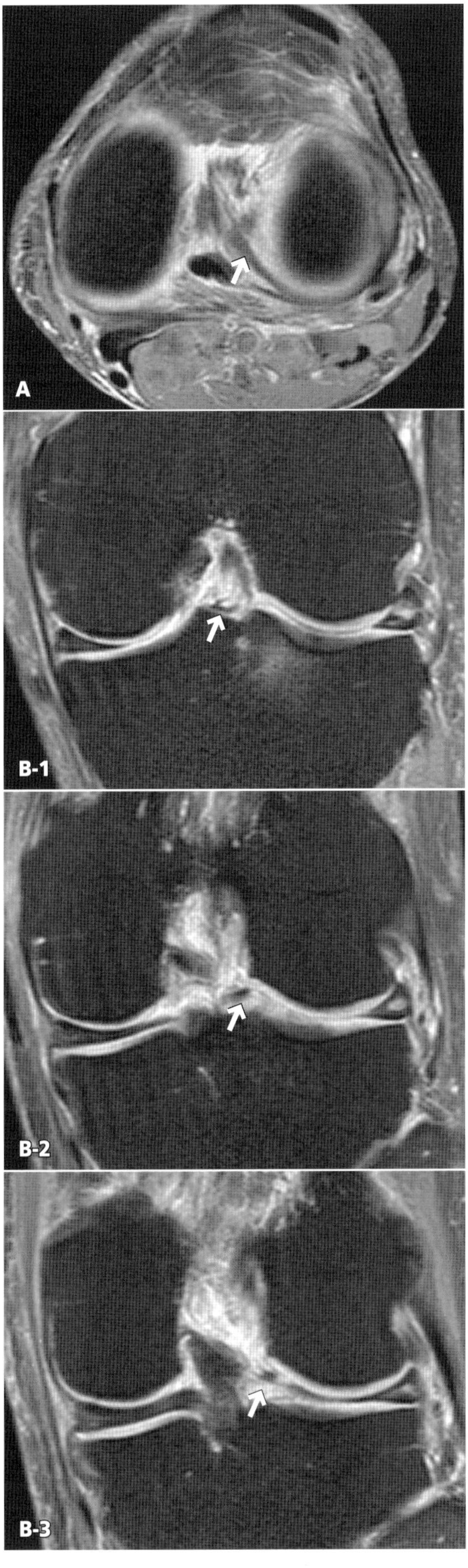

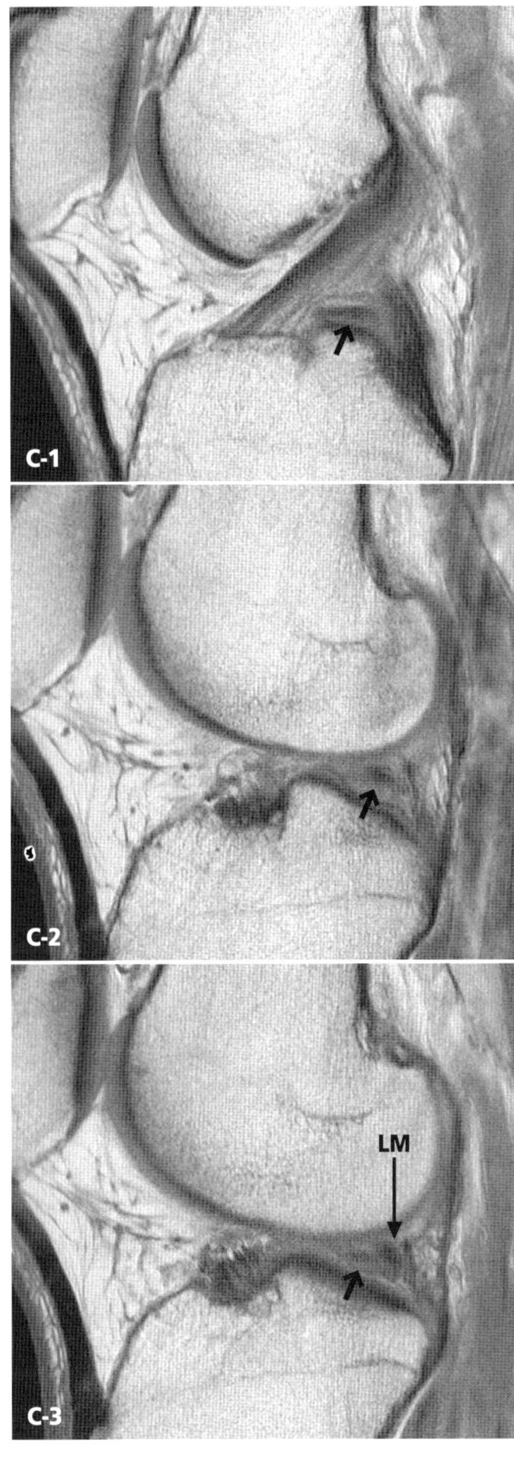

7

Pseudobucket handle tear와 pseudodiscoid meniscus

- 후각 부분의 회전이 크면 관상면에서 bucket handle tear와 원판형 반월상연골과 유사한 영상을 보일 수 있다(**그림 7-59**).

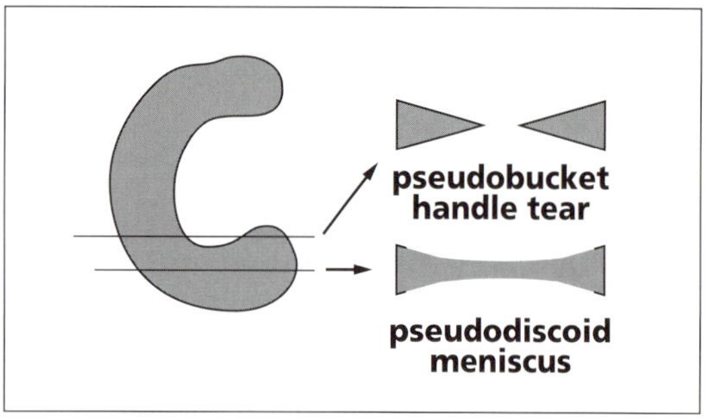

그림 7-59 ● Pseudobucket handle tear 및 pseudodiscoid meniscus

Meniscal flounce

➡ Yu JS, Cosgarea AJ, Kaeding CC, et al : Meniscal flounce MR imaging. Radiology 1997 ; 203 : 513-515.

- 드물게 내측반월상연골 중절 자유연에서의 '주름'이 보이고(**그림 7-60**), 현저한 경우를 meniscal flounce(치마 아래에 댄 주름 장식)라고 한다. 이러한 굴곡은 드물게 경험되고 무릎의 굴신 상태에서 해제되는 경우가 많다.

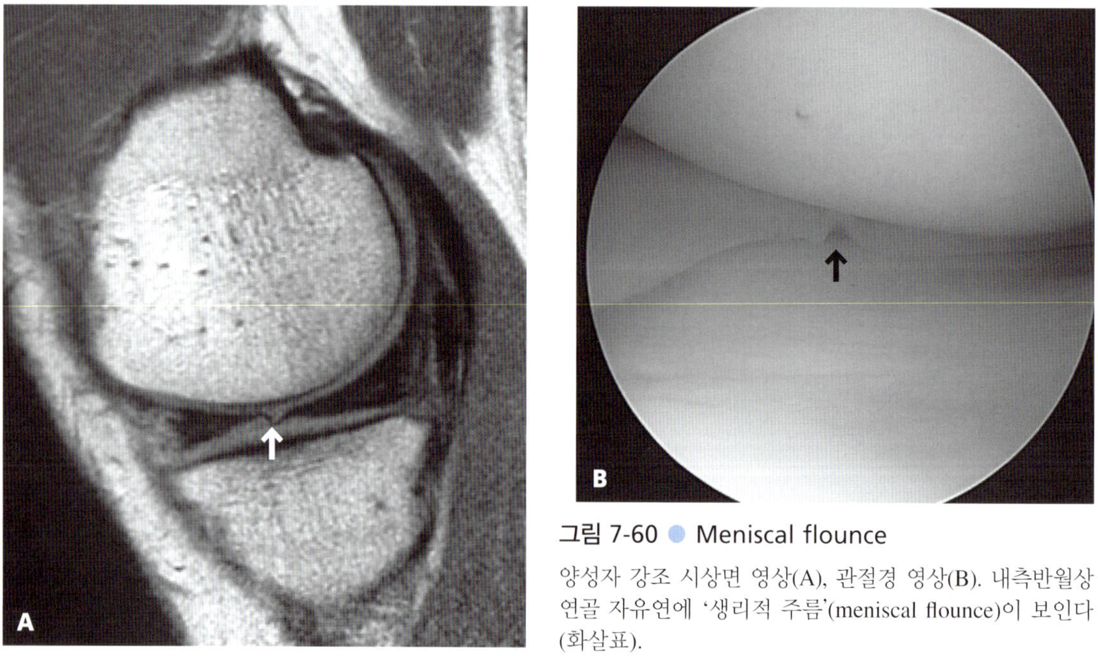

그림 7-60 ● Meniscal flounce

양성자 강조 시상면 영상(A), 관절경 영상(B). 내측반월상연골 자유연에 '생리적 주름'(meniscal flounce)이 보인다(화살표).

Magic angle effect

- 외측반월상연골의 후각은 내측 방향을 향해 두측으로 기울어 있어 short TE를 사용하면 magic angle effect에 의해 신호가 상승한다(2장 p. 23 참조).

AIMM : anomalous insertion of the medial meniscus to the anterior cruciate ligament

➡ Cha JG, Min KD, Han JK, et al : Anomalous insertion of the medial meniscus into the anterior cruciate ligament : the MR appearance. Br J Radiol 2008 ; 81 : 20-24.

- 내측반월상연골 전각에서 경골 고평부로의 고정 끈 형태 구조가 ACL이나 과간와 천장에 부착되는 드문 변이이다(빈도는 2% 정도, **그림 7-61**).
- MRI 시상면으로 ACL에 평행하게 주행하는 T2 저신호띠로서 확인된다(**그림 7-62**).
- 대부분은 ACL의 하부에 부착하지만, ACL 중간이나 과간와 천장에 부착하는 경우도 있다.
- 반수 정도가 슬횡인대 결손이 있어 원판형 반월상연골에 합병되는 경우도 있다.
- AIMM은 MM 파열, ACL 파열, 슬개하 추벽으로 오인되기도 한다.

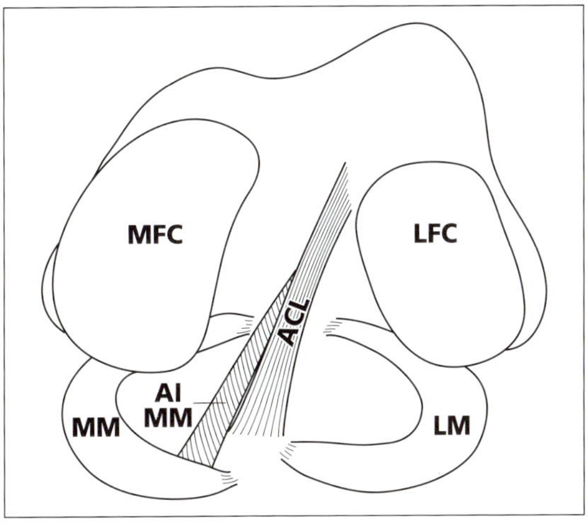

그림 7-61 ● AIMM의 모식도

내측반월상연골(MM) 전각에서 연속한 끈 형태 구조(AIMM)가 ACL의 전방을 주행한다. LM : 외측반월상연골, MFC : 대퇴골 내측과, LFC : 대퇴골 외측과

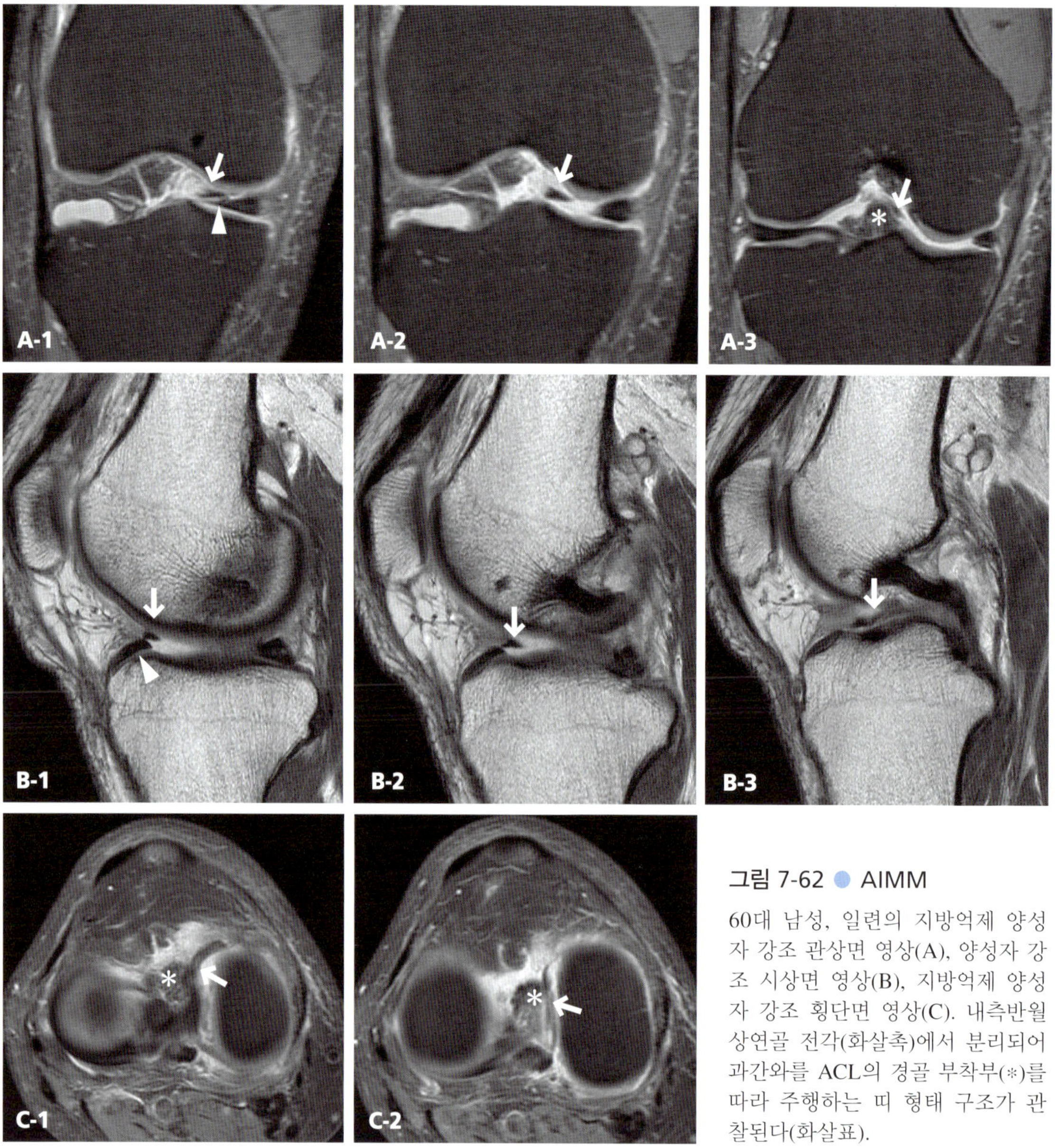

그림 7-62 ● AIMM

60대 남성, 일련의 지방억제 양성자 강조 관상면 영상(A), 양성자 강조 시상면 영상(B), 지방억제 양성자 강조 횡단면 영상(C). 내측반월상연골 전각(화살촉)에서 분리되어 과간와를 ACL의 경골 부착부(*)를 따라 주행하는 띠 형태 구조가 관찰된다(화살표).

제 08 장

골절과 탈구, 근육 손상

Fracture and Subluxation, Muscle Injury

8-1 경골 고평부 골절

Tibial plateau fracture

➡ Hohl M : Tibial condylar fractures. J Bone Joint Surg 1967 ; 49 : 1455-1467.

- 경골 고평부 골절(경골 근위단 골절)은 무릎 외상 중에서도 빈도가 높은 골절 중 하나이다.
- 골다공증이 있는 고령자에서 흔하지만 교통사고나 스포츠 손상에서도 자주 발생한다.
- 외력에 의한 대퇴골과 경골의 충돌로 인해 대부분 경골 측이 골절된다.
- 외반에 의한 외측과의 골절이 많아, 내측측부인대나 십자인대의 파열을 높은 빈도로 수반한다. 관절 내 출혈의 경우 혈(지방)관절증이 된다.
- Hohl의 분류가 임상에서 자주 이용된다(**그림 8-1**).
- Hohl의 undisplaced형과 다른 형의 전위가 적은 골절의 경우는 보존적 치료를 실시한다(**그림 8-2**).
- 내측과, 외측과의 종골절이 동반된 경우는 정복 고정이 필요하며, 관절면의 함몰 골절이 있다면 관혈적 정복이 필요하다(**그림 8-3**).
- 소아기에서는 골단선의 장애를 추가한 Salter-Harris 분류도 이용된다(**그림 8-4**). II형이 가장 흔하며(**그림 8-5**), 숫자가 커질수록 골단 연골의 손상이 악화되어 예후가 불량해진다.

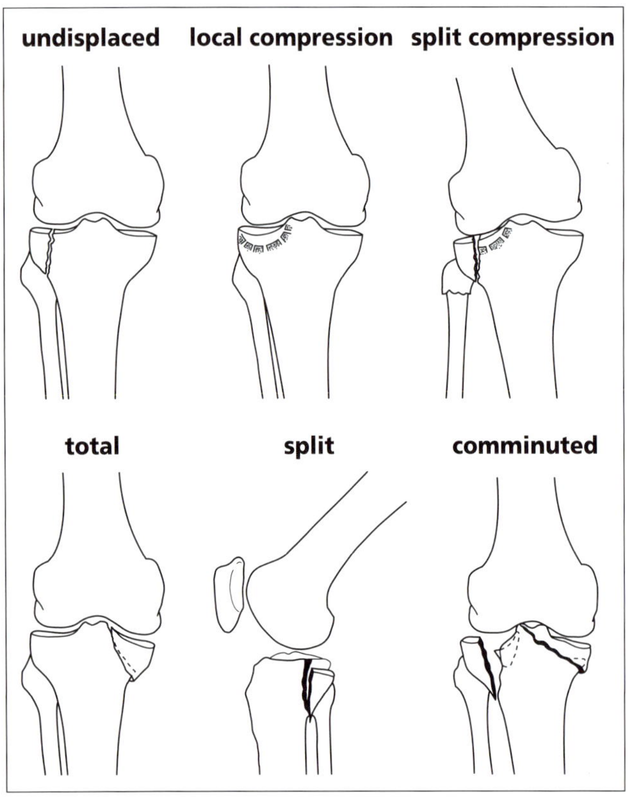

그림 8-1 ● 경골 고평부 골절의 Hohl 분류

Hohl의 문헌에서 인용.

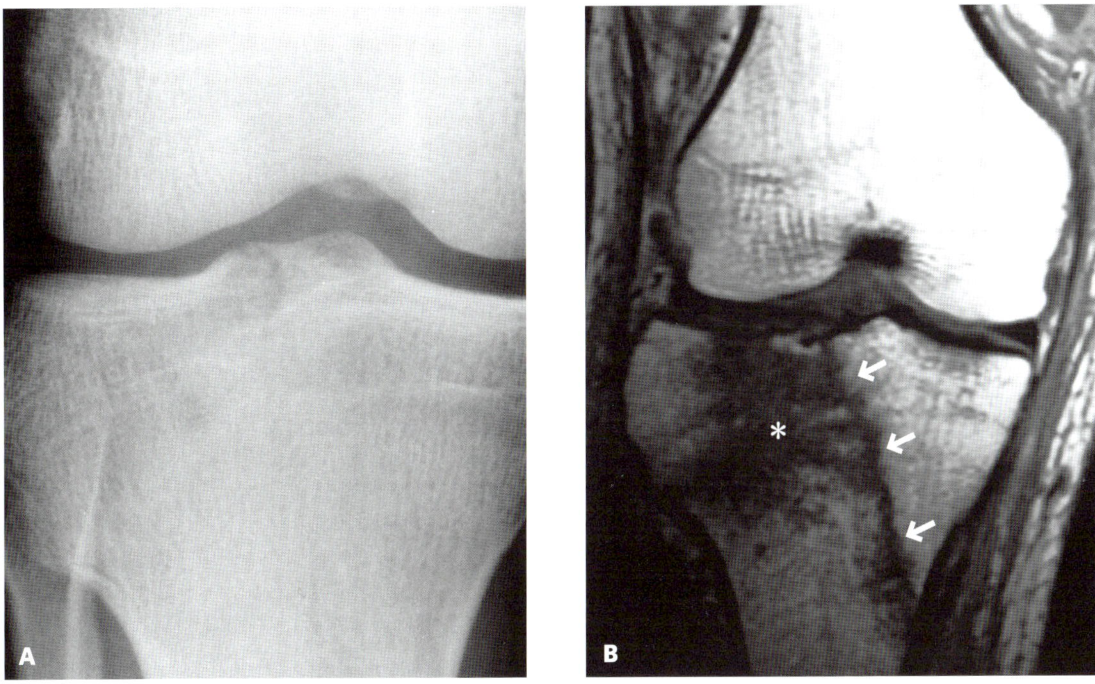

그림 8-2 ● 경골 고평부 골절 undisplaced형

20대 남성, 단순 X-ray 사진 전후 영상(A), T1 강조 관상면 영상(B). Hohl 분류의 undisplaced형을 나타낸다. 단순 X-ray 사진에서는 발견하기 어려운 반면, MRI에서는 과간융기에서 비스듬히 주행하는 골절선이 명확하다(화살표). 또한, 골단선은 거의 폐쇄되어 있지만, Salter-Harris 분류에서는 IV형을 나타낸다. T1 강조영상에서 저신호(T2 강조영상에서 고신호)를 나타내는 bone bruise가 보인다(*).

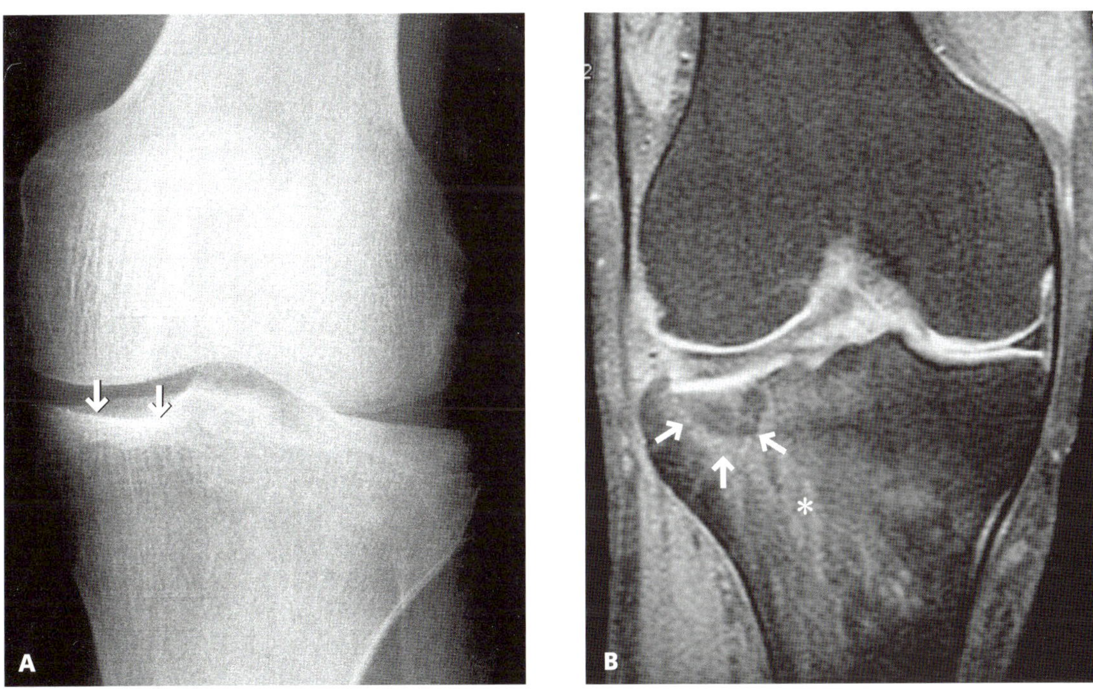

그림 8-3 ● 경골 고평부 골절 local compression형

50대 남성, 단순 X-ray 사진 전후 영상(A), 지방억제 T1 강조 관상면 영상(B). 단순 X-ray 사진에서는 관절면 함몰이 있고(화살표), MRI에서는 골절선이 명료하며(화살표), 광범위한 bone bruise가 보인다(*).

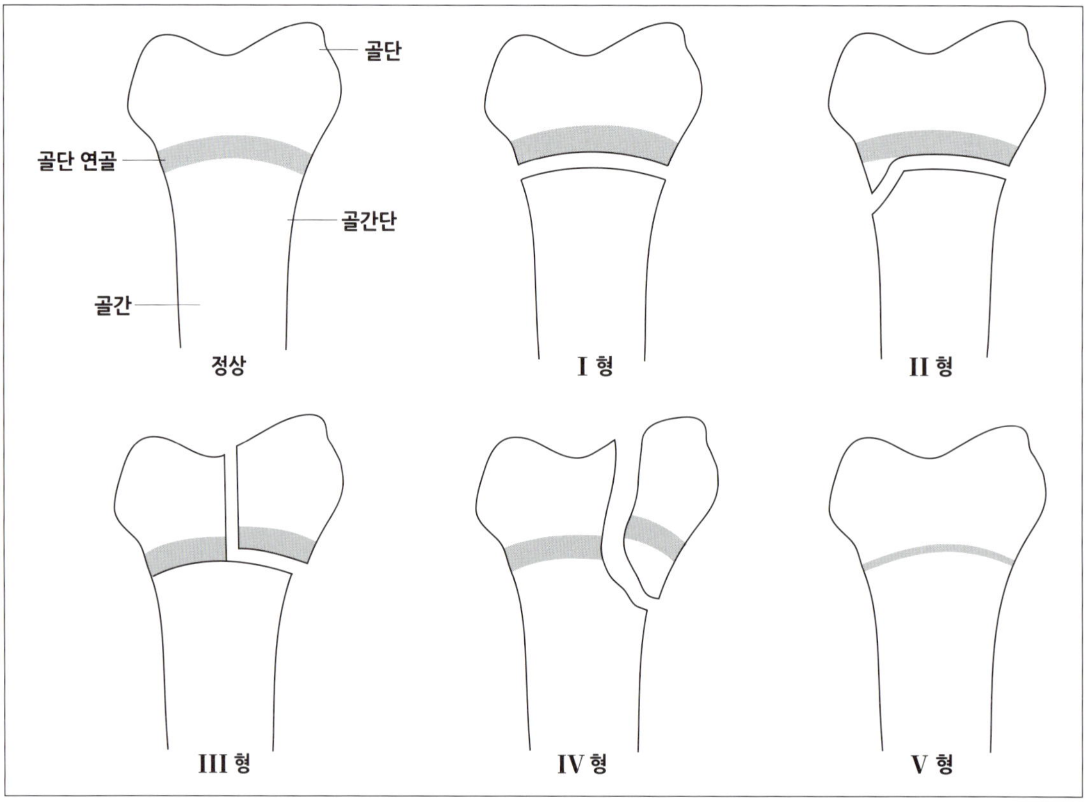

그림 8-4 ● Salter-Harris 분류

I형 : 골단 연골판의 벌어짐.
II형 : 골절은 골단선에서 골간단으로 통과하고 삼각형의 골편을 동반한다.
III형 : 골절은 골단선에서 골단, 관절면에 도달한다.
IV형 : 골절은 관절면에서 골단선을 관통하여 골간단에 도달한다.
V형 : 골단 연골이 좌멸.

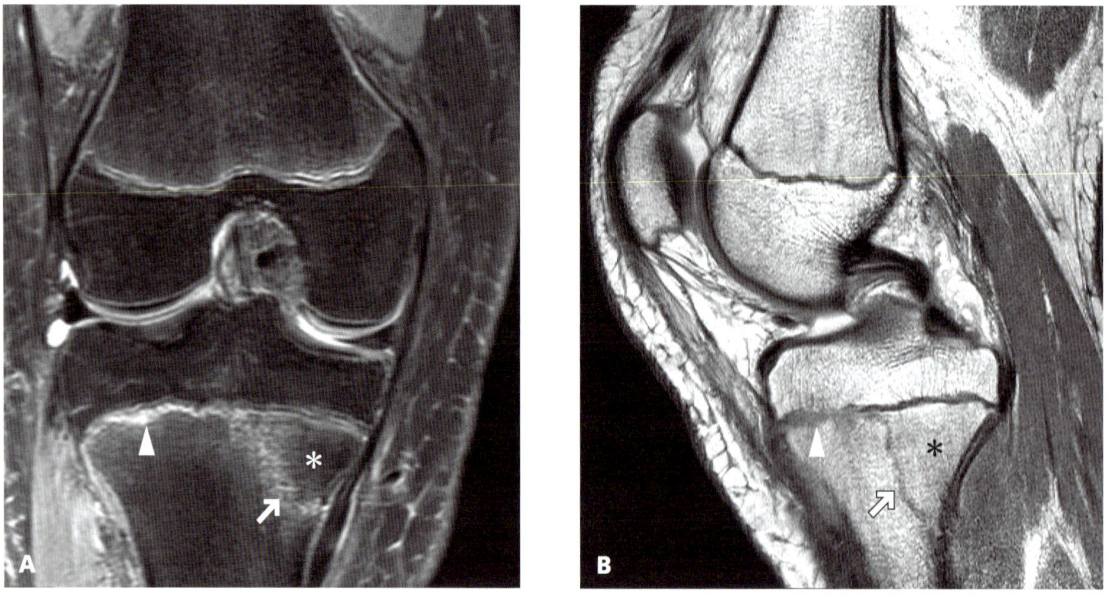

그림 8-5 ● 경골 고평부 골절 Salter-Harris 분류 II형

10대 후반 남성, 지방억제 양성자 강조 관상면 영상(A), 양성자 강조 시상면 영상(B). 골절은 골단선(화살촉)에서 골간단(화살표)으로 통과하고 삼각형의 골편(*)이 동반되었다.

8-2 슬개골 골절

Patellar fracture

- 슬개골 골절은 횡골절과 분쇄 골절로 나뉘며, 횡골절의 빈도가 높고 절반 이상을 차지한다.
- 횡골절은 무릎의 급격한 굴곡에 의한 대퇴사두근의 반사적 긴장에 의해 슬개골이 상하로 찢어지고 골편은 크게 변위되는 경우가 많다(**그림 8-6**).
- 단순 X-ray 신전위에서의 이개(벌어짐) 정도로 치료법이 선택되며, 벌어짐이 작은 경우는 보존적으로 치료한다.
- 분쇄 골절은 넘어져 구르거나 dashboard injury 등 전방으로부터의 직접 외력에 의해 슬개골이 분쇄되지만, 골편의 대부분은 변위되지 않는다.
- 슬개골 골절은 관절 내 골절이며 혈관절증이 높은 확률로 발생한다(**그림 8-7**).
- 소아의 슬개골 골절은 드물고, 그 경우는 하극의 견열 골절인 소매 골절인 경우가 많다(p. 200 참조).

8

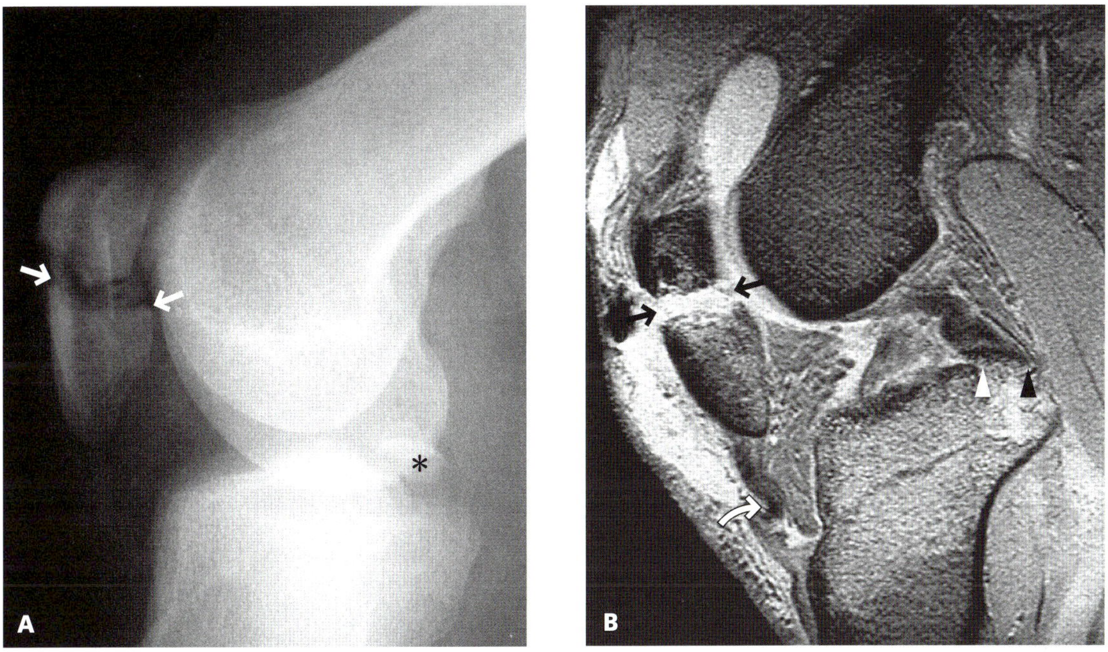

그림 8-6 ● 슬개골 골절

20대 남성(교통사고), 단순 X-ray 사진 측면 영상(A), T2* 강조 시상면 경사에코 영상(B). 슬개골은 상하로 벌어져 있다(화살표). MRI에서는 슬개건의 굴곡(굽은 화살표)과 PCL의 견열 골절도 관찰된다(화살촉). ＊: 견열 골편

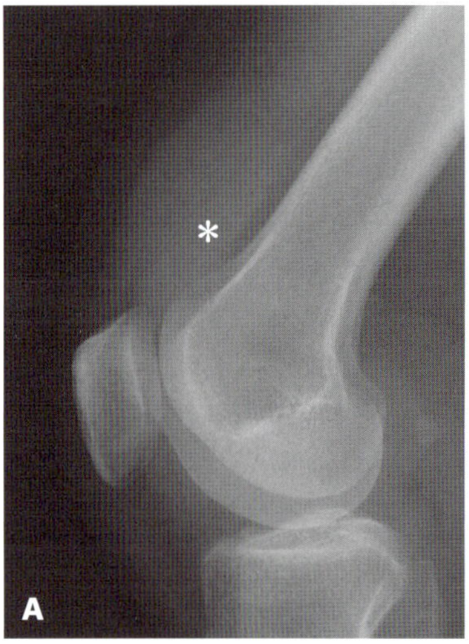

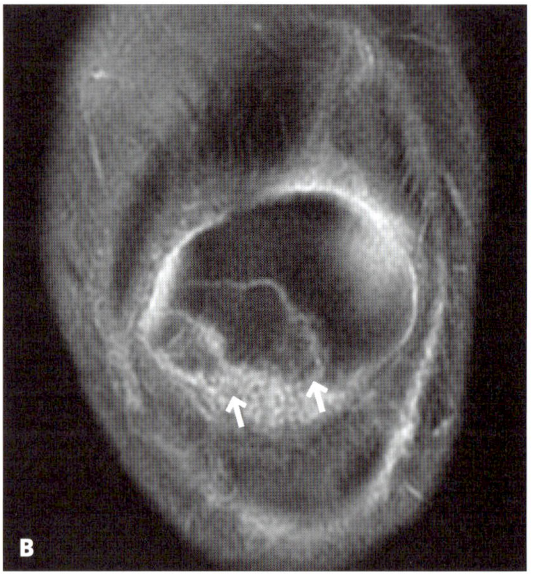

그림 8-7 ● **슬개골 골절**

50대 여성(2일 전 넘어짐, 혈관절증 있음), 단순 X-ray 사진 측면 영상(A), 지방억제 양성자 강조 관상면 영상(B). 단순 X-ray 사진에서 슬개상낭에 액체 저류가 있다(*, A). MRI에서 슬개골을 종주하는 여러 개의 골절선이 보인다(화살표, B).

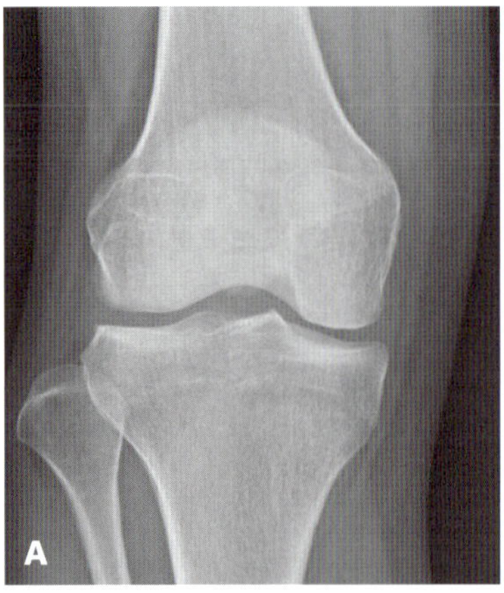

그림 8-8 ● **슬개골 부전 골절**

20대 여성(2개월 전 무릎 외상), 단순 X-ray 사진 전후 영상(A), T2* 강조 관상면 경사에코 영상(B), 양성자 강조 시상면 영상(C). 단순 X-ray 사진에서는 명확하지 않지만, 슬개골 하극을 횡단하는 불분명한 골절선이 있다(화살표). 주위에 골수 부종이 동반되었다. 혈관절증은 보이지 않았다.

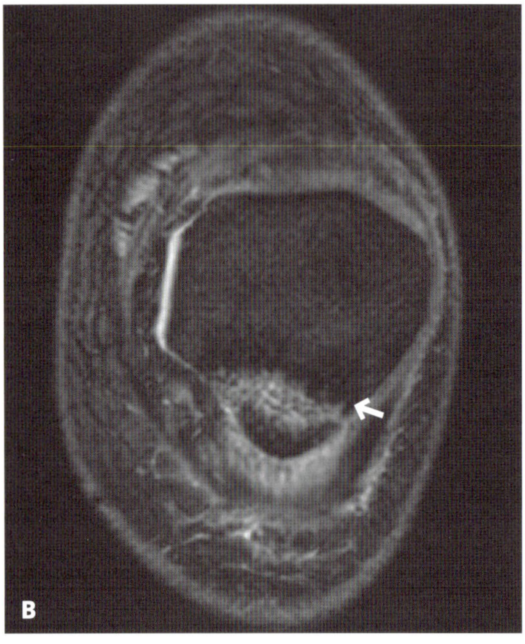

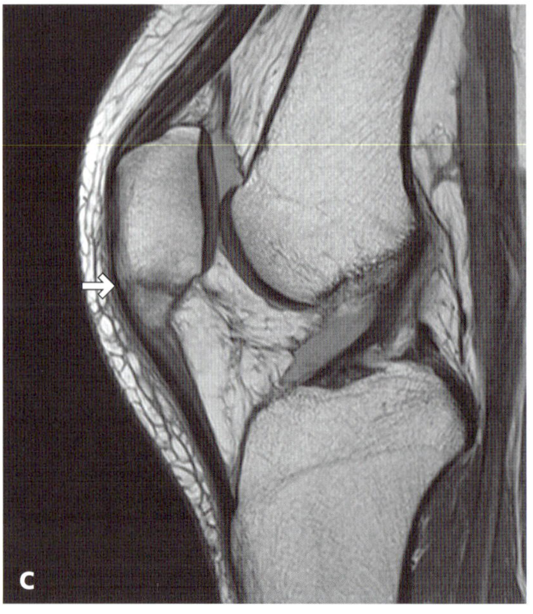

8-3 슬개골 탈구(반복성/외상성)
Dislocation of the patella

➡ Kirsch MD, Fitzgerald, SW, Friedman H, et al : Transient lateral patellar dislocation : diagnosis with MR imaging AJR Am J Roentgenol 1993 ; 161 : 109-113.

➡ Wiberg G : Roentgenographs and anatomic studies on the femoropatellar joint. With special reference to chondromalacia patellae. Acta Orthop Scand 1941 ; 12 : 319-410.

- 슬개골 탈구란 슬개골이 대퇴골 활차에서 벗어나는 경우를 가리키며, 관절면의 일부가 접하고 있는 경우를 아탈구라고 한다.
- 슬개골의 전위 방향에 따라 외측, 내측 탈구와 대퇴사두근건이나 슬개건의 견열이 동반된 수평(탈구된 슬개골이 수평에 가깝게 변위) 탈구 등이 있지만, 외측 탈구가 대부분을 차지한다.
- 슬개골 탈구(아탈구)는 반복성 탈구가 대부분이며, 유발인자 없이 우발적으로 발생하는 외상성 탈구는 드물다.
- 반복성 탈구는 무릎 외반 등 다리 전체의 정렬이 불량하거나 전신 관절 이완 또는 국소의 슬개 대퇴 관절 부적합(**그림 8-9**), 슬개골 고위 등 선천성, 발육성 요인에 의한 것이다.
- 탈구가 되지는 않았지만 슬개골의 이상 가동성이 있어 불안정성과 통증을 호소하는 경우가 있다. 이 모든 것을 포함하여 슬개골 불안정증이라고 한다.
- 슬개골의 형태 분류에는 Wiberg 분류(**그림 8-10**)가 사용된다.

8

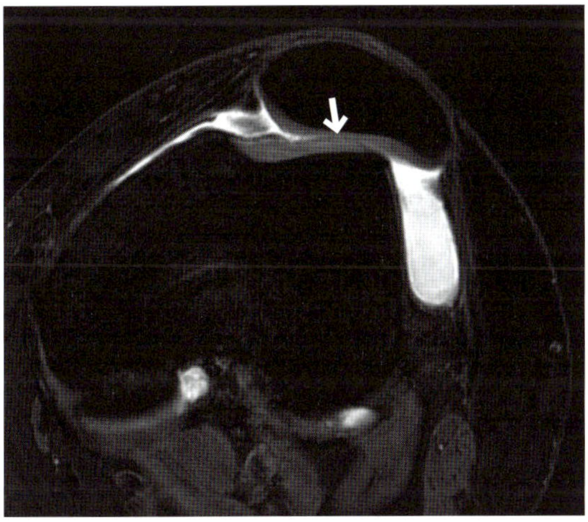

그림 8-9 ● 슬개 대퇴 관절 부적합

40대 여성, 슬개골 아탈구가 반복되는 슬개골 불안정증, 지방억제 양성자 강조 횡단면 영상. 슬개골은 Wiberg 분류의 III형을 나타낸다. 슬개골 외측 관절면의 연골은 얇아지게 된다(비박화)(화살표).

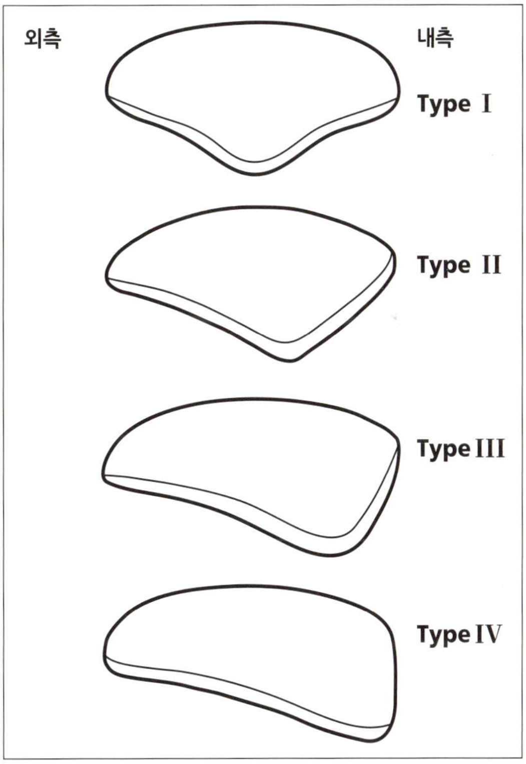

그림 8-10 ● 슬개골 형태의 Wiberg 분류

I형은 내·외관절면이 거의 같고, II형은 내측 관절면이 작고 평탄하거나 약간 볼록, III형은 내측 관절면이 매우 작고, 볼록하며 수직에 가깝고, IV형은 Jaegerhut형이라고 불린다.

- 슬개골의 이상 경사도 복합되어 외측 탈구는 발생하지 않았지만(오히려 내측 탈구 경향), 외측 간격으로의 과도한 압력이 가해진 결과, lateral facet의 연골 손상과 슬개하지방체의 두측·외측 부종을 초래하는 excessive lateral pressure syndrome(ELPS)도 알려져 있다(11장 p. 275 참조).
- 반복성 탈구는 젊은 여성에게 많고, 무릎 경도 굴곡으로 하퇴 외회전, 대퇴사두근이 강하게 수축했을 때 외측 탈구, 아탈구된다(**그림 8-9**, **11**).
- 급성 손상인 외상성 탈구에서는 종종 내측지대/MPFL의 파열, 손상이 보이는 경우가 있다. 또한, 상기 소인에 의한 반복성 탈구에 외상성 탈구가 더해질 수 있다(**그림 8-12**).
- 외측 탈구는 자연 정복되는 경우가 많으며 병원에서 진찰할 때에는 통증 호소만 있는 경우도 있다. 환자 본인도 슬개골 탈구를 기억하지 못하고 자각하지 않는 것이 대부분이며, MRI(특히 지방억제 양성자·T2 강조 등의 fluid-sensitive sequence의 **횡단면 영상**)에서만 확인되는 경우도 많다. **슬개골 아탈구에는 fluid-sensitive sequence의 횡단면 영상이 필수이다!**
- Tangential osteochondral fracture가 합병된 경우가 있을 수 있으며 MRI의 역할은 이를 발견하는데 있다.

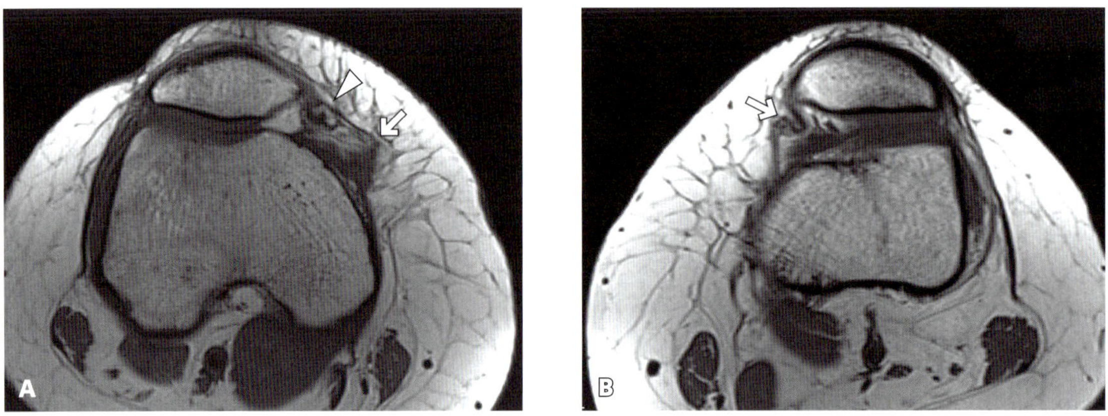

그림 8-11 ● 양측 무릎의 습관성 아탈구, 내측지대/MPFL 손상

20대 여성, 슬개골 아탈구를 반복한다. T1 강조 횡단면 영상(A : 우측 무릎, B : 좌측 무릎). 양측 무릎 모두 내측지대/MPFL은 휘어져 있고(화살표), 우측 무릎에는 슬개골 내측면으로부터의 작은 골편이 존재한다(화살촉).

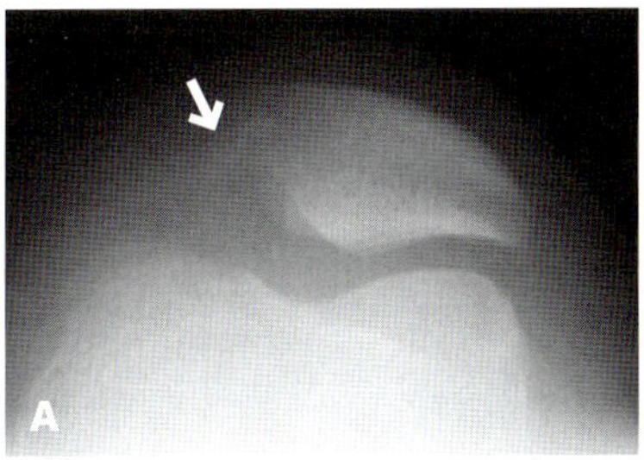

그림 8-12 ● 반복성 탈구에 더해진 외상성 슬개골 외측 탈구

10대 후반 여성, 단순 X-ray 사진 축상 영상(A), 양성자 강조 횡단면 영상(B), 지방억제 T2 강조 횡단면 영상(C). 슬개골은 Wiberg 분류의 III형에 해당했고, 대퇴골 활차는 얕고 슬개골 불안정증이 있었다. 슬개골 외측 관절면의 관절연골은 일부 소실되어 연골하골에 신호 변화가 있다(화살촉, B · C). 슬개골 내측 가장자리에는 골성 분리부가 있다(화살표). 외상으로 인한 내측지대/MPFL은 파열을 보인다(굽은 화살표, C).

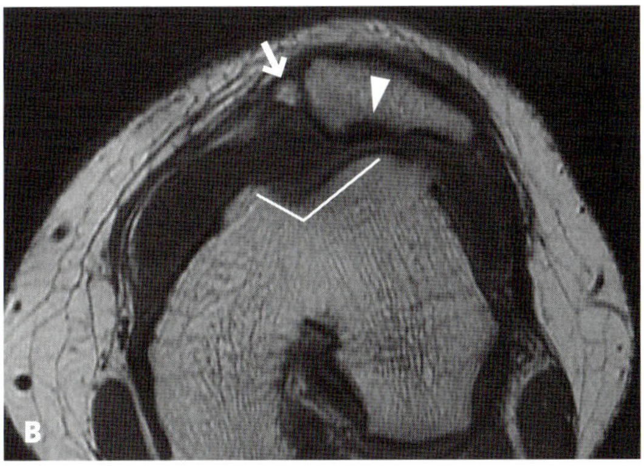

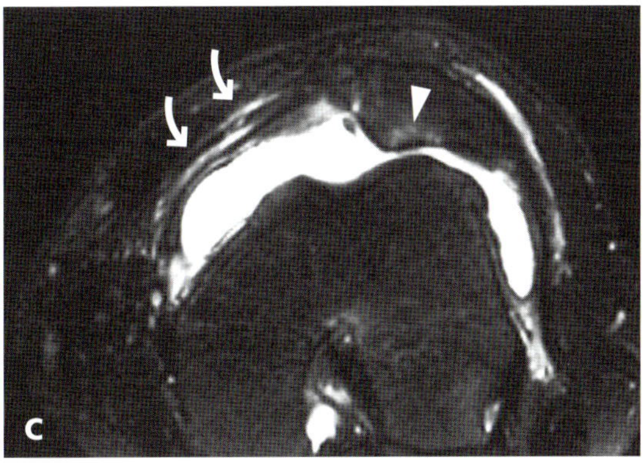

8

■ 내측지대와 MPFL

이 두 구조물은 슬개골과 대퇴골 내측과를 연결하는 결합조직인데, 내측지대는 표층의 막형 구조로 무릎 내측 3층 구조(5장 p. 100 참조)의 제1층(내측지대의 천층)과 제2층(내측지대의 심층)의 섬유로 구성된다. 한편, 내측 슬개 대퇴 인대(medial patella-femoral ligament : MPFL)는 제2층의 구조물이다. MPFL은 '인대'라는 명칭이 붙여진 결합조직이지만, '인대와 유사한 굵기'로 MRI에서 좀처럼 식별하기 어렵다. 통상의 해상도를 갖는 MRI에서는 내측지대와 MPFL을 구별하기 어려우며, 이 책에서는 이 둘을 대표하여 '내측지대'라고 기재하고, 필요에 따라서 MPFL의 용어를 사용했다.

슬개골 고위
patella alta

- 슬개골이 고위(근위)에 위치하는 것으로, 슬개 대퇴 관절 부적합의 원인이 되어 슬개골 탈구를 포함한 슬개골 불안정증의 위험성이 높아진다.
- 슬개건 파열과 슬개골 소매 골절의 결과로도 볼 수 있다.
- 단순 X-ray 사진 측면 영상에서 슬개건 길이/슬개골 길이(Insall-Salvati index)가 1.2 이상은 슬개골 고위, 0.8 이하는 저위이다(**그림 8-13**).
- 참고로 슬개골 저위는 patella baja.

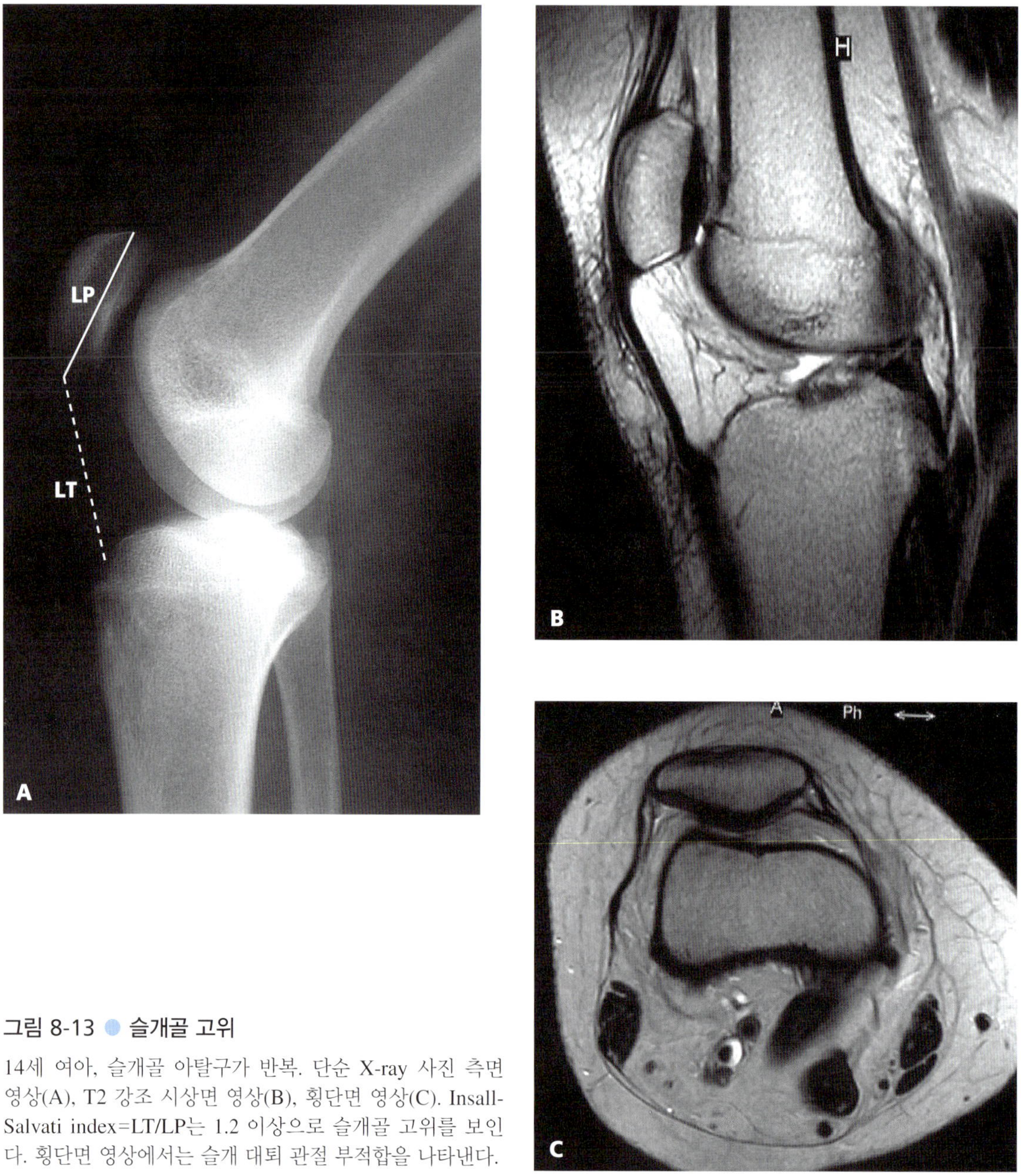

그림 8-13 ● 슬개골 고위

14세 여아, 슬개골 아탈구가 반복. 단순 X-ray 사진 측면 영상(A), T2 강조 시상면 영상(B), 횡단면 영상(C). Insall-Salvati index=LT/LP는 1.2 이상으로 슬개골 고위를 보인다. 횡단면 영상에서는 슬개 대퇴 관절 부적합을 나타낸다.

8-4 슬개골 탈구에 의한 골연골 손상

Tangential osteochondral fracture

➡ Milgram JE : Tangential osteochondral fracture of the patella. J Bone Joint Surg 1943 ; 25 : 271-280.

➡ Sanders TG, Paruchuri NB, Zlatkin MB : MRI of osteochondral defects of the lateral femoral condyle ; incidence and pattern of injury after transient lateral dislocation of the patella. AJR Am J Roentgenol 2006 ; 187 : 1332-1337.

- 외상으로 관절 내 뼈와 연골이 박리된다.
- 슬개골 외측 탈구의 정복 시 발생하는 경우가 많다.
- 슬개골 medial facet과 대퇴골 외측과 관절면과의 접촉으로 전단력에 의해 표층의 연골층과 연골하골이 박리 골절을 보인다(**그림 8-14**).
- **횡단면 영상**, 특히 **fluid-sensitive sequence**에 의해 슬개골 내측부와 대퇴골 외측과 변연에 골수 부종이 관찰된다(중요! **그림 8-15, 16**).
- 10대 초반에서 많이 발생하며, 스포츠 외상의 경우가 많다.
- 습관성 슬개골 탈구에 동반되는 경우도 많기 때문에 재발의 사례도 많고 또한, 여성에게 흔하다.
- 수상 직후 혈관절증으로 인한 무릎 종창과 통증 및 슬개골(내부에 국한된) 압통이 발생한다.
- 단순 X-ray 사진에서 미세한 박리 골편이 확인되기도 하지만, 대퇴골 등이 중첩되어 확인할 수 없는 경우도 많다.
- 연골 성분만의 박리 시에는 MRI가 유일한 영상 진단방법이 된다. 특히 연골층을 확인하는데 MRI가 유용하다. 그러나 관련된 혈종 등으로 박리면이나 박리 조각을 발견하기 곤란한 경우도 있다.

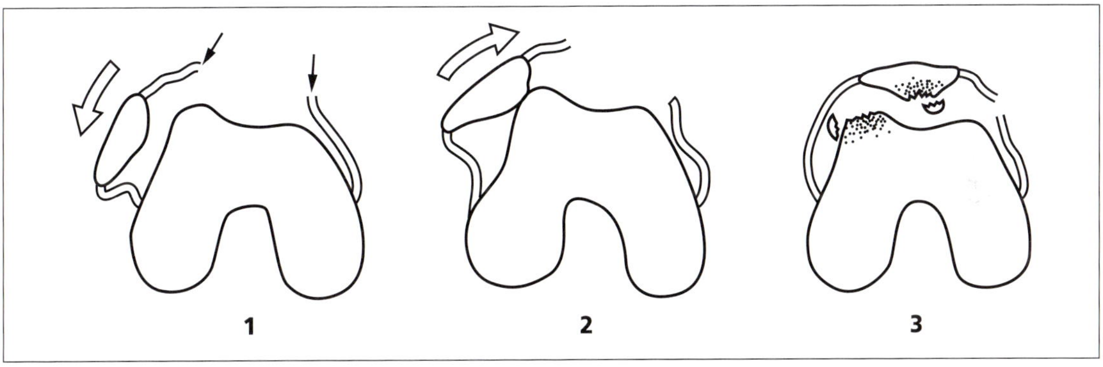

그림 8-14 ● Tangential osteochondral fracture의 발생 기전

슬개골 외측 탈구의 정복 시 슬개골 medial facet과 대퇴골 외측과 관절면과의 접촉에 의해 연골층과 연골하골의 박리 골절이 초래된다.

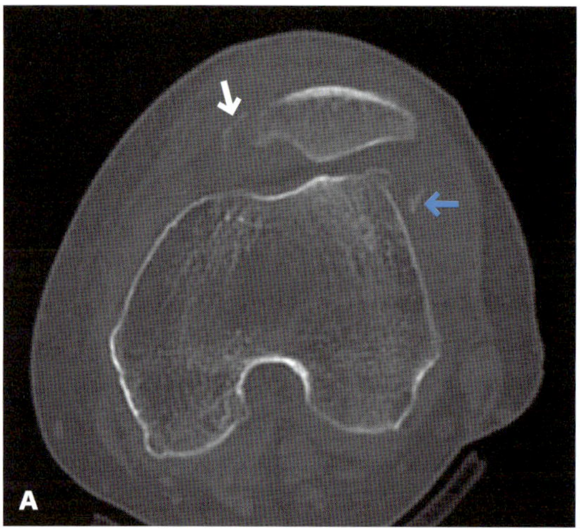

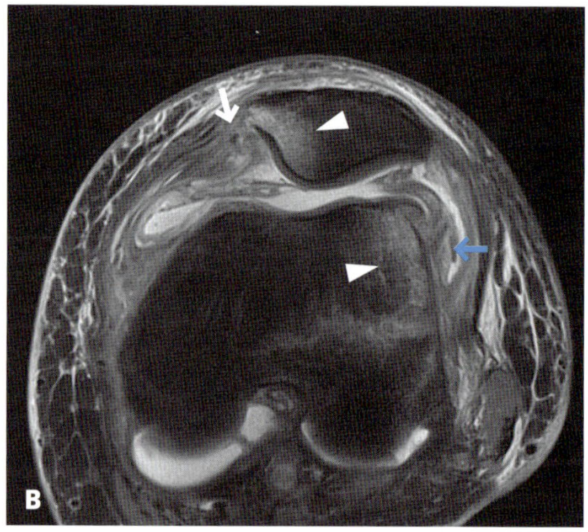

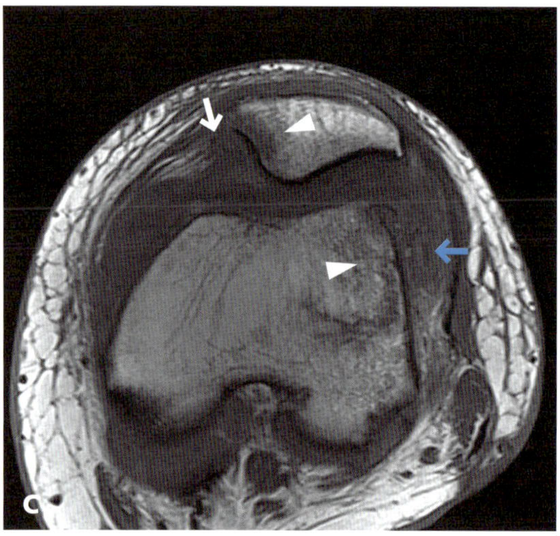

그림 8-15 ● 슬개골 탈구에 의한 tangential osteochondral fracture

50대 여성, 축상 CT 영상(A), 지방억제 양성자 강조 횡단면 영상(B), T1 강조 횡단면 영상(C). 슬개골 내측부와 대퇴골 외측과 변연에 골수 부종이 보인다(화살촉). 슬개골 medial facet 근처에 미세한 골연골편이 있고(화살표), 부착하는 내측지대의 손상이 있다. 또한, 유리된 골연골편이 외측에 존재한다(파란색 화살표).

■ 영상의학과 의사에게 있어서의 무릎 외상 영상 진단

관절 외상 클리닉에서 진찰하는 환자 중 슬관절은 족관절 다음으로 흔하다고 한다. 무릎 외상의 영상 진단은 치료에 직결되는 즉각적인 결정을 내리는 경우가 많으며, 영상의학과 의사에게는 지금까지 비교적 소원한 분야였을지도 모른다. 그러나 최근 MRI의 보급에 의해 단순 X-ray 사진에 CT, MRI 등을 추가한 종합적 영상 진단이 이루어지면서 영상의학과 의사도 접할 수 있는 기회가 늘어났다. 중요한 점은 다른 질병과 마찬가지로 정형외과 의사와의 긴밀(친밀)한 정보 교환과 모르는 것이 있으면 배우는 것이다.

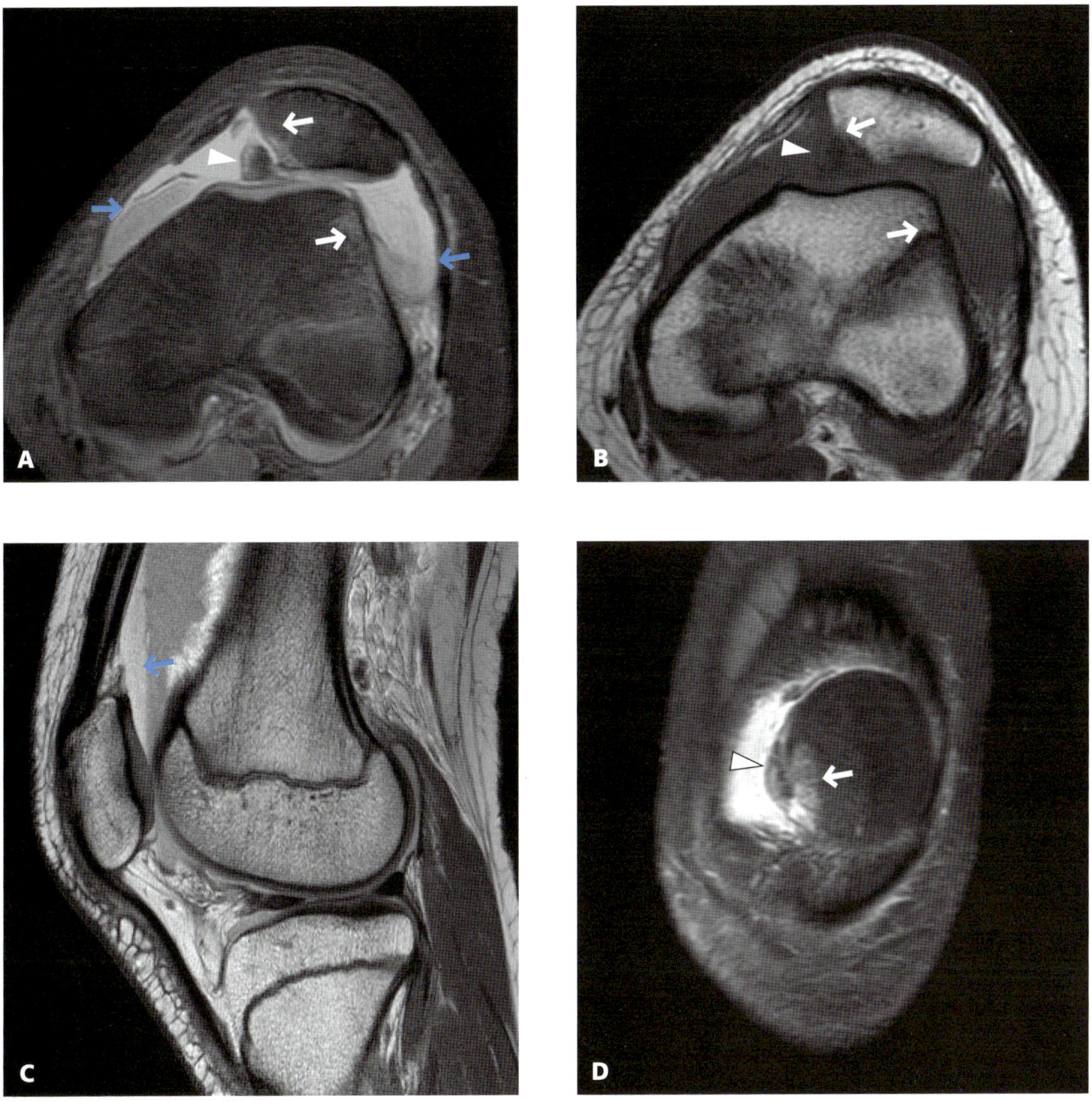

그림 8-16 ● 슬개골 탈구에 의한 혈관절증

12세 여아, 직접적인 원인이 없는 무릎 종창. 지방억제 양성자 강조 횡단면 영상(A), T1 강조 횡단면 영상(B), 양성자 강조 시상면 영상(C), 지방억제 양성자 강조 관상면 영상(D). 슬개골 내측부와 대퇴골 외측과 변연에 골수 부종이 보인다(화살표). 슬개골 medial facet에 접해 혈종이 부착된 골연골편이라고 생각되는 연부조직이 있다(화살촉). 다량의 관절액 저류가 있어 출혈 성분의 상청과 침전 성분의 액면을 볼 수 있다(파란색 화살표).

■ 슬개골은 인체 최대의 종자골

당연한 것이지만 의외로 눈치채지 못하는 것은 아닐까? '종자골'이란 힘줄 내부에 둘러싸인 원형의 소골로, 종자골이라고 하면 우선 손이나 발의 종자골을 먼저 떠올리지 않는가? 슬개골처럼 크고, 관절에 관여하는 경우에는 관절연골을 갖는다. 무릎의 경우에는 또 하나, 빈도가 높고 인접한 종자골로서 비복근 외측두의 종자골(fabella)이 있고, fabellofibular ligament도 존재한다.

8-5 슬개골 소매 골절

Patellar sleeve fracture

➡ Gardiner JS, McInerney VK, Avella DG, et al : Pediatric update #13. Injuries to the inferior pole of the patella in children. Orthop Rev 1990 ; 19 (7) : 643-649.

- 슬개골 소매 골절은 슬개골 하극의 관절연골을 일부 포함하는 미골화 부위의 슬개건에 의한 견열 골절이다.
- 드문 외상이지만 젊은 층에서 비교적 흔하다.
- 무릎 신전이 어렵거나 불가능하다고 호소한다.
- 골성 부분을 거의 포함하지 않아 단순 X-ray 사진에서는 나타나지 않는 경우가 많다. 국소 종창만으로 슬개골 고위(p. 196 참조)가 유일한 소견인 경우도 있다.

MRI 포인트

- 견열 골편이 단순 X-ray 사진에서 나타나지 않으면 MRI에서 골편과 연골 성분을 관찰하고 슬개건의 손상 여부를 확인한다(**그림 8-17**).

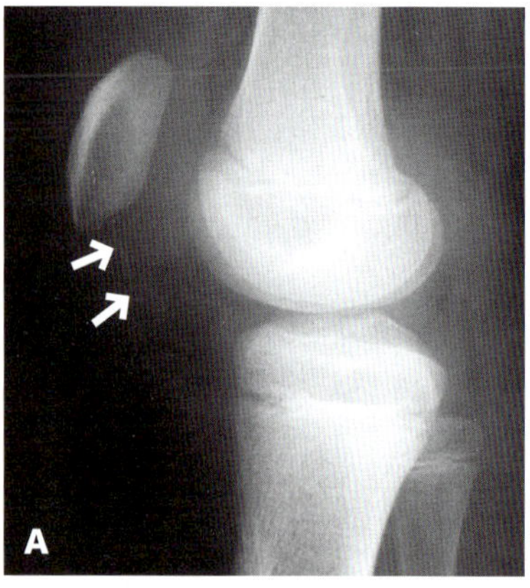

그림 8-17 ● 슬개골 소매 골절

10대 후반 남성, 단순 X-ray 사진 측면 영상(A), T1 강조 시상면 영상(B), T2 강조 시상면 영상(C). 단순 X-ray 사진에서 슬개골 하극으로부터의 견열 골편이 미세하게 관찰되며(화살표), 슬개골은 고위를 보인다. MRI에서 골편은 무신호 영역으로 나타나고(화살촉), 혈종을 포함한 견열된 연골 성분이 고신호 영역으로 나타난다(화살표).

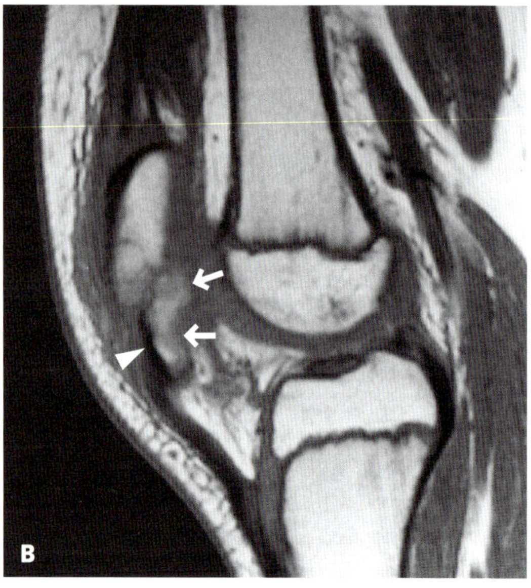

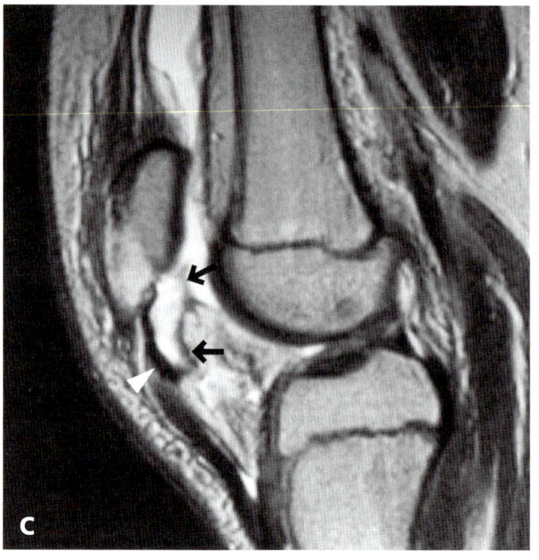

8-6 박리성 골연골 손상
Osteochondral dissecans

➡ De Smet AA, Fisher DR, Graf BK, et al : Osteochondritis dissecans of the knee : value of MR imaging in determining lesion stability and the presence of articular cartilage defects. AJR Am J Roentgenol 1990 ; 155 : 549-553.

➡ Boutin RD, Januario JA, Newberg AH, at al : MR imaging features of osteochondritis dissecans of the femoral sulcus. AJR Am J Roentgenol 2003 ; 180 : 641-645.

- 박리성 골연골 손상은 뼈와 연골하골의 일부가 분리되어 진행되면 유리체를 형성한다. 대퇴골 내측과의 과간와 부근이 호발 부위이다(80% 이상).
- 이와 유사한 이미지 소견을 나타내는 특발성 골괴사는 내측과의 하중면에 많다(**표 8-1**, **그림 8-18**).

표 8-1 ● 박리성 골연골 손상과 특발성 골괴사의 비교

	박리성 골연골 손상	특발성 골괴사
호발 부위	대퇴골 내측과의 과간와 부근	내측과의 하중면
연령	젊은 층	중년, 고령
성별	남성에서 흔하다	여성에서 흔하다

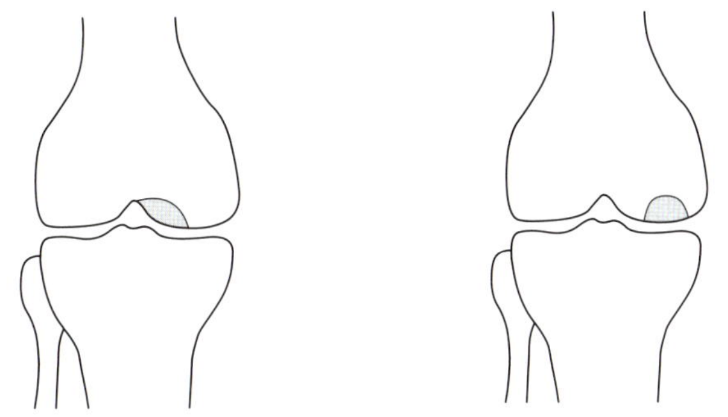

그림 8-18 ● 박리성 골연골 손상과 특발성 골괴사의 호발 부위

- 우측 무릎의 빈도가 약간 높고, 양측 발생도 20~30%이다.
- 10대 남성에서 많다(**그림 8-19**).
- 외측과(10% 정도)나 슬개 대퇴(PF) 관절(수%)에도 발생한다(**그림 8-20**).
- 스포츠와 반복적인 스트레스의 관여가 시사된다.
- 단순 X-ray 사진에서는 초기에 연골하골의 골 투과상이 관찰될 뿐이지만, 점차 골경화상을 보이며 골편의 식별이 가능해진다. 이 경우 관절와 촬영에서 명료해지는 경우가 많고, 단층 촬영이나 CT도 효과적이다.
- MRI는 X-ray 사진에서 묘사할 수 없는 연골의 변화와 연골하골의 신호 변화를 검출할 수 있으며 초기 병변의 검출에 효과적이다.
- 초기에는 T1 강조영상 저신호, T2 강조영상 고신호이지만, 진행하면 골경화나 괴사성 변화를 반영하여 T1, T2 강조영상 모두 저신호를 보인다.
- 관절액이 골편과 골절 부위 사이에 침입하면 불안정해진다. 관절액의 침입에 의한 T2 강조영상에서 띠 형상의 고신호가 나타난다(**그림 8-21**). 또는 낭성 변화를 일으킨다.

- T2 강조영상에서 함께 고신호를 나타내는 관절액과 연골성 조직과의 식별에는 MTC가 유용하다(**그림 8-19**).
- 박리성 골연골 손상의 치료는 유리된 골연골편을 흡수핀 등으로 뼈에 고정하여 유합을 도모한다(**그림 8-22**).

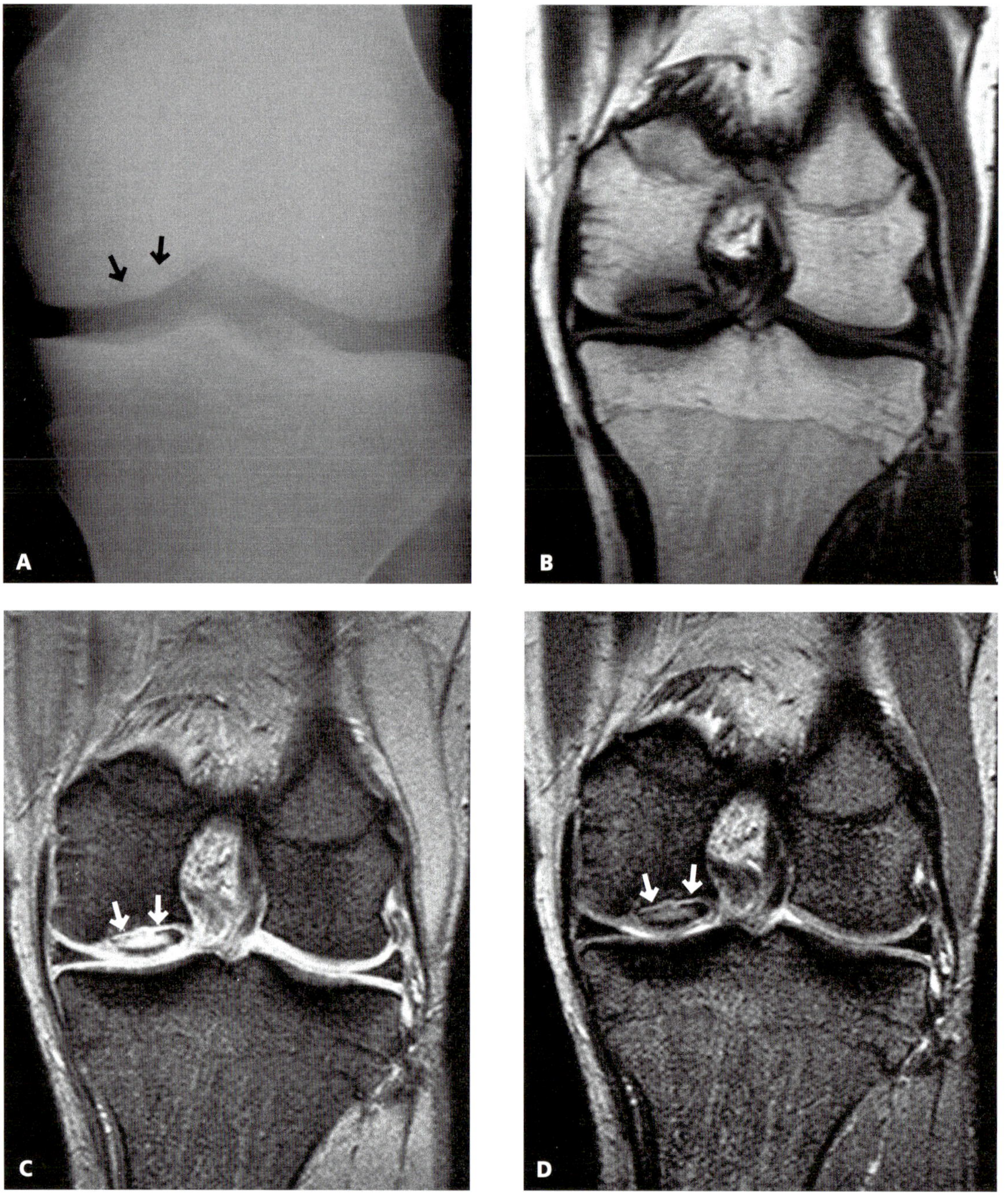

그림 8-19 ● 박리성 골연골 손상

10대 후반 남성. 단순 X-ray 사진 전후 영상(A), T1 강조 관상면 영상(B), T2* 강조영상(C), MTC 부가 T2* 강조영상(D). X-ray 사진에서 대퇴골 내측과의 과간와 부근에 골투과상의 경계가 뚜렷한 박리성 영역이 있다(화살표). MRI에서 박리성 영역은 전체적으로 T1 강조영상에서는 저신호, T2* 강조영상에서는 고신호이다. 골절 부위와의 사이에 T2* 강조영상으로 고신호대가 존재하지만(화살표), MTC 영상에서 신호 억제를 보이고 있어 연골 성분을 나타내며 unstable한 상태는 아니다.

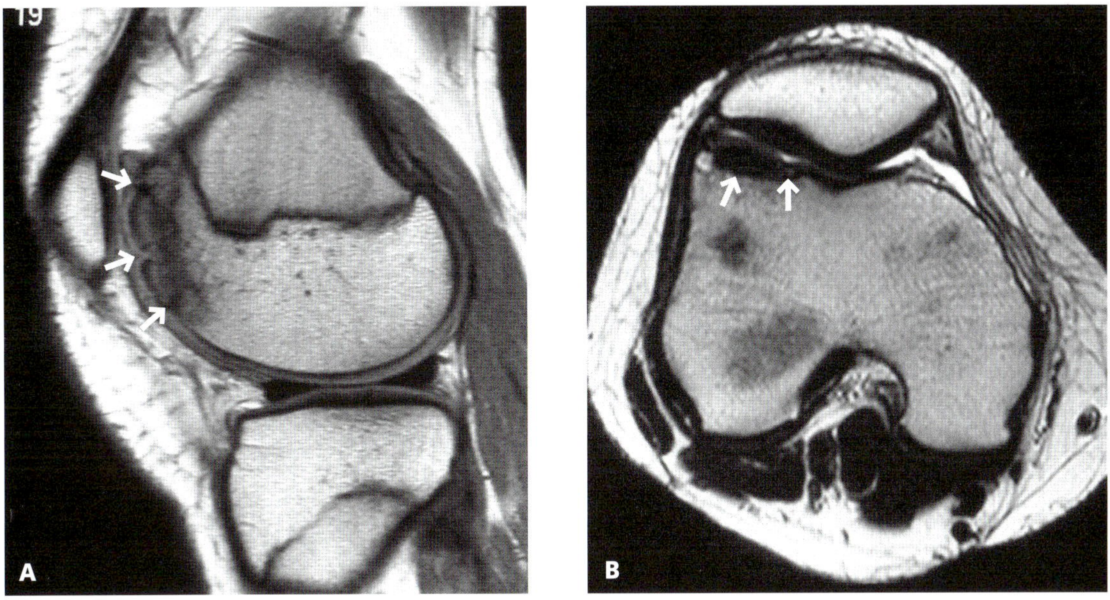

그림 8-20 ● **슬개 대퇴(PF) 관절에서 발생한 박리성 골연골 손상**

14세 여아. 양성자 강조 시상면 영상(A), T2 강조 횡단면 영상(B). 대퇴골 외측과에는 연골 표면과 연골하골이 고르지 않은 박리성 영역이 존재한다(화살표).

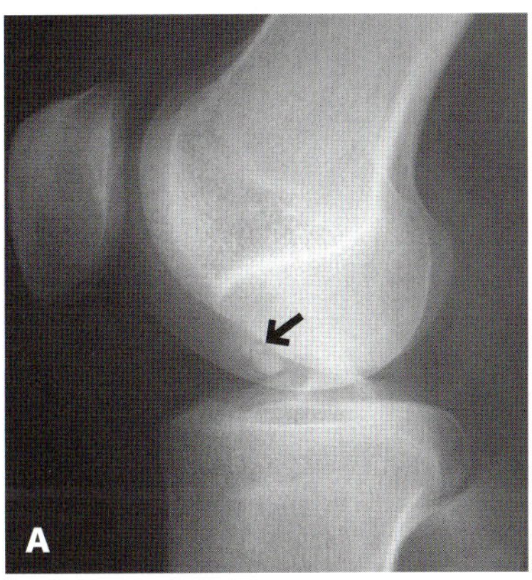

그림 8-21 ● **박리성 골연골 손상**

20대 남성. 단순 X-ray 사진 측면 영상(A), 양성자 강조 시상면 영상(B), 지방억제 양성자 강조 시상면 영상(확대, C). 대퇴골 내측과에서 분리된 골편이 X-ray 사진에서 보인다(화살표, A). 골연골편을 MRI로 관찰하면 골절 부위와의 사이에 관절액이 존재하고(화살표, B), 연골면이 반대 방향을 향하여(화살표, C) unstable로 진단되었다.

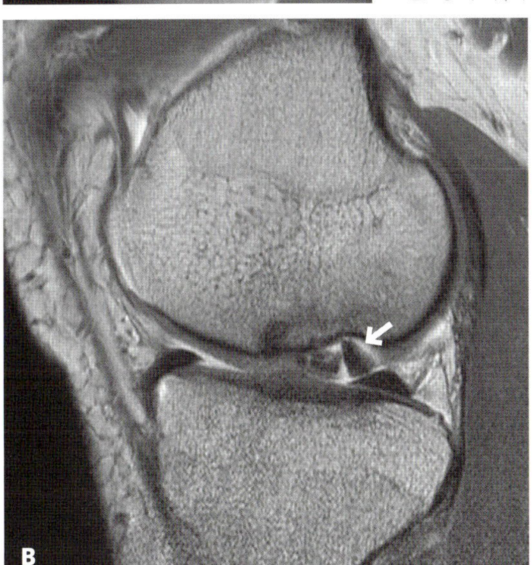

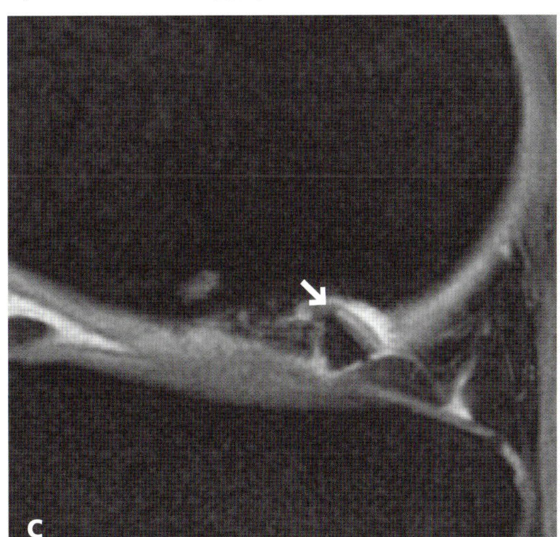

MRI 포인트

- MRI는 초기 병변의 검출에 유용하다.
- 불안정 요소가 되는 뼈와 골편 사이 관절액의 존재, 연골면의 결손, 견열을 검출한다.

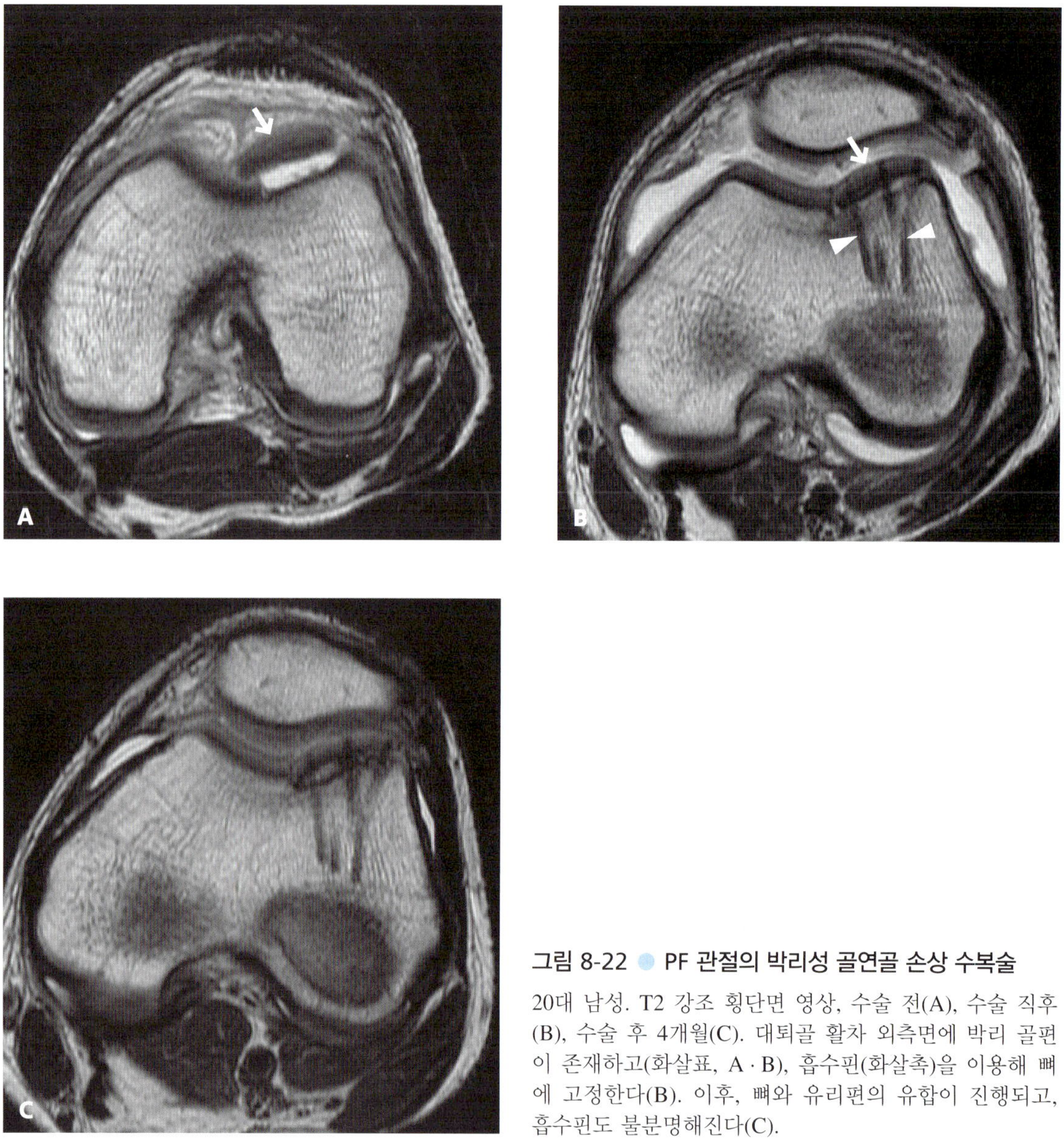

그림 8-22 PF 관절의 박리성 골연골 손상 수복술

20대 남성. T2 강조 횡단면 영상, 수술 전(A), 수술 직후(B), 수술 후 4개월(C). 대퇴골 활차 외측면에 박리 골편이 존재하고(화살표, A · B), 흡수핀(화살촉)을 이용해 뼈에 고정한다(B). 이후, 뼈와 유리편의 유합이 진행되고, 흡수핀도 불분명해진다(C).

8-7 외상성 무릎 혈관절증
Traumatic hemarthrosis

- 외상으로 인한 슬관절 내부의 출혈은 다음 두 경우에 의해 발생한다.
  - ❶ 관절낭이나 십자인대, 반월상연골 변연의 활막에 분포하는 혈관망으로부터의 출혈(**그림 8-23, 24**).
  - ❷ 관절 내 골절과 골연골 골절에 의한 골수 출혈(**그림 8-25**).
- 슬개골 골절이나 대퇴골, 경골로부터의 골수 출혈에는 지방 방울이 혼재하는 경우가 있으며, 출혈 성분과의 사이에 액면 형성도 관찰된다(**그림 8-25**).
- 출혈은 수상 직후부터 24시간 이내에 최대가 된다.
- 관절 내의 출혈은 응고되지 않는다고 한다.

8

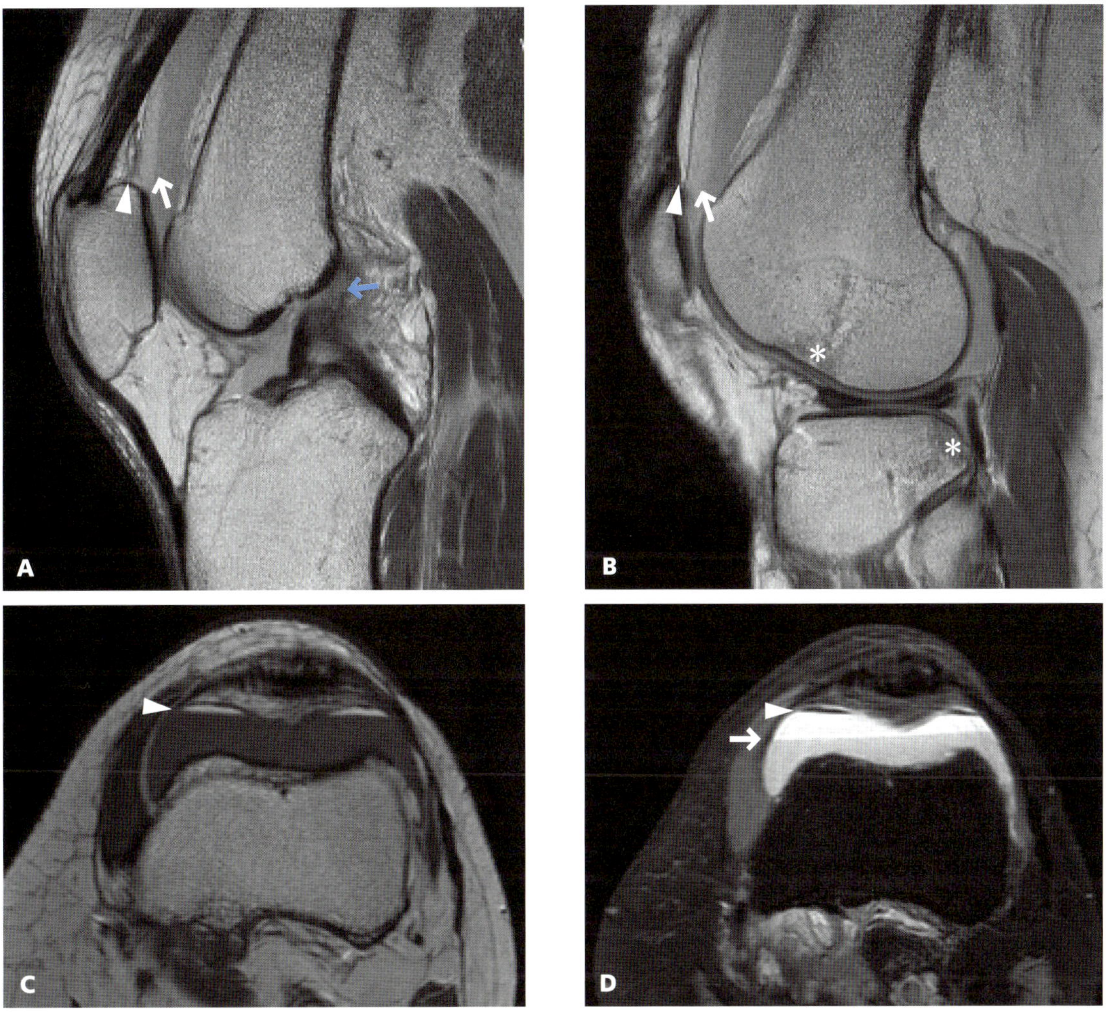

그림 8-23 ● ACL 파열에 의한 지방을 포함한 혈관절증

60대 여성, 전방십자인대 파열, 양성자 강조 시상면 영상(A · B), T1 강조 횡단면 영상(C), 지방억제 양성자 강조 횡단면 영상(D). 전방십자인대 파열이 있다(파란색 화살표, A). 다량의 관절 내 출혈이 있어 상청 성분과 침전 성분으로 분리되어 있다(화살표). 또한, 그 위쪽에는 지방 성분 모두 액면 형성을 나타내고 있다(화살촉). 대퇴골 외측의 전방(외측 대퇴 함몰부)과 경골 배측에 bone bruise가 있다(*, B).

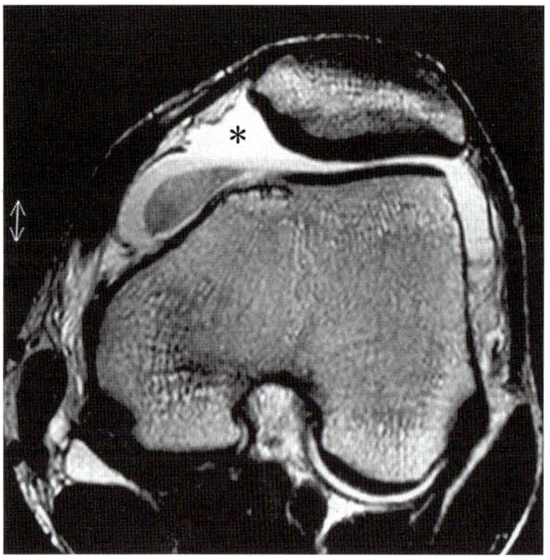

그림 8-24 ● ACL 파열에 의한 무릎 혈관절증

20대 남성, 전방십자인대 완전 파열 2일째, T2 강조 횡단면 영상. 다량의 관절 내 출혈이 상청액(*)과 2층의 침전부로 분리되어 있다.

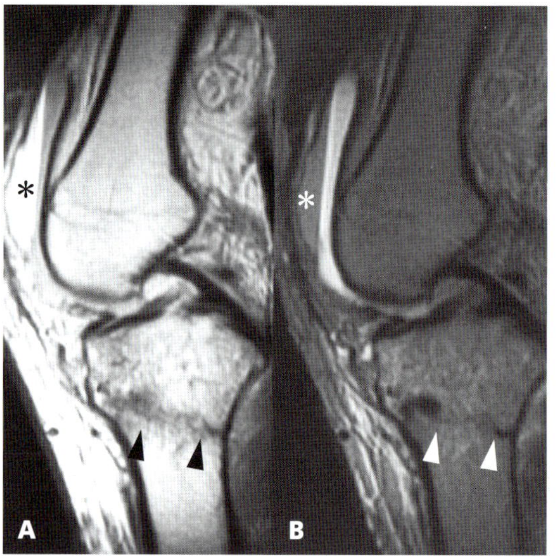

그림 8-25 ● 경골 고평부 골절과 슬관절 내 지방

20대 남성. 양성자 강조 시상면 영상(A)과 T2 강조 시상면 영상(B). 경골 골간단을 가로 지르는 골절선이 있으며(화살촉) 주위에 bone bruise가 퍼져있다. 슬관절강 내부는 관절 내로 유입된 지방(*)에 의해 액면 형성을 보인다(화살표).

8-8 스트레스 골절, 피로 골절

Stress fracture, fatigue fracture

- 스트레스 골절이란 뼈에 반복되는 스트레스로 인한 만성적 골 손상이다.
- 스트레스 골절에는 피로 골절(fatigue fracture)과 취약성 골절(insufficiency fracture)이 포함된다.
- 피로 골절은 건강하고 정상적인 강도를 갖는 뼈에서 발생하는 스트레스 골절이며, 대부분은 스포츠 등 과도한 외력이 반복적으로 가해져 발생한다. 젊은 층에서 많고, 하중이 가해지는 척추체와 골반골, 대퇴골, 경골, 종골에 호발한다.
- 취약성 골절은 골다공증, 골연화증, 방사선 치료 후 등 '취약' 상태에 있는 뼈에 경미한 외력이 가해졌을 경우에 발생한다. 고령자가 많은 것 외에도 골다공증 등에 의해 단순 X-ray 사진으로 진단하기 어려운 경우가 많다(잠재 골절).
- 무릎은 대퇴골과 경골 모두 피로 골절의 호발 부위이다(**그림 8-26**).
- 골수 부종의 검출과 조기 진단에는 MRI의 지방억제 양성자(T2) 강조영상이 유용하다.

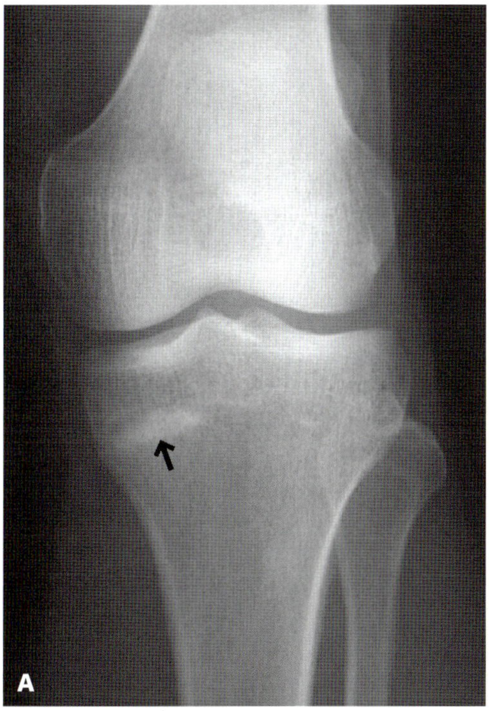

그림 8-26 ● 경골 피로 골절

40대 남성, 2개월 전부터 조깅, 무릎 통증. 단순 X-ray 사진 전후 영상(A), 지방억제 양성자 강조 관상면 영상(B), 양성자 강조 시상면 영상(C). 단순 X-ray 사진에서 이미 골경화상이 발생했으나(화살표, A), 경골 내측부에 광범위한 골수 부종이 있고(*, B), 그 내부에 저신호의 골절선이 주행한다(화살표, B · C).

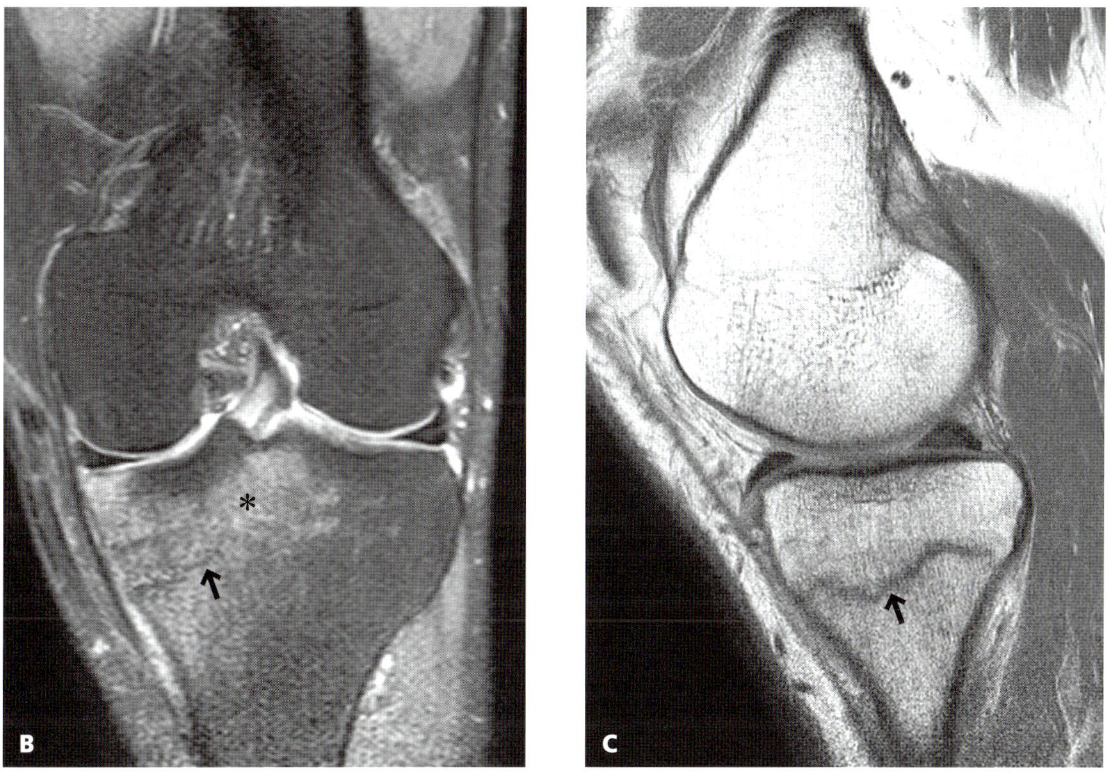

■ '취약성 골절'과 '부전 골절'

취약성 골절과 같은 의미로 사용되어 온 '부전 골절'은 종종 '불완전 골절'과 혼동되는 경우도 있으며, 스트레스 골절의 용어로는 취약성 골절을 사용하는 편이 혼란은 적다.

8-9 골좌상
Bone bruise

➡ Mink JH, Deutsch AL : Occult cartilage and bone injuries of the knee : detection, classification and assessment with MR imaging. Radiology 1989 ; 170 : 823-829.

➡ Miller MD, Osborne JR, Gordon WT, et al : The natural history of bone bruises. A prospective study of magnetic resonance imaging-detected trabecular microfractures in patients with isolated medial collateral ligament injuries. Am J Sports Med 1998 ; 26 : 15-19.

- 직접적인 외력이나 뼈끼리의 충돌 부위에, MRI상 이상 신호(T1 강조영상에서 주위 골수보다 저신호, T2 강조영상에서 고신호)가 종종 관찰된다(**그림 8-27, 28**). 이것은 골수의 부종과 작은 출혈 및 해면골량의 미세 골절을 총괄한 표현이다.
- 덧붙여서 bone bruise는 MRI가 임상에 등장하고 나서 도입된 용어이다.
- MRI를 촬영할 기회가 많은 전방십자인대 파열 시 대퇴골 외측과와 경골 외측과 후방에서 비교적 빈번하게 관찰된다(3장 p. 45 참조).
- 이 MRI의 이상 신호는 몇 달 이내에 사라진다. 그러나 장기간 경과 후 같은 부위에 단순 X-ray 사진에서 경도의 함몰이 보이거나 관절경에서 연골면 연화나 거친 표면이 나타날 수도 있다.

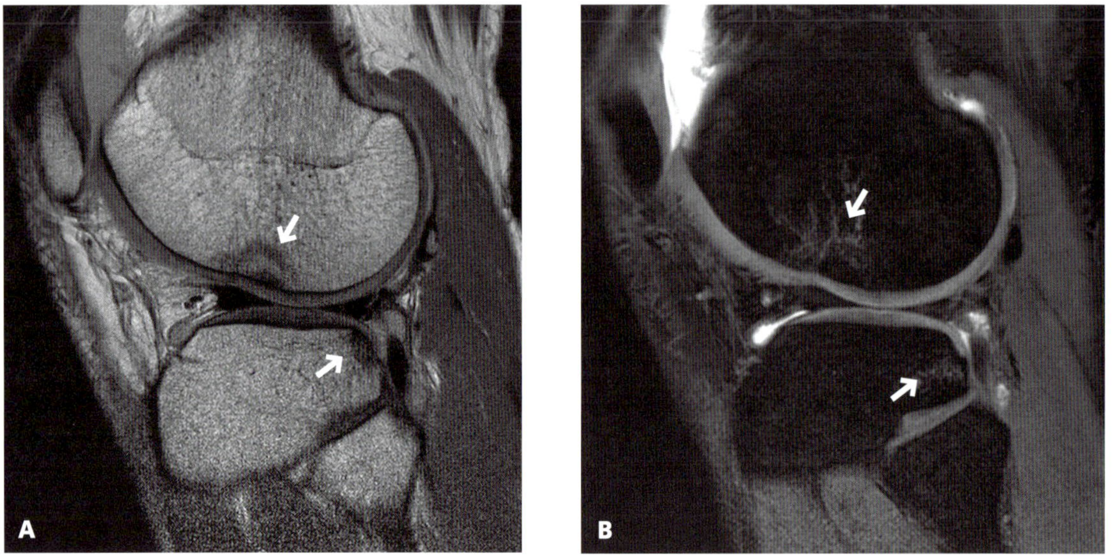

그림 8-27 ● ACL 파열로 인한 bone bruise

40대 남성, 전방십자인대 완전 파열 증례, 양성자 강조 시상면 영상(A), 지방억제 T2* 강조 시상면 경사에코 영상(B). 대퇴골 외측과 전방과 경골 고평부 외측 후방에 bone bruise가 보인다(화살표).

■ 무릎 인대 손상에 따른 골좌상의 호발 부위

ACL 파열	lat. femoral condyle+posterolateral tibial plateau
PCL 파열	anterior tibia
MCL 파열	lat. femoral condyle

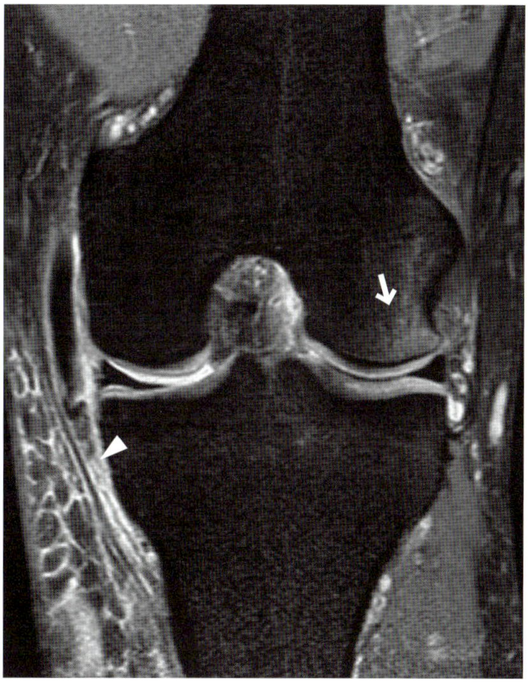

그림 8-28 ● MCL 파열로 인한 bone bruise

30대 남성, 내측측부인대 완전 파열 증례, 지방억제 양성자 강조 관상면 영상. 경골 측에 MCL 완전 파열이 보인다(화살촉). 대퇴골 외측과에 bone bruise가 관찰된다(화살표).

8

8-10 근건 손상
Muscle, tendon injury

➡ Zeiss J, Saddemi SR, Ebraheim NA : MR imaging of the quadriceps tendon : normal layered configuration and its importance in cases of tendon rupture. AJR Am J Roentgenol 1992 ; 159 : 1031-1034.

➡ Roth C, Jacobson J, Jamadar D, et al : Quadriceps fat pad signal intensity and enlargement on MRI ; prevalence and associated findings. AJR Am J Roentgenol 2004 ; 182 : 1383-1387.

➡ Speer KP, Lohnes J, Garrett WE Jr : Radiographic imaging of muscle strain injury. Am J Sports Med 1993 ; 21 : 89-95.

➡ Pomeranz SJ, Heidt RS Jr : MR imaging in the prognostication of hamstring injury. Work in progress. Radiology 1993 ; 189 : 897-900.

- 무릎 주위에는 근육 손상, 힘줄 손상도 많다.
- 근건 이행부와 힘줄 부착부의 손상이 많다. 힘줄 부착부의 손상은 견열 골절로 인한 견열 골편을 나타낼 수 있다.
- MRI에서 중간 신호를 보이는 근육조직과 저신호의 끈 형태로 나타나는 힘줄의 연속성을 확인한다.
- 대퇴사두근건은 보통 시상면 영상에서 2~3층으로 나타나는 여러 층의 힘줄 층을 확인한다. 3층의 경우, 표층은 대퇴직근의 배측 근막, 두꺼운 중간층은 내측광근과 외측광근의 공동 근막, 심층은 중간광근의 전방 근막으로 구성된다(**그림 8-29**).
- 힘줄의 완전 파열은 전층의 단절을 보이고, 부분 파열은 힘줄 일부분의 불연속을 보인다(**그림 8-30, 31**). 대퇴사두근건 파열의 경우, 상기 3층 구조는 파탄을 보인다.
- 파열 부위는 혈종을 형성하는 경우가 많으며 주위에 부종성 종창이 동반된다.
- 주요 힘줄의 완전 파열의 경우, 봉합술을 시행하는 경우가 흔하므로 파열부의 간극, 파열단의 형태, 혈종의 유무를 보고할 필요가 있다.

➡ Bencardino JT, Rosenberg ZS, Brown RR, et al : Traumatic musculotendinous injuries of the knee : diagnosis with MR imaging. Radiographics 2000 ; 20 : S103-S120.

근육 손상은 MRI에서 근육 섬유의 미세 파열에 의한 부종, 근육 내외의 혈종 형성, 근막의 단절, 근육속 자체의 단절 등이 나타난다(**그림 8-32~34**). 소위 'musle strain'은 이러한 임상적인 용어의 총칭이며, MRI 진단에서는 위의 각 소견을 기술한다.

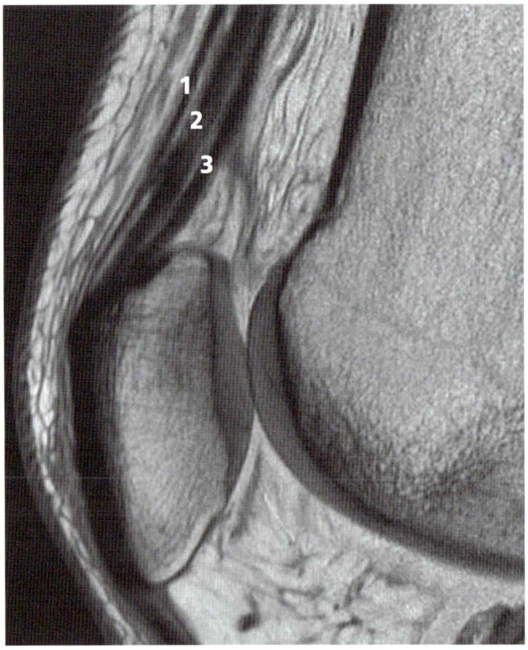

그림 8-29 ● 대퇴사두근건의 3층 구조

양성자 강조 시상면 영상. (1) 천층은 대퇴직근, (2) 두꺼운 중간층은 내측광근과 외측광근의 공동건, (3) 심층은 중간광근으로 이루어진다.

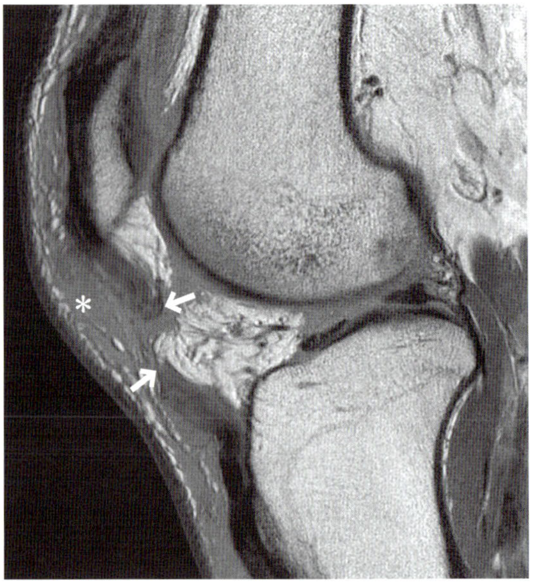

그림 8-30 ● 슬개건 파열

70대 남성. 양성자 강조 시상면 영상(A). 슬개건은 중간 레벨에서 완전 파열을 보이며 1cm 이상 벌어져 있다(화살표). 슬개 앞 피하 조직의 부종성 종창이 있다(*).

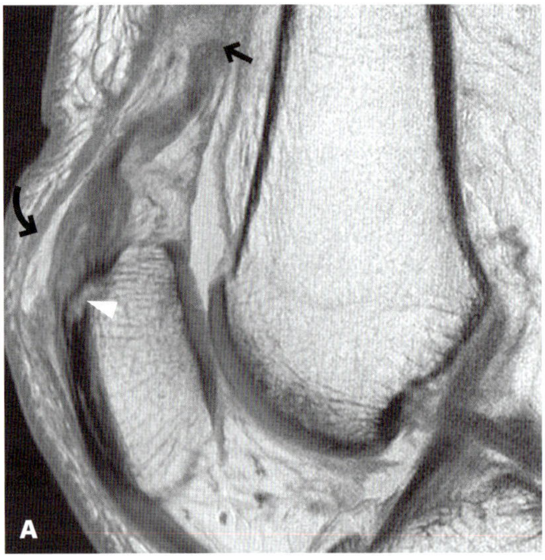

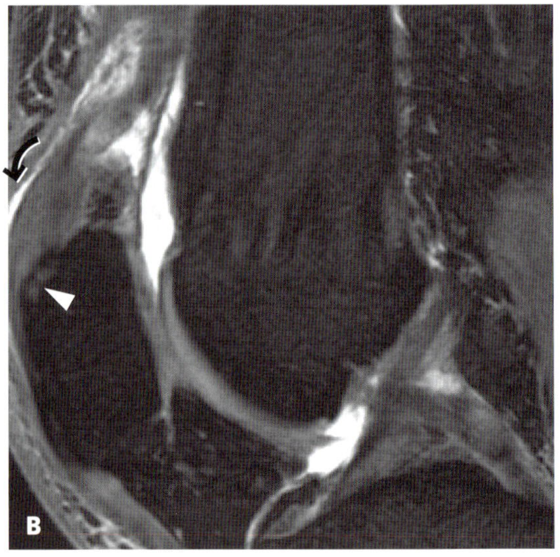

그림 8-31 ● 대퇴사두근건 파열

60대 남성. 양성자 강조 시상면 영상(A), 지방억제 T2* 강조 시상면 경사에코 영상(B). 대퇴사두근건은 부착부보다 수 cm 두측에서 완전 파열되었다(화살표, A). 슬개골 부착부에는 박리성 변화가 있고(화살촉), 슬개 앞에는 액체 저류(굽은 화살표)와 피하 조직의 종창이 있다.

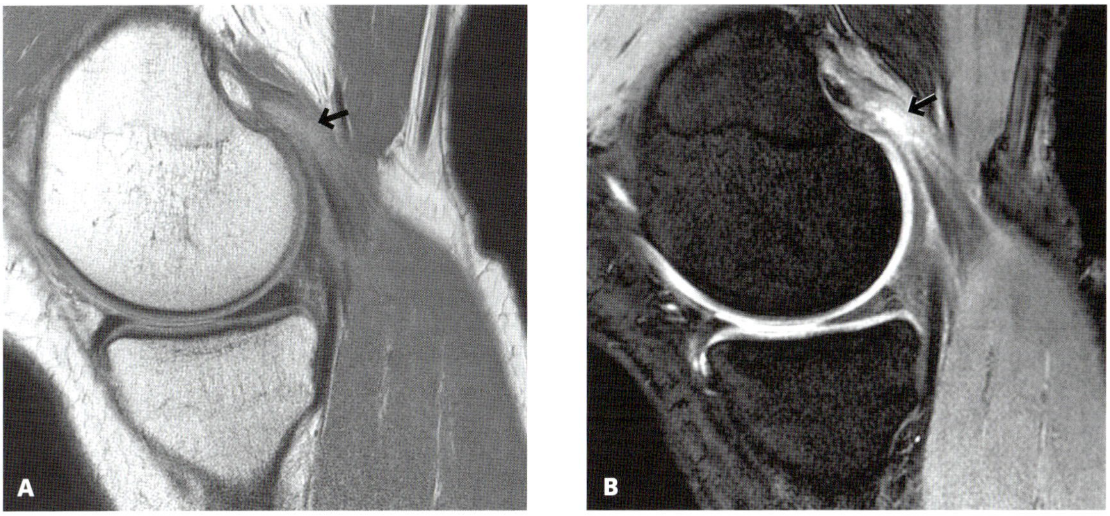

그림 8-32 ● 비복근 내측두의 근건 손상

30대 여성. 수상 시 양성자 강조 시상면 영상(A), 지방억제 T2* 강조 시상면 경사에코 영상(B). 비복근 내측두의 근건 내부에 부종성 종창이 있다(화살표, A · B).

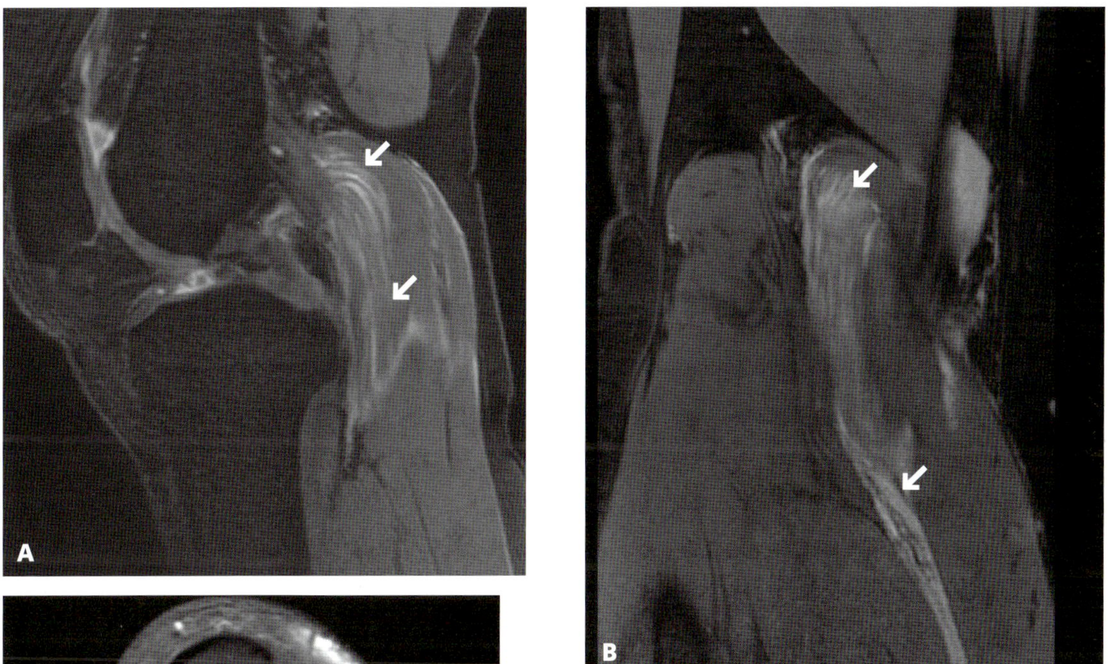

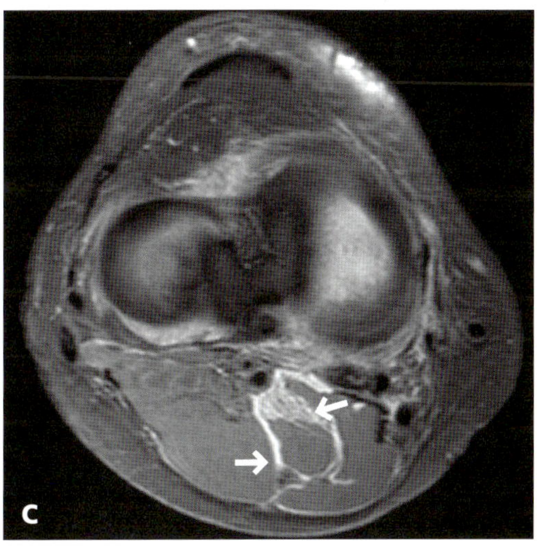

그림 8-33 ● 비복근 내측두의 근육 손상(muscle strain)

50대 여성. 테니스 중 수상, 지방억제 양성자 강조 시상면 영상(A), 관상면 영상(B)과 횡단면 영상(C). 비복근 내측두의 근육 내부에 선상, 띠 모양의 액체 저류, 부종성 종창이 있다(화살표).

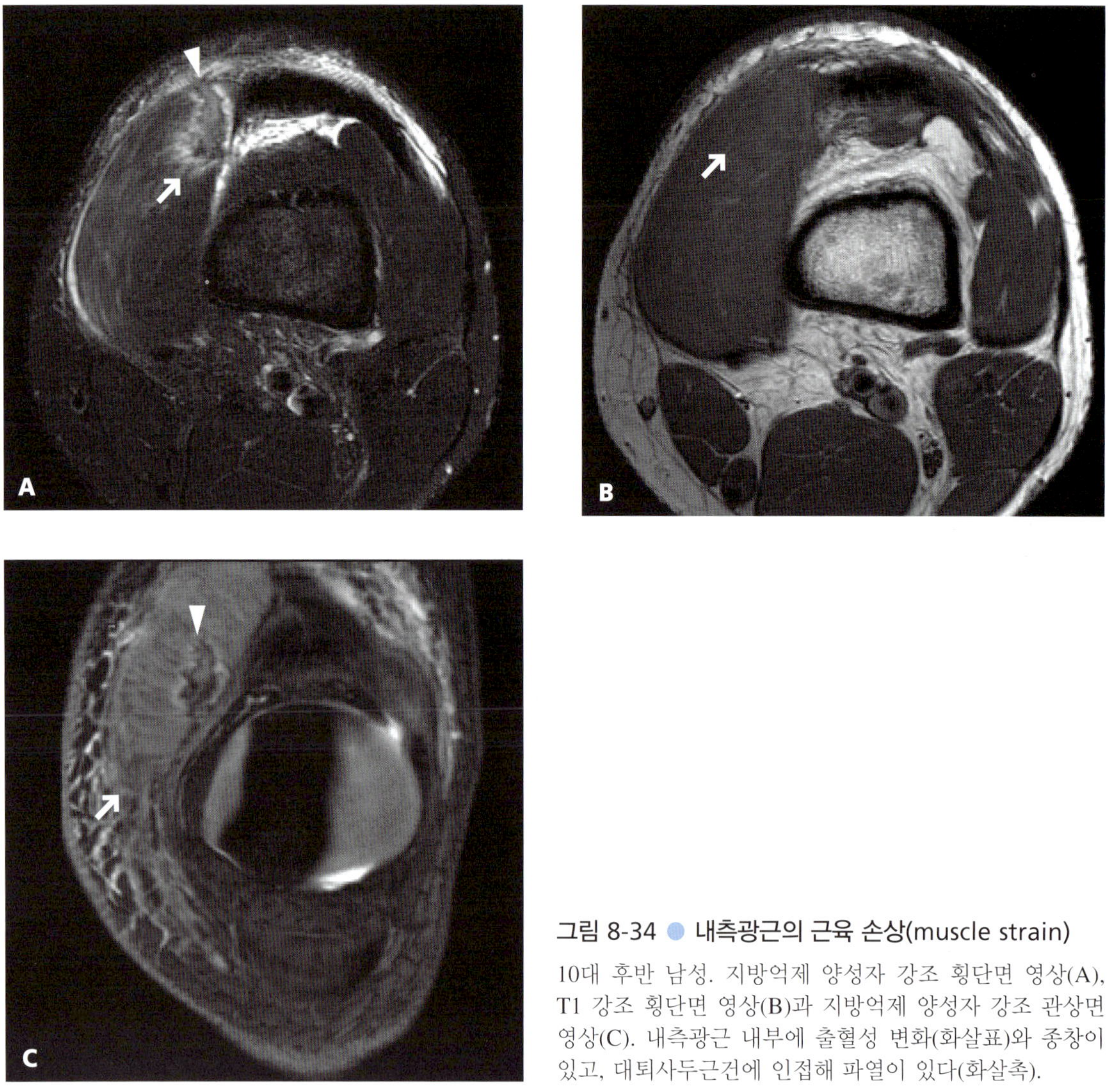

그림 8-34 ● 내측광근의 근육 손상(muscle strain)

10대 후반 남성. 지방억제 양성자 강조 횡단면 영상(A), T1 강조 횡단면 영상(B)과 지방억제 양성자 강조 관상면 영상(C). 내측광근 내부에 출혈성 변화(화살표)와 종창이 있고, 대퇴사두근건에 인접해 파열이 있다(화살촉).

■ 견열 골절과 박리 골절

견열 골절(avulsion fracture)과 박리 골절(cleavage fracture)은 엄밀하게 다르다. 힘줄이나 인대의 부착부 뼈가 과도한 힘으로 당겨져 '찢기는' 것이 견열 골절, 국소의 직접적인 외력에 의해 골편이 '벗겨지는' 것이 박리 골절이다. 따라서 견열 골절은 힘줄과 인대 부착 부분에서만, 박리 골절은 모든 뼈에서 발생한다. 또한, 골편은 박리 골절이 실제로 '벗겨지는' 것이므로 얇은 경향이 있다. 과거에는 견열 골절이 박리 골절에 포함된 경우가 많았다. 이 책에서는 가능한 한 이 둘을 구분하여 '견열(박리) 골절' 또는 단순히 '견열 골절'이라고 기재했다.

제 09 장

유아 및 청소년의 무릎

Knee of the Infant and Adolescence

9-1 대퇴골 원위 피질골 부정상

Distal femoral cortical irregularity(defect), avulsive cortical irregularity

➡ Resnick D, Greenway G : Distal femoral cortical defects, irregularities, and excavations. Radiology 1982 ; 143 : 345-354.

➡ Bufkin WJ : The avulsive cortical irregularity. Am J Roentgenol Radium Ther Nucl Med 1971 ; 112 : 487-492.

- 대퇴골 원위의 단순 X-ray 사진상에서의 부정상.
- 단순 X-ray 사진 전후 영상에서 골간단 내측에 원형에 가까운 방사선 투과상을 주체로 주위에 경화성 변화가 보이고, 측면 영상에서 배면으로 돌출된 언뜻 보기에 골막 반응과 유사한 부정상이 보인다. 이 때문에 악성 병변이 의심되어 조직 생검이 행해지기도 했다.
- 이전에는 'cortical desmoid'라고도 불렸다.
- 그 실체는 비복근 내측두 부착부의 견인성 골 부정상(bony irregularity)이다.
- 대내전근의 부착부도 인접해 있어, 이로 인한 영향도 있다(이 경우는 보다 내측의 변연부에 발생)(**그림 9-1**).
- 양측성은 대부분 청소년에서 흔하지만, 성인에서도 볼 수 있다.
- 무증상이다.

MRI 소견

- 골경화 영싱과 일치하는 주변부의 서신호와 그 내부의 다양한 신호 변화가 있다(**그림 9-2**, **3**).
- 드물게 같은 장소에 활막 낭종 등에 의한 외부로부터의 골피질 압박, 함입상이 보이고, 감별을 요하는 경우가 있다(**그림 9-4**).

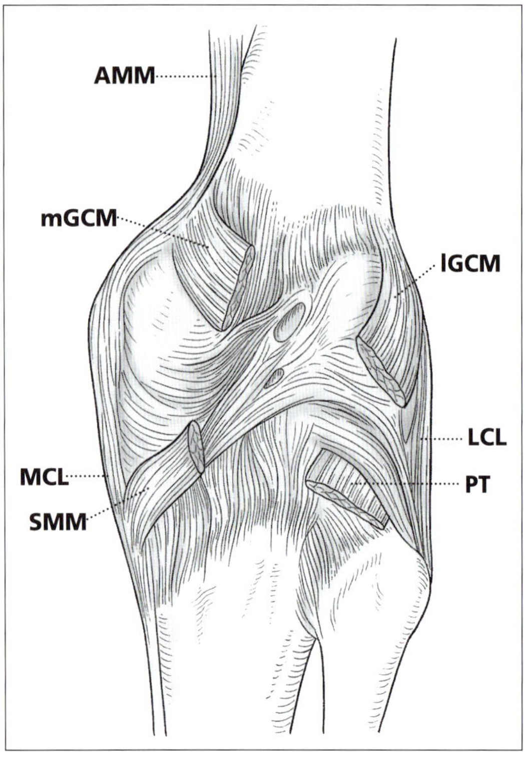

그림 9-1 ● 비복근 내측두와 대내전근의 부착부

(슬와부를 배측에서 본 그림) 대퇴골 원위의 내측부에 비복근 내측두(mGCM)와 대내전근(AMM)은 인접하여 부착하고, 이 부위에 대한 견인성 골 부정상은 대퇴골 원위 피질골 부정상(distal femoral cortical irregularity)이라고 한다. lGCM : 비복근 외측두, PT : 슬와근건, SMM : 반막양근, MCL : 내측측부인대, LCL : 외측측부인대

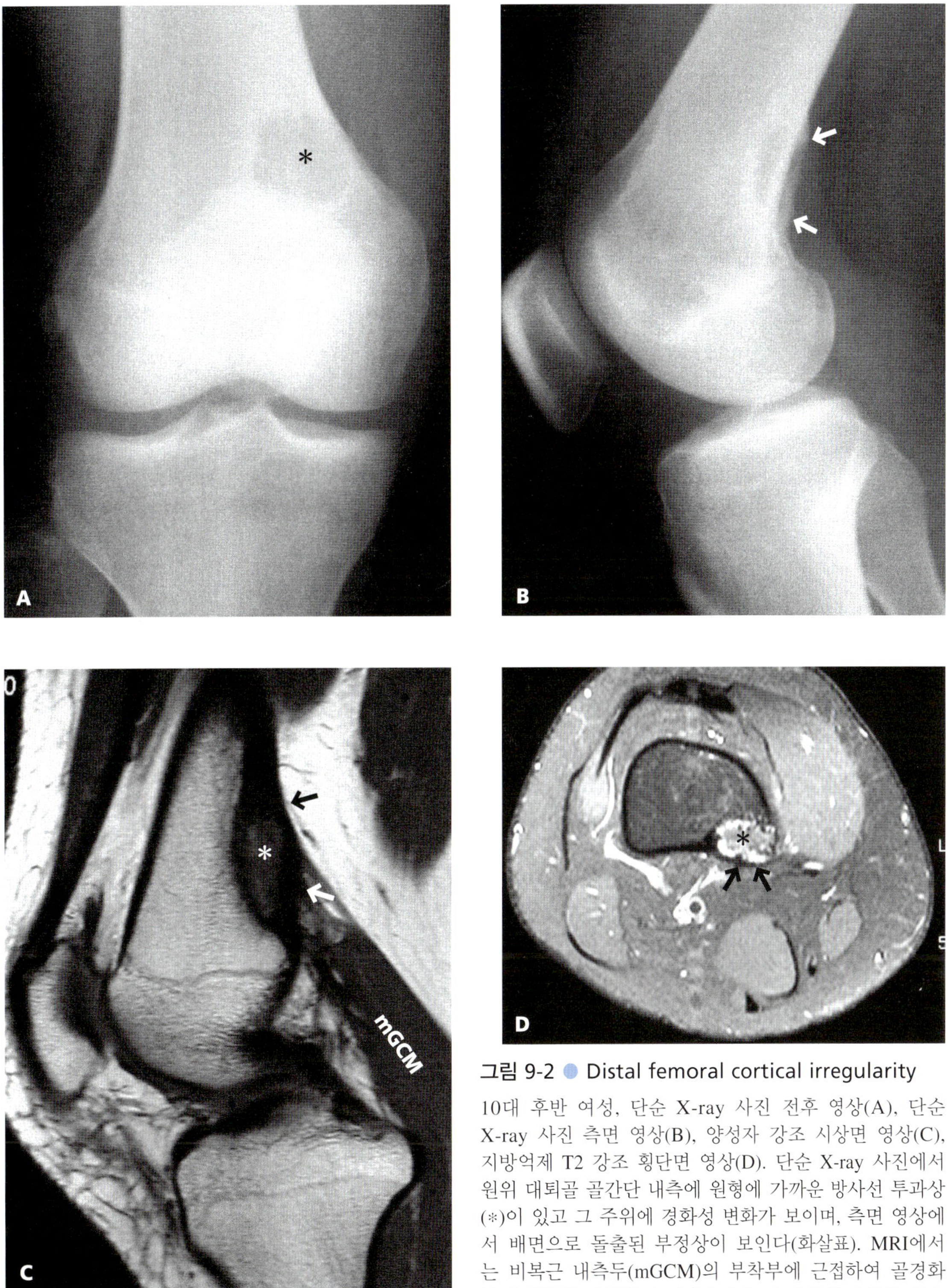

그림 9-2 ● Distal femoral cortical irregularity

10대 후반 여성, 단순 X-ray 사진 전후 영상(A), 단순 X-ray 사진 측면 영상(B), 양성자 강조 시상면 영상(C), 지방억제 T2 강조 횡단면 영상(D). 단순 X-ray 사진에서 원위 대퇴골 골간단 내측에 원형에 가까운 방사선 투과상(*)이 있고 그 주위에 경화성 변화가 보이며, 측면 영상에서 배면으로 돌출된 부정상이 보인다(화살표). MRI에서는 비복근 내측두(mGCM)의 부착부에 근접하여 골경화상에 일치한 주변부의 저신호대와 그 내부의 다양한 신호변화(*)를 보인다. 반대쪽 대퇴골에도 비슷한 변화가 있었다.

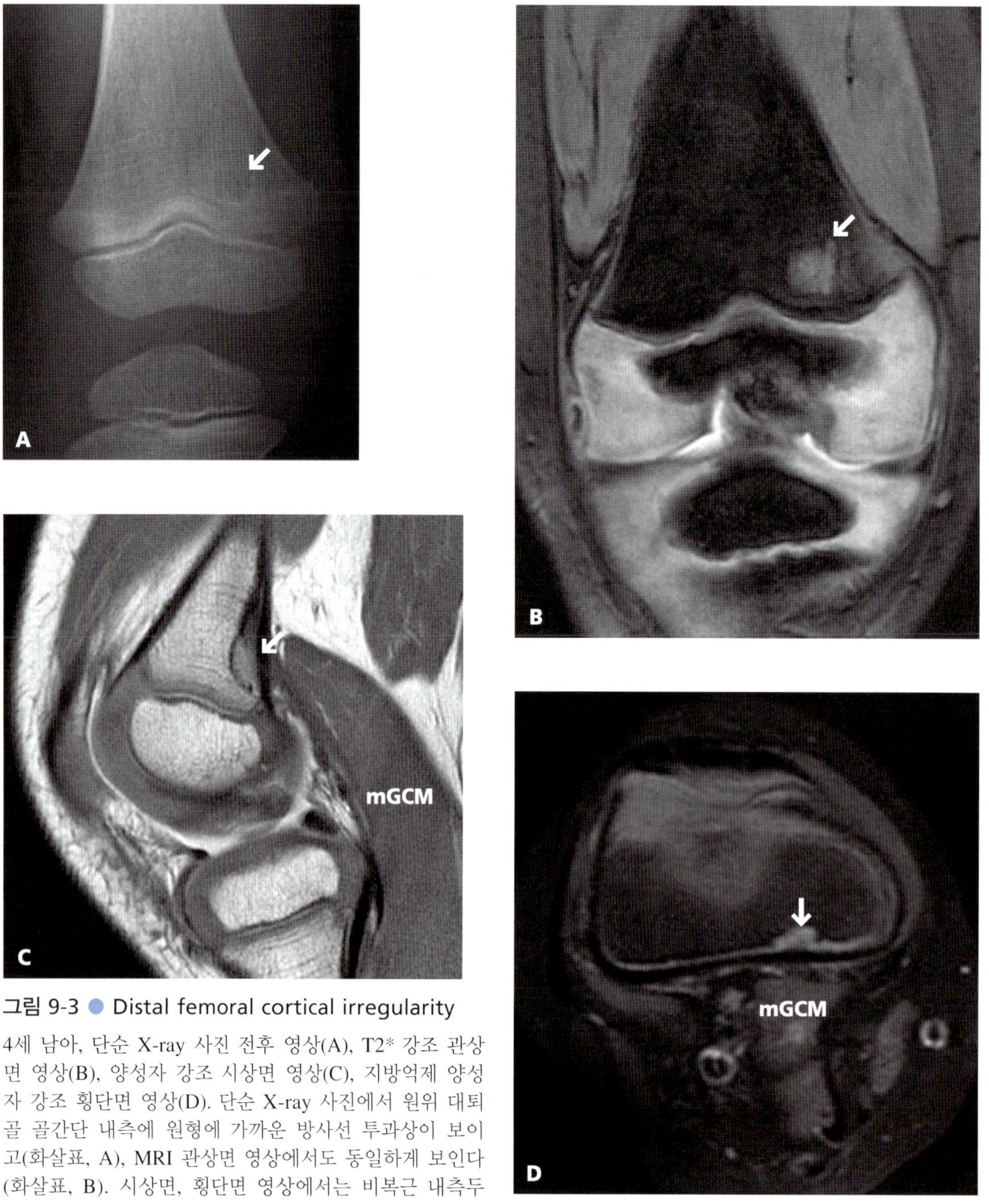

그림 9-3 ● Distal femoral cortical irregularity

4세 남아, 단순 X-ray 사진 전후 영상(A), T2* 강조 관상면 영상(B), 양성자 강조 시상면 영상(C), 지방억제 양성자 강조 횡단면 영상(D). 단순 X-ray 사진에서 원위 대퇴골 골간단 내측에 원형에 가까운 방사선 투과상이 보이고(화살표, A), MRI 관상면 영상에서도 동일하게 보인다(화살표, B). 시상면, 횡단면 영상에서는 비복근 내측두(mGCM)의 부착부에 근접한다(화살표, C · D).

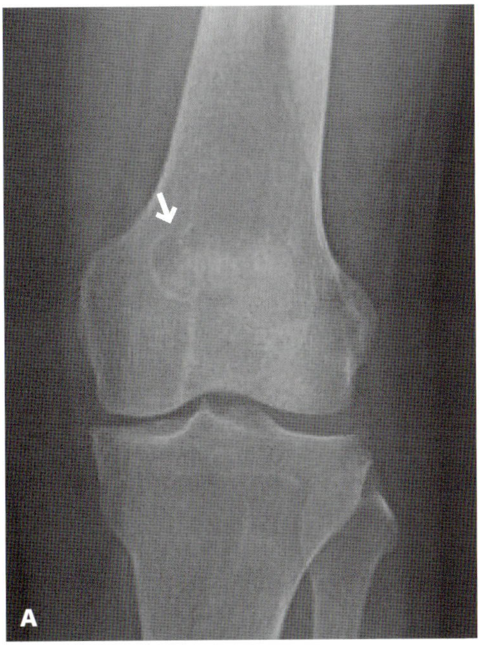

그림 9-4 ● **Distal femoral cortical irregularity와 유사한 활막낭종의 골함입상**

60대 여성, 단순 X-ray 사진 전후 영상(A), 양성자 강조 시상면 영상(B), 지방억제 T2* 강조 시상면 경사에코 영상(C), 지방억제 양성자 강조 횡단면 영상(D), T1 강조 횡단면 영상(E). 단순 X-ray 사진에서 원위 대퇴골 골간단 내측에 방사선 투과상과 변연의 경화상이 보인다(화살표, A). MRI에서는 Distal femoral cortical irregularity와 같은 위치에 대퇴골 배측 피질로부터 침입하는 액체 저류 영역이 있으며, 경계면은 골경화를 보인다(화살표, B · D · E). 그 근처에 유사한 형태의 다방성 낭종 영역(화살촉, B · C)이 있고, 활막낭종이 골피질에 함입된 것으로 생각된다.

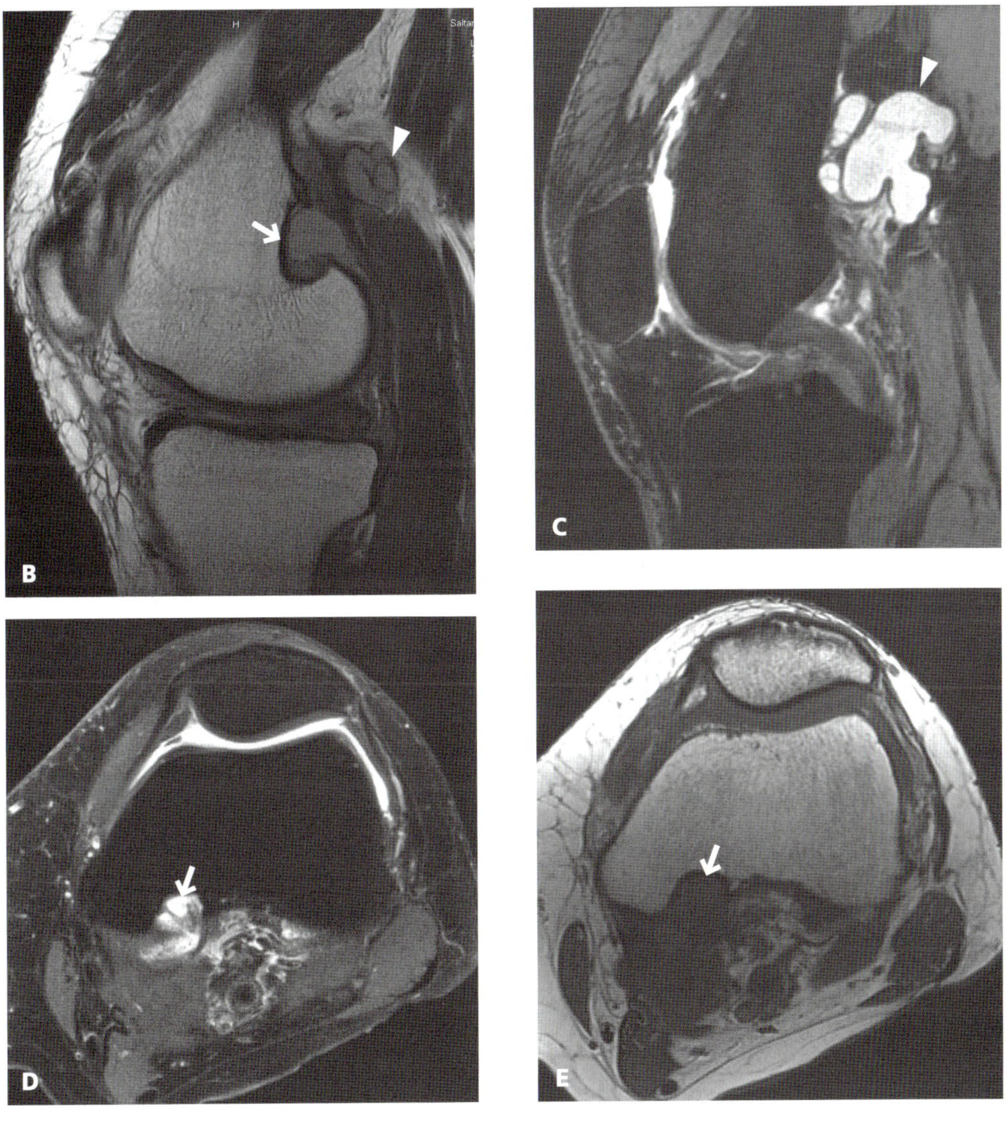

9-2 Femoral condyle irregularity 대퇴골 과부 부정상

Distal femoral epiphyseal ossification variant,
Normal developmental irregularity of the lateral femoral condyle

➡ Caffey J, Madell SH, Royer C, et al : Ossification of the distal femoral epiphysis. J Bone Joint Surg 1958 ; 40-A : 647-654.

- 10세 미만에서 많다(남아는 2~12세, 여아는 2~10세. 비교적 빈도는 높고 그 연령에서는 40% 이상이라고도 한다). 또한, 10세 이후에도 비교적 자주 나타난다.
- 우연히 촬영된 단순 X-ray 측면 영상에서 대퇴골 관절면 배면의 부정상이 보여 MRI 검사를 시행하기도 한다(**그림 9-5**).
- 외측과에 많지만(외측과에서만 약 40%) 내측과에서도 보인다(**그림 9-6**).
- 내측과의 과간와 부근에 많이 발생하는 박리성 골연골 손상(OCD)에 비해 보다 배측에 호발한다(**그림 9-8**)(박리성 골연골 손상과 특발성 골괴사의 감별은 8장 p. 201 참조). 따라서 통상의 단순 X-ray 전후 영상에서는 놓칠 수 있으며 터널 촬영(notch view)이 효과적인 경우도 있다.
- 관절연골은 정상이다.
- 무증상이며, 부정상은 수년에 걸쳐 자연 소실된다(**그림 9-9**).

MRI 포인트

- 청소년의 단순 X-ray 사진에서 관절면 배측에 골 부정상이 있어 박리성 골연골 손상으로 오인하는 경우가 있지만, 그 발생 장소가 다르다. MRI에서 정상적인 관절연골이 관찰되면 확정된다.

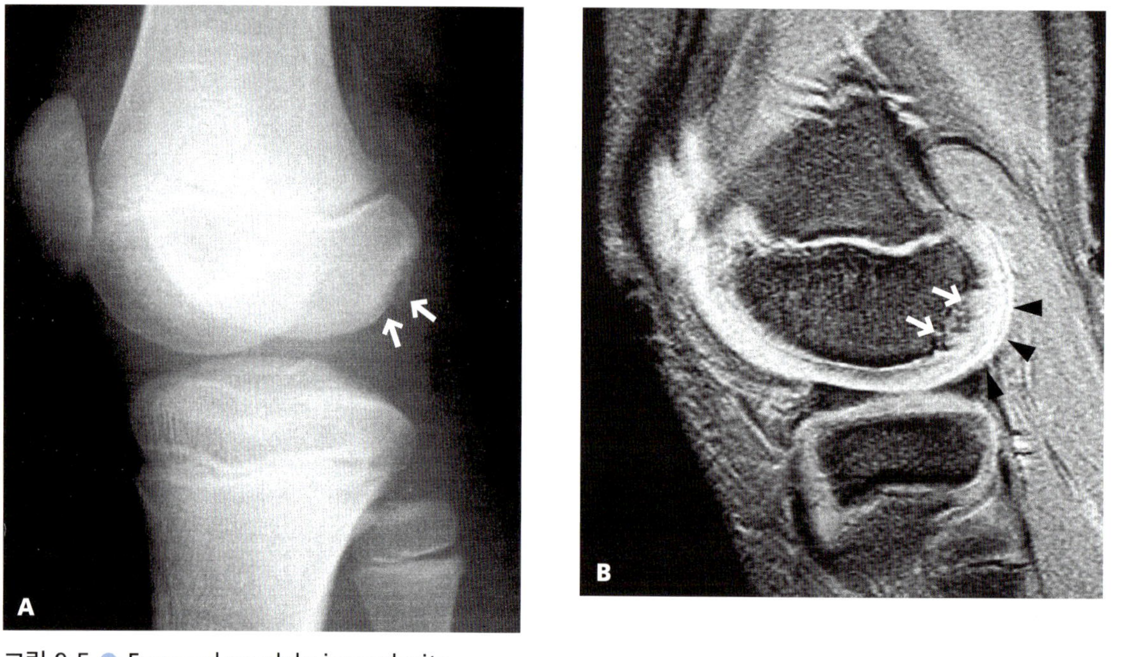

그림 9-5 ● Femoral condyle irregularity

11세 남아, 단순 X-ray 사진 사위 영상(A), T2* 강조 시상면 경사에코 영상(B). 단순 X-ray 사진에서 외측과 관절면의 배측에 미세한 부정상이 있다(화살표). MRI에서는 피질골의 부정상이 보이지만(화살표), 관절연골은 정상(화살촉)인 것에 주의한다. 반대측 무릎에도 같은 변화가 있었다.

그림 9-6 ● 내측과에 보이는 femoral condyle irregularity

10세 남아, 양성자 강조 시상면 영상. 내측과 관절면 배측부에 골 표면의 부정상이 있다(화살표). 관절연골은 정상이다(화살촉).

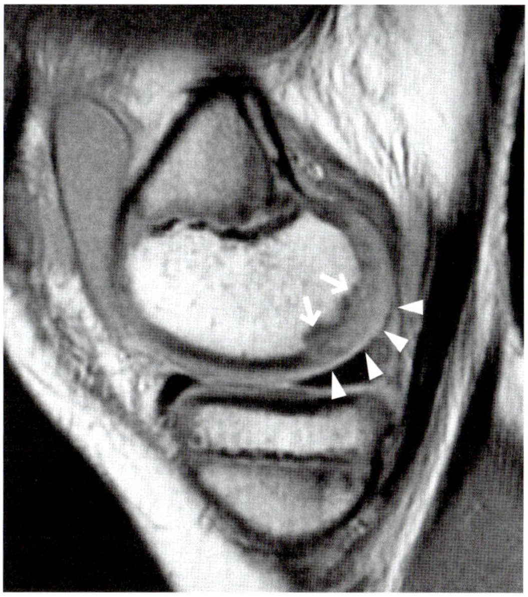

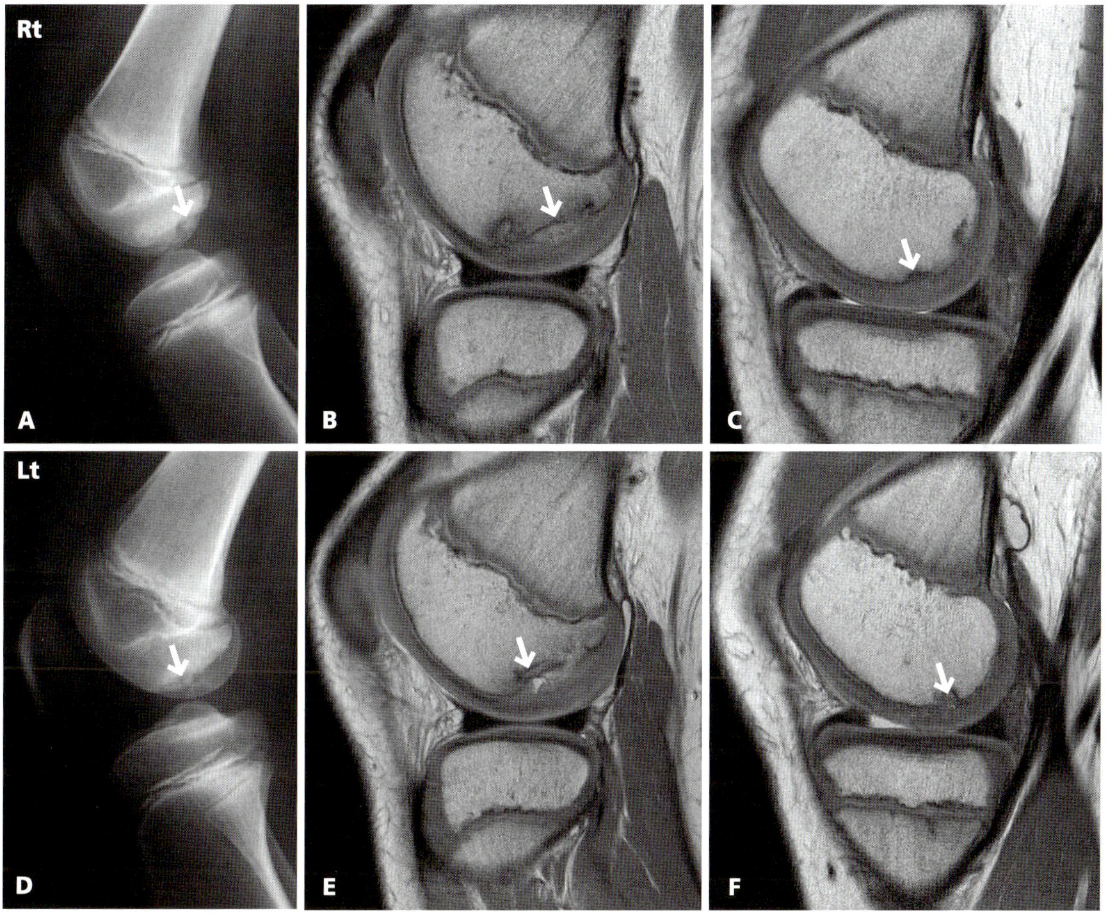

그림 9-7 ● 양측 무릎 양측과의 femoral condyle irregularity

10세 남아, 우측 무릎(A~C), 좌측 무릎(D~F), 단순 X-ray 사진 측면 영상(A · D). 양성자 강조 시상면 영상. 외측과(B · E), 내측과(C · F). 두 무릎의 배측부 골 표면에 단순 X-ray 사진에서 부정상이 있다(화살표). MRI에서 외측과와 내측과 모두 골 부정상이 있다. 모두 관절연골에 결손 등은 보이지 않는다.

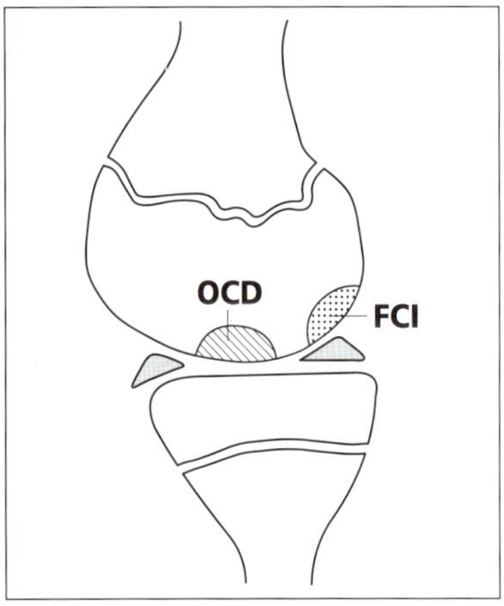

그림 9-8 ● Femoral condyle irregularity(FCI) 및 박리성 골연골 손상(OCD)의 호발 부위(청소년의 무릎 측면 영상)

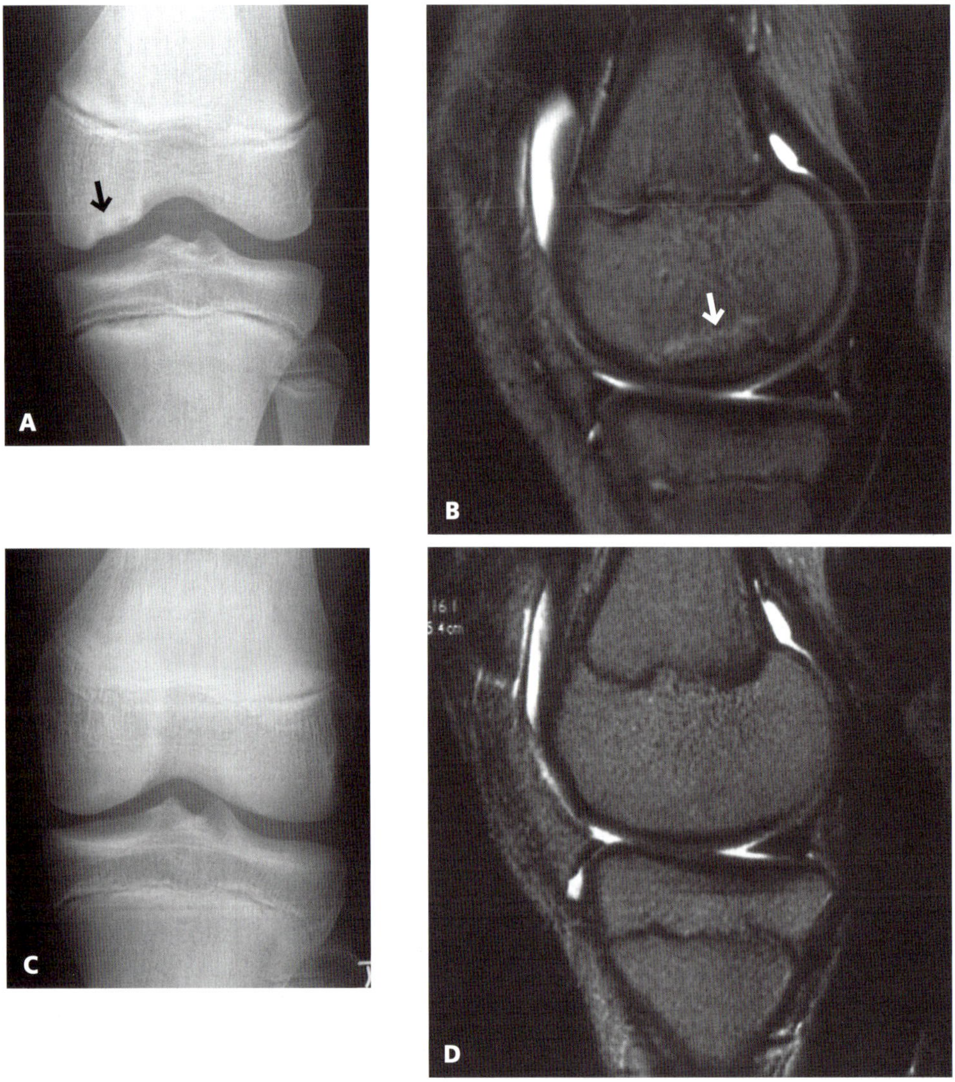

그림 9-9 ● 2년 후 자연 소실된 femoral condyle irregularity

12세 남아(발견 시), 단순 X-ray 사진(A), T2 강조 시상면 영상(B). 2년 후 14세 때의 단순 X-ray 사진(C), T2 강조 영상(D). 발견 시, 내측과 관절의 골 표면에 부정상이 있고(A, 화살표), MRI에서도 이상 신호가 퍼져있다. 2년 후에 골 부정상은 소실되고(C), MRI에서 이상 신호도 거의 사라져 있다(D).

9-3 Focal Periphyseal Edema(FOPE)
방골단선부 국한성 골수 부종

➡ Zbojniewicz AM, Laor T : Focal Periphyseal Edema (FOPE) Zone on MRI of the adolescent knee ; A potentially painful manifestation of physiologic physeal fusion? AJR Am J Roentgenol 2011 ; 197 : 998-1004.

- 골단선 폐쇄 시기의 국소적 골수 부종.
- 골단선의 폐쇄 과정은 순간적으로 완성되는 것이 아니라, 여러 곳에서 부분적으로 골화 가교가 형성된다. 정상적인 골단선 폐쇄는 성장판의 중앙부터 시작하여 여러 부위에서 골단 측에 연골이 부가되어 골화 과정에 들어가 연골층을 관통하는 부분적 골성 가교가 만들어진다.
- 이 부분적 고정은 가소성·유연성의 저하로 인해 역학적으로 약점이 되어 외력에 의한 microtrauma, 혈관 파탄과 출혈을 동반하는 부종의 발생으로 생각된다.
- 즉, 골단선 폐쇄 조기 과정의 생리적 변화에 관여하는 것으로 생각되며, 다른 병적 소견과는 구별되어야 한다.
- 무릎(대퇴골 원위와 경골 근위)에서 흔하다.

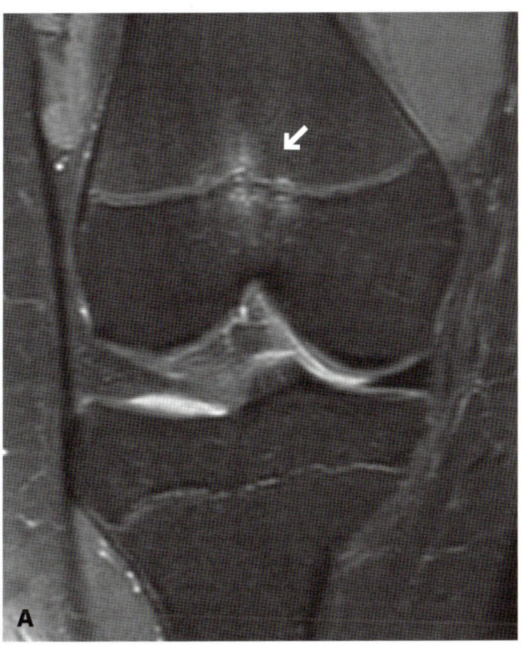

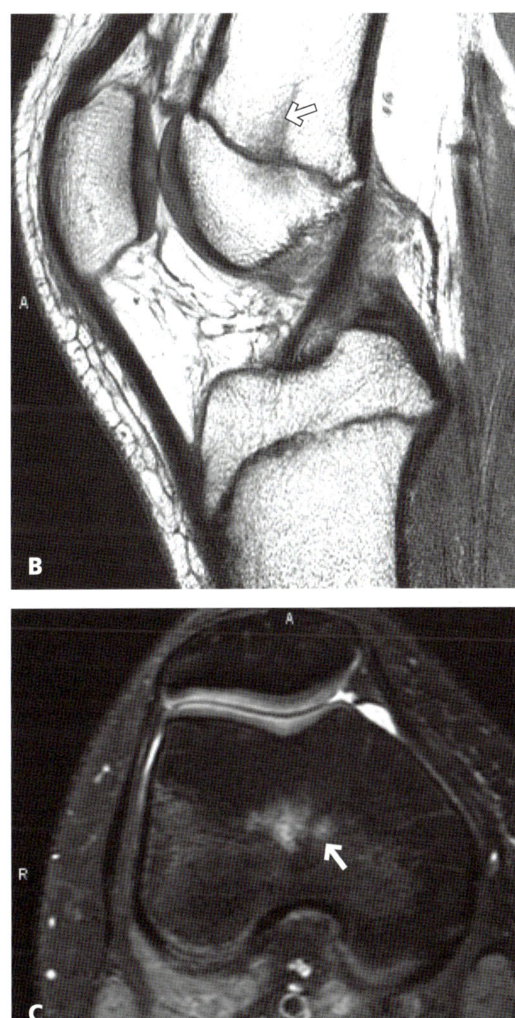

그림 9-10 ● Focal Periphyseal Edema(FOPE), 대퇴골 증례

13세 여아, 1개월간의 무릎 통증, 지방억제 양성자 강조 관상면 영상(A), 양성자 강조 시상면 영상(B). 지방억제 양성자 강조 횡단면 영상(C). 대퇴골 원위 골단선을 가로질러 2cm 정도의 범위에서 부종성 변화가 보인다(화살표).

➡ Bochmann T, Forrester R, Smith J : Case report : imaging the clinical course of FOPE-a cause of adolescent knee pain. J Surg Case Rep 2016 ; 24 : pii : rjw178. doi : 10.1093/jscr/rjw178.

➡ Ueyama H1, Kitano T, Nakagawa K, et al : Clinical experiences of focal periphyseal edema zones in adolescent knees : case reports. J Pediatr Orthop B. 2018 ; 27 : 26-30.

- 여아 쪽이 더 어린 시기에 발생하며, 여성 : 11~12세, 남성 : 13~14세가 호발 연령이다.
- 수개월간 지속되는 무릎 통증을 호소하지만 자연 소실되는 경우가 많다.
- MRI에서는 T1과 양성자 강조영상에서 저신호, 지방억제 T2 강조영상에서 고신호를 보이며, 또한, 조영 증강 효과를 수반한다.

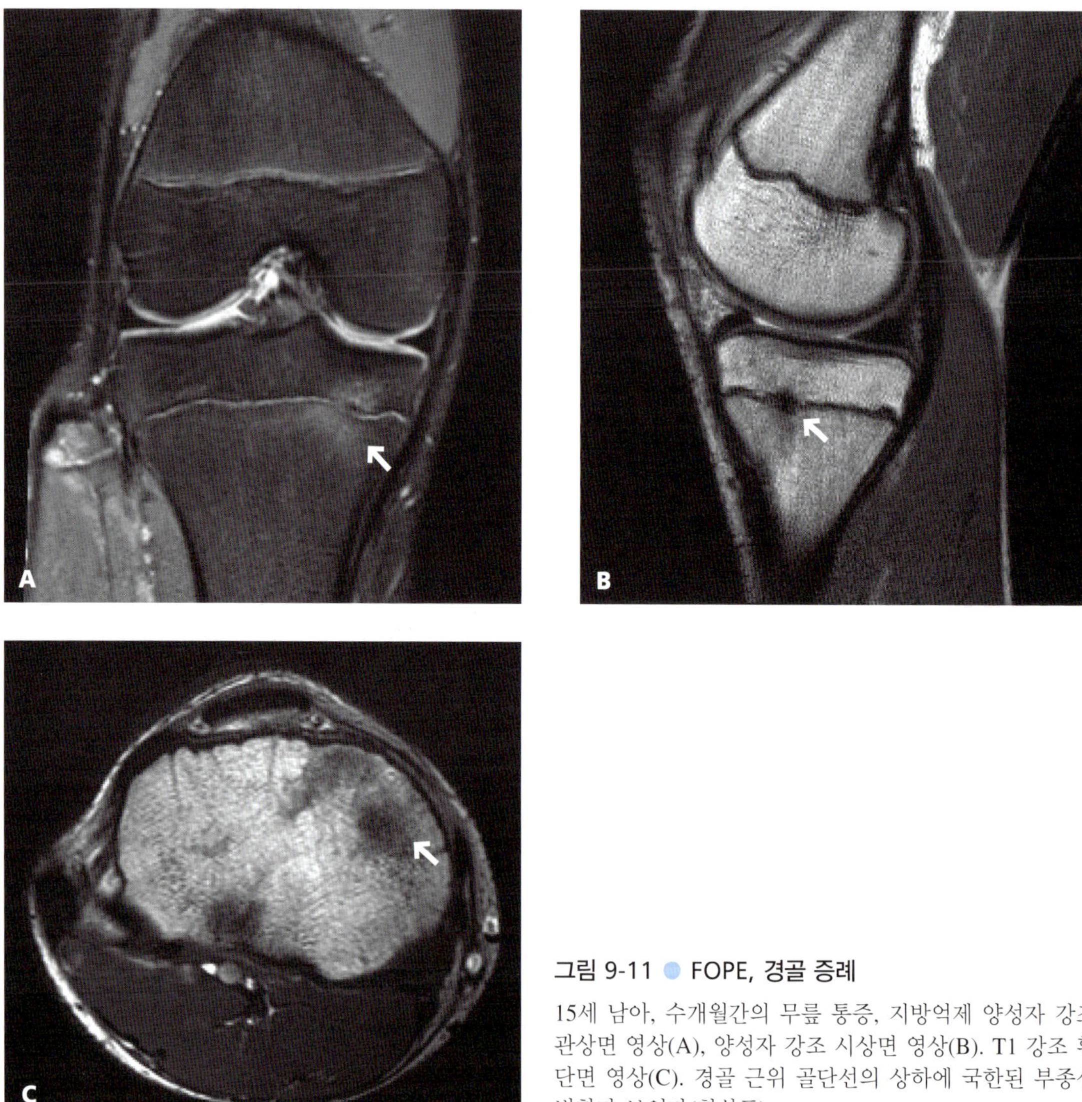

그림 9-11 ● FOPE, 경골 증례

15세 남아, 수개월간의 무릎 통증, 지방억제 양성자 강조 관상면 영상(A), 양성자 강조 시상면 영상(B). T1 강조 횡단면 영상(C). 경골 근위 골단선의 상하에 국한된 부종성 변화가 보인다(화살표).

9-4 통증성 분열 슬개골
Painful patella partita

➡ Lawson JP : Symptomatic radiographic variants in extremities. Radiology 1985 ; 157 : 625-631.

➡ Saupe E : Beitrag zur Patella bipartita. Fortschr Roentgenstr 1921 ; 28 : 37-41.

- 분열 슬개골(patella partita)은 여러 개로 분열된 상태의 슬개골이다.
- 원인에는 2개 이상의 골화핵으로부터의 성장유합장애 및 스포츠에 의한 과격한 스트레스의 관여도 시사되지만, 정상 변이 중 하나로 여겨지고 있다. 양측성이 약 반수이다. 대다수가 사춘기 전에 무증상으로 자연 치유되는 것으로 생각된다.
- 남아에서 많다.
- Saupe 분류가 알려져 있으며(**그림 9-12**), 대퇴사두근 외측광근 부착부의 슬개골 외측 상방이 분절화된 Saupe III형이 많다(**그림 9-13**). 이 부분의 혈행이 부족한 것이 원인 중 하나라고도 한다.

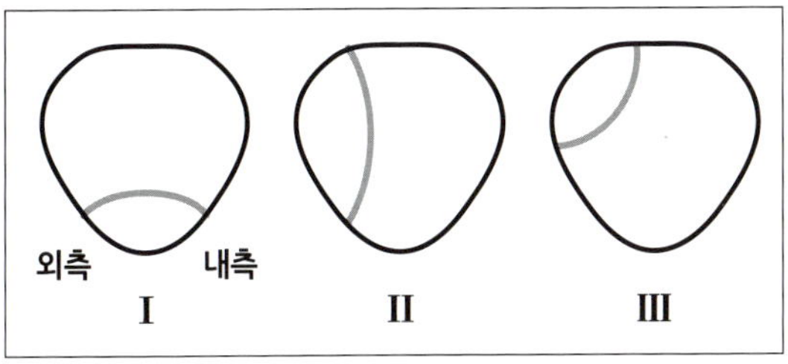

그림 9-12 ● 분열 슬개골의 Saupe 분류

외측광근 부착부의 슬개골 외측 상방이 분절화된 Saupe III형이 가장 많고, 이어서 II형이며, I형은 적다.

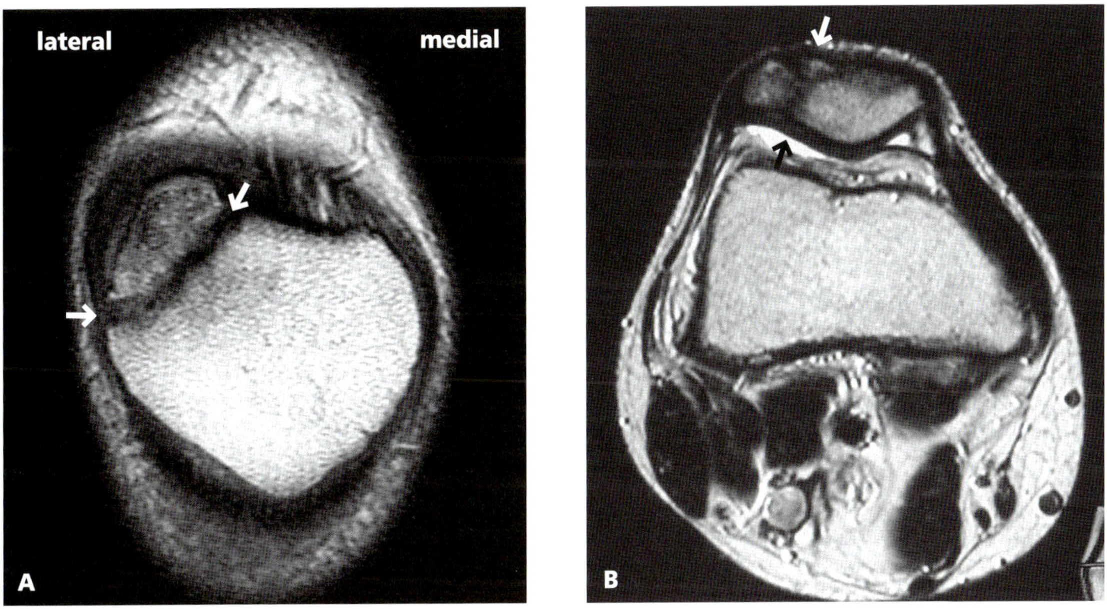

그림 9-13 ● 이분 슬개골(Saupe Ⅲ형)

30대 남성, T1 강조 관상면 영상(A), T2 강조 횡단면 영상(B). 외측광근 부착부가 분절화(화살표)된 Saupe III형에 해당한다. 이 증례에서 관절연골 등은 연속되지만, 단순 X-ray 축상 영상이나 MR 횡단면 영상으로 분열 골편이 확인된다.

- 2개로 분열된 경우를 이분 슬개골(patella bipartita, **그림 9-13**), 3개의 경우를 삼분 슬개골(patella tripartita, **그림 9-14**)이라고 한다.
- 일반적으로 무증상의 경우가 많지만, 스포츠 등의 과도한 자극으로 통증을 일으키는 일이 있어, 통증성 분열 슬개골(painful patella partita)이라고 불리며, 10대의 남아에서 많다.
- 단순 X-ray 사진에서 분열 부분은 일반적으로 둥글고, 경화성 변화를 보이기도 한다. 축상 영상에서 분열 골편의 전위나 경사에 의한 거짓 관절의 유무를 확인한다.

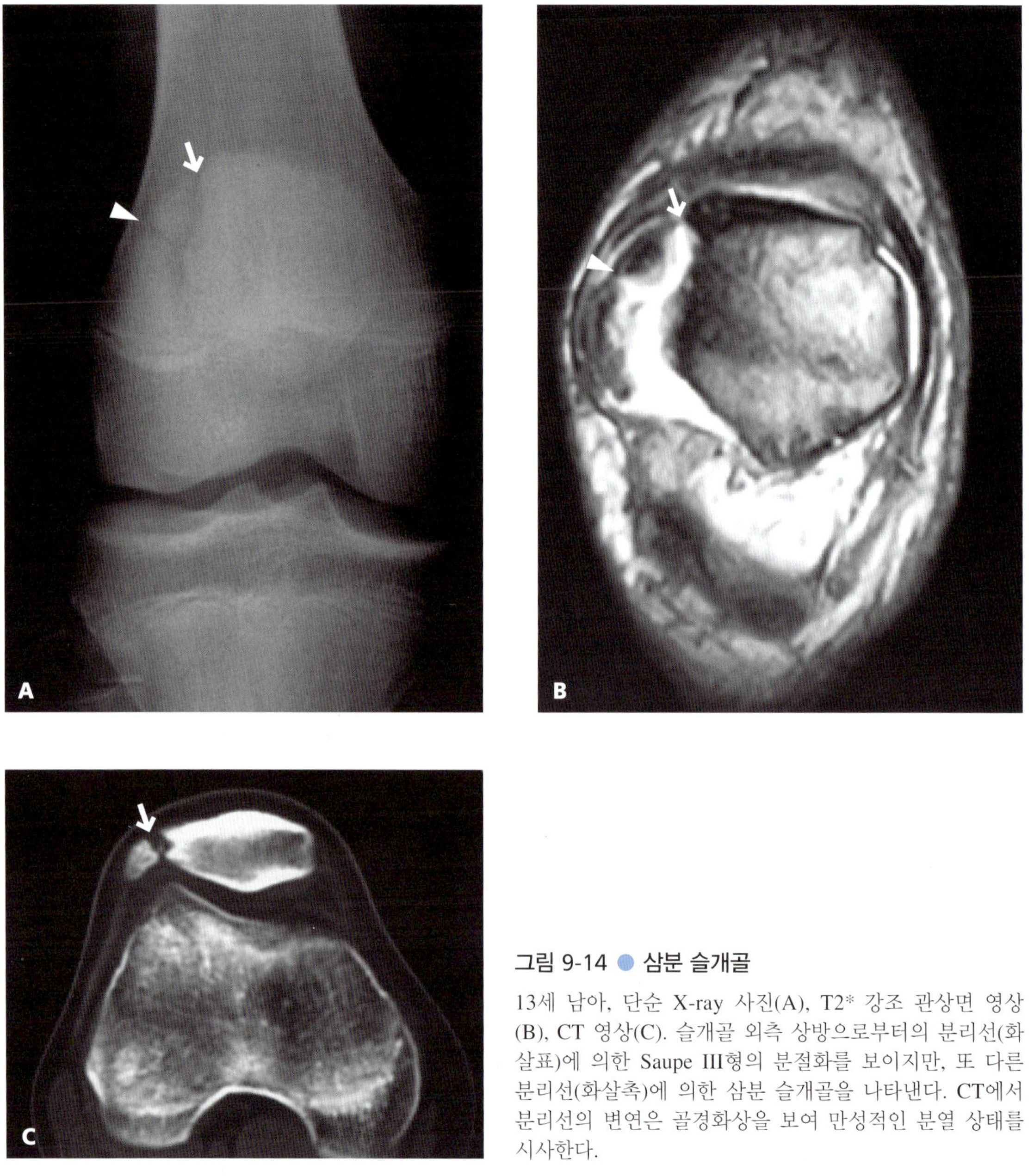

그림 9-14 ● 삼분 슬개골

13세 남아, 단순 X-ray 사진(A), T2* 강조 관상면 영상(B), CT 영상(C). 슬개골 외측 상방으로부터의 분리선(화살표)에 의한 Saupe III형의 분절화를 보이지만, 또 다른 분리선(화살촉)에 의한 삼분 슬개골을 나타낸다. CT에서 분리선의 변연은 골경화상을 보여 만성적인 분열 상태를 시사한다.

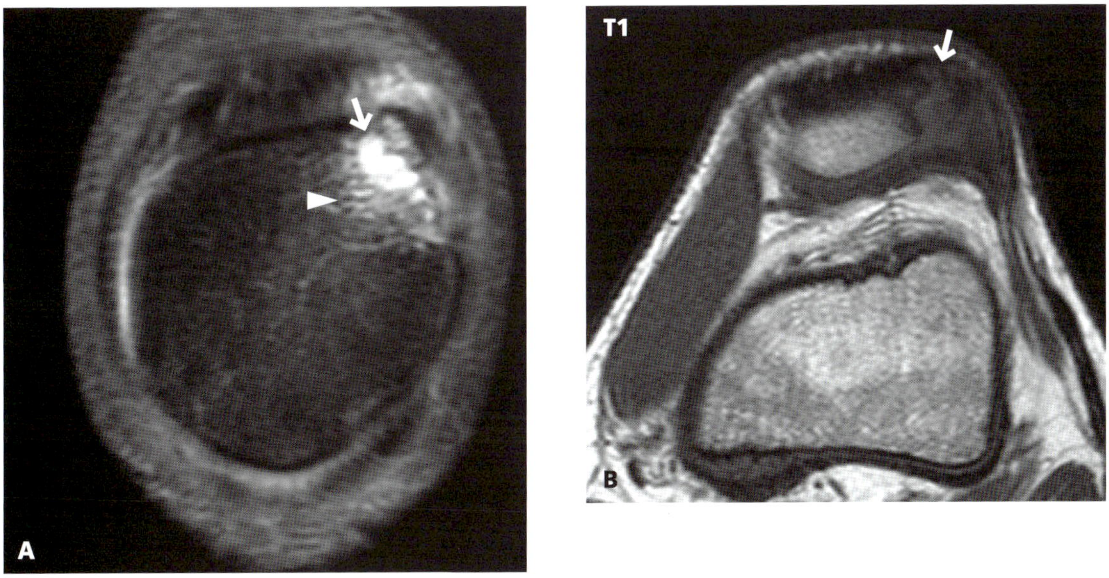

그림 9-15 ● 통증성 분열 슬개골(Saupe Ⅲ형)

14세 남아(슬개골 부근에 운동 시 통증, 자발통 있음), 지방억제 양성자 강조 관상면 영상(A), T1 강조 횡단면 영상(B). 슬개골 외측의 분리선(화살표)에 의한 Saupe III형의 분절화를 보이지만, 슬개골에 국한된 골수 부종이 있어 통증이 있음을 시사한다(화살촉). 횡단면 영상에서도 벌어진 부분이 넓고, 거짓 관절도 의심된다.

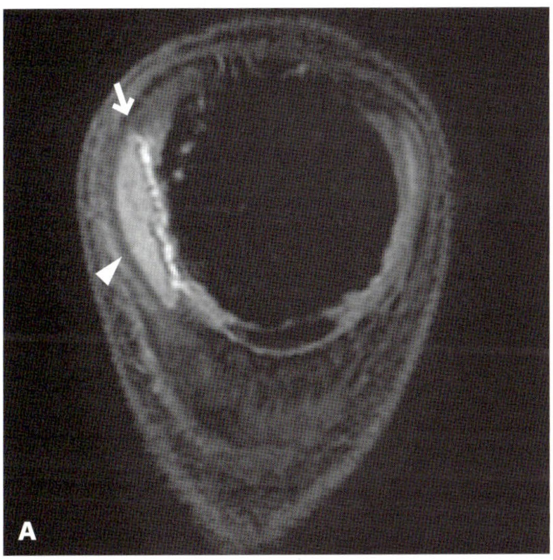

그림 9-16 ● 통증성 분리 슬개골(Saupe Ⅱ형)

12세 남아, 수개월 전부터 무릎 외측에 압통. 지방억제 양성자 강조 관상면 영상(A), 지방억제 양성자 강조 횡단면 영상(B), T1 강조 횡단면 영상(C). 슬개골 외측의 분리선(화살표)에 의한 Saupe II형의 분절화를 보인다. 외측편에는 골수 부종이 있어 통증이 있음을 시사한다(화살촉).

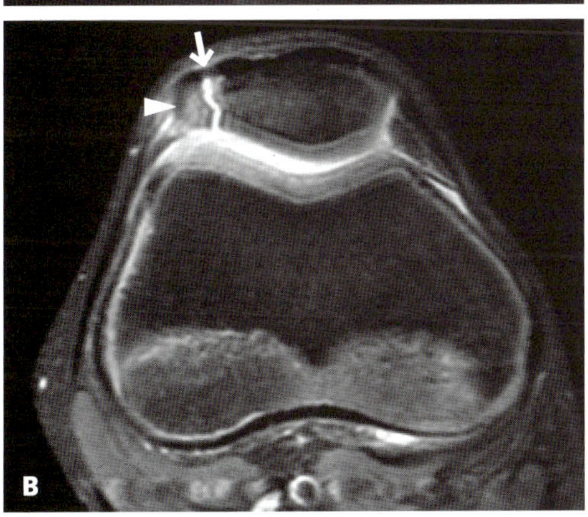

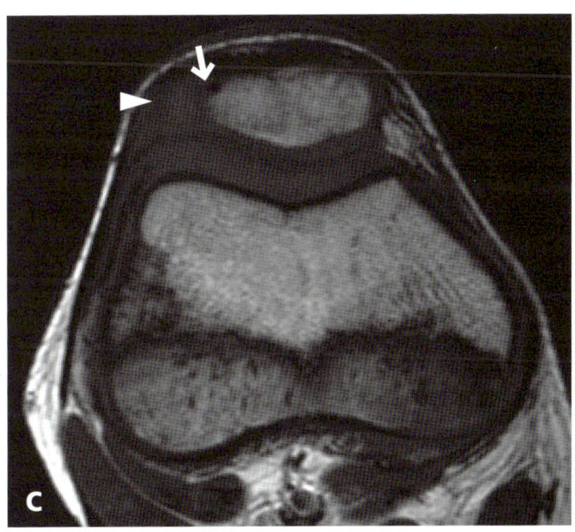

9-5 슬개골 배측(골화) 결손

Dorsal defect of the patella

➡ Goergen TG, Resnick D, Greenway G, et al : Dorsal defect of the patella (DDP) : a characteristic radiographic lesion. Radiology 1979 ; 130 : 333-336.

➡ Johnson JF, Brogdon BG : Dorsal effect of the patella ; incidence and distribution. AJR Am J Roentgenol 1982 ; 139 : 339-340.

➡ Lawson JP : International Skeletal Society Lecture in honor of Howard D. Dorfman. Clinically significant radiologic anatomic variants of the skeleton. AJR Am J Roentgenol 1994 ; 163 : 249-255.

➡ Ehara S, Khurana JS, Kattapuram SV, et al : Osteolytic lesions of the patella. AJR Am J Roentgenol 1989 ; 153 : 103-106.

- 슬개골 배면(관절면)의 피질하에 단순 X-ray 사진에서 경계가 명확한 원형의 방사선 투과상이 보인다(발견 시의 평균 직경, 약 9mm).
- 원인 불명이다. 슬개골의 골화 이상에 의한 것으로 생각되어 분열 슬개골에 합병되기 쉽다고도 한다.
- 부위가 특징적이며 슬개골의 외측 상방(외측광근의 견인에 원인이 있다고 한다)에 나타난다. 일반적으로 간단한 X-ray 사진으로 진단된다.
- 절반 이상이 무증상이며 우연히 발견되는 경우가 많다. 드물게 통증을 호소하지만 합병된 분열 슬개골과 슬개골 아탈구로 인한 증상으로 여겨진다.
- 약 1%의 빈도이며, 청소년들에게 많고 자연 소실되는 경우도 많다. 성별의 차이는 없다는 설이 있는 한편, 여성에게 약간 많다는 보고도 있다.
- 감별할 질환으로는 퇴행성 관절증에 의한 연골하 낭종, 감염, 부갑상선 기능 항진증에 의한 브라운 종양(갈색종) 등이 있다. 원래 슬개골의 종양은 드물지만 연골아세포종 등과 감별해야 하는 경우도 있다.

MRI 소견

- 슬개골 외측 상방의 배면 피질하에 T1 저신호, T2 고신호(비특이적) 부위가 존재하고, 표층의 연골에 비박화(얇아짐)와 결손이 보일 수 있다(**그림 9-17**). 주변 골수에 부종은 없다.

T1, T2에서 양성자, T2*로

2장에서도 언급했지만, MRI라고 하면 무엇이든 'T1 강조, T2 강조영상'을 주문하는 의사가 있거나, 현장에서 시퀀스를 선택하는 기사가 많은 것은 아닌가? 무릎을 포함한 관절 영상에는 양성자 밀도 강조영상(이 경우 너무 긴 TR은 필요하지 않고 T1과의 중간 시퀀스, 따라서 엄밀한 의미에서는 '양성자'가 아님) 또는 gradient echo법에 의한 T2* 강조가 유용하다. 물론 여기에 T2 강조를 더하거나 지방억제를 더하거나 그 선택은 증례에 따라 다양할 것이라고 생각한다. 또한, 종괴성 병변이나 조영 증강을 할 때에는 T1 강조가 필요하다. 어쨌든 관절 MRI에서 'MRI는 T1, T2'라는 고정 관념은 버려야 한다.

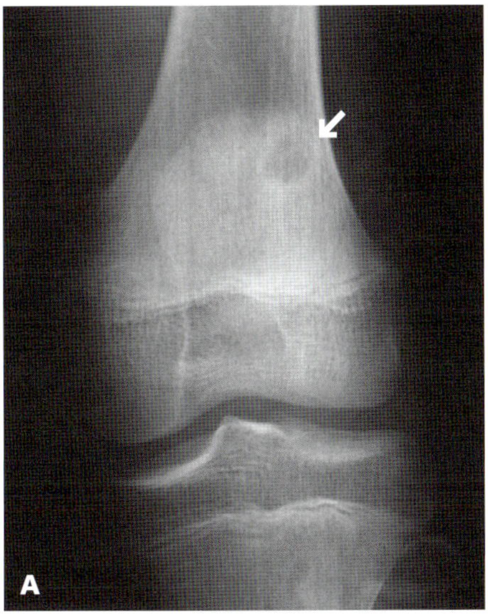

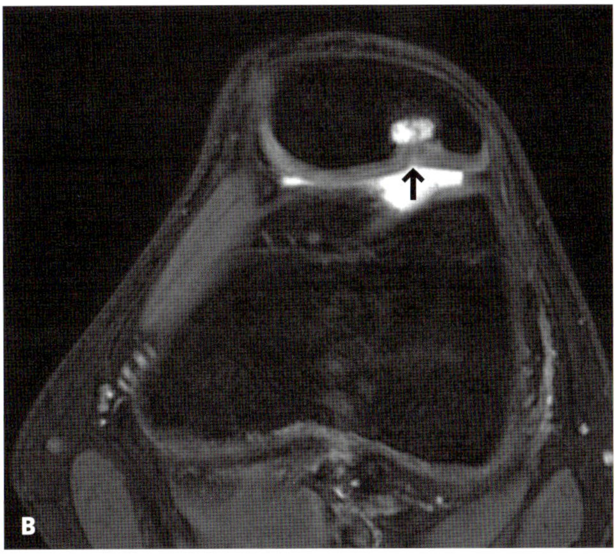

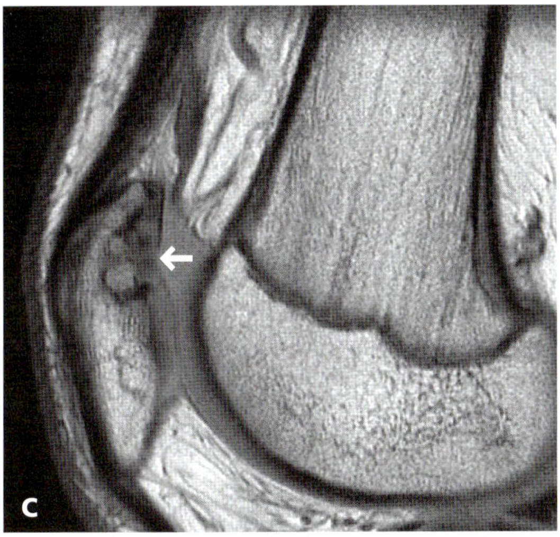

그림 9-17 ● 슬개골 배측 결손

14세 남아, 단순 X-ray 전후 영상(A), T2* 강조 횡단면 영상(B), 양성자 강조 시상면 영상(C). 단순 X-ray 사진에서 슬개골의 외측 상방에 10mm 대의 경계가 명료한 원형의 방사선 투과상이 보인다(A, 화살표). MRI에서는 슬개골 배측 피질하에 T2 고신호 영역이 존재하고, 표층의 연골에 비박화(얇아짐)와 함몰이 보인다(B, 화살표).

9-6 Osgood-Schlatter병

➡ Ogden JA, Southwick WO : Osgood-Schlatter's disease and tibial tuberosity development. Clin Orthop Relat Res 1976 ; 116 : 180-189.

- Osgood-Schlatter병은 슬개건의 경골 부착부가 만성적으로 과도한 대퇴사두근의 수축성 자극을 받아 힘줄 심부 섬유의 미세 파열, 연골 견열에 의해 경골 조면에 팽륭과 압통을 일으킨다.
- 스포츠에 의한 overuse가 그 원인이라고 알려져 있으며, 10대 초반의 남아에게 많다. 단순 X-ray 사진은 경골 조면의 팽륭과 비정상적인 골음영을 나타낸다(**그림 9-18**).
- 경골 조면이 연골성으로 골화되지 않은 경우는 단순 X-ray 사진에서 이상 소견이 보이지 않을 수도 있다.
- 골단 연골판이 폐쇄되면 자연적으로 증상이 없어지는 경우가 많지만, 골성 팽륭이나 슬개건의 비후는 잔존한다.

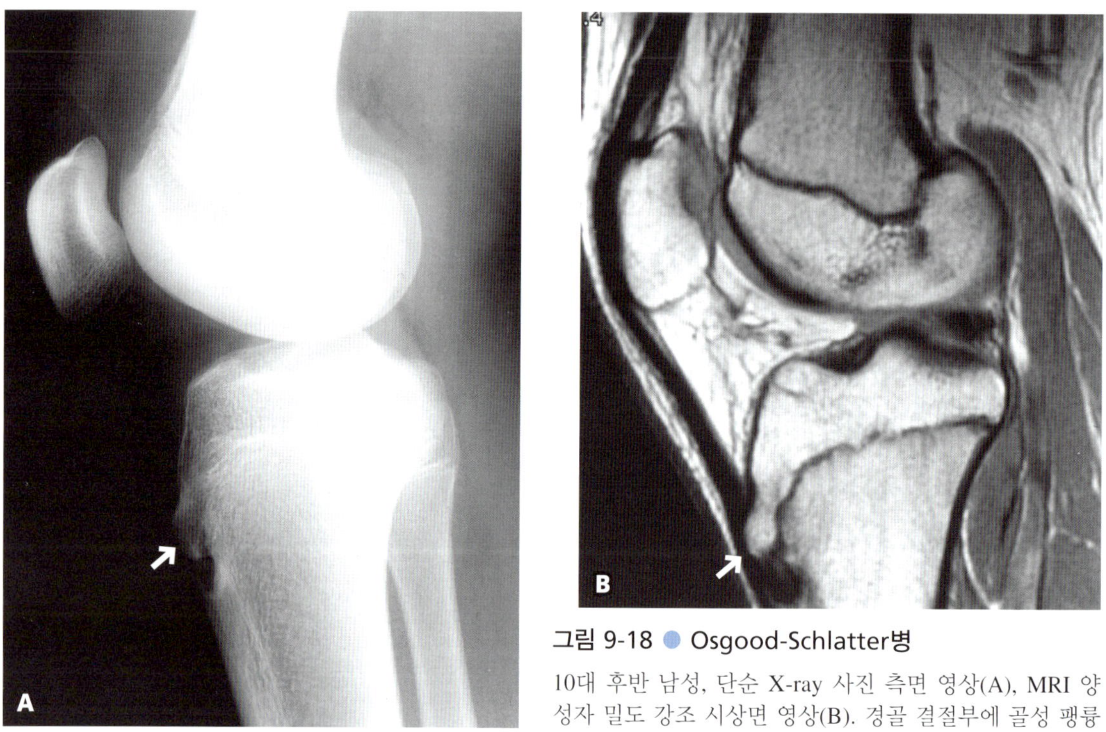

그림 9-18 ● Osgood-Schlatter병

10대 후반 남성, 단순 X-ray 사진 측면 영상(A), MRI 양성자 밀도 강조 시상면 영상(B). 경골 결절부에 골성 팽륭이 보인다(화살표). MRI에서 슬개건에 이상은 보이지 않는다.

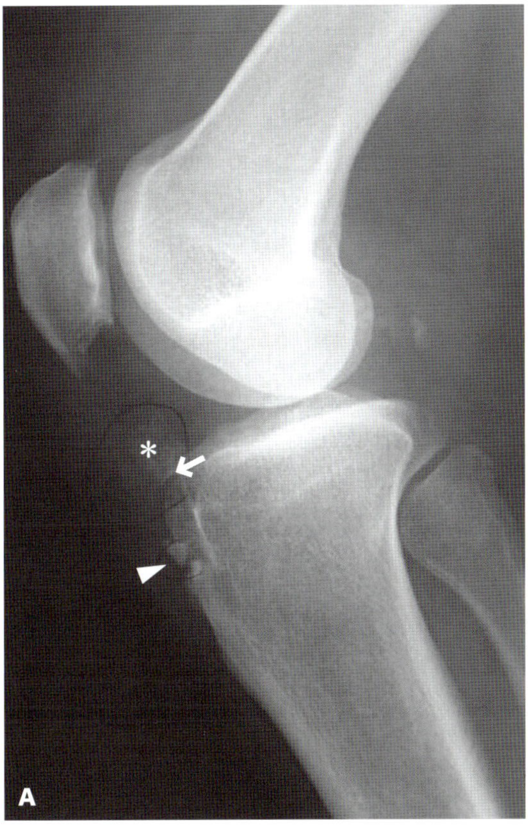

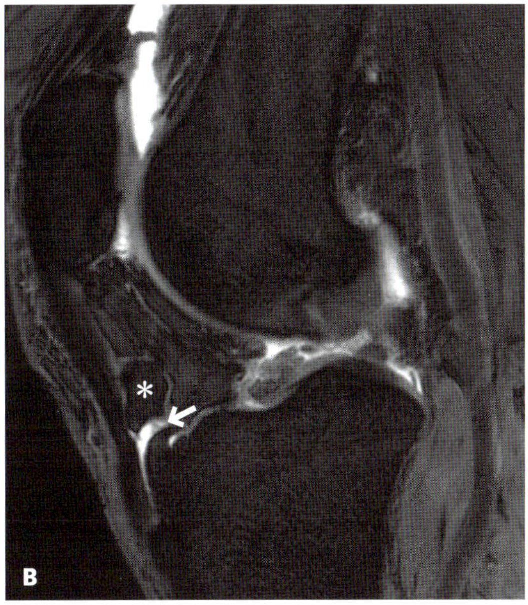

그림 9-19 ● **Osgood-Schlatter병**

50대 남성, 단순 X-ray 사진 측면 영상(A), 지방억제 T2* 강조 시상면 경사에코 영상(B). 경골 결절의 두측에 골편이 있다(*). 이는 MRI에서 경골 융기와는 액체를 사이에 두고 인접해 있어(화살표) 불안정성이 의심된다(본 증례에서는 증상 없음). 경골 융기부에는 또 다른 작은 골편이 있다(화살촉).

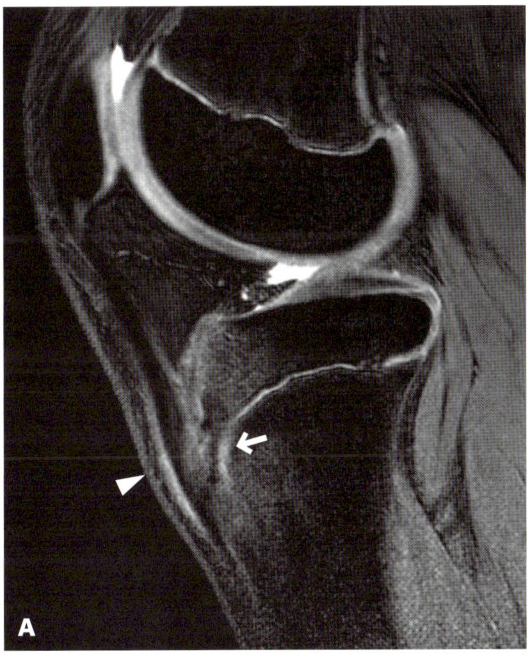

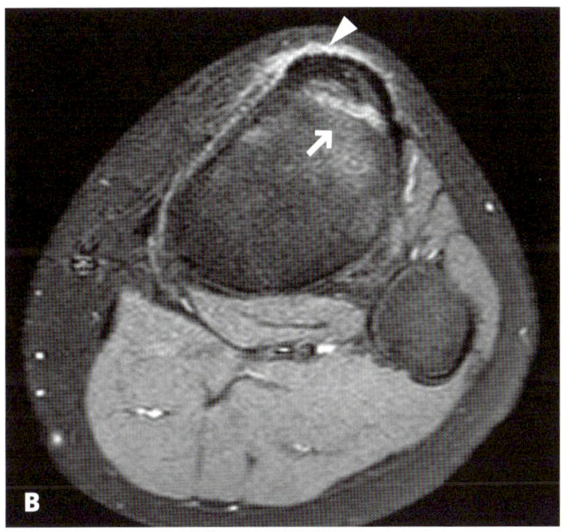

그림 9-20 ● **염증이 있는 Osgood-Schlatter병**

11세 남아, 지방억제 T2* 강조 시상면 영상(A). 지방억제 양성자 강조 횡단면 영상(B). 경골 결절에 경미한 골성 팽륭이 보이지만 골단선을 포함하는 형태의 부종성 변화가 있다(화살표). 또한, 슬개건의 부착부 내부와 피하에도 부종성 종창이 있다(화살촉).

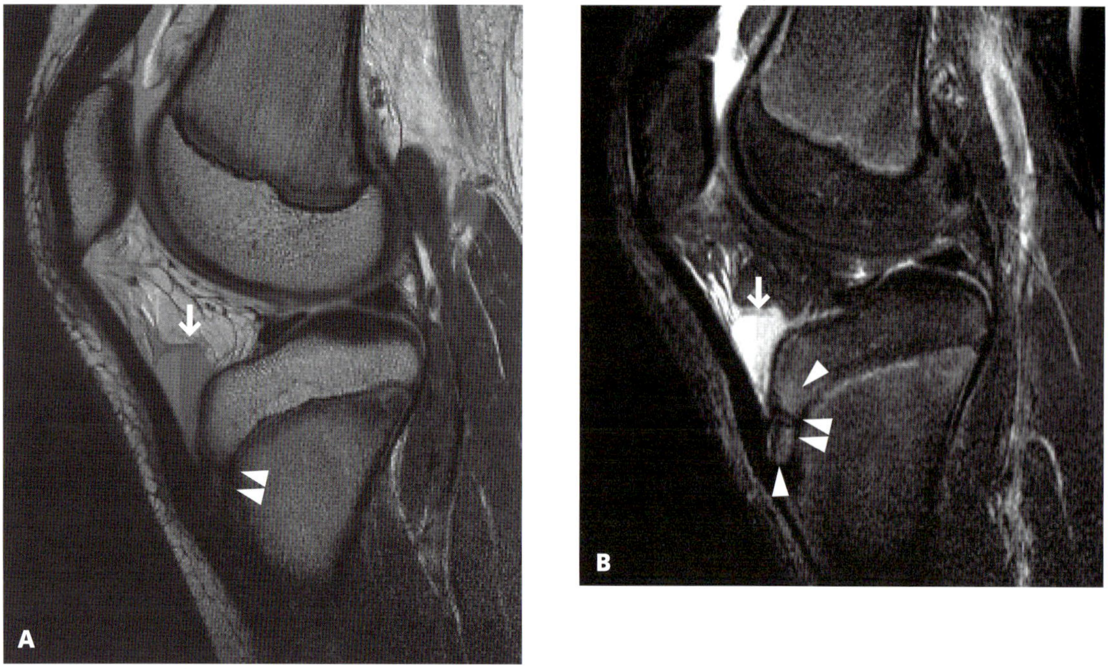

그림 9-21 ● 심부 슬개하 점액낭에 출혈을 동반한 Osgood-Schlatter병

13세 남아, 양성사 상조 시상면 영상(A). 지방억제 양싱자 강조 시상면 영싱(B). 경골 결절에 분리가 있고(이중 화살촉), 주위에 골수 부종이 보인다(화살촉, B). 심부 슬개하 점액낭에 출혈을 동반한 확장이 있다(화살표).

■ 성장기 무릎 특유의 장애

슬관절에는 10대 청소년에게 호발하는 특유의 장애가 있으며, 발육 과정에 있는 뼈, 연골 및 인대 등에 과도한 스트레스가 가해졌을 때 통증을 일으킨다. 격렬한 스포츠 활동으로 인한 overuse가 관여하는 경우가 많다. Osgood-Schlatter병과 Sinding-Larsen-Johansson병은 골단증(osteo-chondrosis)으로 생각된다.

9-7 Sinding-Larsen-Johansson병

➡ Medlar RC, Lyne ED : Sinding-Larsen-Johansson disease. its etiology and natural history. J Bone Joint Surg Am 1978 ; 60 : 1113-1116.

➡ Gardiner JS, McInerney VK, Avella DG, et al : Injuries to the inferior pole of the patella in children. Orthop Rev 1990 ; 19 : 643-649.

- Sinding-Larsen-Johansson병(SLJ병)은 슬개골 하단의 미숙한 슬개건 부착부의 기계적 만성 자극에 의한 골화 이상이다.
- Osgood-Schlatter병과 유사한 병태로 생각된다.
- 10~14세의 남아에서 호발한다.
- 단순 X-ray 사진으로 슬개골 하극에 선상 또는 박리 형상의 이상 골음영을 나타낸다(**그림 9-22**).
- 견열 골절인 슬개골 소매 골절(8장 p. 200 참조)과 유사하다. 급성 외상인 골절에 비해 이 병은 발병도 치유도 만성적인 경과를 보인다.
- 일반적으로 수개월 내에 이 골음영은 사라지며, 슬개골 하단의 운동 시 통증과 압통의 증상도 운동 제한만으로 완화된다.

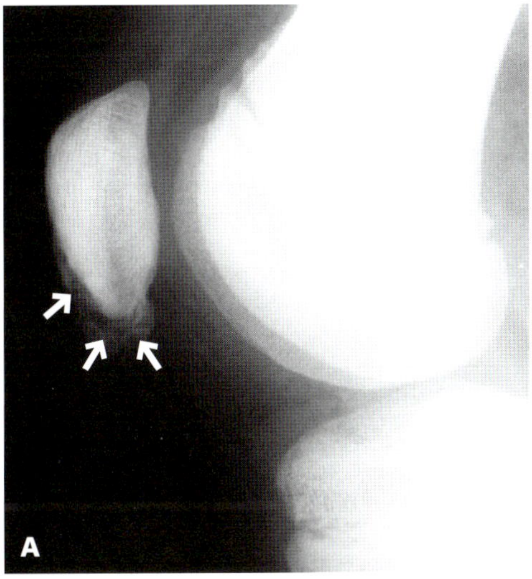

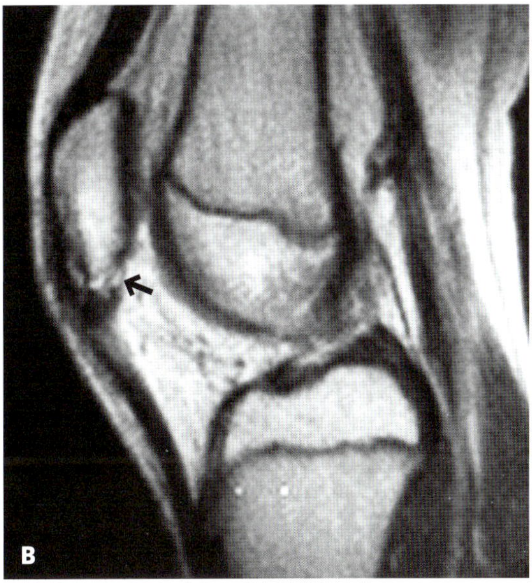

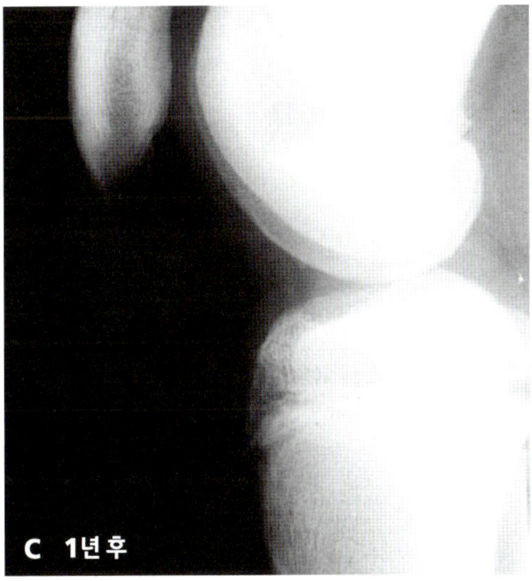

그림 9-22 ● Sinding-Larsen-Johansson병

10세 남아, 단순 X-ray 사진 측면 영상(A), T2 강조 시상면 영상(B), 약 1년 후의 단순 X-ray 사진(C). 슬개골 하극에 선상의 이상 골음영을 보이며(화살표), 슬개골 소매 골절과 감별해야 한다. MRI에서는 슬개골 하극의 일부에만 T2 고신호를 동반하는 부정상이 보인다(화살표). 약 1년 후의 단순 X-ray 사진에서 같은 부위가 정상화되어 있다.

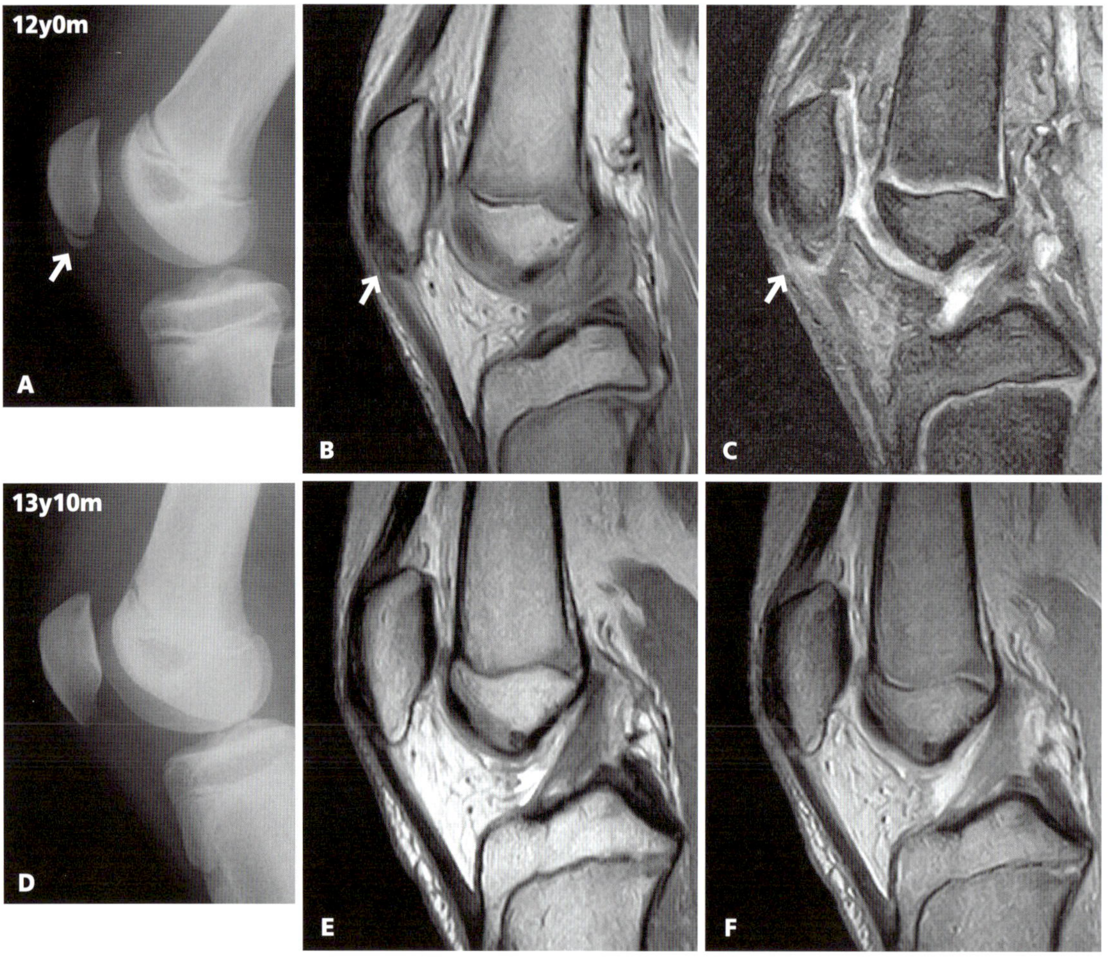

그림 9-23 ● Sinding-Larsen-Johansson병

여아, 무릎 전면에 압통이 있다. 12세 0개월, 단순 X-ray 사진 측면 영상(A), 양성자 강조 시상면 영상(B), T2* 강조 시상면 경사에코 영상(C), 13세 10개월, 증상은 소실되었다. 단순 X-ray 사진 측면 영상(D), 양성자 강조 시상면 영상(E), T2* 강조 시상면 경사에코 영상(F), 첫 촬영 시 슬개골 하극에 선상의 이상 골음영이 나타난다(화살표, A). MRI에서 슬개골 하극 첨단부에 분절화와 주위의 이상 신호가 있다(화살표, B · C). 1년 10개월 후 단순 X-ray 사진과 MRI 모두에서 이상 소견은 거의 소실되었다.

9-8 슬개건염, 점퍼무릎

Jumper's knee

➡ el-Khoury GY, Wira RL, Berbaum KS, et al : MR imaging of patellar tendinitis. Radiology 1992 ; 184 : 849-854.

➡ Yu JS, Popp JE, Kaeding CC, et al : Correlation of MR imaging and pathologic findings in athletes undergoing surgery for chronic patellar tendinitis. AJR Am J Roentgenol 1995 ; 165 : 115-118.

- 농구나 배구 등 점프를 반복하는 선수에서 슬개건, 특히 슬개골 부착부의 건염이 빈발하며 슬개골 하단의 운동 시 통증, 자발성 통증이 나타난다.
- 슬개골 부착부 슬개건의 intrasubstance microtear, fibroid necrosis, mucoid degeneration이라고 한다.
- 대부분은 40세 미만의 스포츠 활동이 활발한 사람에서 많고, 여성보다 남성에 흔하다.
- 반복적인 스트레스로 인한 만성 손상으로 간주되며 일회성 타박상이나 급성 건염은 포함되지 않는다.
- 스포츠 의학에서 범용되는 용어이지만, 좁은 의미의 jumper's knee는 이 슬개건염을 의미한다. 넓은 의미로는 위에서 언급한 Osgood-Schlatter병, SLJ병 및 대퇴사두근 공동건염을 포함할 수 있다.

MRI 포인트

- MRI는 단순 X-ray 사진보다 조기에 미세한 병변의 검출이 가능하며 지방억제 영상이 유용하다(**그림 9-24**). 신호 변화, 비후는 슬개건의 내측이 많다(**그림 9-25**). 또한, 병변은 두측의 슬개골 부착부가 많지만 전장에 걸쳐 있을 수도 있다(**그림 9-26**).

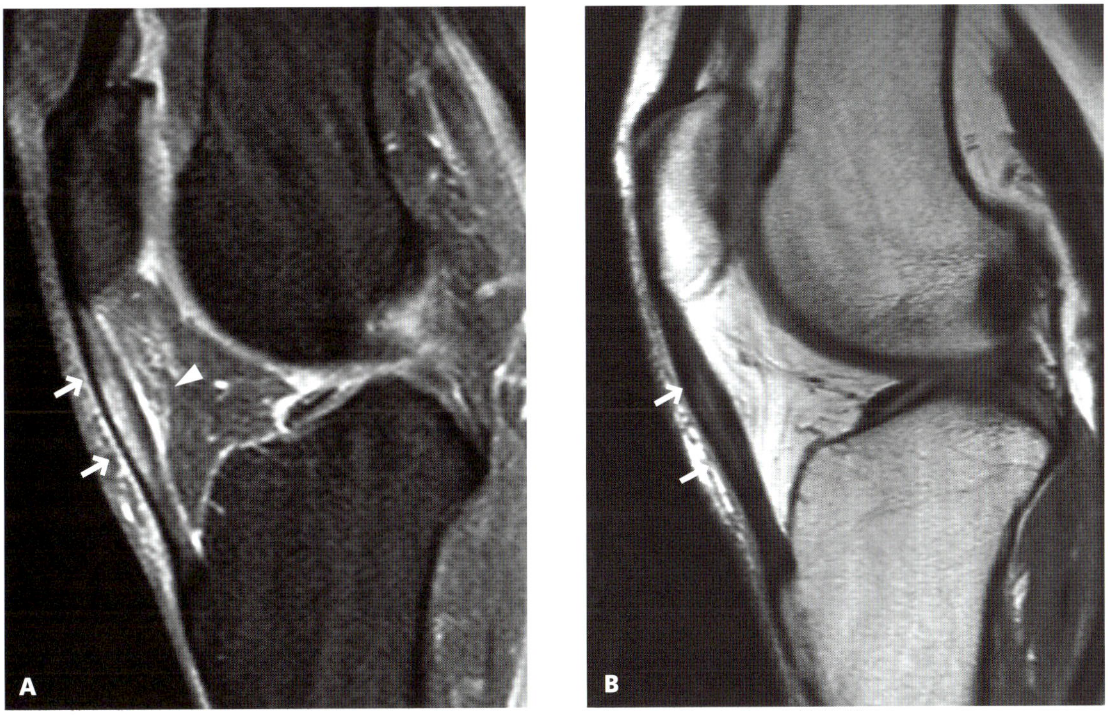

그림 9-24 ● 슬개건염

40대 여성, 지방억제 양성자 강조 시상면 영상(A), 양성자 강조 시상면 영상(B). 슬개건 전장에 걸쳐 종창과 내부의 고신호가 있다(화살표). 슬개하지방체에도 일부 염증이 미친다(화살촉, A).

- 만성 증례에서는 슬개건 내부에 낭종 변화를 보이는 경우도 있다(**그림 9-27**).
- 일반적으로 단순 X-ray 사진에서 특이 소견을 보이지 않지만 국소적 석회화를 보이기도 한다. 드물게 슬개건 내부에 결석과 같은 큰 석회화, 골화부가 보일 수 있다(**그림 9-28**).

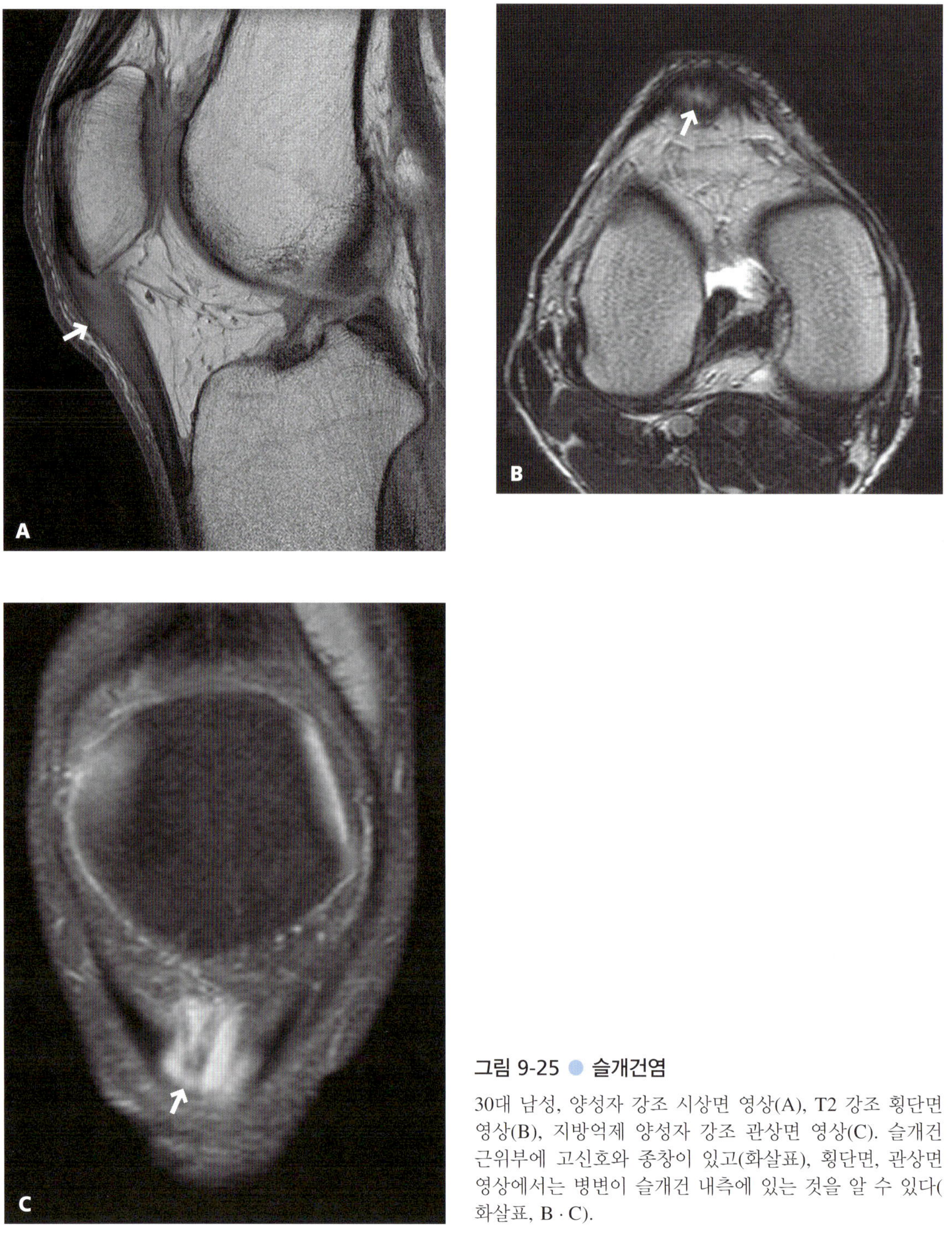

그림 9-25 ● 슬개건염

30대 남성, 양성자 강조 시상면 영상(A), T2 강조 횡단면 영상(B), 지방억제 양성자 강조 관상면 영상(C). 슬개건 근위부에 고신호와 종창이 있고(화살표), 횡단면, 관상면 영상에서는 병변이 슬개건 내측에 있는 것을 알 수 있다(화살표, B · C).

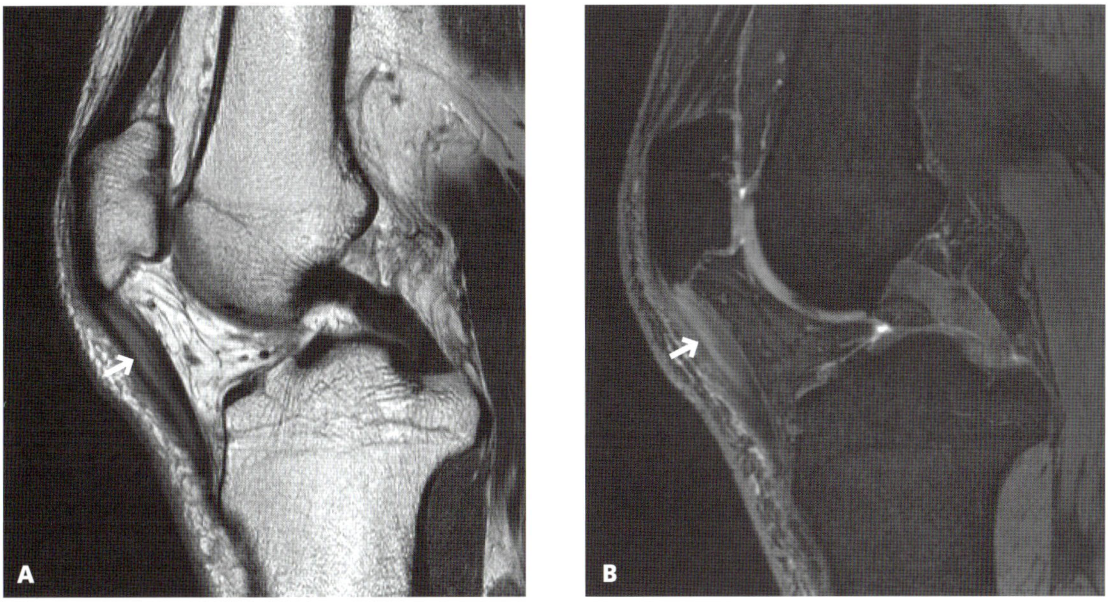

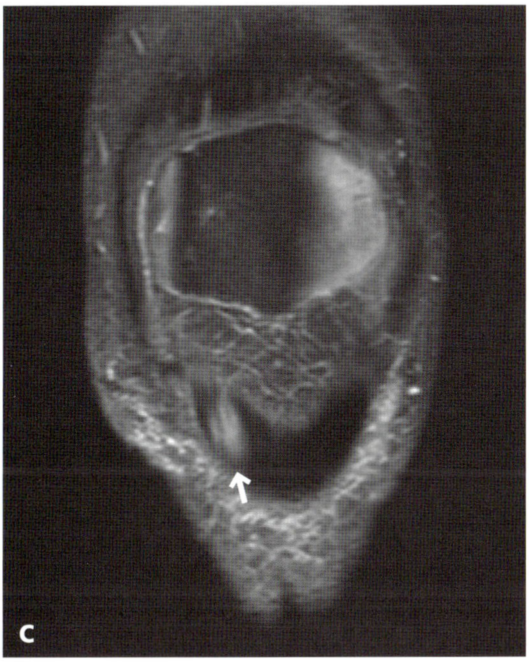

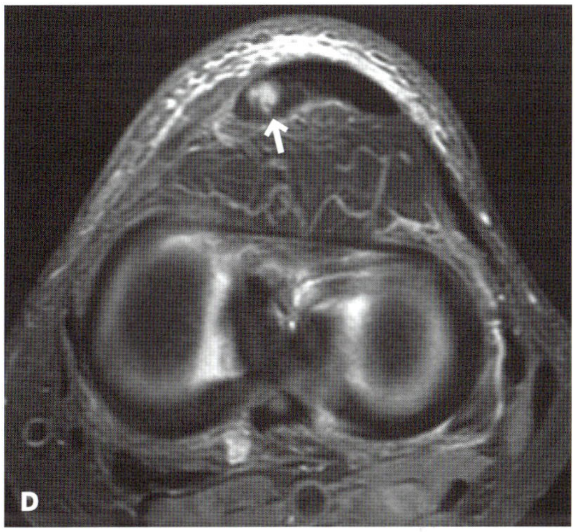

그림 9-26 ● 전장에 걸친 슬개건염

60대 남성, 양성자 강조 시상면 영상(A), 지방억제 양성자 강조영상(B), 지방억제 양성자 강조 관상면 영상(C), 지방억제 양성자 강조 횡단면 영상(D). 슬개건의 전장에 걸쳐 고신호와 종창이 있고(화살표), 횡단면, 관상면 영상에서는 병변이 슬개건 내측에 존재한다(화살표, C · D).

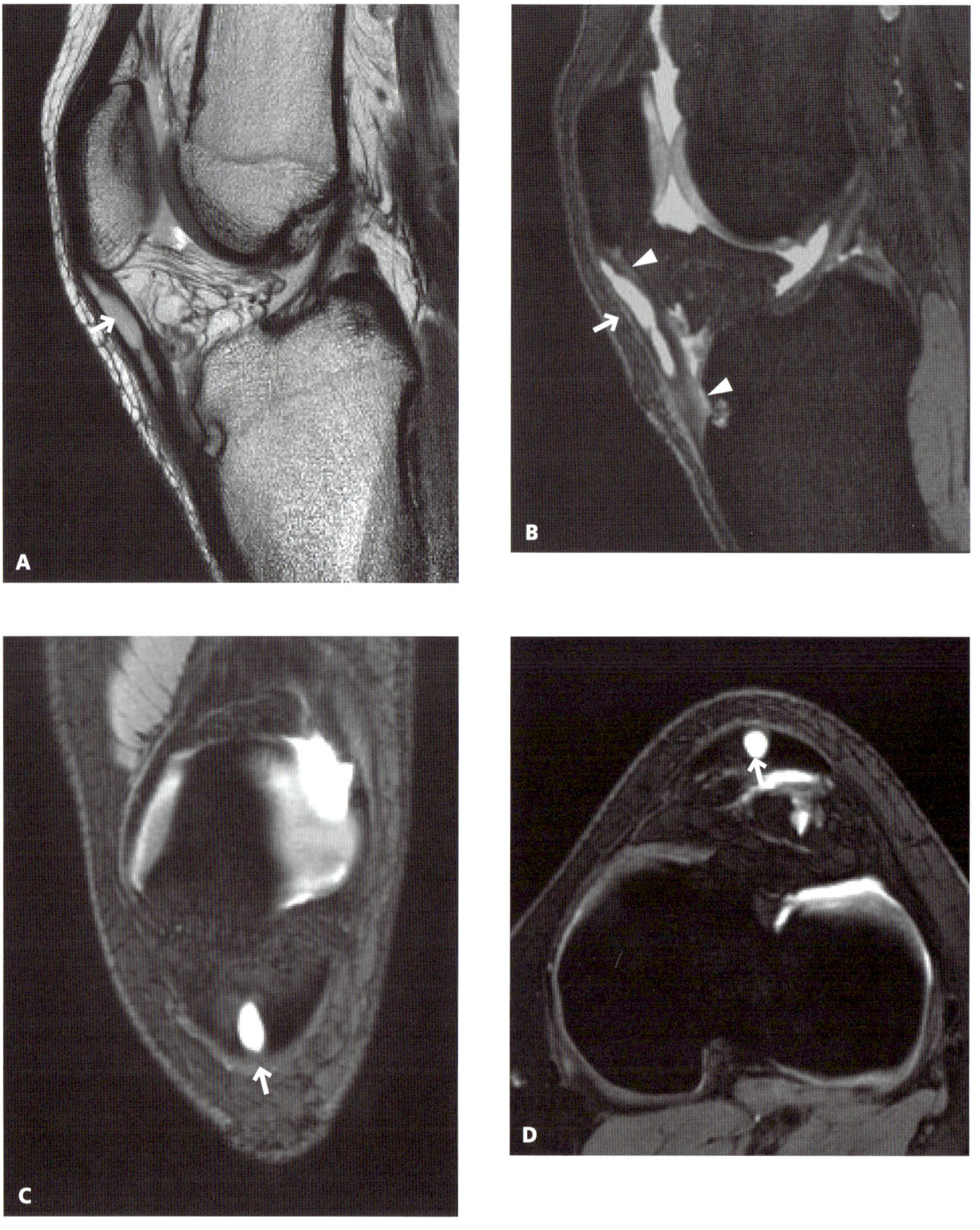

그림 9-27 ● 만성 슬개건염과 낭종 변성

10대 후반 여성, 양성자 강조 시상면 영상(A), 지방억제 T2* 강조 시상면 경사에코 영상(B), 지방억제 양성자 강조 관상면 영상(C), 지방억제 양성자 강조 횡단면 영상(D). 슬개건의 거의 전장에 걸쳐 고신호와 종창이 있다(화살촉, B). 그 내부에 낭성 영역이 상하로 퍼져있다(화살표).

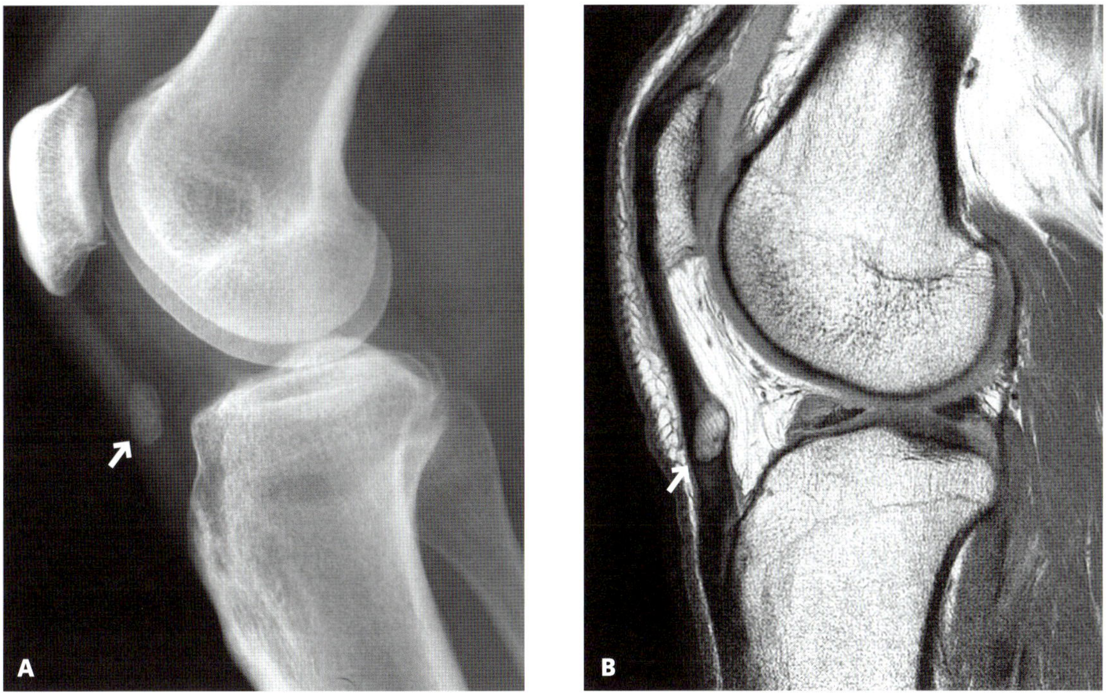

그림 9-28 ● 슬개건 내부의 결석과 같은 석회화

40대 남성, 단순 X-ray 사진 측면 영상(A), 양성자 강조 시상면 영상(B). 슬개건의 내부에 10mm 미만의 결석과 같은 부분이 보인다(화살표).

■ 유아의 무릎 MRI

영유아에게 질병이 많은 고관절 등과 달리 유아의 슬관절 MRI의 적용은 비교적 적다. 또한, 무릎의 경우, 위를 보고 누워 있을 뿐이므로 안정을 유지하기 쉽다. 그러나 아이들을 검사하는 것은 역시 쉽지 않다. 지시에 따라 자세를 유지하는 것은 초, 중 , 고등학생 이상이며, 그 이하는 진정이 필요하다. 심지어 잠든 아이라도 MR 장치의 소음을 들었을 때 깨어나 버리는 경우가 많다. 또한, 슬관절은 구조가 복잡하며 아이는 그 일부가 더 작다. FOV와 슬라이스 두께를 좁혀 공간 해상도를 높이려고 하면 SN ratio가 저하되어 화질이 나빠진다. 매우 어렵지만 검사를 종료했을 때의 성취감이 있다.

9-9 Blount병

➡ Craig JG, van Holsbeeck M, Zaltz I : The utility of MR in assessing Blount disease. Skeletal Radiol 2002 ; 31 : 208-213.

➡ Borsa JJ, Peterson HA, Ehman RL : MR imaging of physeal bars. Radiology 1996 ; 199 : 683-687.

➡ Ecklund K, Jaramillo D : Patterns of premature physeal arrest : MR imaging of 111 children. AJR Am J Roentgenol 2002 ; 178 : 967-972.

- 근위 경골 골단 연골의 후내측부 성장 장애.
- 골단과 골간단 사이에 골성 가교(physeal bar)가 형성되어 골단 연골이 일부에서 단절된다.
- 경골의 내반 변형(tibia vara)을 일으킨다.
- 원인은 불명확하며 외상이나 dysplasia 등이 가능하다. 골단 연골판 내측부의 변형이나 하수, 조기 폐쇄에 의해 경골 골간단부의 부리 모양 변형이나 분절화가 보인다.
- 2세 이후의 유아에서 나타나며, 경도의 변형은 사춘기까지 자연 교정될 수도 있다.
- MRI는 골단 연골을 직접 관찰할 수 있다(**그림 9-29**).

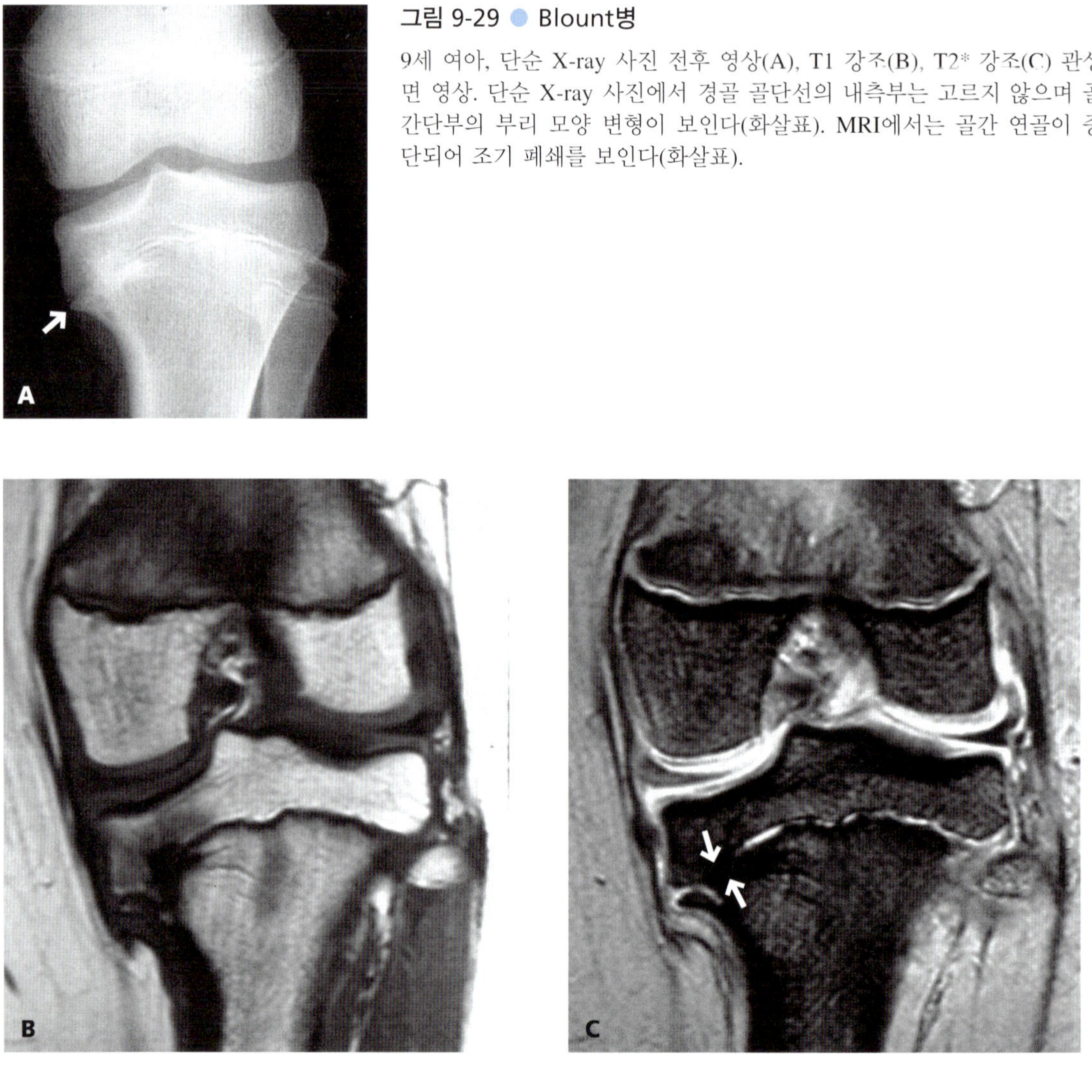

그림 9-29 ● Blount병

9세 여아, 단순 X-ray 사진 전후 영상(A), T1 강조(B), T2* 강조(C) 관상면 영상. 단순 X-ray 사진에서 경골 골단선의 내측부는 고르지 않으며 골간단부의 부리 모양 변형이 보인다(화살표). MRI에서는 골간 연골이 중단되어 조기 폐쇄를 보인다(화살표).

9-10 선천성 전방십자인대 결손증

- 드물게 전방십자인대가 결손 또는 저형성된다.
- 후방십자인대와 함께 결손된 경우도 있다.
- 슬관절과 다리의 선천성 형태 이상을 동반하는 경우가 많다.
- 과간융기의 변형이나 결손이 보인다(**그림 9-30**).
- 무증상인 경우가 많지만, 성장에 따라 경골이 전방으로 전위되는 등의 ACL 결손 증상이 나타난다.

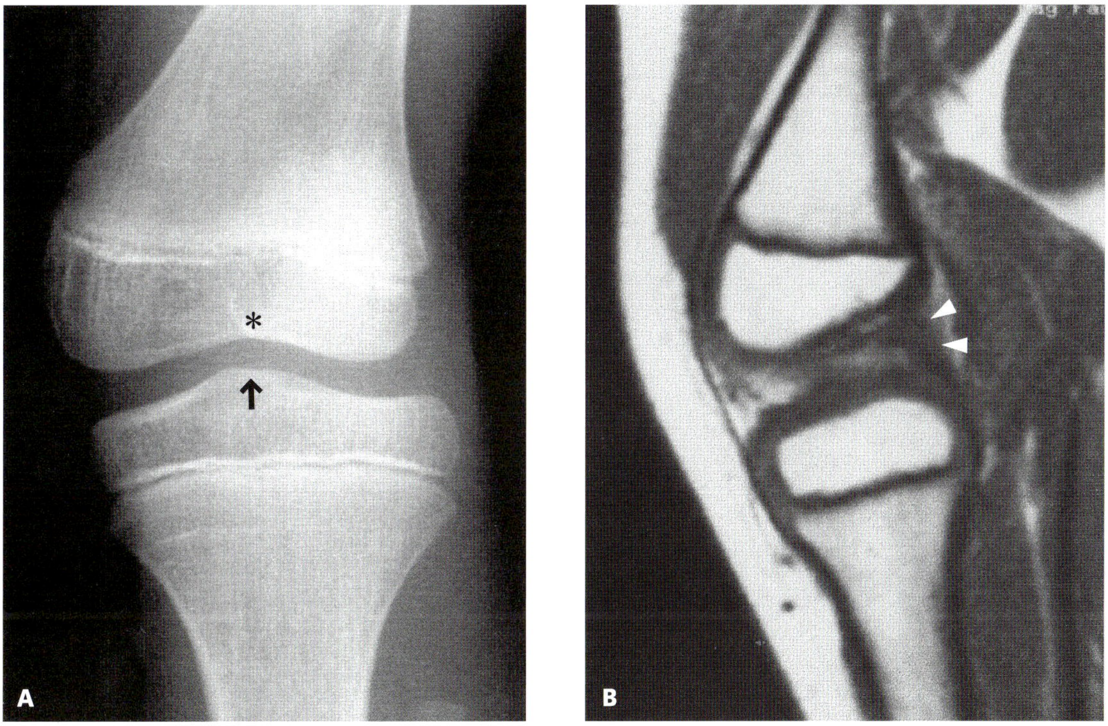

그림 9-30 ● 선천성 전방십자인대 결손증

8세 여아, 단순 X-ray 사진 전후 영상(A), T1 강조 시상면 영상(B). 외측과와 과간와(*)는 저형성되어 있고, 과간융기(화살표)는 일반적인 2개의 봉우리가 아니라 높이가 낮은 하나의 봉우리이다. 비골은 짧아져 있다. MRI에서 ACL은 결손, PCL은 관찰된다(화살촉).

제 10 장

연골 손상과 변성 · 괴사

Degeneration and Necrosis

10-1 연골 손상

Cartilageous Injury

- 연골 손상은 외력에 의한 연골 손상과 퇴행성 변성(퇴행성 관절증 : p. 245 참조)으로 크게 나뉜다.
- 외력에 의한 손상에는 직접적인 외력에 의한 손상과 간접적으로 연골층에 압박력과 전단력이 가해지는 경우로 나눌 수 있다.
- 하중면, 특히 대퇴 경골(femorotibial : FT) 관절의 대퇴골 내측과의 연골 손상이 가장 많다(**그림 10-1**). 연골 손상 부위의 연골하골에는 반응성 골수 부종이 동반되는 경우가 많다.
- 흔히 양측 무릎이 동시에 이환된다(**그림 10-2**).

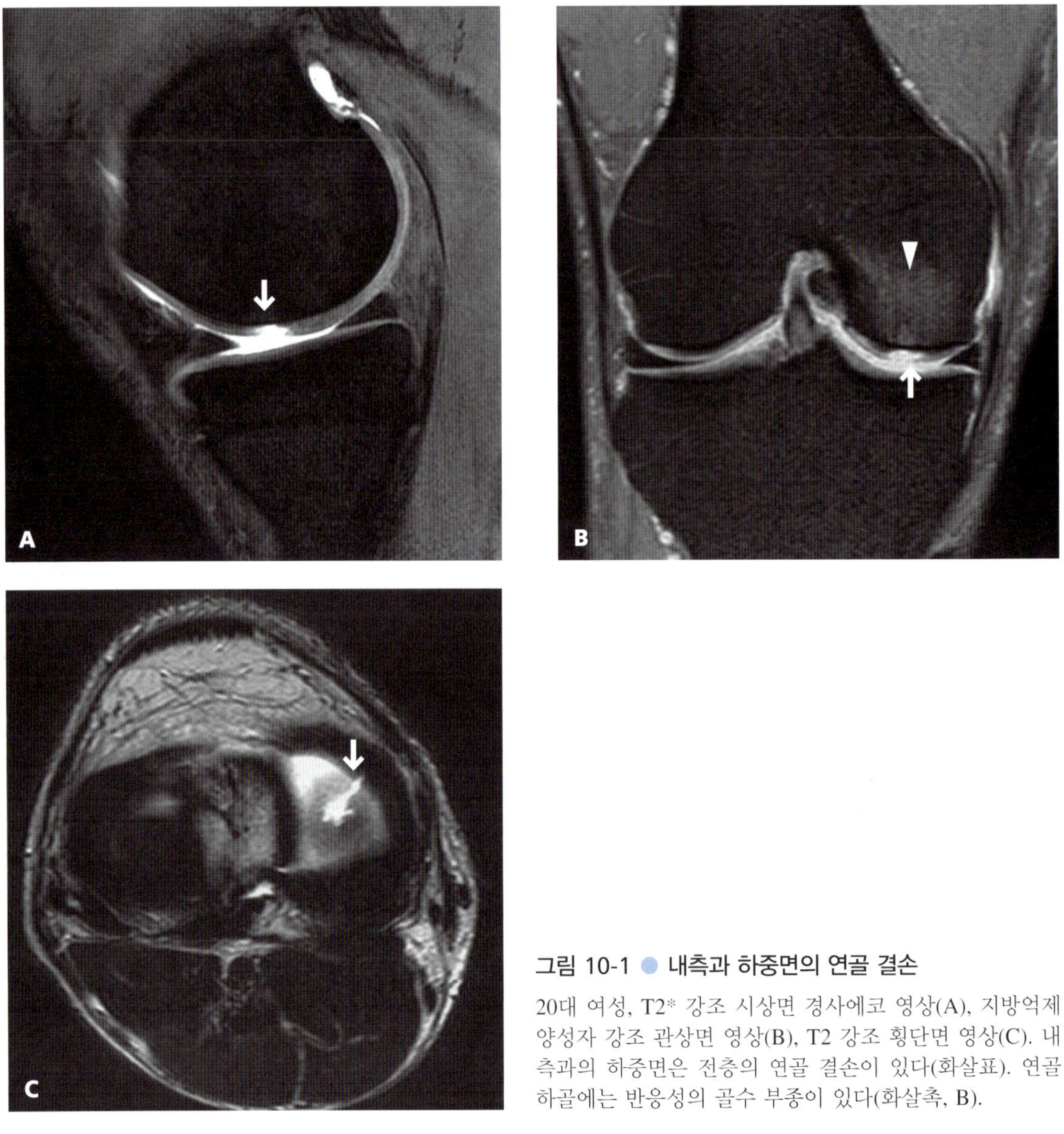

그림 10-1 ● 내측과 하중면의 연골 결손

20대 여성, T2* 강조 시상면 경사에코 영상(A), 지방억제 양성자 강조 관상면 영상(B), T2 강조 횡단면 영상(C). 내측과의 하중면은 전층의 연골 결손이 있다(화살표). 연골하골에는 반응성의 골수 부종이 있다(화살촉, B).

➡ Guermazi A, Roemer FW, Alizai H, et al : State of the Art ; MR Imaging after Knee Cartilage Repair Surgery. Radiology ; 277 : 23-43.

- 슬개 대퇴(patellofemoral : PF) 관절의 연골 손상도 MRI 영상이 개선됨에 따라 자주 검출된다(**그림 10-3**).
- 연골층은 자연 회복 능력이 약하므로 일단 손상을 받으면 시간이 지날수록 심해지는 경우가 많다(**그림 10-4**).
- 인대, 반월상연골 손상 후 이차성 연골 손상도 문제가 된다(7장 p. 169, **그림 7-41** 참조).

연골 수복술

- 현재 연골 수복술로는 osteochondral autografting법(비하중부의 골연골 plug를 이식 : 박리성 골연골 손상 치료), marrow stimulation법(드릴로 연골하골의 골수를 천자하면 수주 후에 섬유연골이 덮어 씌워진다. 적응은 40세 이하이고 연골 결손의 크기는 4cm^2 이하), autologous chondrocyte implantation법[첫 번째에 연골 세포를 채취, 연골 배양과 synthetic scaffold를 작성, 두 번째 수술로 matrix-associated autologous chondrocyte transplantation(MACT)를 실시] 등이 있다.

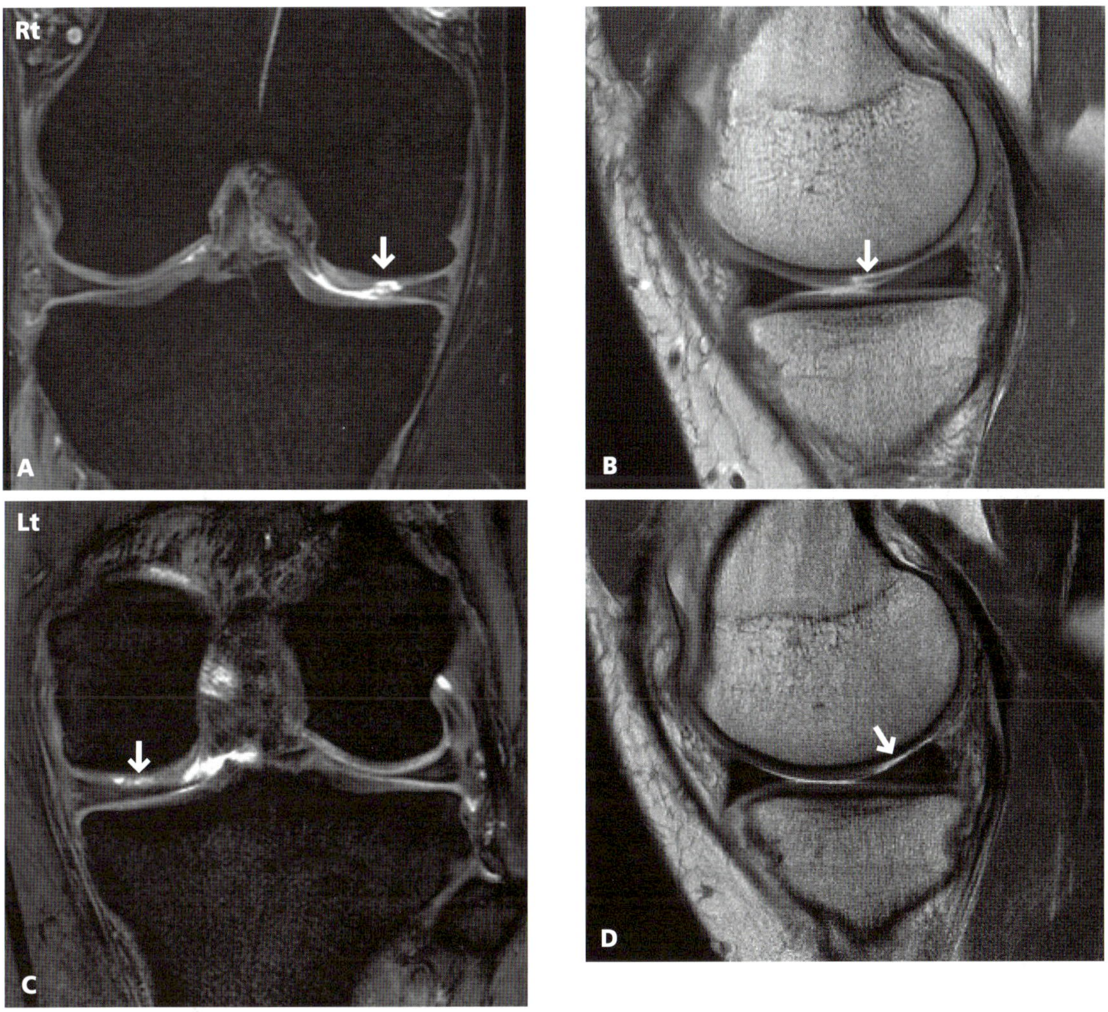

그림 10-2 ● 양측 무릎의 내측과 하중면의 연골 결손

40대 여성, 테니스 중 양측 무릎 통증. 우측 무릎(A · B), 좌측 무릎(C · D), T2* 강조 관상면 경사에코 영상(A · C), 양성자 강조 시상면 영상(B · D). 두 무릎의 내측과 하중면에 유사한 형태로 전층의 연골 결손이 있다(화살표).

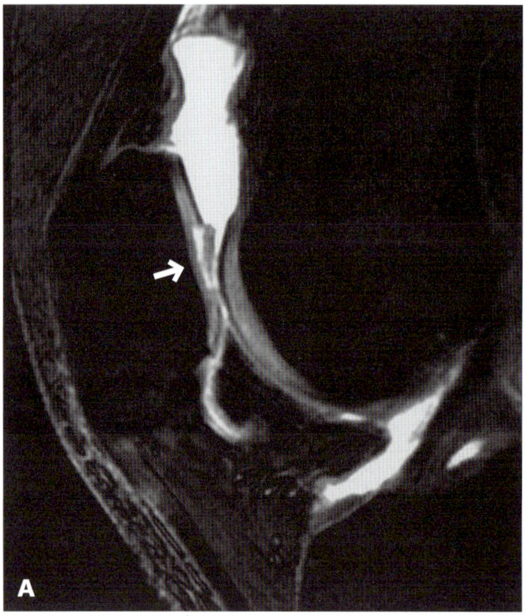

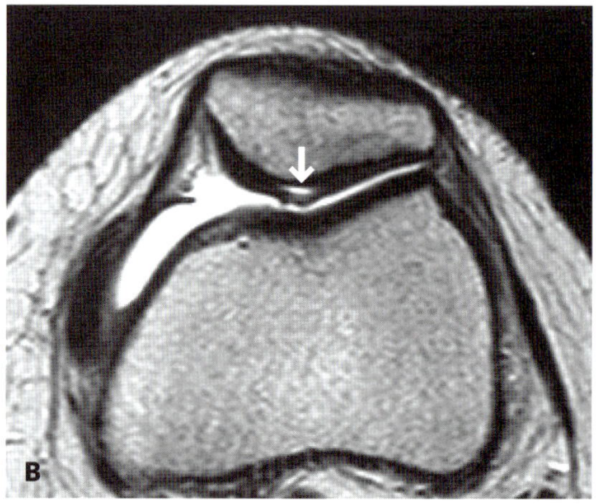

그림 10-3 ● PF 관절의 연골 결손

30대 여성. 지방억제 T2* 강조 시상면 경사에코 영상 (A), T2 강조 횡단면 영상(B). 슬개골 모서리에 연골 균열이 있으며 전층에 가까운 결손이 있다(화살표).

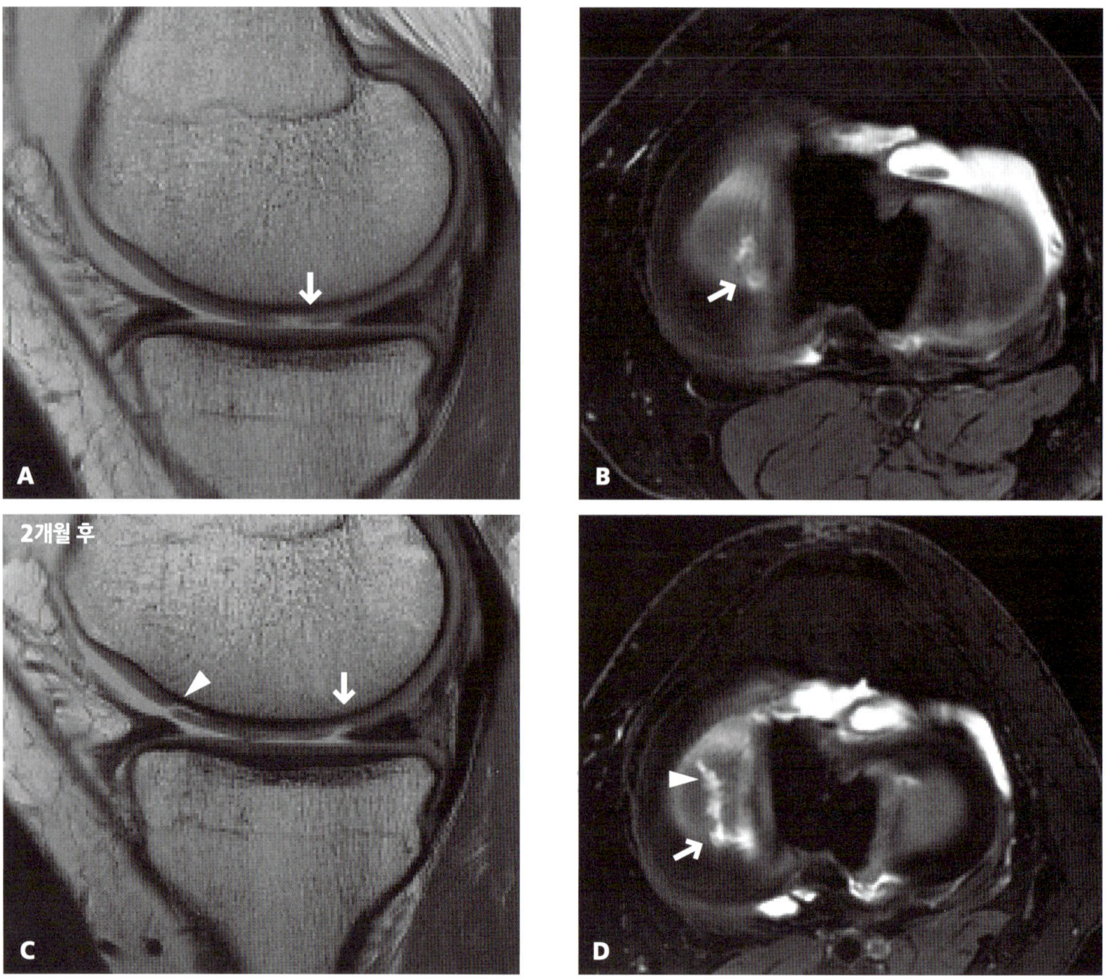

그림 10-4 ● 연골 결손의 증대

50대 여성, 양성자 강조 시상면 영상(A), 지방억제 T2* 강조 횡단면 영상(B), 2개월 후의 영상(C · D). 내측과 하중면 배측에 전층의 연골 결손이 있다(화살표). 2개월 후 결손 부위는 전방으로 확대되었다(화살촉).

10-2 퇴행성 관절증

Osteoarthrosis : OA

- 노화와 역학적 부하에 의한 관절연골의 변성 및 골연골조직의 신생과 증식
- 전신의 관절 중에서 슬관절, 특히 대퇴 경골(FT) 관절은 가장 이환율이 높다.
- 고령자, 여성에서 많다.
- 무릎 내측 관절 간격의 감소로 인하여 내반슬이 되는 경우가 많다.

MRI 소견

- 단순 X-ray 사진에서도 관찰된다. 관절 간격 협소화, 골극 형성, 연골하골의 경화성 변화, 낭종 형성 등과 더불어 MRI에서는 관절연골의 비박화, 결손 및 반월상연골의 변성, 손상이 직접적으로 나타난다(**그림 10-5**).
- 내측 관절 간격을 중심으로 진행되는 병태로 인해 내측반월상연골, 특히 중후절의 변성 및 변형이 자주 보인다.
- 연골, 반월상연골 병변을 반영하여 다량의 관절액 저류를 경험한다(**그림 10-6**). OA의 경우 관절액은 투명하고 혼탁하지 않다고 하지만, 장기 경과와 이차성 변화를 반영하여 MRI에서 점액과 종괴처럼 보일 수 있다. 또한, 증식된 활막과 노출된 골수로부터 쉽게 출혈되는 경향이 있어 관절 내 출혈을 반복하게 되므로(특발성 혈관절증), TGCT(구 PVS)를 포함한 활막 질환 및 관절염과의 감별이 중요할 수 있다.

10

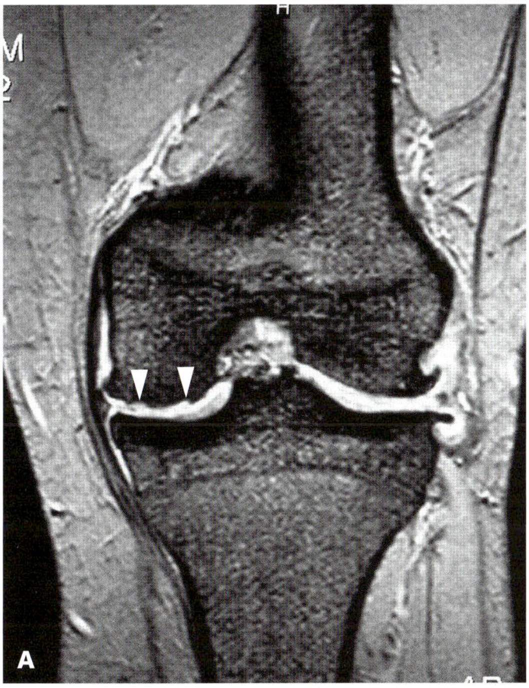

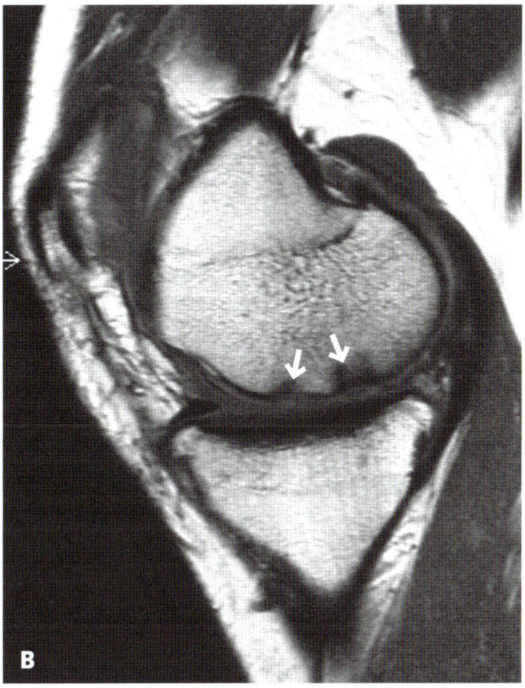

그림 10-5 ● 퇴행성 관절증

50대 여성, T2* 강조 관상면 경사에코 영상(A), 양성자 강조 시상면 영상(B). 대퇴 경골 관절의 관절 간격은 좁아지고 골극 형성이 보인다. 하중면에서 관절연골의 비박화(화살촉)와 연골하골의 경화성 변화(화살표) 및 반월상연골의 변성 파열, 결손이 관찰되었다.

관절 내 유리체 (intraarticular loose body)

- 장기 퇴행성 관절염의 경우 관절 내에 다수의 골화된 유리체를 경험한다(**그림 10-7**). 퇴행성 관절염의 경우, spur는 연속되어 보이는 경우도 있다.
- 유리체는 관절 내를 이동하고, 때로는 갇혀서 통증과 운동 제한의 원인이 된다.
- 관절 내 유리체를 유발하는 다른 질병으로는 만성 관절염, 박리성 골연골 손상, 골연골 골절, 활막 골연골종증 등이 있다.

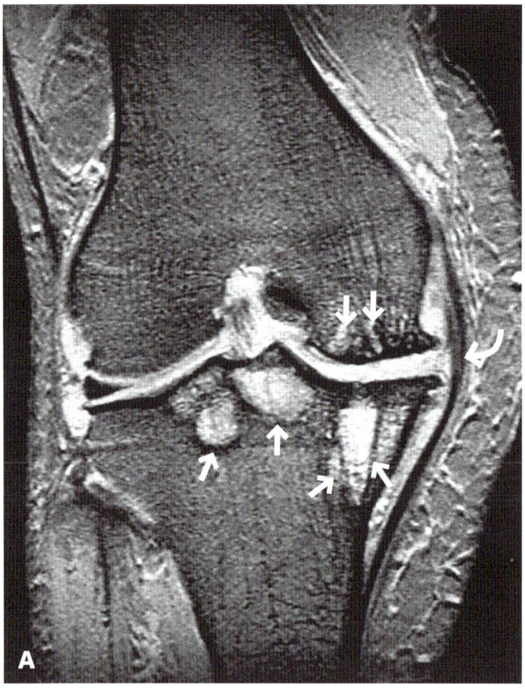

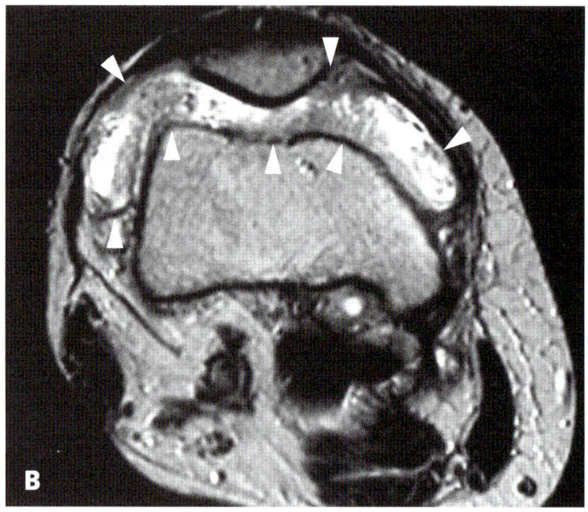

그림 10-6 ● 퇴행성 관절증과 관절액 저류

70대 여성, T2* 강조 관상면 경사에코 영상(A), T2 강조 횡단면 영상(B). 내측부를 중심으로 연골하 낭종이 발생되어 있다(화살표). 내측의 spur에 의해 MCL은 활처럼 신전되어 있다(굽은 화살표). 내측반월상연골은 변성이 심해 거의 으스러져 있지만 관절 간격은 간신히 유지된다. 다량의 관절액이 저류되어 증식한 활막도 볼 수 있으며(화살촉), TGCT(구 PVS)를 포함한 활막성 질환과의 감별이 문제가 될 수 있다.

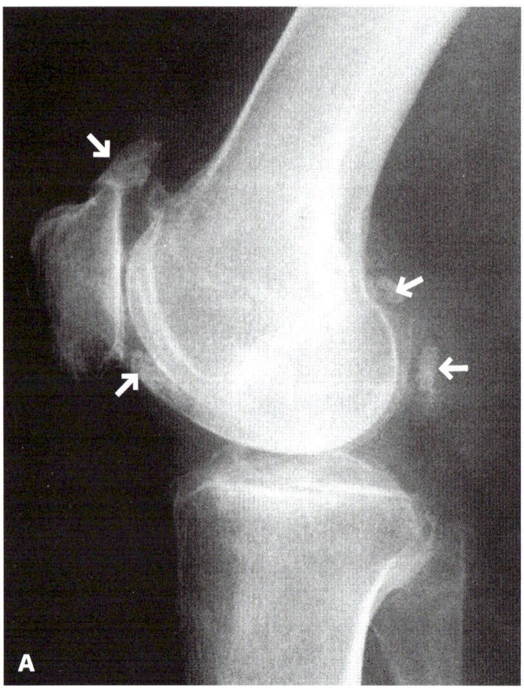

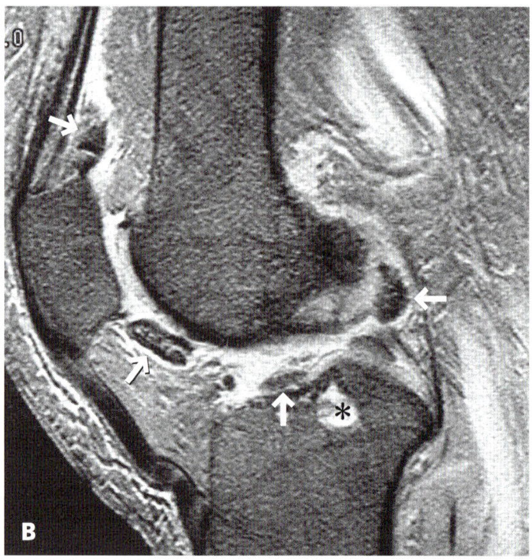

그림 10-7 ● 퇴행성 관절증에 의한 관절 내 유리체

70대 여성, 단순 X-ray 사진 측면 영상(A), T2* 강조 시상면 경사에코 영상(B). 슬개골 상극에 spur 및 다수의 골화 음영이 보인다(화살표). 이것은 MRI에서 대체로 signal void로 나타난다. * : 연골하 낭종

10-3 인공 슬관절 치환술
Total Knee Arthroplasty : TKA

➡ Mulcahy H, Chew FS : Current concepts in knee replacement : features and imaging assessment. AJR Am J Roentgenol 2013 ; W828-W842.

➡ Sutter R, Hodek R, Fucentese SF, et al : Total knee arthroplasty MRI featuring slice-encoding for metal artifact correction : reduction of artifacts for STIR and proton density-weighted sequences. AJR Am J Roentgenol 2013 ; 201 : 1315-1324.

- 고령인구의 증가와 퇴행성 슬관절증이나 류마티스 환자의 증가로 인공 슬관절 치환술(total knee arthroplasty, TKA)도 증가하고 있다.
- 변형된 이환 관절을 금속이나 세라믹, 폴리에틸렌 등에 의한 인공 슬관절로 대체한다.
- MRI는 금속 아티팩트가 문제가 되지만, 신호 결손은 최소화할 수 있게 되었다(금속체의 발열 등 검사 전에 설명과 승낙이 필요하다).
- 수술 후 MRI로 인공관절의 파손 및 변형(포스트 · 캠 구조 등), 인서트의 헐거워짐, 연부조직 손상, 감염 및 2차성 골절의 유무 등을 확인한다.
- 또한, 신전위에서 연부조직의 끼임이나, 수술 후에 발생하기 쉬운 과간와 전방의 fibrous band 유무도 확인한다.

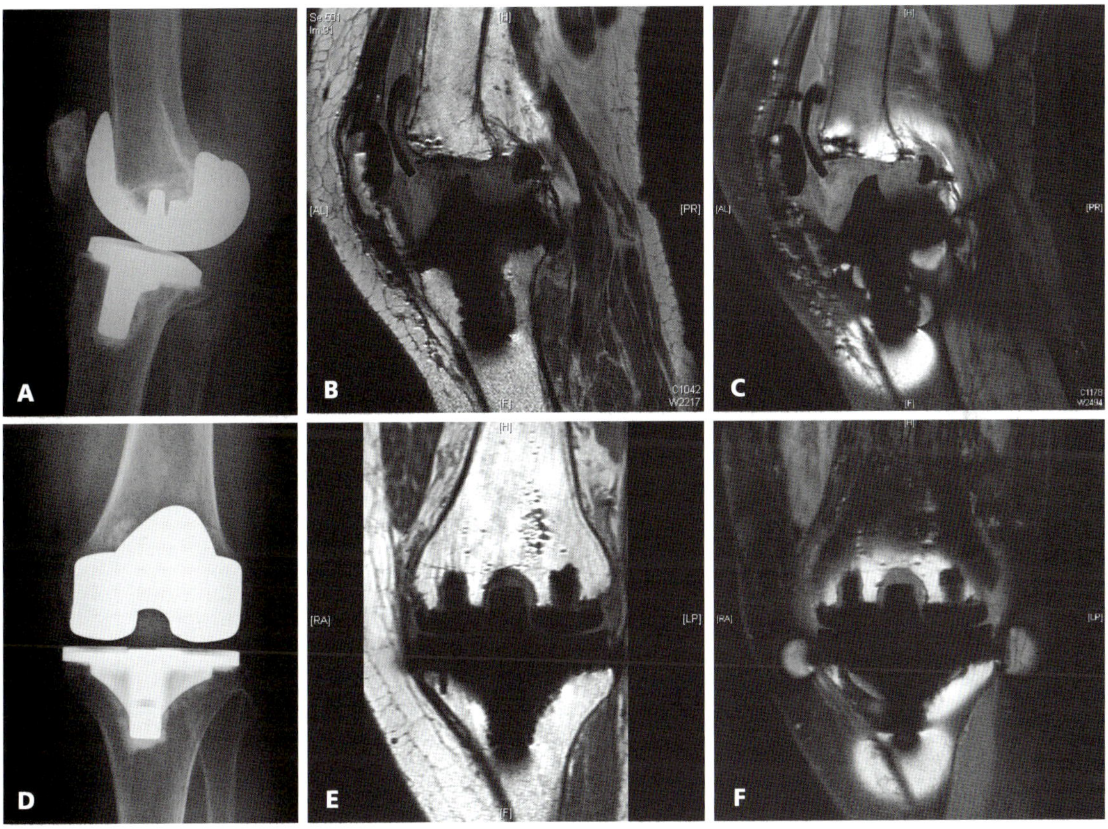

그림 10-8 ● TKA 후(정상 경과)

80대 여성, 단순 X-ray 사진 측면 영상(A), 양성자 강조 시상면 영상(B), T2* 강조 시상면 경사에코 영상(C), 단순 X-ray 사진 전후 영상(D), 양성자 강조 관상면 영상(E), T2* 강조 관상면 경사에코 영상(F). 단순 X-ray 사진에서 포스트, 캠 구조 등 장치의 파손 유무를 대략 알 수 있지만, MRI에서 더 상세하게 검사 가능하고, 또한, 관절액의 저류나 연부조직의 상태를 평가할 수 있다.

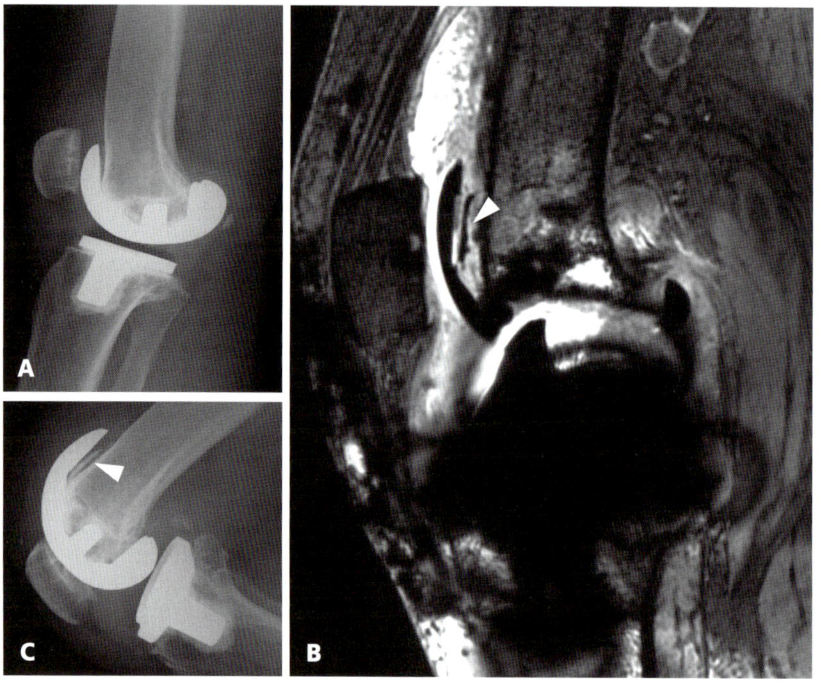

그림 10-9

TKA 후 대퇴골 컴포넌트의 헐거워짐

70대 여성, 단순 X-ray 사진 측면 영상(A), 반년 후의 T2* 강조 시상면 경사에코 영상(B)과 단순 X-ray 사진 측면 영상(C). TKA 후 대퇴골 컴포넌트가 헐거워진 것이 의심된다(A). 반년 후에는 MRI에서 골시멘트의 박리가 의심되었고(화살촉, B) 이후 X-ray 사진에서도 확인되었다(화살촉, C).

10-4 특발성 골괴사, 연골하 취약성 골절

Spontaneous osteonecrosis, subchondral insufficiency fracture

➡ Yamamoto T, Bullough PG : Spontaneous osteonecrosis of the knee ; al insufficiency fracture. J Bone Joint Surg Am 2000 ; 82 : 858-866.

➡ Lecouvet FE, van de Berg BC, Maldague BE, et al : Early irreversible osteonecrosis versus transient lesions of the femoral condyles ; prognostic value of subchondral bone and marrow changes on MR imaging. AJR Am J Roentgenol 1998 ; 170 : 71-77.

- 대퇴골 내측과 하중면에 특이적으로 발생(박리성 골연골 손상과의 감별, 8장 p. 201 참조)
- 내측반월상연골 손상을 포함한 하중 부하가 알려져 있지만, 원인을 알 수 없어 특발성이라고 명명되었다.
- 고령 여성에게 많다. 하지만 연골하 취약성 골절은 중, 고령 남성에게 많은 감이 있다.
- 유발 원인으로 알코올의 다량 섭취나 스테로이드제 사용이 있다.
- 특발성 골괴사의 대부분은 연골하골의 취약성 골절(subchondral insufficiency fracture)이 그 원인이라고 한다.
- 야간에 발작성 통증을 호소하며, 특별한 원인은 없다.
- 단순 X-ray 사진에서는 초기에 병적 소견은 보이지 않고, 진행 후 특징적인 골 투과상과 이를 둘러싸는 경화상이 보인다. 더 진행되면 관절 간격은 좁아지며 골극 형성이 보이고 퇴행성 관절증의 소견을 보인다.

MRI 소견

- MRI에서는 골괴사의 매우 초기 병변을 확인할 수 있다.
- 괴사 부위는 정상 지방골수의 T1 고신호를 대체하여 저신호 영역을 나타내며 관절연골과 연골하골의 결손 및 변형이 나타난다(**그림 10-10**).
- 연골하골의 취약성 골절에서는 발병 시 연골하골에 렌즈형 또는 선상의 작은 저신호 영역이 보이고 그 주위의 골수에 부종이 퍼진다. 렌즈형 저신호는 좌우(관상면) 보다 전후 길이(시상면)가 길다(**그림 10-11**). 그 후 부종은 감소하고, MRI상 이상 신호 없이 치유되는 경우(**그림 10-12**)와 낭성 영역이 형성되기도 한다. 시간이 지남에 따라 피질의 함몰만 남는 경우도 있다(**그림 10-13**).

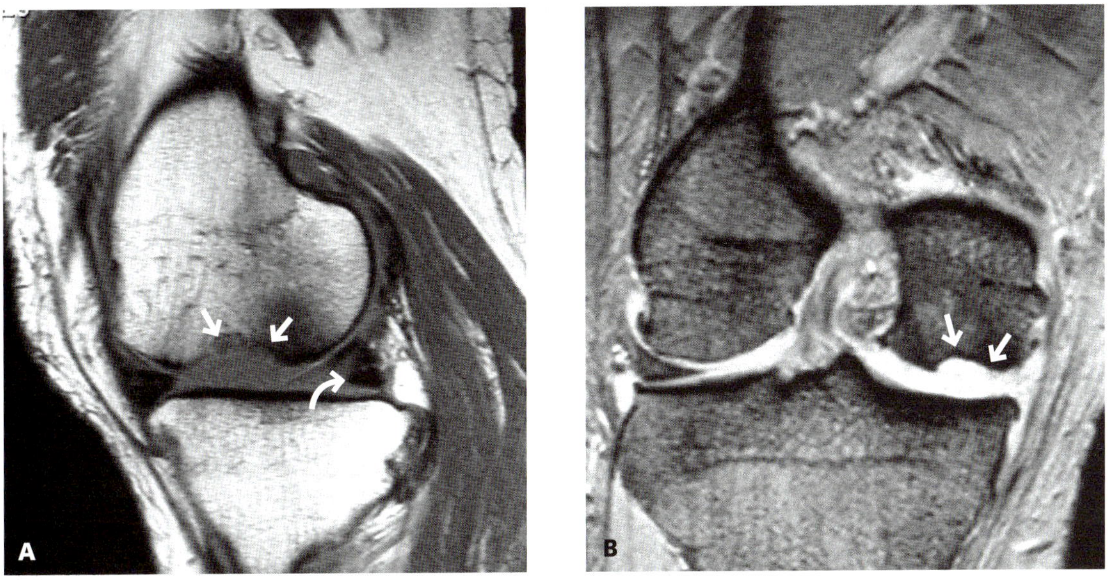

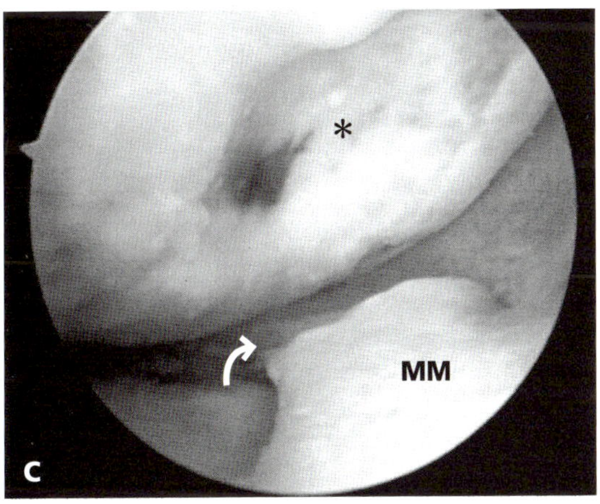

그림 10-10 ● 특발성 골괴사

50대 남성, 양성자 강조 시상면 영상(A), T2* 강조 관상면 경사에코 영상(B), 관절경 사진(C). 내측과의 하중면은 관절연골과 연골하골이 함께 크게 결손되고(화살표), 해면골이 노출되었다(*). 내측반월상연골 후절에 변성 파열이 보인다(굽은 화살표).

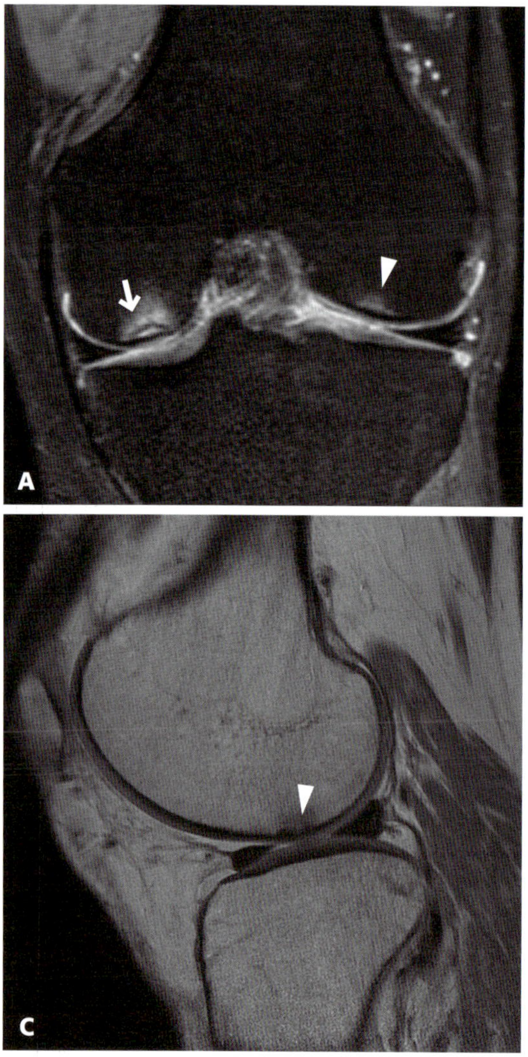

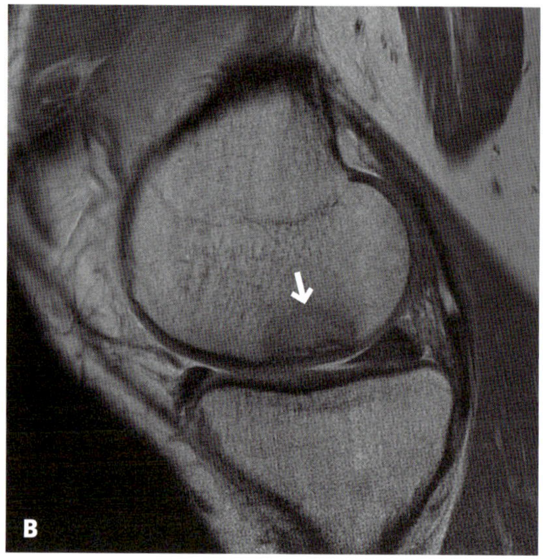

그림 10-11 ● **연골하 취약성 골절(내측과와 외측과)**

40대 남성, 지방억제 양성자 강조 관상면 영상(A), 양성자 강조 시상면 영상(내측과 B, 외측과 C). 관상면에서 내측과 하중면에 국한되어 연골하골에 렌즈형의 이상 신호 영역(화살표, A)이 있고 외측과에 선상의 저신호 영역이 있으며(화살촉, A), 주위에 국한된 골수 부종이 있다. 양성자 강조 시상면에서는 그 이상 신호 영역의 길이가 길고, 각각 저신호를 보인다(화살표, B · 화살촉, C).

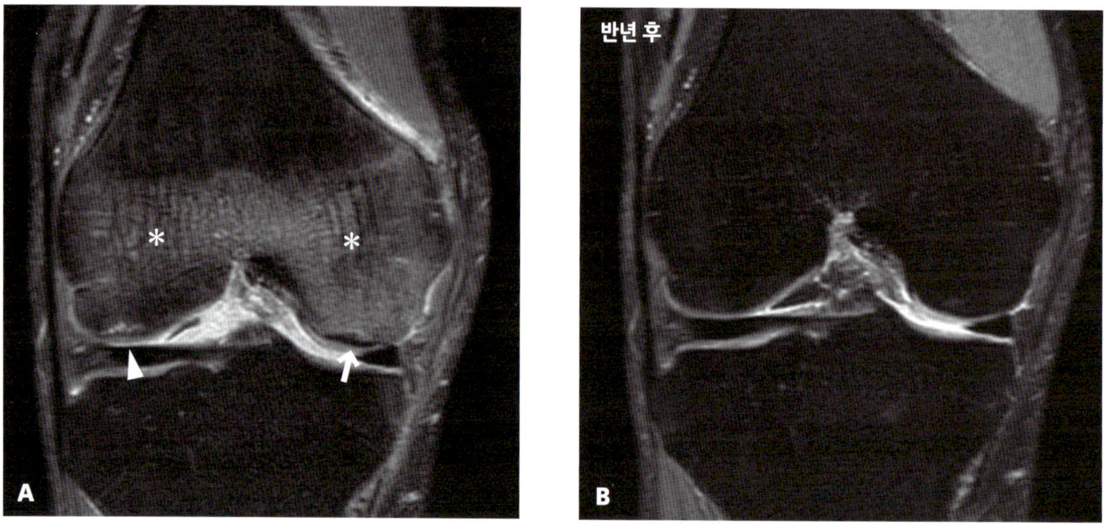

그림 10-12 ● **연골하 취약성 골절(내측과와 외측과)의 치유**

50대 남성, 지방억제 양성자 강조 관상면 영상(A), 반년 후(B). 내측과(화살표)와 외측과(화살촉)의 하중면에 국한된 연골하골에 선상의 이상 신호 영역이 있고, 양쪽 과에 광범위한 골수 부종이 있다(*). 반년 후, 골수 부종은 사라졌고, 이상 신호 영역도 거의 사라졌다.

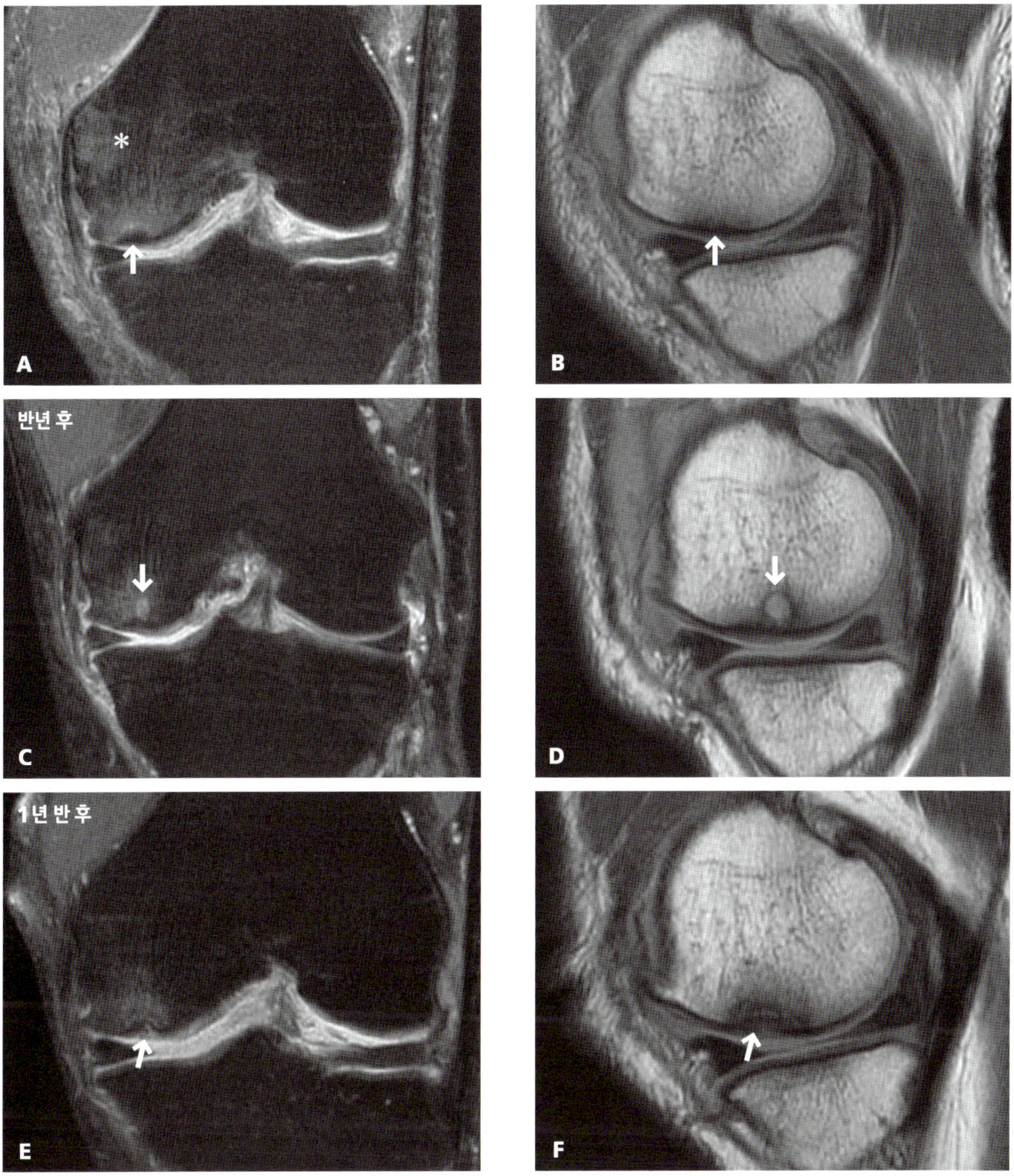

그림 10-13 ● 연골하 취약성 골절(또는 골괴사) 경과

60대 남성, 발병 시, 지방억제 양성자 강조 관상면 영상(A), 양성자 강조 시상면 영상(B), 반년 후(C · D), 1년 반 후(E · F). 발병 시, 내측과 하중면 전방에 국한되어 연골하골에 렌즈형의 작은 저신호 영역이 보이고(화살표, A · B), 주위 골수에 부종이 퍼져있다(*). 그 이후 부종은 점차 감소하고, 낭성 영역이 출현한다(화살표, C · D). 1년 반 후에는 피질의 함몰만 남아있다(화살표, E · F).

스테로이드성 골괴사 (골경색)

- 전신성 홍반성 루푸스(systemic lupus erythematosus : SLE), 강피증, 류마티스 관절염, (신장) 이식에 대해 스테로이드를 전신 투여 중인 환자에게는 특발성 골괴사와는 다른 특징적인 골경색이 발생한다.
- 분포는 내측과보다는 외측과를 중심으로 양측성으로 존재하며, 대퇴골, 경골 등에 광범위하게 분포한다. 개별 병변의 범위는 크고, 형태는 불규칙하다.

- MRI상, 대퇴골두 등 다른 부위의 골경색과 마찬가지로 T1 저신호, T2 고신호의 테두리를 보이며 내부에 지방괴사를 나타내는 불균일한 T1 고신호가 특징적이다(**그림 10-14**).

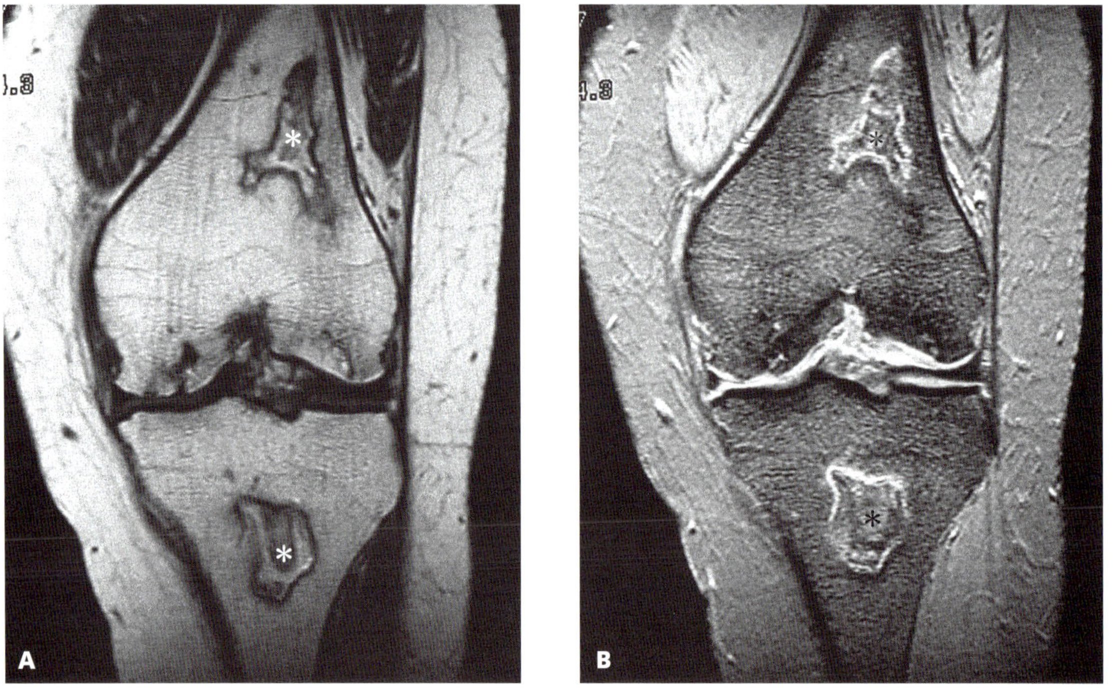

그림 10-14 ● 스테로이드성 골괴사(골경색)

20대 여성, SLE에 대한 스테로이드 전신 투여 중. T1 강조 관상면 영상(A), T2* 강조 관상면 경사에코 영상(B). 내측과와 외측과 및 대퇴골과 경골에도 지도 모양의 괴사 영역이 산재해 있다. 병변의 테두리는 T1 저신호, T2 고신호로, 내부는 지방괴사를 나타내는 불균일한 T1 고신호를 보인다(*).

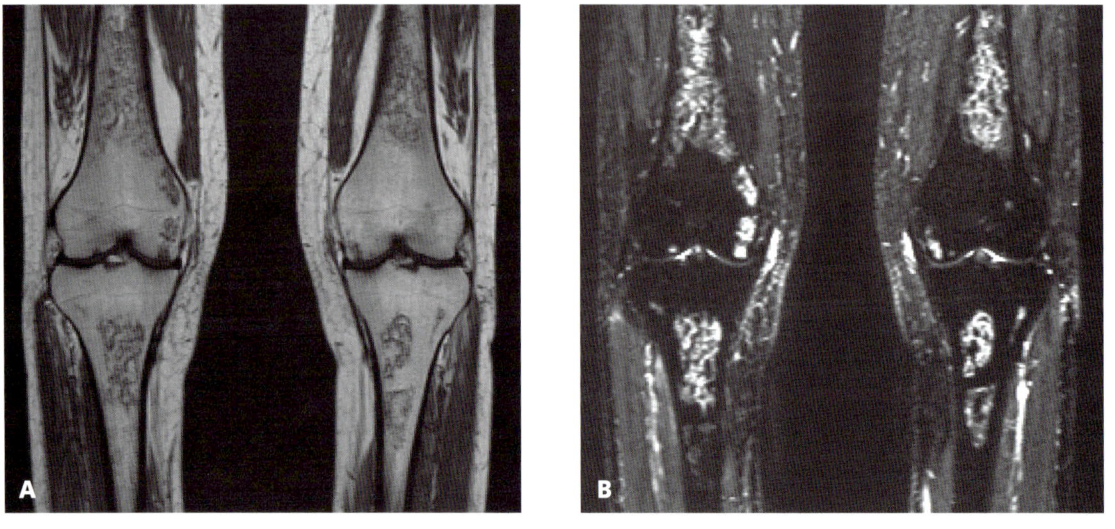

그림 10-15 ● 스테로이드성 골괴사(골경색)

20대 여성, SLE에 대한 스테로이드 전신 투여 중. T1 강조 관상면 영상(A), STIR 관상면 영상(B). 양측 무릎의 대퇴골과 경골에 지도 모양의 괴사 영역이 다수 발생하여 전신성 질환을 시사한다.

10-5 골수의 재전환

Bone marrow reconversion

➡ Vogler JB 3rd, Murphy WA : Bone marrow imaging. Radiology 1988 ; 168 : 679-693.

➡ Shellock FG, Morris E, Deutsch AL, et al : Hematopoietic bone marrow hyperplasia : high prevalence on MR images of the knee in asymptomatic marathon runners. AJR Am J Roentgenol 1992 ; 158 : 335-338.

- 무릎 주위의 골수는 노화에 따라 조혈골수(적색골수)에서 지방골수(황색골수)로 전환(conversion)된다.
- 심한 빈혈 등 골수에 조혈능력 증가의 스트레스가 가해졌을 때 지방골수가 다시 조혈골수로 재전환(reconversion)될 수 있다.
- 정상의 conversion과 달리 장관골은 근위에서 원위로 진행한다.
- T1 강조영상이나 FSE를 이용한 T2 강조영상에서는 고신호의 지방골수 중에 산재된 '옅은' 저신호 영역이 관찰된다(**그림 10-16**).
- 이는 조직학적으로 hematopoietic hyperplasia라고 한다. 강도 높은 운동을 하는 마라토너에서도 같은 현상이 보일 수 있다.
- MRI에서 이러한 이상 신호가 발견되었을 때 골생검이 시행되는 경우도 있다고 한다. 그러나 백혈병과 같은 종양성 세포 침윤과의 감별은 어렵다.

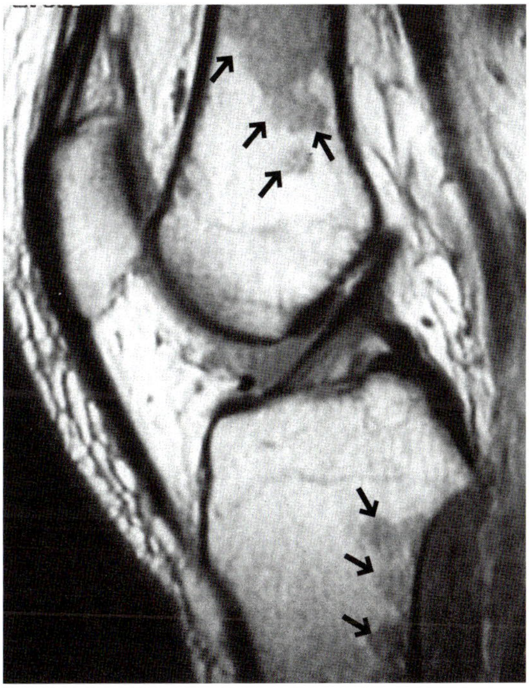

그림 10-16 ● Bone marrow reconversion

지방골수의 조혈골수로의 재전환. 40대 여성, 자궁근종에 의하여 장기간에 걸쳐 심한 빈혈이 있었다. 양성자 강조 시상면 영상. 대퇴골과 경골에 정상 지방골수를 치환하는 저신호 영역이 산재해 있다(화살표).

■ 퇴행성 관절증의 MRI 적응에 대하여

종래의 무릎 MRI 검사는 인대, 반월상연골 손상 등의 외상성 질환이 주를 이루었다. 특히 주로 젊은 층에서 시행되었지만, 최근 몇 년은 고령자의 무릎 MRI 검사가 급증하고 있다. 배경에는 MRI 장비의 보급을 들 수 있다. 제한된 MRI 검사 범위 내에서 암, 뇌졸중 등의 life threatening disease가 우선되어 온 것은 당연하고 거기에 '회복이 기대되는' 무릎 외상이 끼어든 상황이 된 것이다. 그러나 관절연골의 영상이 향상된 현재, MRI의 퇴행성 관절증에 대한 도입이 진행되고 있고, 또한, 합병된 반월상연골 파열의 처치에 의해 증상의 호전도 기대된다. QOL 향상을 목표로 무릎에 대한 적극적인 진료는 앞으로도 증가될 것이다.

제 11 장

활막 병변과 지방체, 추벽 증후군

Synovial Lesion and Plica

11-1 류마티스 관절염

Rheumatoid Arthritis : RA

- 대칭성으로 많이 발생하며, 관절 활막을 침범하는 원인불명의 만성 염증성 질환이다.
- 30~50대 사이의 여성에 많으며 교원병 중에서 가장 유병율이 높다.
- 증식한 활막세포가 생산하는 염증성 사이토카인, 단백질 분해효소가 관절 증상을 유발한다.
- 조조강직을 비롯해 좌우 대칭, 지속성 다발관절염 증상을 나타낸다.
- 중수지절관절(MCP), 근위지절간관절(PIP), 수관절에 많지만, 슬관절에도 이환된다.
- 단순 X-ray 사진에서 관절 주위 연부조직의 방추상 종창과 골미란을 보이고, 진행기에는 관절 간격 협소화, 골파괴, 골성 경직, 변형이 보인다.
- 초음파와 함께 MRI는 류마티스 관절염(rheumatoid arthritis : RA)의 초기 진단에 유용하다.

MRI 소견

- 단순 MRI에서는 높은 빈도로 관절액 저류를 나타낸다(**그림 11-1**).
- 관절강 내부에 고도의 활막 증식에 의한 연부조직(pannus)이 보인다.
- 골수 부종은 fluid-sensitive sequence(지방억제 양성자/T2 강조영상)에서 골내부의 경계가 불명확한 고신호로 관찰된다.
- 조영 MRI에서는 조영 증강되는 두꺼운 활막과 그 주변 조직이 관찰된다. 또한, 관절강 내에서 gadolinium으로 강하게 조영 증강되는 pannus를 볼 수 있다(**그림 11-2**).
- MRI는 또한, 골미란 및 골내부의 낭종을 확인할 수 있다(**그림 11-3**).
- 베이커 낭종의 확장도 높은 빈도로 나타난다(**그림 11-2**).

무릎 MRI 검사 시 화장은 어떻게 해야 할까?

무릎 검사이므로 얼굴의 화장은 상관이 없다? 경사 자기장이 공간적으로 크게 변하는 부위는 gantry의 끝 · 개구부이며, 무릎 MRI 검사의 경우에 머리나 안면이 이 부근에 오는 경우가 많다. 따라서 다른 부위와 마찬가지로 화장은 안된다. 화장품 내부에 포함된 금속 성분 때문에 위화감이나 화상이 보고된 경우도 있다. 병원에 간다고 일부러 아이섀도우와 마스카라를 한 환자에게는 정중하게 상황을 설명하고 닦아내도록 해야 한다.

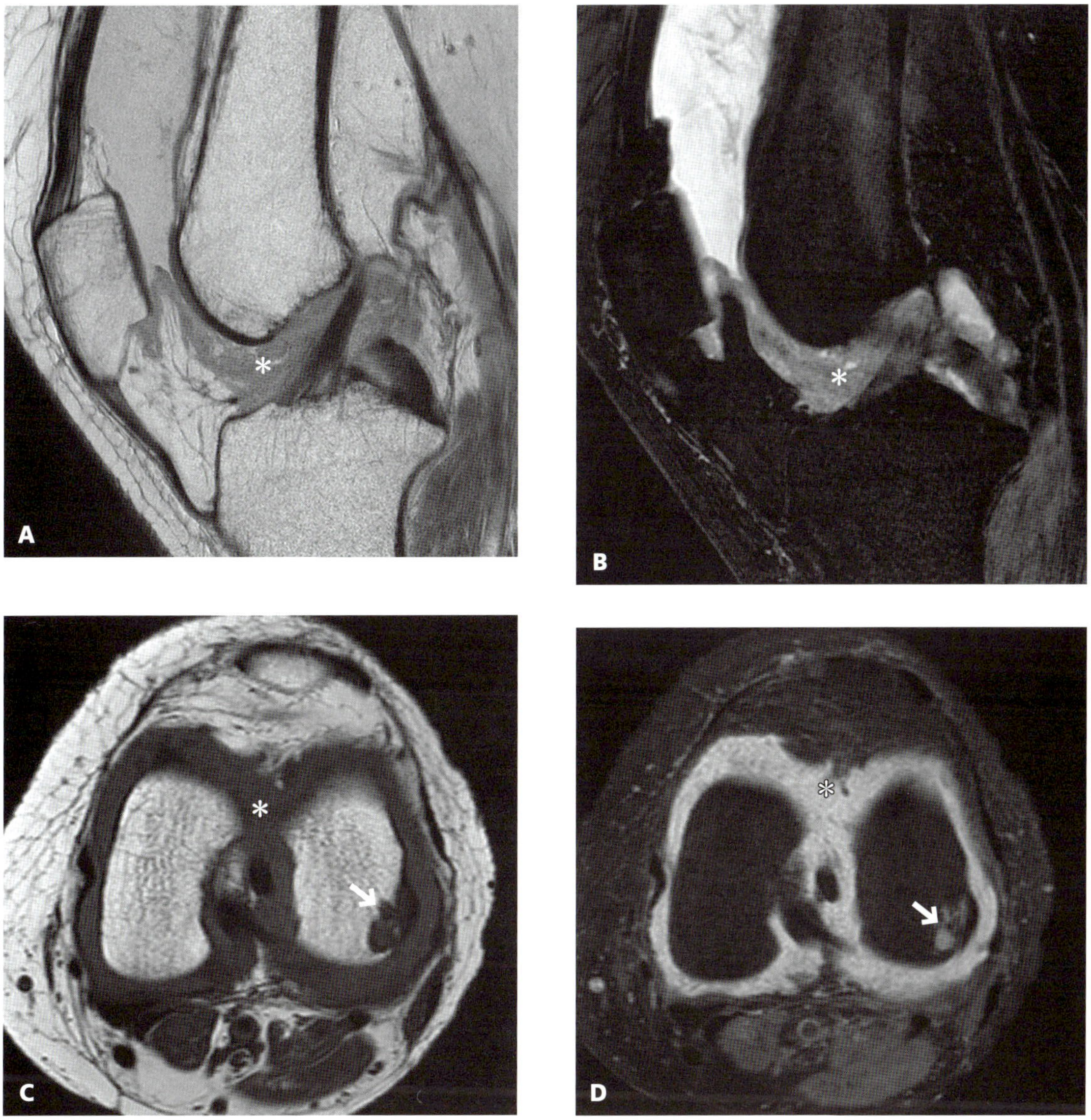

그림 11-1 ● **류마티스 관절염**

50대 여성, 양성자 강조 시상면 영상(A), T2* 강조 시상면 경사에코 영상(B), T1 강조 횡단면 영상(C), 지방억제 양성자 강조 횡단면 영상(D). 다량의 관절액 저류가 있고, 과간부 위치에 증식 활막이 존재한다(*). 대퇴골 외측과 변연에는 골미란이 보인다(화살표).

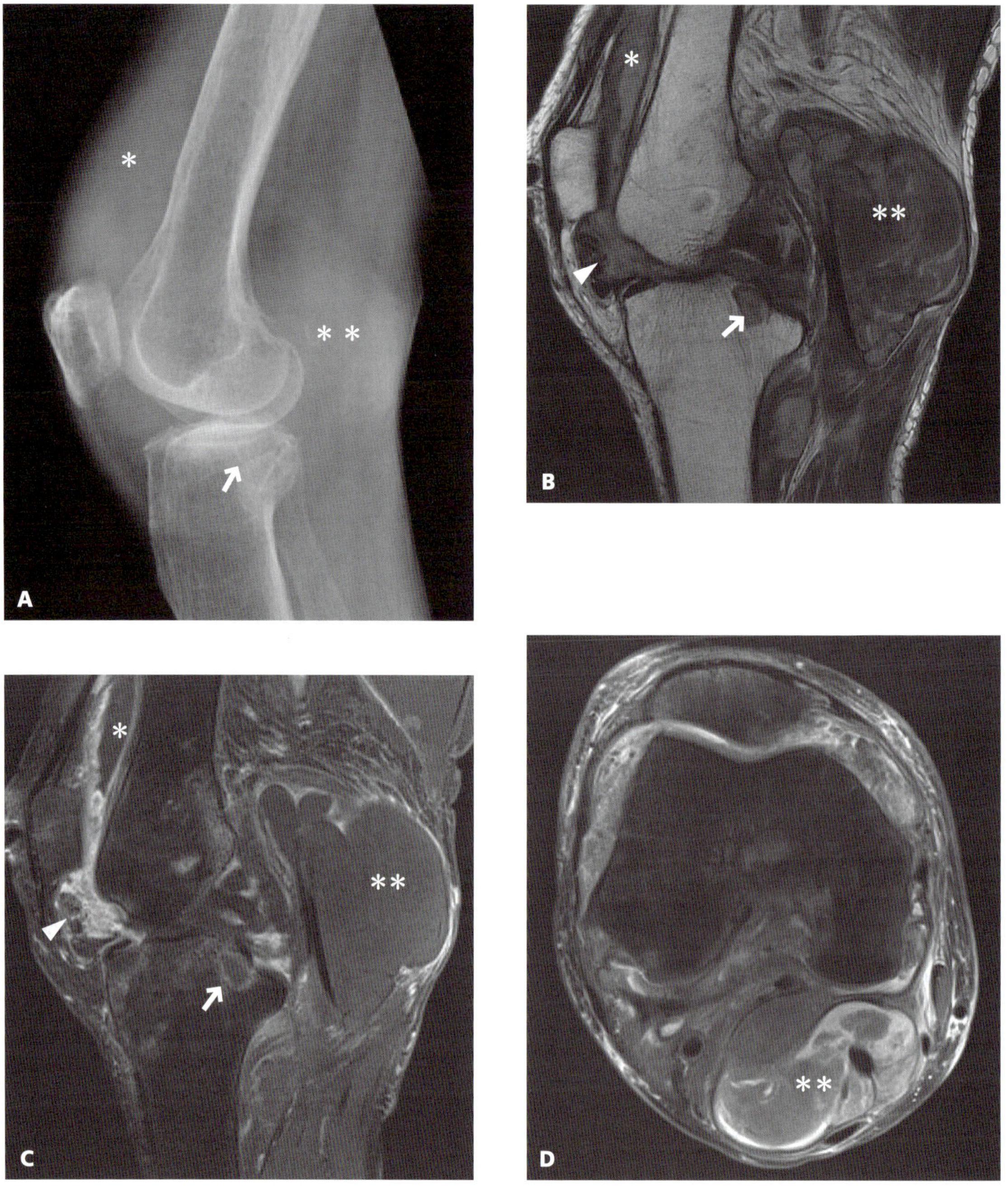

그림 11-2 ● 류마티스 관절염

70대 여성, 단순 X-ray 사진 측면 영상(A), 양성자 강조 시상면 영상(B), Gd 투여 지방억제 T1 강조 시상면 영상(C), Gd 투여 지방억제 T1 강조 횡단면 영상(D). 고유 활막강(*)에 액체 저류와 Gd로 조영 증강되는 활막 증식이 있다(화살촉). 베이커 낭종(**)도 확장되어 유사한 모양으로 조영 증강되는 활막 증식이 있다. 골미란 · 낭종 형성도 보인다(화살표).

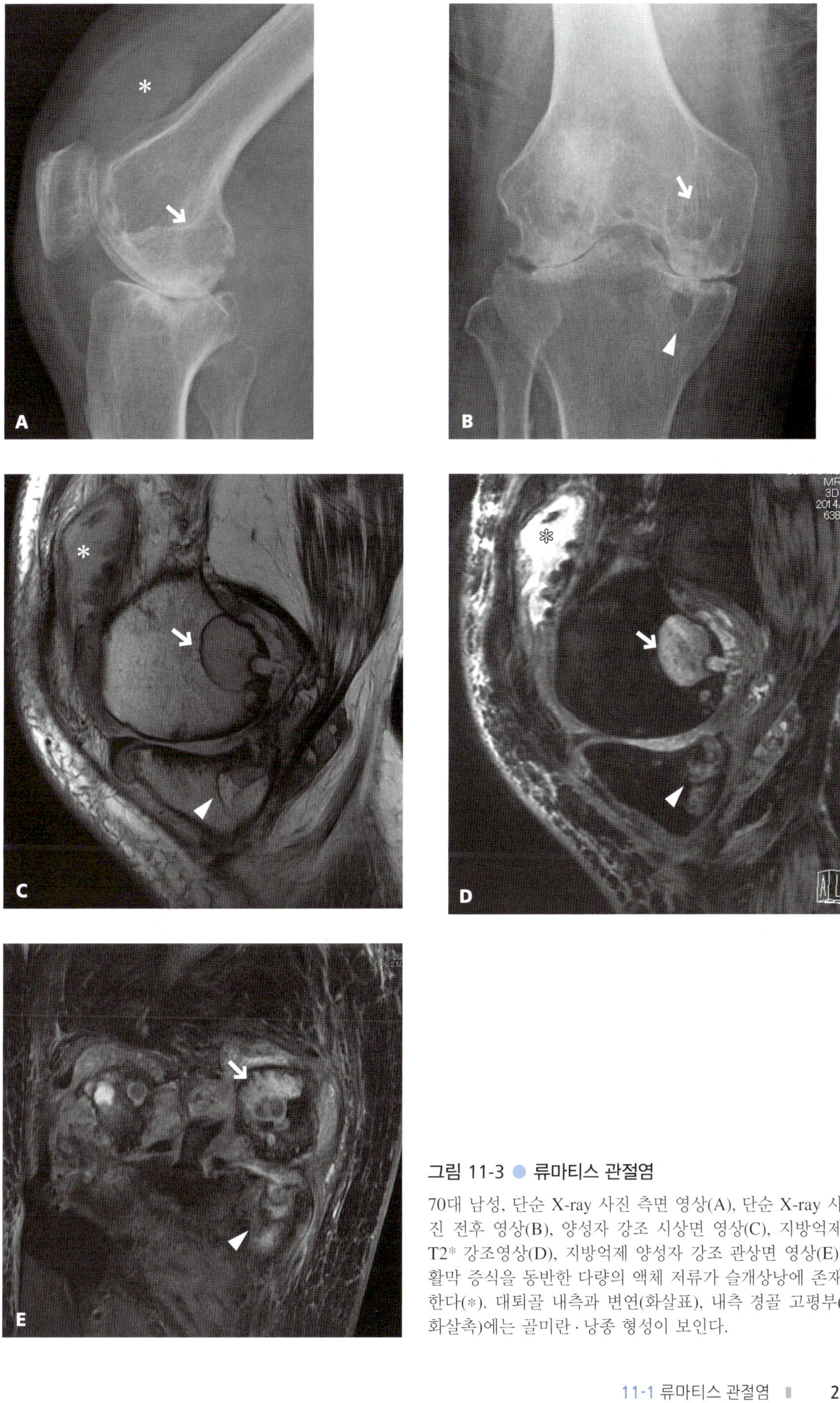

그림 11-3 ● 류마티스 관절염

70대 남성, 단순 X-ray 사진 측면 영상(A), 단순 X-ray 사진 전후 영상(B), 양성자 강조 시상면 영상(C), 지방억제 T2* 강조영상(D), 지방억제 양성자 강조 관상면 영상(E). 활막 증식을 동반한 다량의 액체 저류가 슬개상낭에 존재한다(*). 대퇴골 내측과 변연(화살표), 내측 경골 고평부(화살촉)에는 골미란 · 낭종 형성이 보인다.

11-2 건활막 거대세포종(색소성 융모 결절성 활막염)

Tenosynovial giant cell tumor : TGCT
(pigmented villonodular synovitis : PVS)

➡ Narvaez JA, Narvaez J, Aguilera C, et al : MR imaging of synovial tumors and tumor-like lesions. Eur Radiol 2001 ; 11 : 2549-2560.

- 종래의 색소성 융모 결절성 활막염(pigmented villonodular synovitis : PVS) 또는 건초 거대세포종(giant cell tumor of tendon sheath: GCTTS)으로 불리는 질환을 총칭한다.
- 미만형과 국소형으로 나눌 수 있다.
- 활막의 융모 모양, 결절 모양의 증식성 질환이다.
- 발생 원인은 불문명하며 염증이나 지질 대사 장애 등이 알려져 있다.
- 비교적 젊은 연령(20~40대)에서 많다.

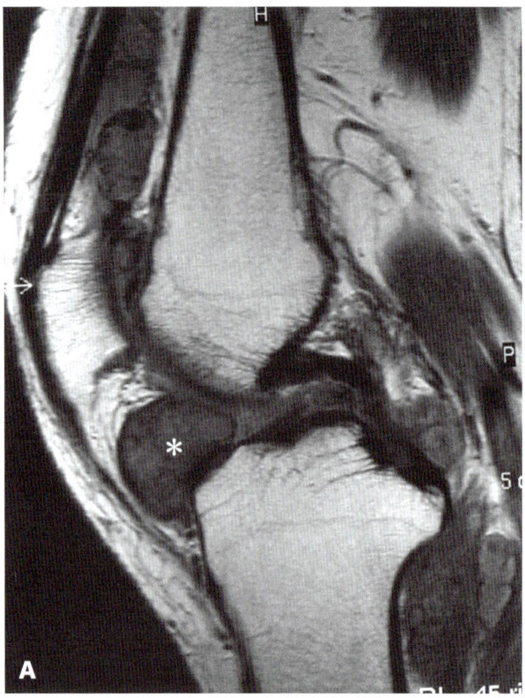

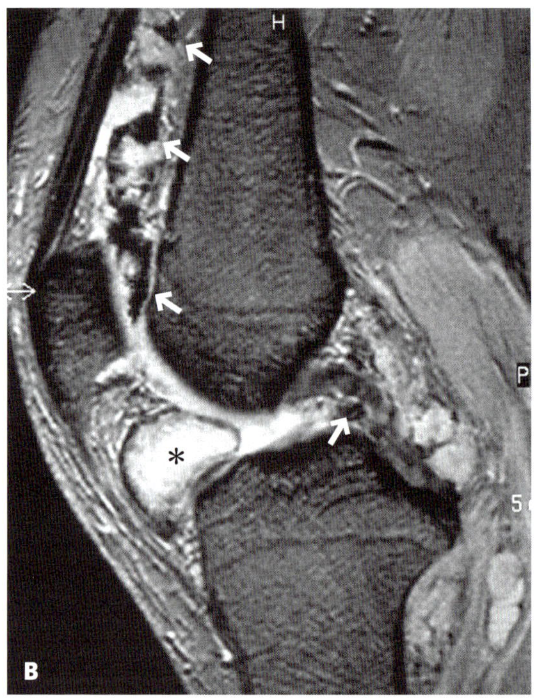

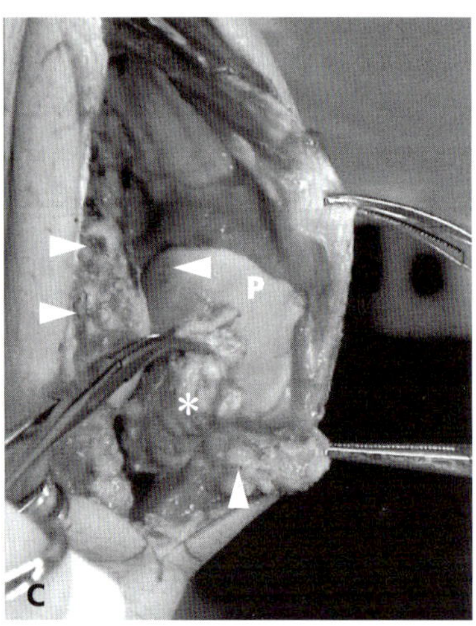

그림 11-4 ● 건활막 거대세포종(TGCT, 구 PVS) 미만형

50대 남성, 양성자 강조 시상면 영상(A), T2* 강조 시상면 경사에코 영상(B), 적출 시(C). 슬개하 지방체를 침범하는 종괴가 있다(*). 관절강 내에는 T2* 강조영상에서 강한 저신호를 보이는 헤모시데린을 포함한 증식 활막이 존재한다(화살표). 종괴(*)는 황색으로 다른 부위의 활막에도 흑색의 출혈성 변화가 흩어져 있다(화살촉). P : patella

- 슬관절을 비롯한 대관절에 많으며, 무릎이 가장 이환되기 쉽다.
- 보통 단관절형을 보인다.
- 활막에 국한된 종괴를 형성하는 국소형(localized type, **그림 11-4**)과 미만성으로 증식하고 일부 결절성을 포함하는 미만형(diffuse type)이 있다(**그림 11-5**).
- Erosion에 의해 뼈에 낭종 형태로 침입하기도 한다.
- 임상증상은 유발 요인 없이 나타나는 관절 종창으로 관절액을 흡인하면 혈성을 보인다.
- 치료는 수술적 제거이지만, 남아있을 때 재발하는 경우가 많으며 수술 전 MRI에서 관절강 내를 면밀히 관찰할 필요가 있다.

MRI 소견

- 활막의 증식으로 관절강 내에 가득찬 연부조직이 보인다. Gd에서 비교적 강하게 조영 증강된다. 헤모시데린 침착에 의해 T2 강조영상에서 특징적인 저신호가 보이고, 특히 susceptibility에 민감한 gradient echo법에서 현저하다.
- 건초 거대세포종(GCTTS)도 국소형의 건활막 거대세포종으로 분류되었다.
- 발생 부위의 대부분은 건초이다. 무릎의 경우는 관절낭에 접하고 있는 경우가 많다(**그림 11-7**).
- 이전에는 '황색종(xanthoma)'이라고 불렸다.

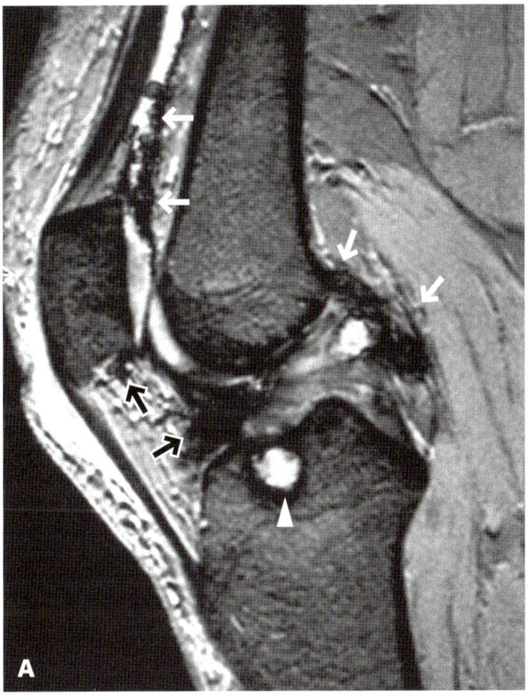

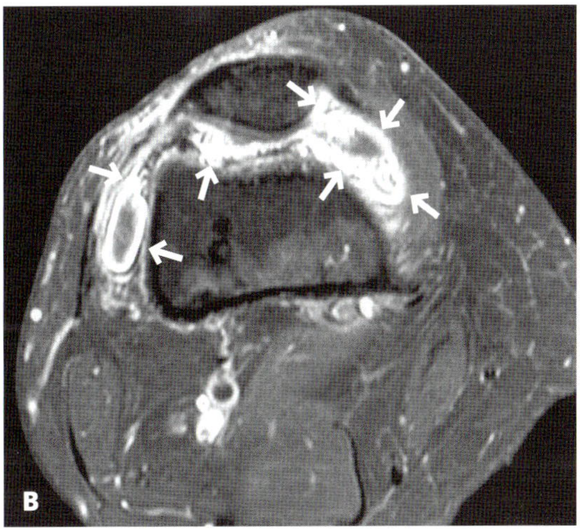

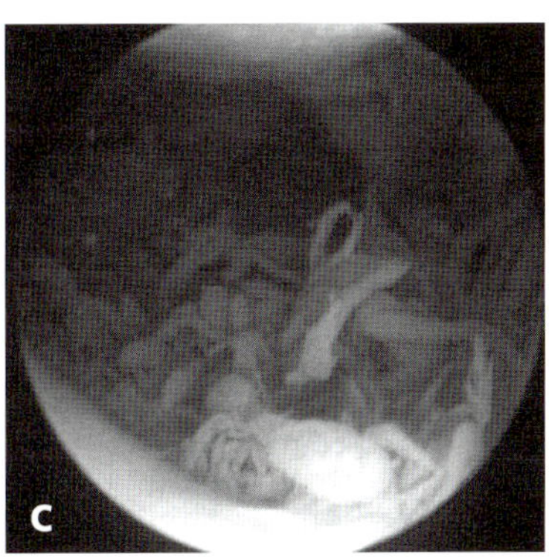

그림 11-5 ● 건활막 거대세포종, 미만형

50대 여성, T2* 강조 시상면 영상(A), Gd 투여 지방억제 T1 강조 횡단면 영상(B), 관절경 사진(C). 후방관절낭도 포함하여 관절 내부에는 T2* 강조에서 강한 저신호를 보이는 증식 활막이 미만성으로 나타난다(화살표). 경골 고평부 바로 아래에는 erosion에 의한 낭성 변화가 있다(화살촉). 증식 활막은 Gd에서 강하게 조영 증강되고, 관절경에서는 융모상을 보인다.

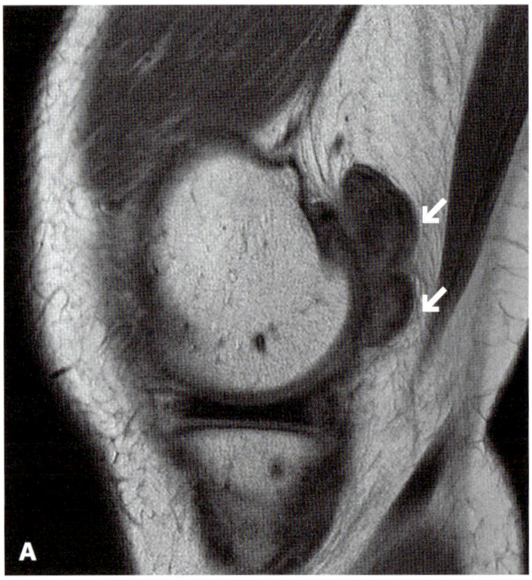

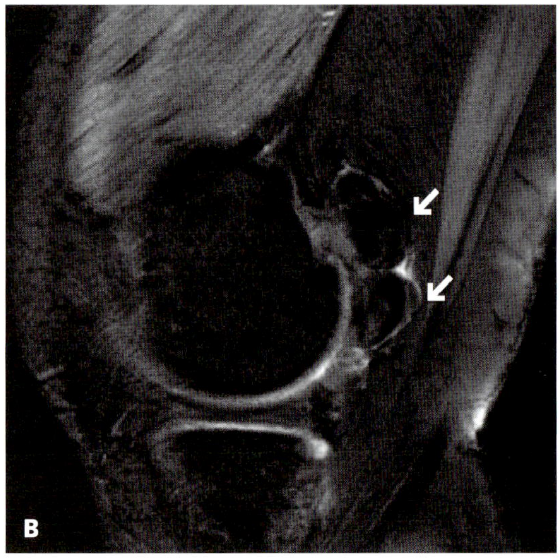

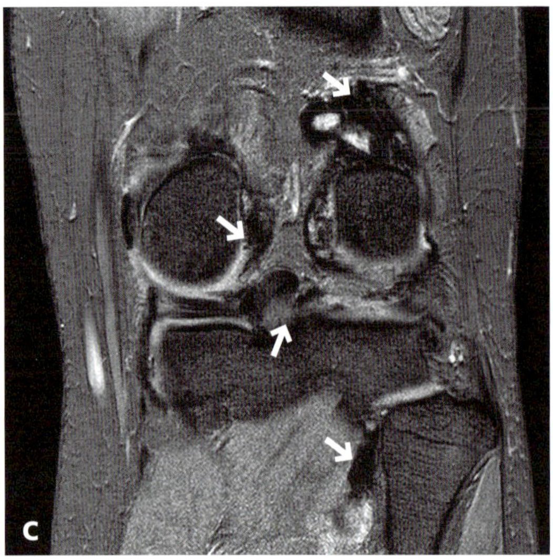

그림 11-6 ● 건활막 거대세포종

30대 여성, 양성자 강조 시상면 영상(A), 지방억제 T2* 강조 시상면 영상(B), T2* 강조 관상면 영상(C). 내측과 배측에 2개의 결절성 종괴가 있다(화살표, A · B). 모두 T2* 강조영상에서 강한 저신호를 보이며, 또 다른 관절강 내부에서도 증식 활막이 미만성으로 나타난다. 특히 gradient echo법에서 현저한 저신호를 보인다(화살표, C).

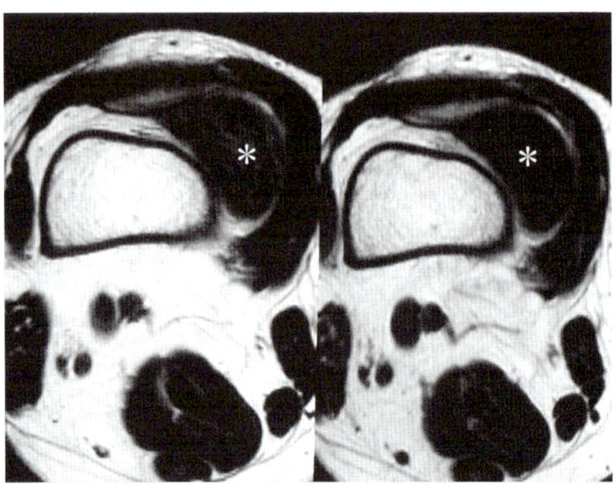

그림 11-7 ● 건활막 거대세포종, 국소성

50대 여성, T2 강조(좌) 및 T1 강조(우) 관상면 영상. T2 강조영상에서 내부에 경도의 고신호 부분을 가진 저신호의 종괴(*)가 있고, 슬개상낭이 인접해 있다.

11-3 활막 골연골종증
Synovial osteochondromatosis

➡ Narvaez JA, Narvaez J, Ortega R, et al : Hypointense synovial lesions on T2-weighted images ; differential diagnosis with pathologic correlation. AJR Am J Roentgenol 2003 ; 181 : 761-769.

- 활막 골연골종증은 활막하의 연부조직 화생에 의하여 활막 내부에 연골 성분(또는 골화부)이 증식하는 원인 불명의 질병이다.
- 젊은 층부터 중년까지 많으며, 무릎과 고관절, 주관절이 가장 많이 이환된다.
- 활막에서 파생된 연골종이 발달하여 관절강으로 돌출되어 관절강 내부로 유리체를 방출하게 된다. 이 유리체는 류마티스 관절염에서 발견되는 미립체(rice bode)와 유사하다.
- 관절 내 골연골종의 증식과 다발성 유리체로 인하여 관절강이 확대되고 종창된다.
- 골피질에서 erosion이 보일 수 있다. 보통 단관절형을 보인다.
- 유리체에 골화, 석회화가 있으면 단순 X-ray 사진에서 확인되지만 그 비율은 낮아, 30~40%에서는 나타나지 않는다고 한다.
- 임상증상은 초기에는 둔한 통증이며 관절수종에 의한 종착이 계속된다. 유리체가 관절강 내에서 함입되면 통증과 함께 관절가동범위 제한이 생기고, 장기적으로는 이차성의 퇴행성 관절증으로 진행할 수 있다. 이 활막 증식은 자연적으로 멈추기도 한다.

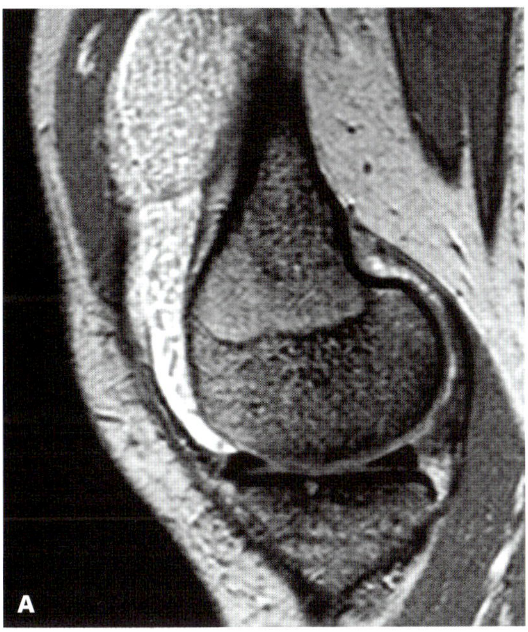

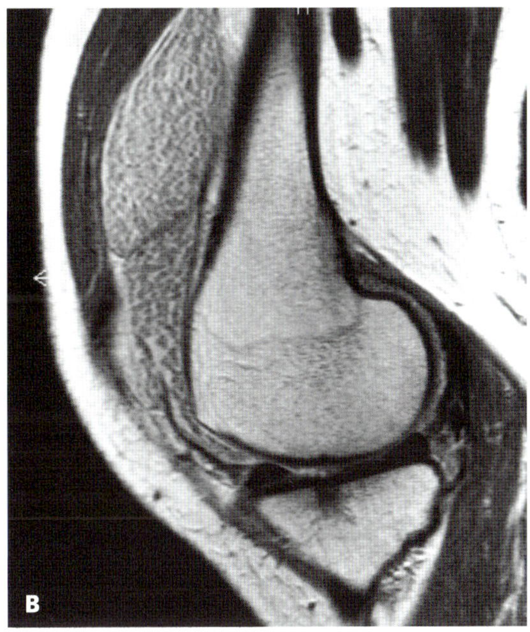

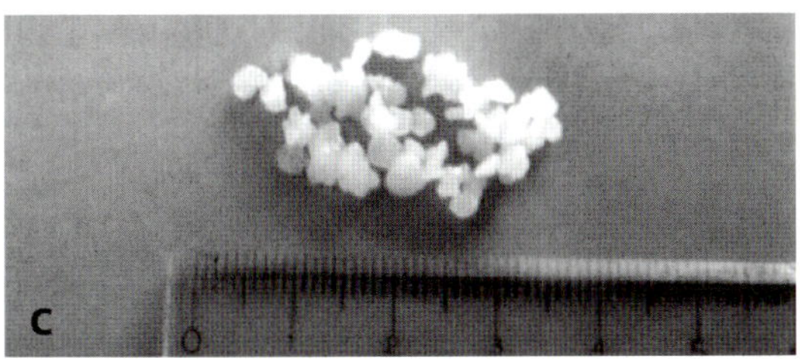

그림 11-8 ● 활막 골연골종증

30대 여성, MTC 병용 T2* 강조 시상면 영상(A), Gd 투여 2시간 후의 T1 강조 시상면 영상(B), 적출 표본(C). 관절강 내에는 MTC에서 관절연골과 유사한 신호를 가지는 미세 결절이 무수히 많이 존재한다. 관절액 내로 침투한 조영제에 의해서도 대비를 얻을 수 있다. 관절경하 증식 활막 절제와 유리체 적출을 시행하였고 수 mm 크기의 rice body 형태의 결절이 다수 배출되었다(C). 본 증례는 단순 X-ray 사진과 CT에서 골화 성분은 보이지 않아 활막 연골종증으로 진단되었다.

- 치료는 관절경하 증식 활막 절제와 유리체 적출이지만 완전 적출이 불가능한 경우는 관절 절개를 시행한다. 활동성의 증식 활막이 남아있는 경우 재발이 있지만, 일반적으로 예후는 양호하다.

MRI 소견

- 관절 내부에 골연골종의 증식에 의한 연부조직이 보인다.
- 골연골종이 큰 경우는 다양한 신호를 나타내고, 내부에 지방골수를 포함하면 지방 신호를 보인다. 또한, 골화 성분에 대응하는 무신호 부분을 포함한다.
- 연골 성분은 관절연골과 유사한 신호를 보인다.
- 관절액과의 대비가 얻어지지 않는 경우 MTC법이 유용하다.

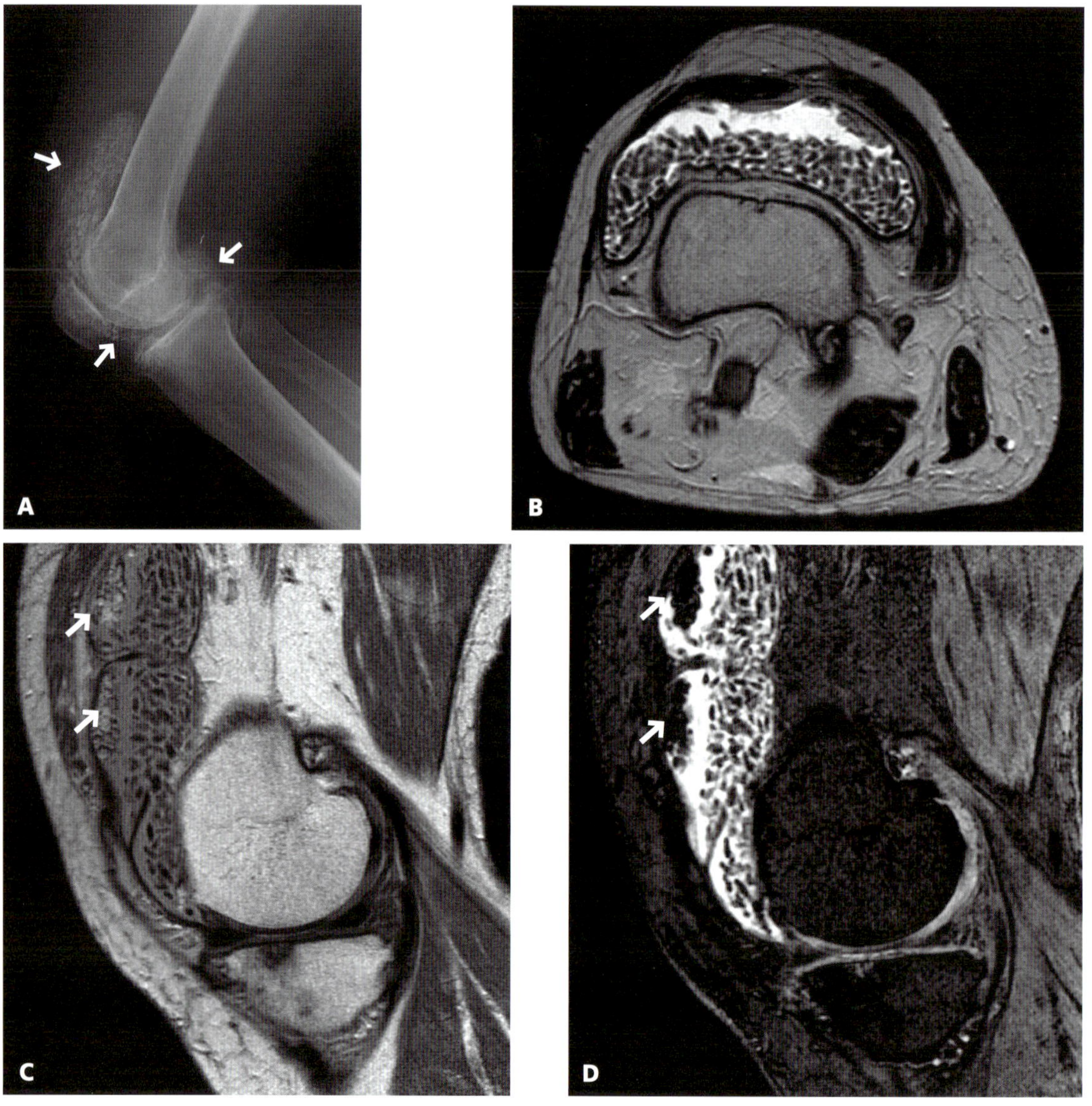

그림 11-9 ● 활막 골연골종증

60대 여성, 단순 X-ray 사진 측면 영상(A), T2 강조 횡단면 영상(B), 양성자 강조 시상면 영상(C), 지방억제 T2* 강조 시상면 영상(D). 단순 X-ray 사진에서 슬개상낭 우위에 관절강 내에는 골화를 나타내는 무수히 많은 미세한 고흡수 영역이 보인다(화살표, A). MRI에서 대부분의 유리체는 T2 저신호를 나타내지만, 일부 유리체는 지방골수를 시사하는 지방억제 양성자 강조 고신호를 포함하고, 슬개상낭 내부에서 상방(무릎의 전방)으로 부유한다(화살표, C・D).

11-4 활막 혈관종

Synovial hemangioma

➡ Greenspan A, Azouz EM, Matthews J 2nd, et al : Synovial hemangioma : imaging features in eight histologically proven cases, review of the literature, and differential diagnosis. Skeletal Radiol 1995 ; 24 : 583-590.

➡ Wen DW, Tan TJ, Rasheed S : Synovial haemangioma of the knee joint : an unusual cause of knee pain in a 14-month old girl. Skeletal Radiol 2016 ; 45 : 827-831.

- 슬관절에서 발생하는 활막 혈관종은 드물다.
- 무릎 MRI에서 확인되는 혈관종은 활막 주위, 활막 외가 대부분이다.
- 조직학적으로는 해면상 혈관종과 모세형이 혼재하는 혼합형이 많다.
- 젊은 층에 많으며 평균 발병 연령은 10대 초반이다. 통증으로 발현되는 경우가 많다.
- 관절 내 혈관종의 경우 반복적인 관절 내 출혈로 무릎 부종, 통증, 가동범위 제한이 발생한다.
- 단순 X-ray 사진에서 정맥석이 보이는 경우도 있다.

MRI 소견

- T1 강조영상에서 중간신호, T2 강조영상에서 혈관종에 특징적인 강한 고신호를 보인다. 격벽과 유사한 구조나 출혈에 의한 액면 형성(fluid-fluid level)을 볼 수 있다.
- Gd으로 강하게 조영 증강된다.
- 반복된 혈관절증을 반영하여 헤모시데린 침착에 의한 T2* 강조영상의 강한 저신호도 함께 관찰된다.

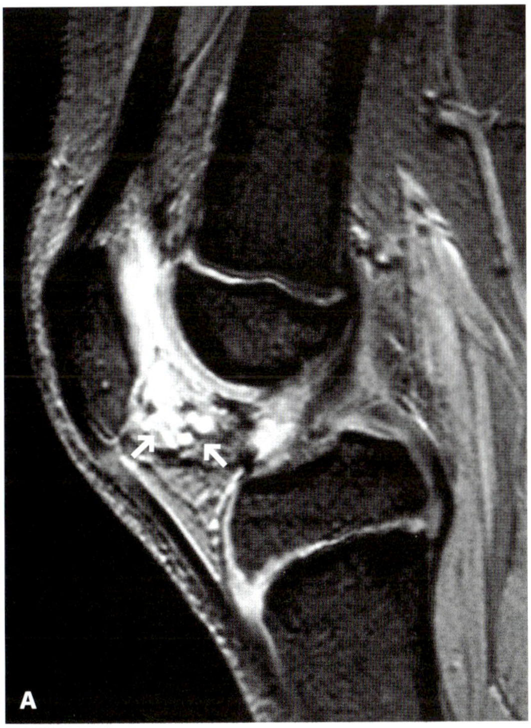

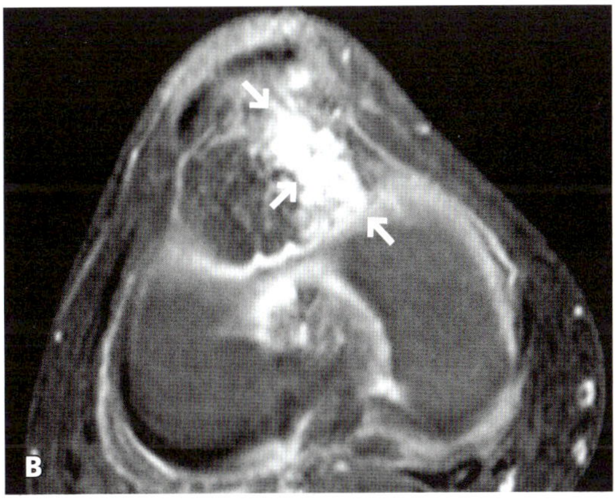

그림 11-10 ● 활막 혈관종

반복되는 혈관절증을 보이는 8세 여아, T2* 강조 시상면 영상(A), Gd 투여 지방억제 T1 강조 횡단면 영상(B). 슬개하지방체에 침투하는 T2 고신호의 다낭성 종괴가 있다(화살표). Gd에 의해 강하게 조영 증강된다.

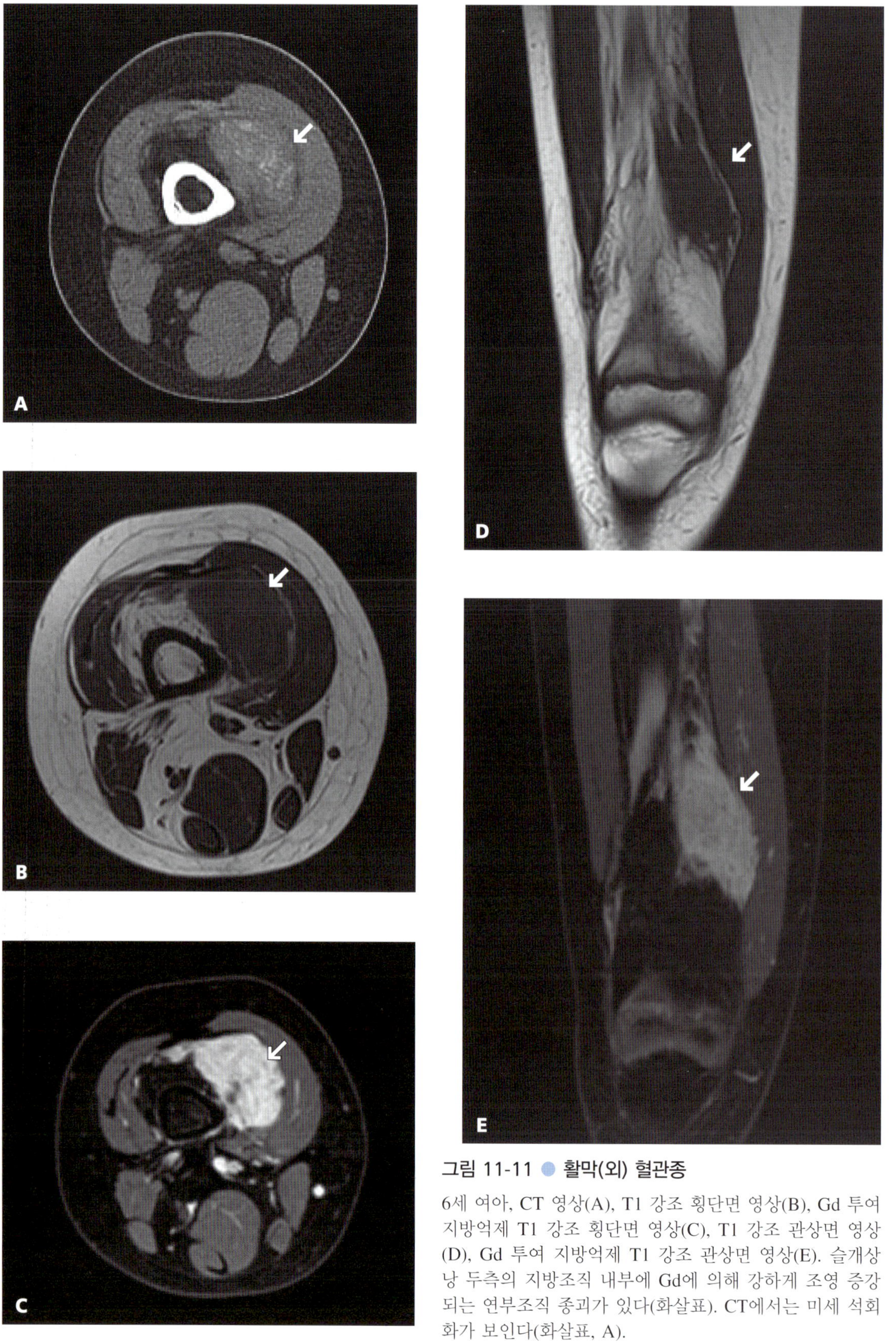

그림 11-11 ● 활막(외) 혈관종

6세 여아, CT 영상(A), T1 강조 횡단면 영상(B), Gd 투여 지방억제 T1 강조 횡단면 영상(C), T1 강조 관상면 영상(D), Gd 투여 지방억제 T1 강조 관상면 영상(E). 슬개상낭 두측의 지방조직 내부에 Gd에 의해 강하게 조영 증강되는 연부조직 종괴가 있다(화살표). CT에서는 미세 석회화가 보인다(화살표, A).

11-5 수지상 지방종
Lipoma arborescens

➡ Feller JF, Rishi M, Hughes EC : Lipoma arborescens of the knee : MR demonstration. AJR Am J Roentgenol 1994 ; 163 : 162-164.

- 활막의 지방종 유사 증식.
- 융모성으로 증식한 활막조직은 작은 지방종을 무수히 함유한 나뭇가지 모양을 보인다.
- 미만성 활막 지방종이라고도 한다.
- 편측성으로 무릎이 가장 많다.
- 슬개상낭에 주로 발생한다.
- 만성 관절염과 퇴행성 슬관절증(osteoarthritis : OA)에 대한 반응성 변화라고 하며, OA에서 합병증으로도 나타난다.
- 건활막 거대세포종 TGCT(구 PVS)와 유사하지만 주로 지방으로 구성되며, 헤모시데린 침착이 적고 erosion과 같은 골 변화가 적은 것이 특징이다.
- 슬개하지방체 (Hoffa's fat pad) 내부에서 발생하는 슬개하지방체 지방종도 드물게 볼 수 있다.

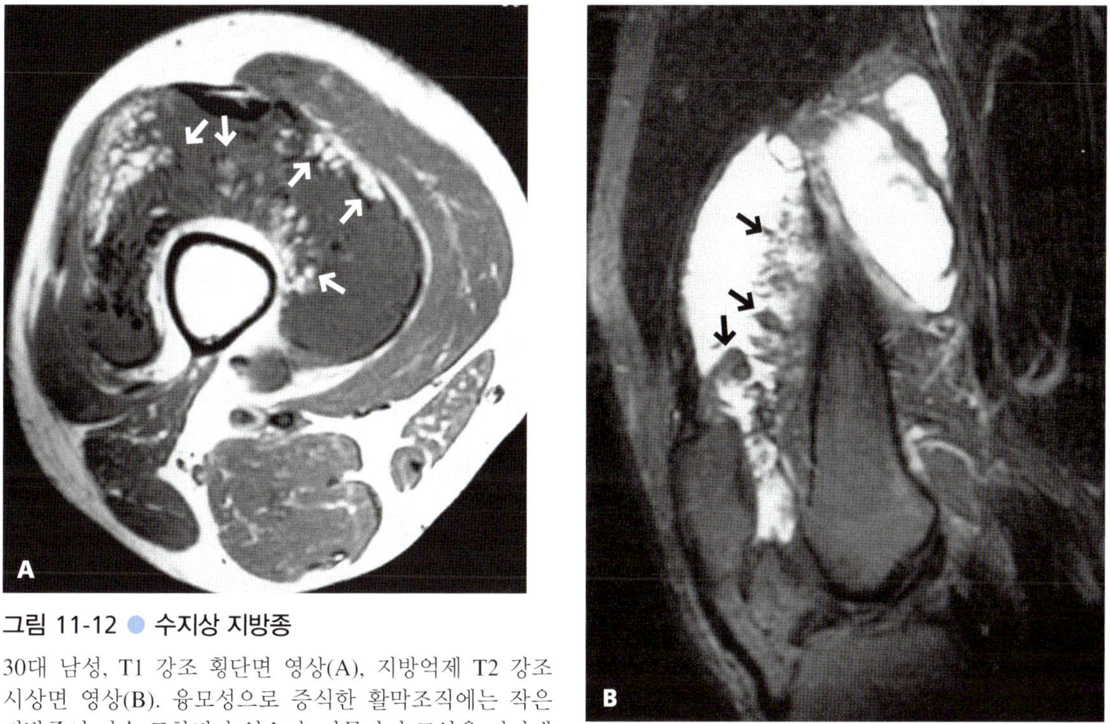

그림 11-12 ● 수지상 지방종

30대 남성, T1 강조 횡단면 영상(A), 지방억제 T2 강조 시상면 영상(B). 융모성으로 증식한 활막조직에는 작은 지방종이 다수 포함되어 있으며, 나뭇가지 모양을 나타낸다(화살표). 다량의 관절액이 있다.

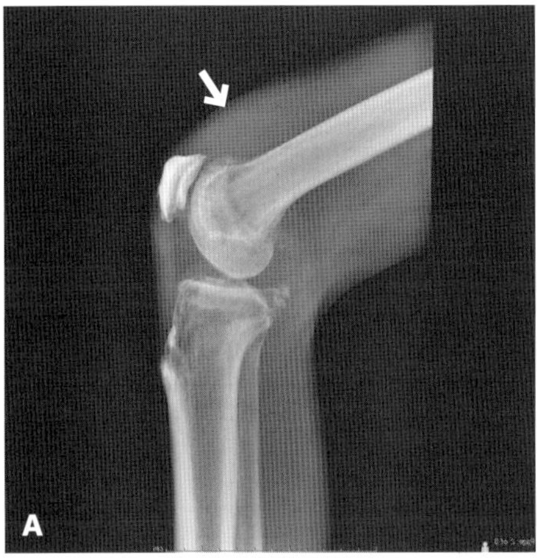

그림 11-13 ● 수지상 지방종

60대 남성, 단순 X-ray 사진 측면 영상(A), 양성자 강조 시상면 영상(B), 지방억제 T2* 강조 시상면 영상(C), T1 강조 횡단면 영상(D), 지방억제 양성자 강조 횡단면 영상(E). 단순 X-ray 사진에서 다량의 관절액 저류가 있고, 석회화는 분명하지 않다(화살표, A). 활막 증식 대부분은 T1, 양성자 강조영상에서 고신호를 보이며, 지방억제되는 지방조직이 포함되어 있다(화살표, B~E).

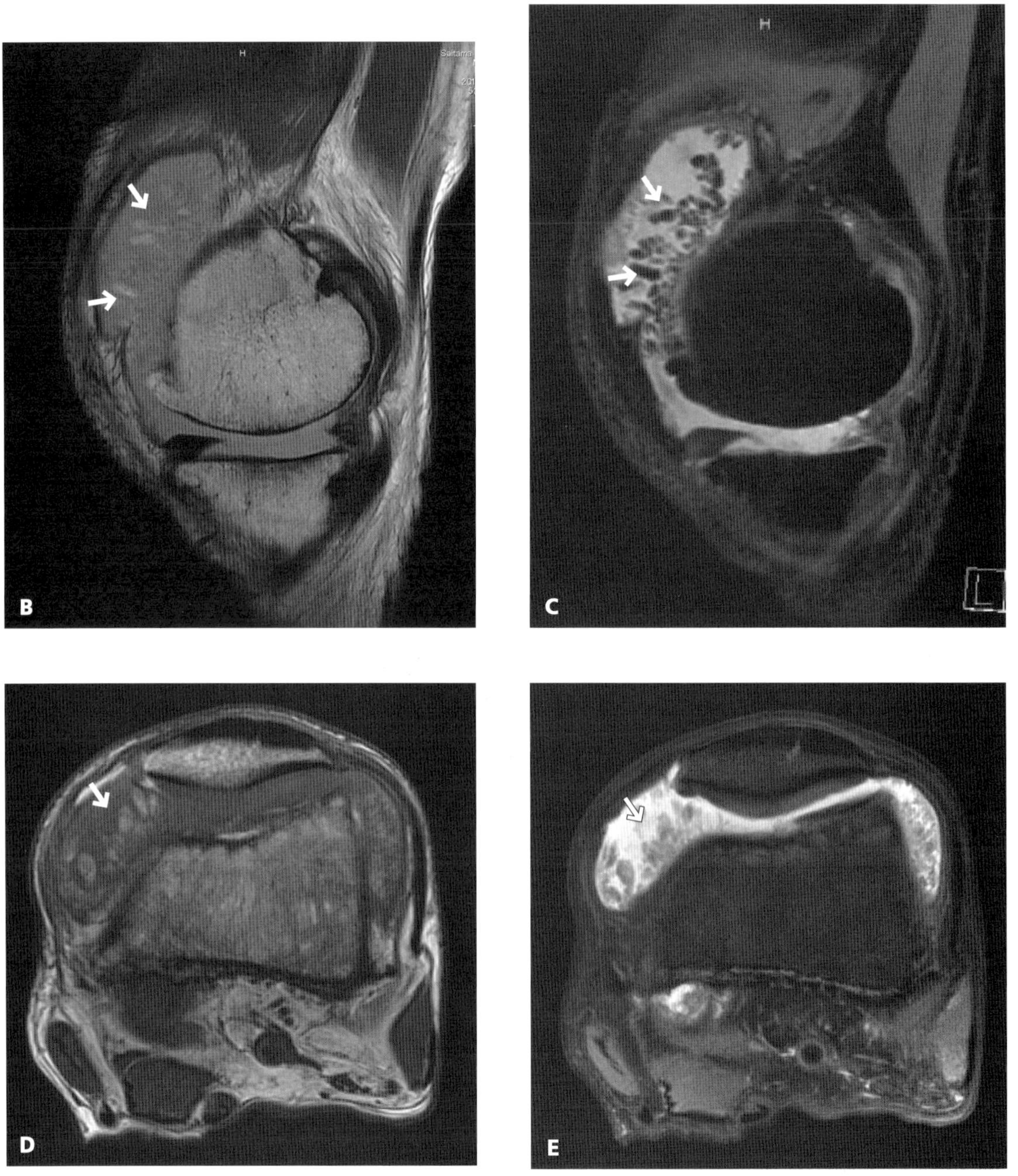

11-6 Hoffa 증후군
Hoffa syndrome

Hoffa syndrome

➡ Jacobson JA, Lenchik L, Ruhoy MK, et al : MR imaging of the infrapatellar fat pad of Hoffa. Radiographics 1997 ; 17 : 675-691.

➡ Lapègue F, Sans N, Brun C, et al : Imaging of traumatic injury and impingement of anterior knee fat. Diagn Interv Imaging. 2016 ; 97 : 789-807.

- 슬개하지방체(Hoffa's fat pad)에 대한 기계적 자극이나 염증에 의한 병태의 총칭이다.
- Hoffa 증후군 중 슬개하지방체의 출혈을 포함한 외상성 손상으로 인한 부종, 대퇴골과 경골 사이에 impingement를 일으키는 것을 좁은 의미의 Hoffa병(Hoffa disease)이라고 한다.
- 최근, 슬개건(슬개골)과 대퇴골 외측과의 impingement에 의한 patellofemoral friction syndrome이 제창되었다(p. 274 참조).
- 원인은 무릎 앞면에 타박상이나 반복되는 기계적 자극이다.
- 급성기에는 혈종과 부종으로 인한 종창이 나타나며 국소 통증이 있다(**그림 11-15**). 혈종의 경우는 MRI에서 다양한 신호를 보인다.
- 경미한 것은 소실된다(**그림 11-16**)
- 만성기에는 섬유성 증식이 진행되어 가동범위도 제한된다(**그림 11-17**). 섬유화는 헤모시데린을 포함하여 T2 저신호를 보일 수도 있다. 또한, 괴사를 야기한 낭성 변화가 혼재되거나 섬유화 병소가 석회화·골화를 일으키기도 한다(골연골 화생, metaplastic osteochondral sage, **그림 11-19**).
- Ganglion이 슬개하지방체에 발생하여 무릎 신전상애를 일으키는 경우가 있는데, 이것도 넓은 의미의 Hoffa 증후군 범주에 들어간다(**그림 11-18**). 그러나 반월상연골 낭종이 슬개하지방체로 진행한 경우와 구별이 필요하다(12장 p. 295 참조).

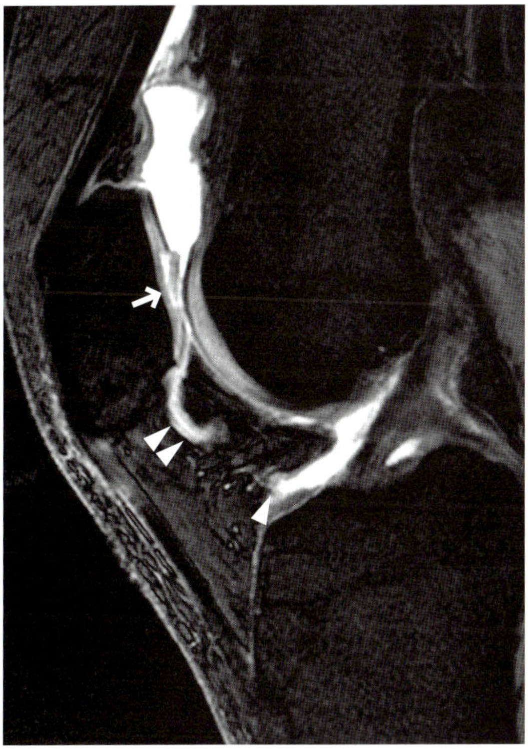

그림 11-14 ● 슬개하지방체 상하 2개의 recess

Superior recess(2중 화살촉)와 posteroinferior recess(화살촉). 슬개골에 연골 손상이 있다(화살표).

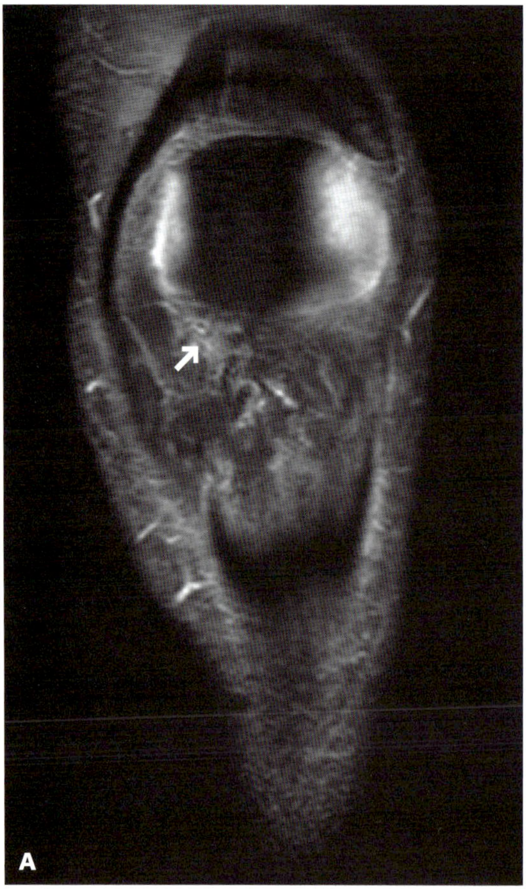

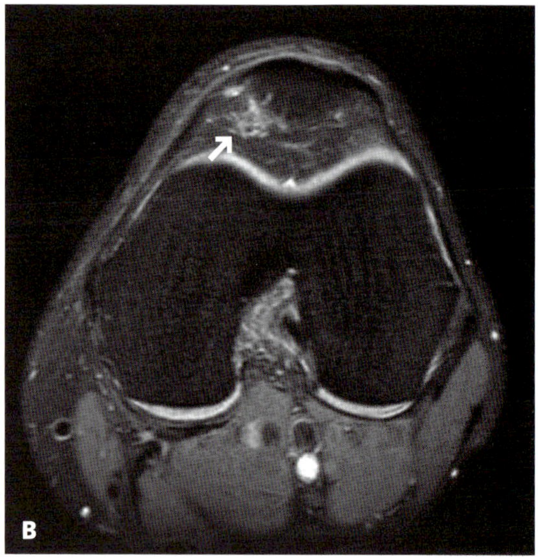

그림 11-15 ● Hoffa 증후군

30대 남성, 파워 리프팅 후 무릎 전면의 통증, 지방억제 양성자 강조 관상면 영상(A), 횡단면 영상(B). 슬개건 바로 아래의 지방체에 미세한 부종성 변화가 있다(화살표).

■ 슬개하지방체(Hoffa's fat pad, infrapatellar fat pad : iFP)에 대해서

- 무릎의 전방 부분을 차지하는 지방조직
- 관절강 내(intraarticular), 활막 외(extrasynovial)의 구조(ACL, PCL과 동일).
- 전방은 관절낭을 사이에 두고 슬개건과 슬개골 하극으로 경계 지어진다.
- 배측은 활막에 의하여 관절강을 통해 대퇴골, 경골 사이에 존재한다.
- 상하 2개 활막의 주름(recess)이 있다(superior recess와 posteroinferior recess, **그림 11-14**).
- 혀 모양의 배측 가장자리에는 infrapatella plica(ligamentum mucosum)가 부착되어 과간와에 연결된다(p. 286, **그림 11-35** 참조).
- 하방은 내측, 외측반월상연골의 전각과 경골 표면에 직접 접한다.
- 지방 신호가 대부분이지만 섬유성 끈 모양 구조물과 격벽 모양 구조가 존재하며, 혈관망도 관찰된다.
- 내측 및 외측반월상연골의 전각을 연결하는 transverse ligament가 교차한다.

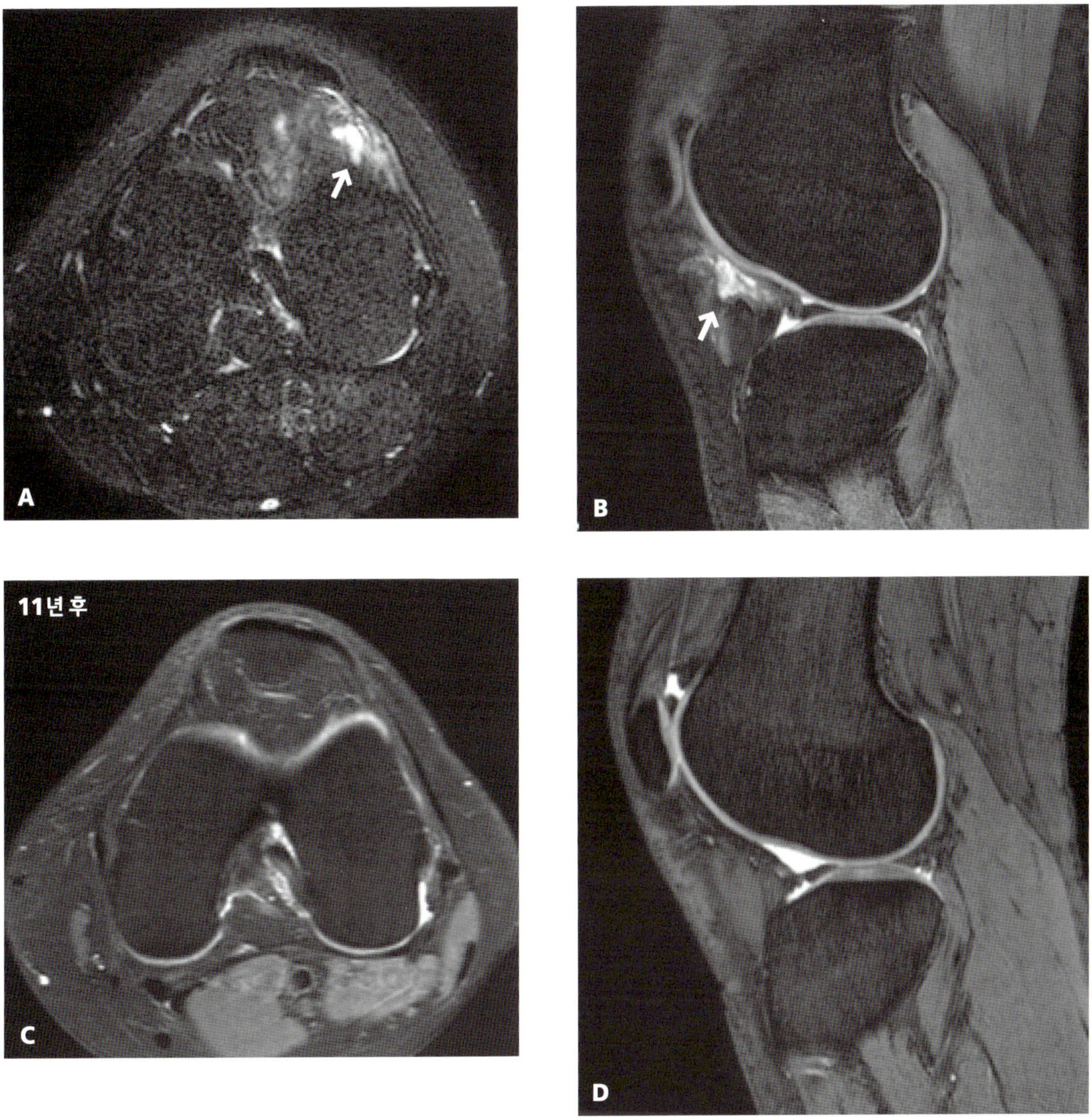

그림 11-16 ● Hoffa 증후군

5세 여아, 무릎 전면의 통증, 지방억제 양성자 강조 횡단면 영상(A). 지방억제 T2* 강조 시상면 경사에코 영상(B), 11년 후, 16세 때의 동일 영상(C · D). 슬개하지방체의 일부에서 볼 수 있었던 부종성 변화, 미세 낭종 변화(화살표, A · B)는 나중에 완전히 사라졌다(C · D)

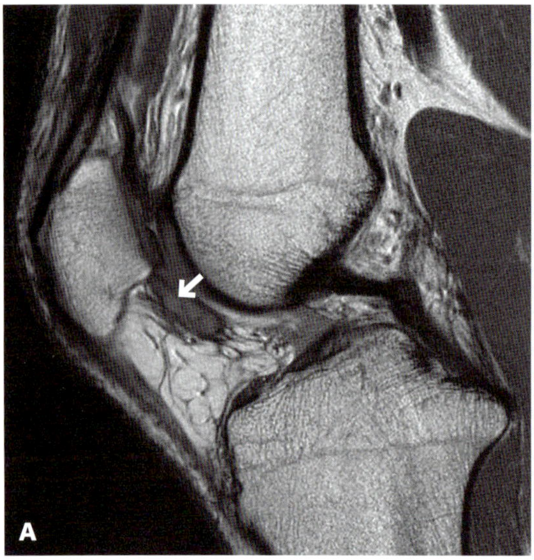

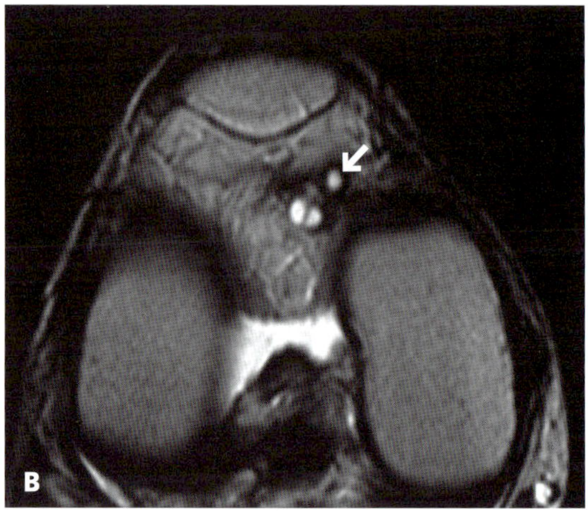

그림 11-17 ● Hoffa 증후군

슬개골과 대퇴골의 impingement에 의한 것으로 보이는 섬유성 증식, 20대 남성(축구 애호가), 양성자 강조 시상면 영상(A), T2 강조 횡단면 영상(B). 슬개골 하극의 내측에서 슬개하지방체는 낭성 변화를 포함한 섬유성 증식을 보인다(화살표). 반대측의 무릎에도 같은 소견이 관찰되었다.

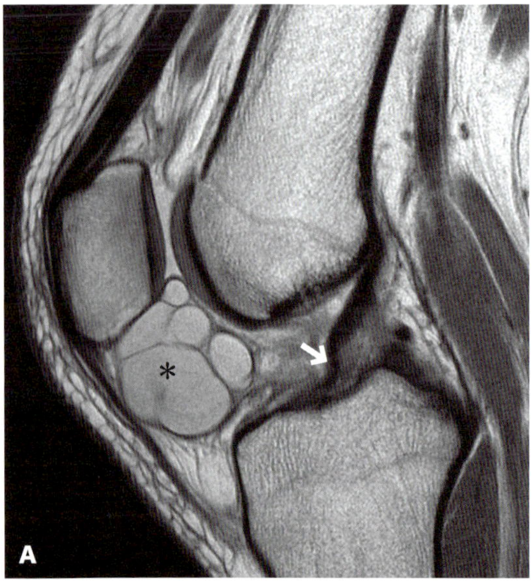

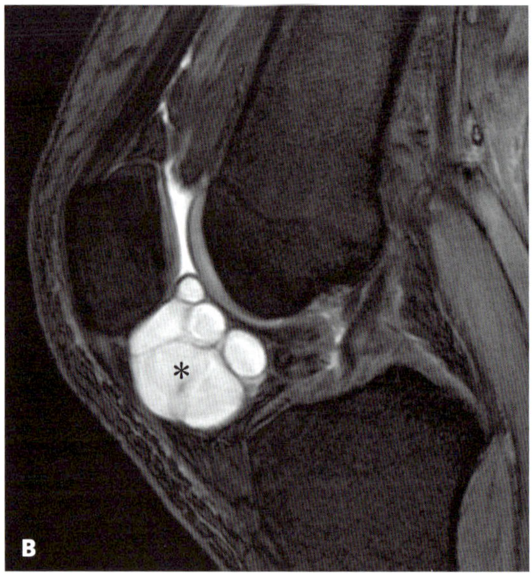

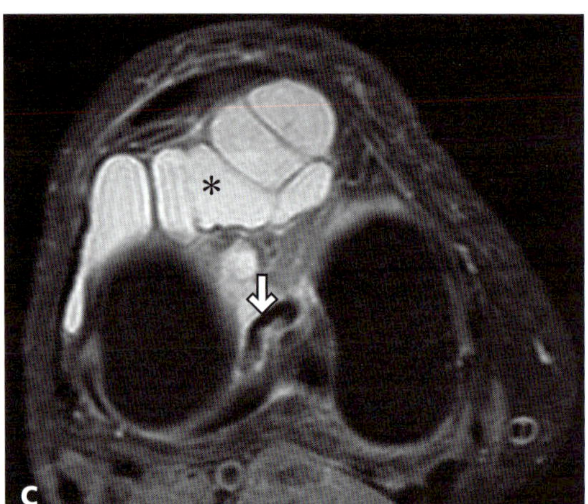

그림 11-18 ● 슬개하지방체에서 발생한 ganglion

30대 여성, 무릎 신전 시 통증, 양성자 강조영상(A), 지방억제 T2* 강조 시상면 경사에코 영상(B), 지방억제 양성자 강조 횡단면 영상(C). 슬개하지방체를 점거한 다방성 낭종 영역이 있고(*), ACL도 경도로 눌려 있다(화살표).

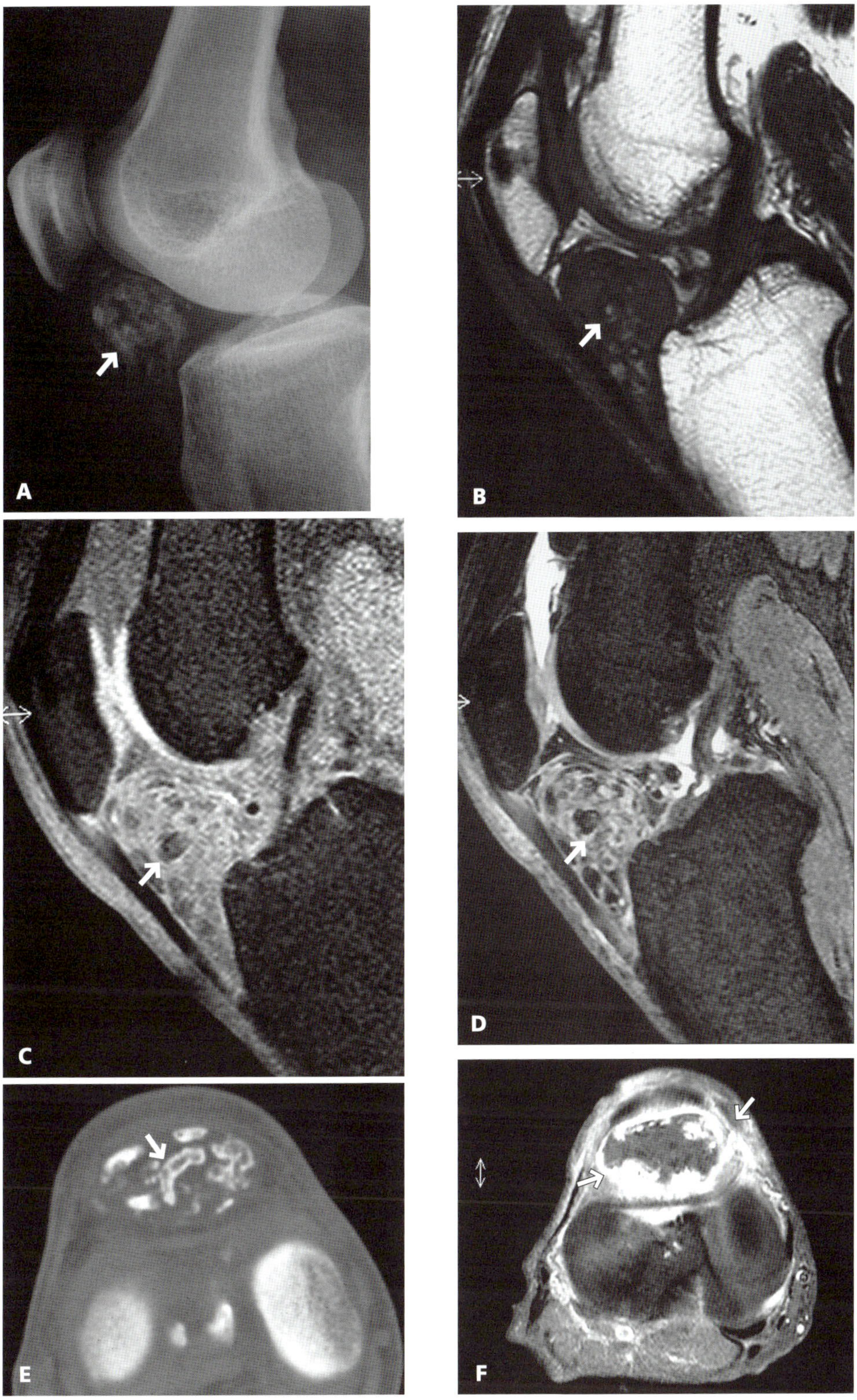

그림 11-19 ● 골연골 화생이 발생한 Hoffa 증후군

70대 남성(20년 전부터 우측 무릎 위화감, 2개월 전부터 휴식 시 통증과 무릎 신전 시 통증). 단순 X-ray 사진 측면 영상(A), T1 강조 시상면 영상(B), 지방억제 T1 강조 시상면 영상(C), 지방억제 T2* 강조 시상면 경사에코 영상(D), 횡단면 CT 영상(E), Gd 투여 지방억제 T1 강조 횡단면 영상(F). 슬개하지방체의 내부에는 다수의 미세한 석회화·골화병소가 있다(화살표, A·E). 일부는 지방억제된 지방골수로 생각되는 T1 고신호 영역이 있다(화살표, B~D). 조영제 투여에 의해 변연부가 조영 증강된다(화살표, F).

Patellofemoral friction syndrome(patellar tendon-lateral femoral condyle friction syndrome)

➡ Chung CB, Skaf A, Roger B, et al : Patellar tendon-lateral femoral condyle friction syndrome : MR imaging in 42 patients. Skeletal Radiol 2001 ; 30 (12) : 694-697.

- 슬개하지방체의 두측 외측 부분의 부분적 손상이다.
- 슬개건(슬개골)과 대퇴골 외측과의 impingement에 의한 것으로 알려져 있지만 원인은 불분명하다.
- 고위 슬개골이나 슬개골 변형(Wrisberg 분류 III형)에 많은 경향이 있고, 슬개 대퇴 관절의 기능적 부적합으로 인해 발생한다.
- 양측성으로 발생하기 쉽고(**그림 11-21**) 또한, 슬개 대퇴 관절의 연골 손상에 합병되는 경우도 있다(**그림 11-22**).
- 만성적인 무릎 전방(외측)의 국소 통증으로 무릎 신전 시 통증이 증가한다.
- 젊은 여성에서 많다.

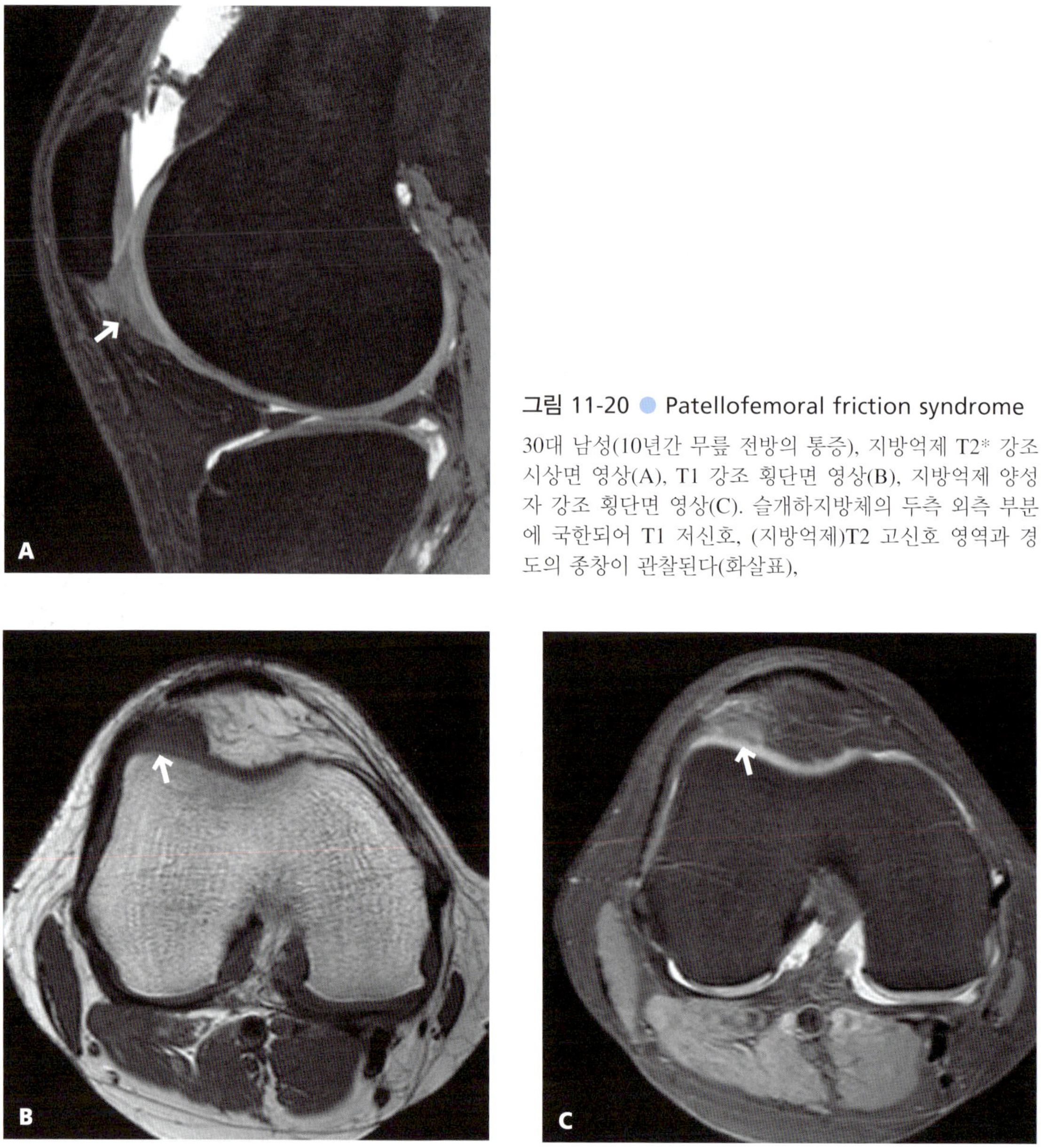

그림 11-20 ● Patellofemoral friction syndrome

30대 남성(10년간 무릎 전방의 통증), 지방억제 T2* 강조 시상면 영상(A), T1 강조 횡단면 영상(B), 지방억제 양성자 강조 횡단면 영상(C). 슬개하지방체의 두측 외측 부분에 국한되어 T1 저신호, (지방억제)T2 고신호 영역과 경도의 종창이 관찰된다(화살표),

➡ Campagna R, Pessis E, Biau DJ, et al : Is superolateral Hoffa fat pad edema a consequence of impingement between lateral femoral condyle and patellar ligament? Radiology 263 ; 2012 : 469-474.

- PF 관절의 외측 간격에 대한 과도한 압력으로 인해 슬개골(lateral facet)의 연골 손상과 이 질환과 마찬가지로 지방체의 두측 외측 부종을 일으키는 excessive lateral pressure syndrome(ELPS)도 관련 병태 중 하나이다(8장 p. 194 참조)
- MRI에서는 슬개하지방체의 두측 외측 부분에 국한된 T1 저신호, (지방억제)T2 고신호 영역을 볼 수 있다. 관련하여 슬개건 내부나 슬개골 내부에도 같은 이상 신호가 보일 수 있다.

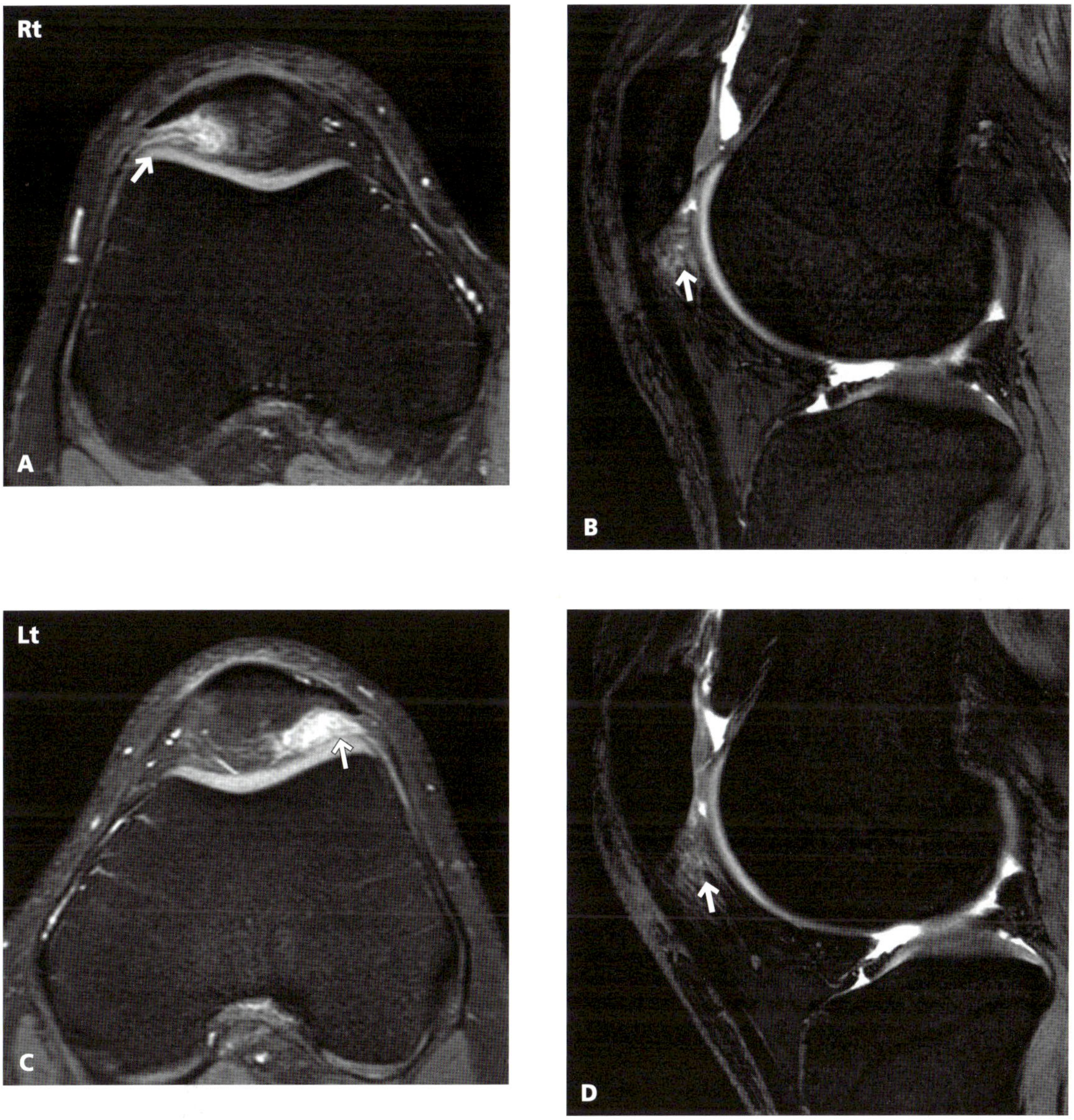

그림 11-21 ● Patellofemoral friction syndrome(양측성)

30대 남성(양측 무릎 전방의 통증), 지방억제 양성자 강조 횡단면 영상(A · C), 지방억제 T2* 강조 시상면 경사에코 영상(B · D), 우측 무릎(A · B), 좌측 무릎(C · D). 모두 슬개하지방체의 두측 외측 부분에 국한된 희미한 이상 신호 영역이 보인다(화살표).

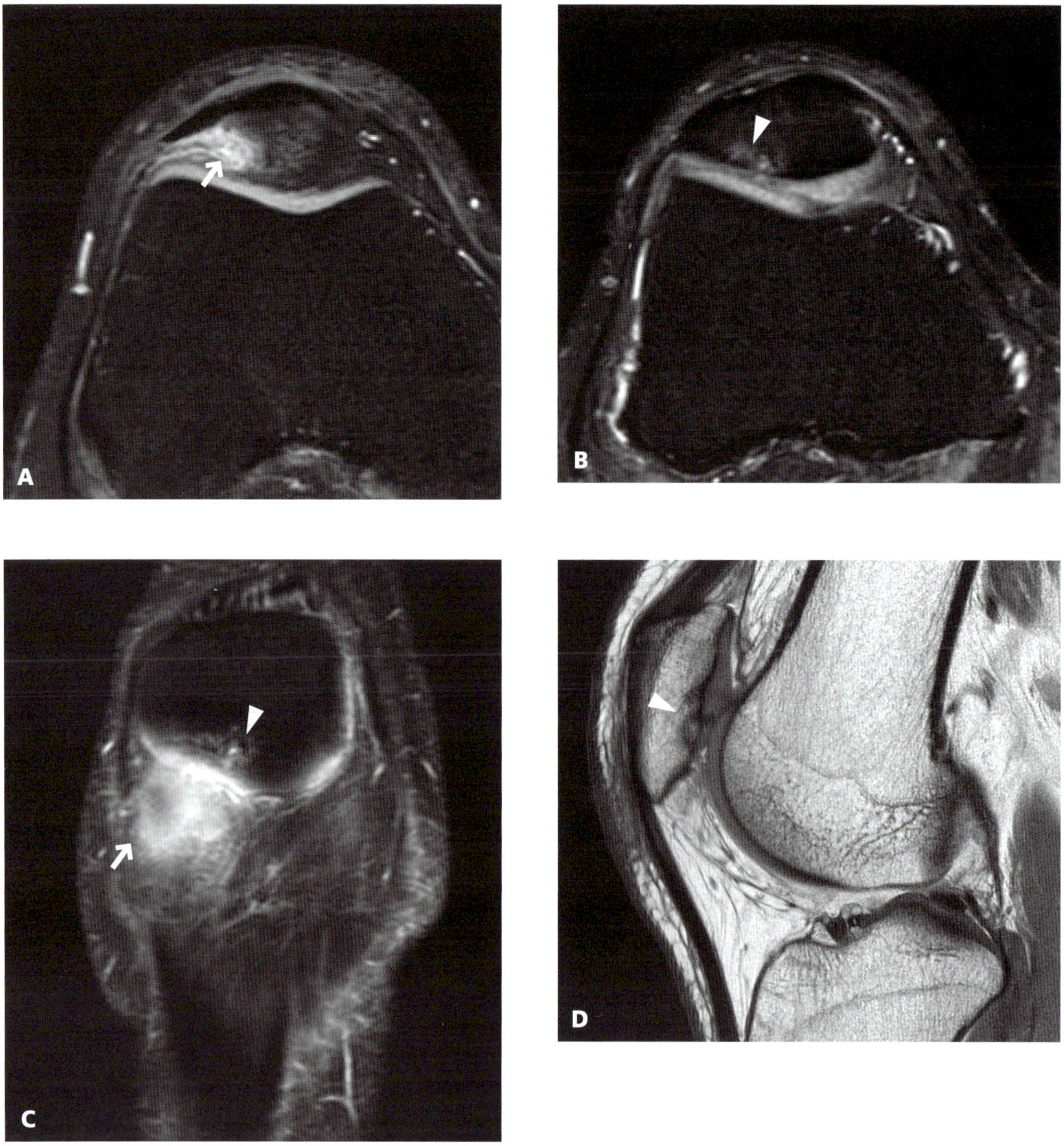

그림 11-22 ● Patellofemoral friction syndrome

30대 남성(러닝 후 무릎 전방에 통증), 지방억제 양성자 강조 횡단면 영상(A · B), 지방억제 양성자 강조 관상면 영상(C), 양성자 강조 시상면 영상(D). 슬개하지방체의 두측 외측 부분에 국한된 희미한 이상 신호 영역이 보인다(화살표, A · C). 슬개골 외측 관절면의 연골에 부정상이 있고, 연골하골에도 신호 변화가 있다(화살촉, B · D).

11-7 아밀로이드 관절증
Amyloidosis

- 장기간의 인해 관절의 활막과 연골에 아밀로이드가 침착된다.
- 성분은 주로 β_2-microglobulin이며, 무릎 외에 어깨, 고관절, 손목에 호발한다.
- 관절은 현저하게 부어 오르고 내부에 종괴와 같은 물질이 침착된다.
- 일반적으로 양측성으로 발생하며, 뼈에 erosion과 연골하 낭종이 생긴다.

MRI의 포인트

- 아밀로이드 침착은 T1 강조, T2 강조영상에서 모두 저신호를 나타낸다[건활막 거대세포종 : TGCT(구 PVS)와 유사하다].
- 아밀로이드 침착에는 출혈 성분은 적고, TGCT와 같이 T2* 강조영상에서 명백한 저신호를 보이지는 않는다.

표 11-1 ● TGCT와 아밀로이드 관절증의 비교

	건활막 거대세포종 [TGCT(구 PVS)]	아밀로이드 관절증
침착 성분	hemosiderin	β_2-microglobulin
T1 강조영상	저신호	저신호
T2 강조영상	저신호	저신호
T2* 강조영상 (gradient echo법)	강한 저신호	약한 저~동일 신호

그림 11-23 ● 아밀로이드 관절증

50대 남성(장기간 혈액 투석). 양성자 강조 시상면 영상(A), T2 강조 횡단면 영상(B), T2* 강조 시상면 경사에코 영상(C). 슬관절강에 다량의 관절액이 저류된다. 배측 하방에는 아밀로이드 침착에 의해 종괴와 같은 물질을 볼 수 있으며, T2 강조영상에서 저신호를 나타낸다(화살표). 그러나 T2* 강조영상에서 TGCT의 헤모시데린 침착과 같은 현저한 저신호는 보이지 않는다(화살표). * : 슬와 낭종

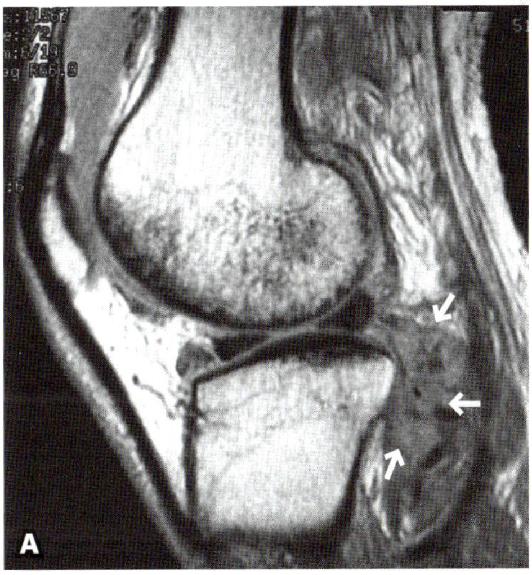

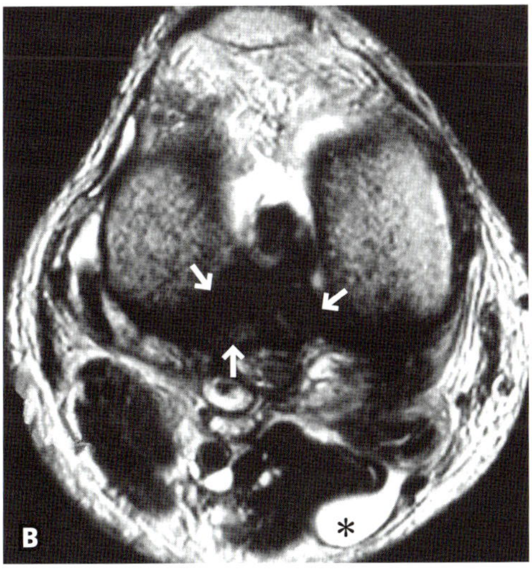

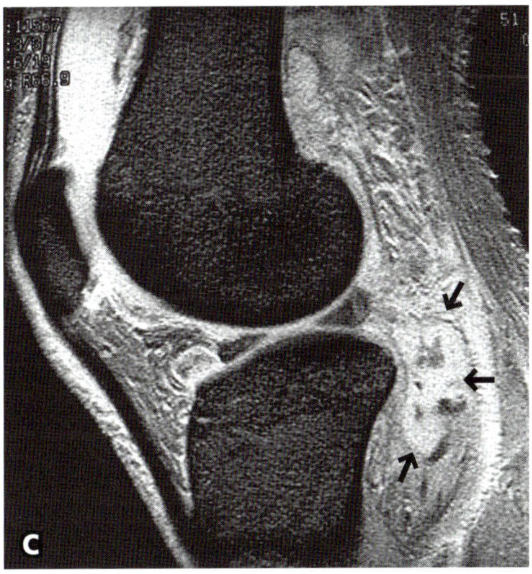

11

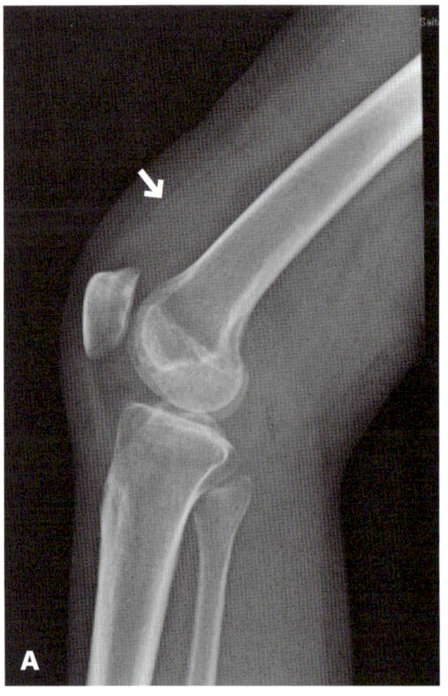

그림 11-24 ● 아밀로이드 관절증

40대 남성(장기간 혈액 투석), 단순 X-ray 사진 측면 영상(A), 양성자 강조 시상면 영상(B), 지방억제 T2* 강조 시상면 영상(C), T1 강조 횡단면 영상(D), 지방억제 양성자 강조 횡단면 영상(E). 슬개상낭에 다량의 액체 저류가 있다(화살표, A). 관절강 내부에 중간신호의 연부조직이 있다(화살표, B). T2* 강조영상에서 현저한 저신호는 보이지 않는다(화살표, C). 슬와근 건초 내부에도 존재한다(화살촉, B · C).

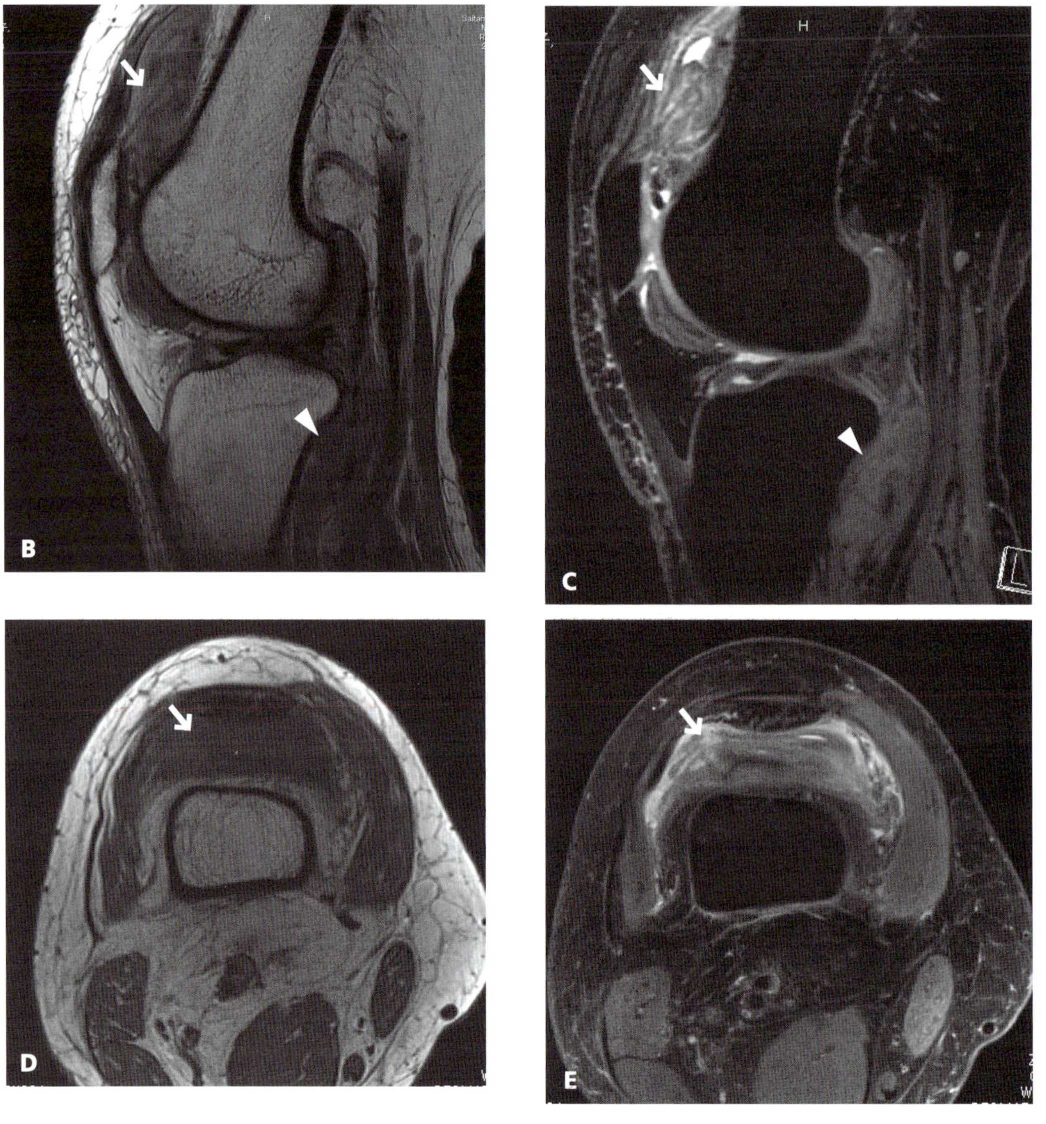

11-8 활막 추벽 증후군
Plica syndrome

➡ Boles CA, Martin DF : Synovial plicae in the knee. AJR Am J Roentgenol 2001 ; 177 : 221-227.

- 슬관절은 발생 과정에서 몇 개의 활막에 의한 격벽으로 분할되어 있지만, 출생 시 단일 관절강이 된다. 이 활막 격벽의 잔여물이 활막 추벽이라고 불린다.
- 빈도가 높은 것으로 슬개상 추벽(suprapatellar plica), 내측 활막 추벽(mediopatellar plica), 슬개하 추벽(infrapatellar plica)이 있다(**그림 11-25**).
- 모두 정상 구조이며 얇고 유연성이 풍부하여 임상적으로 문제가 되지 않는다. 관절경에서 관찰하면 백색 막과 같은 구조로 보이지만 반복적인 기계적 자극 등에 의해 반응성 활막염이 생겨 추벽의 비후나 반흔화가 진행되면 증상이 나타난다.

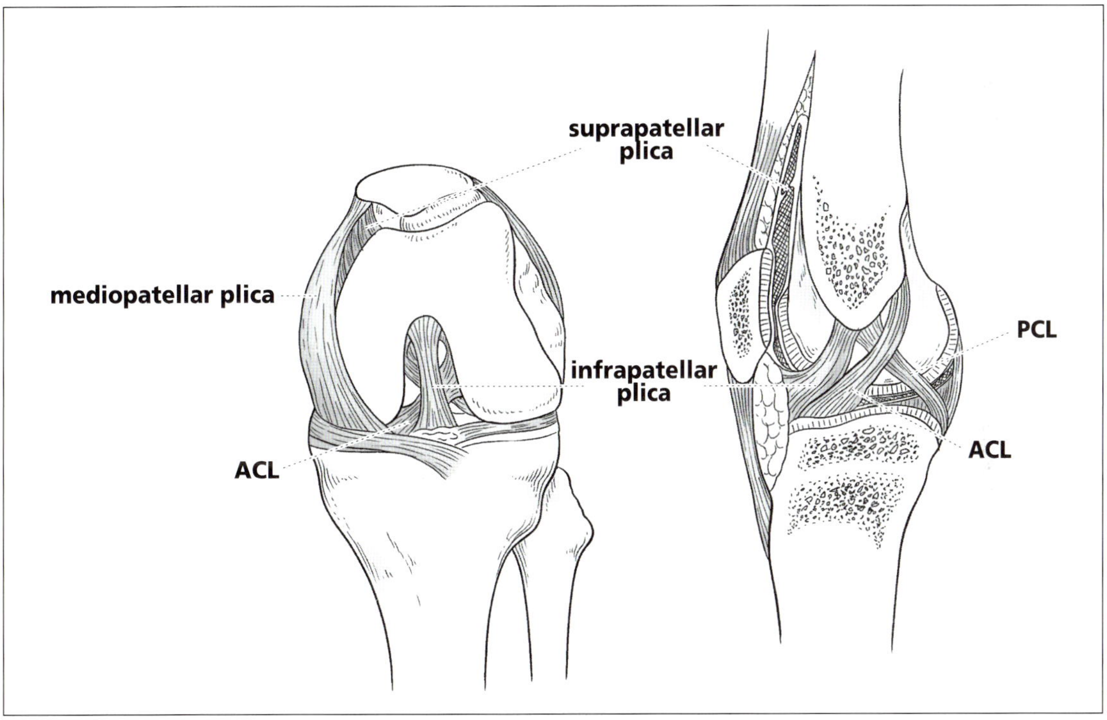

그림 11-25 ● 활막 추벽

빈도가 높은 것으로 suprapatellar plica, mediopatellar plica, infrapatellar plica가 있다.

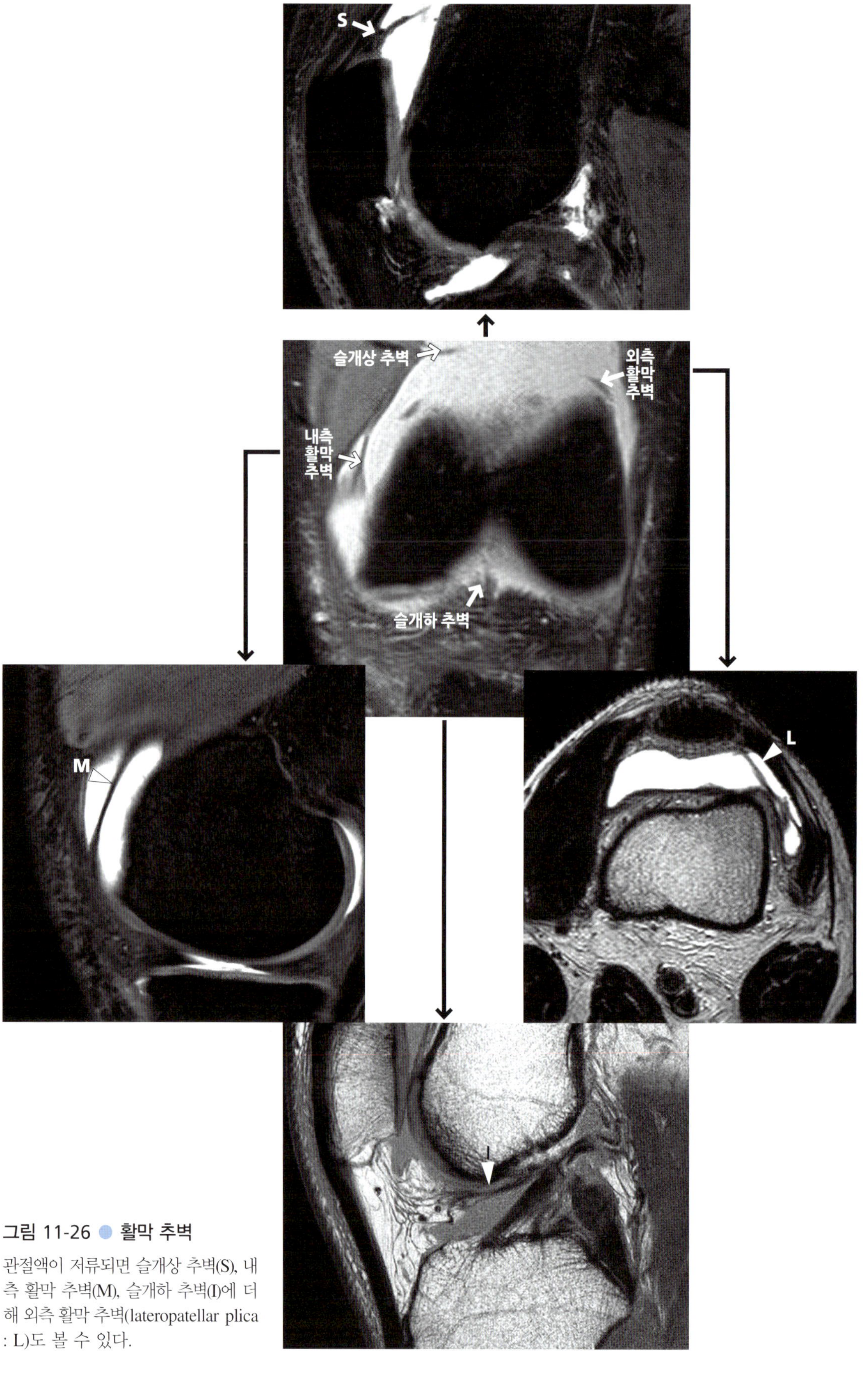

그림 11-26 ● 활막 추벽

관절액이 저류되면 슬개상 추벽(S), 내측 활막 추벽(M), 슬개하 추벽(I)에 더해 외측 활막 추벽(lateropatellar plica : L)도 볼 수 있다.

11-8 A 슬개상 추벽

Suprapatellar plica

➡ Trout TE, Bock H, Resnick D : Suprapatellar plicae of the knee presenting as a softtissue mass. Report of five patients. Clin Imaging 1996 ; 20 : 55-59.

- 거의 모든 정상 무릎에서 보이며, 슬개상낭과 고유 관절강을 나눈다(**그림 11-27**).
- 고립성 슬개상낭 : 발달한 잔여 슬개상 추벽에 의해 슬개상낭이 폐쇄되고, 더하여 외상, 감염, 출혈 등에 의해 슬개상낭에 액체 저류가 촉진되어 슬개 상부에 피하 종괴가 만져질 수 있다(**그림 11-28, 29**).

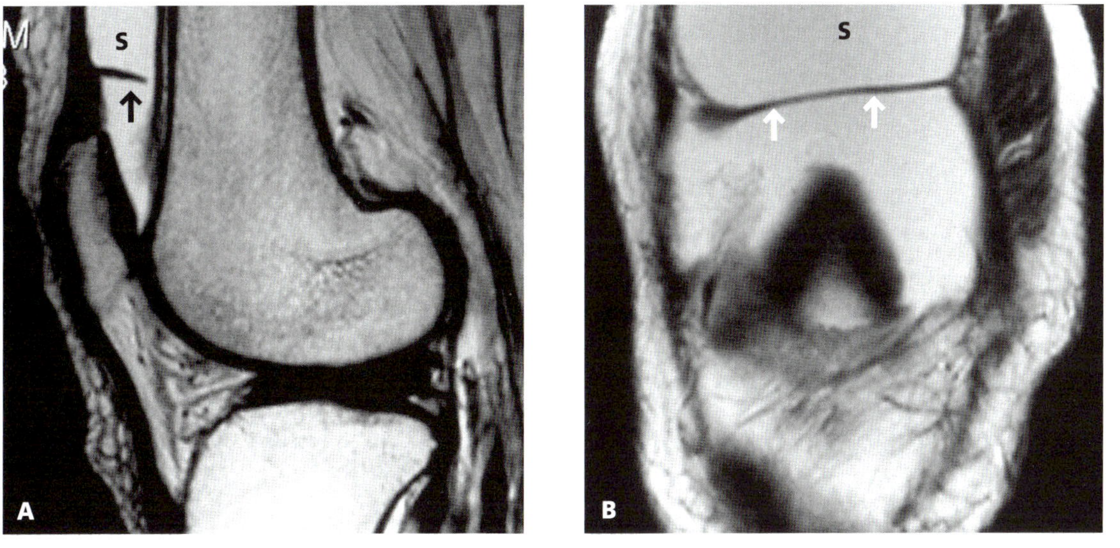

그림 11-27 ● 슬개상 추벽

50대 여성, T2 강조 시상면 영상(A)과 관상면 영상(B). 슬개상낭(S)과 고유 관절강을 나누는 시트 모양 구조가 관찰된다(화살표).

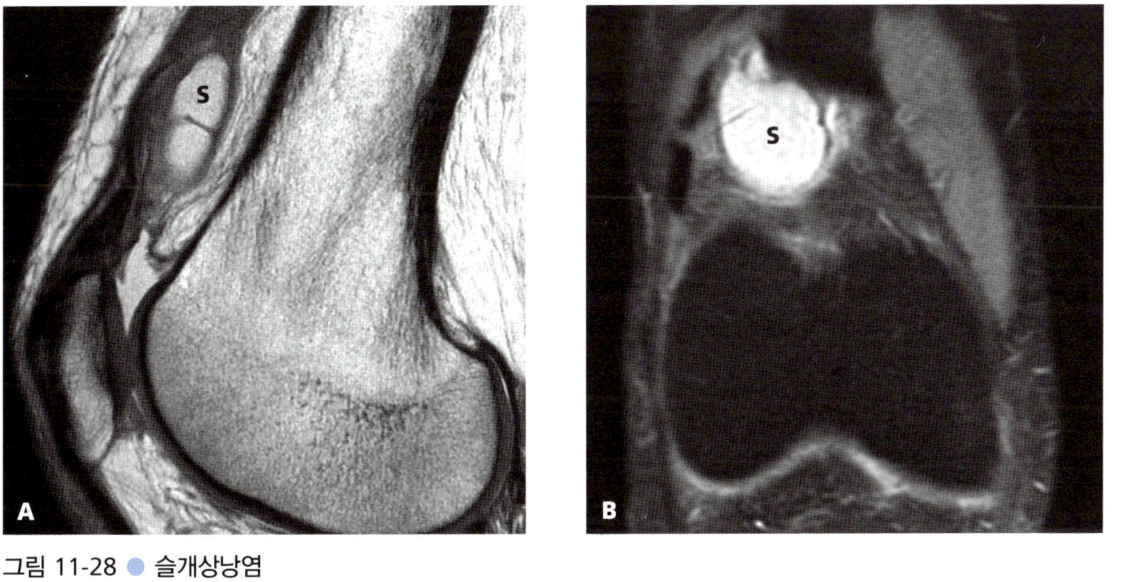

그림 11-28 ● 슬개상낭염

50대 여성, 몇 달 전부터 슬개 상부의 종창. 양성자 강조 시상면 영상(A), 지방억제 양성자 강조 관상면 영상(B). 슬개상낭(S)의 종창과 주위의 부종성 종창이 관찰된다.

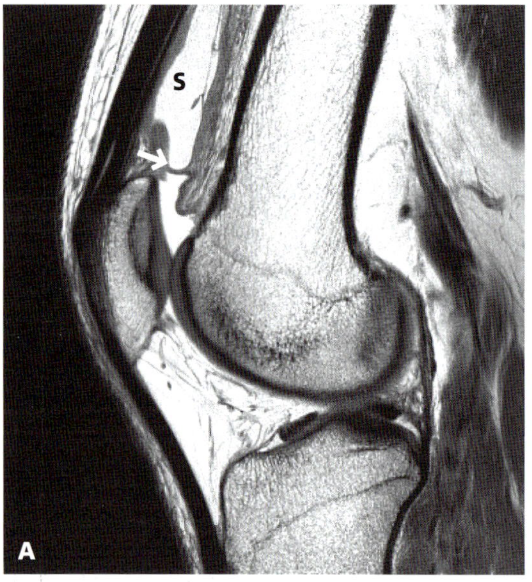

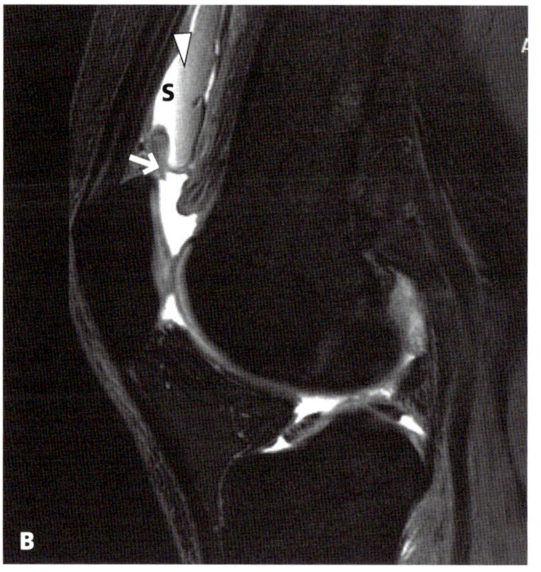

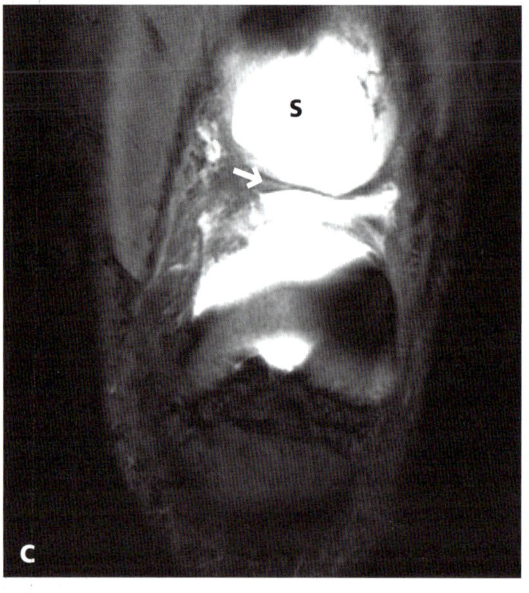

그림 11-29 ● 슬개상 추벽에 의해 분리 확장된 슬개상낭

50대 남성, 양성자 강조 시상면 영상(A), 지방억제 T2* 강조 시상면 경사에코 영상(B), 지방억제 양성자 강조 관상면 영상(C). 슬개상 추벽이 발달하고(화살표), 슬개상낭(S)이 확장되어 있다. 내부에 출혈성 변화가 보인다(화살촉, B).

11-8 B 내측 활막 추벽

Mediopatellar plica

➡ Nakanishi K, Inoue M, Ishida T, et al : MR evaluation of mediopatellar plica. Acta Radiol 1996 ; 37 : 567-571.

- 슬관절강의 내측을 주행하는 활막 추벽이다.
- MRI 횡단면 영상에서 높은 빈도로 관찰된다(**그림 11-20**).
- 관절액이 적어 인식되지 않는 경우도 있다.
- 외측의 활막 추벽은 드물다(**그림 11-31**).
- 큰 내측 추벽은 슬개 대퇴 관절에 끼여 클릭이나 통증을 일으키며 소위 '추벽 증후군'을 유발한다(**그림 11-32~34**).

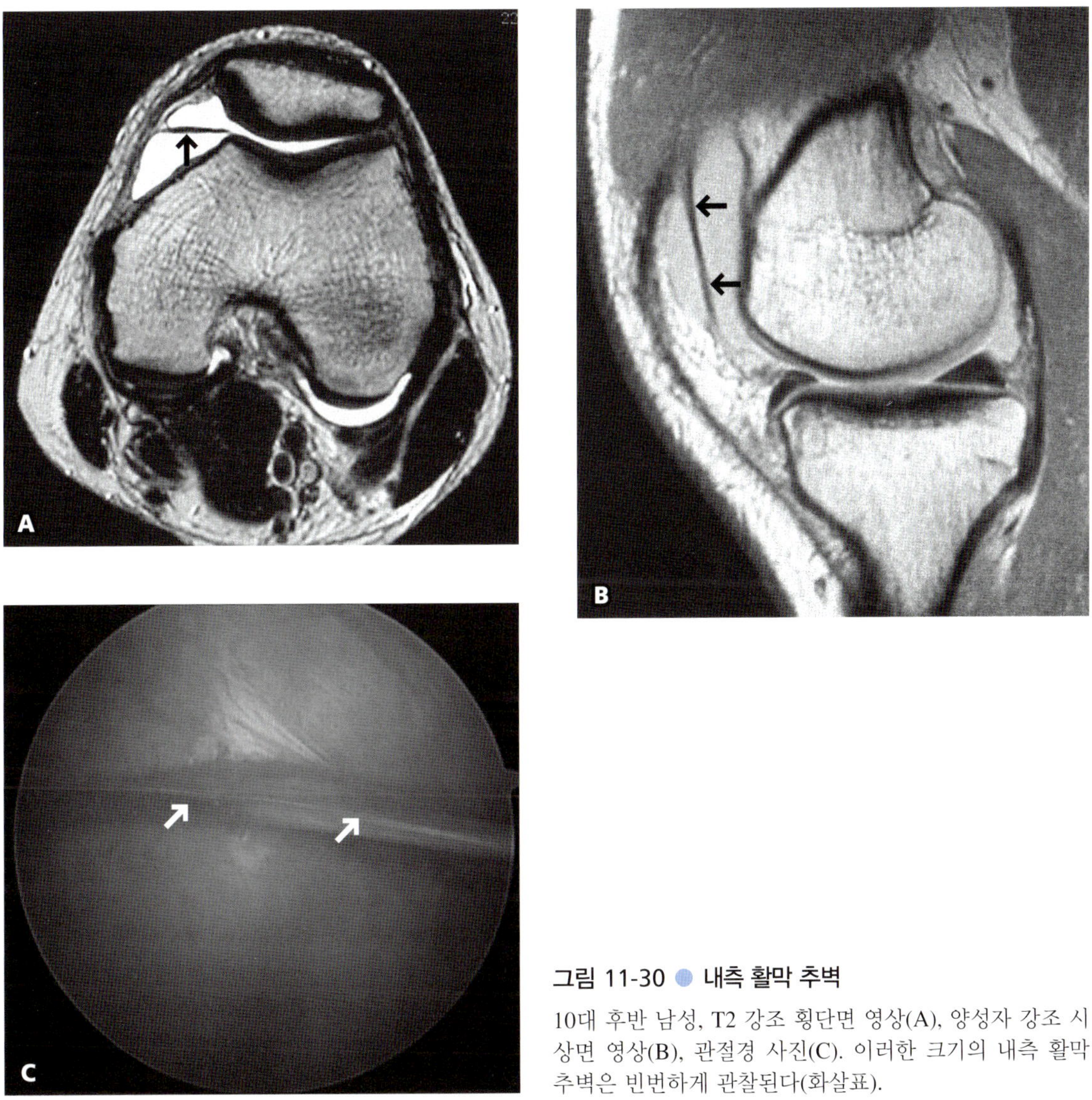

그림 11-30 ● 내측 활막 추벽

10대 후반 남성, T2 강조 횡단면 영상(A), 양성자 강조 시상면 영상(B), 관절경 사진(C). 이러한 크기의 내측 활막 추벽은 빈번하게 관찰된다(화살표).

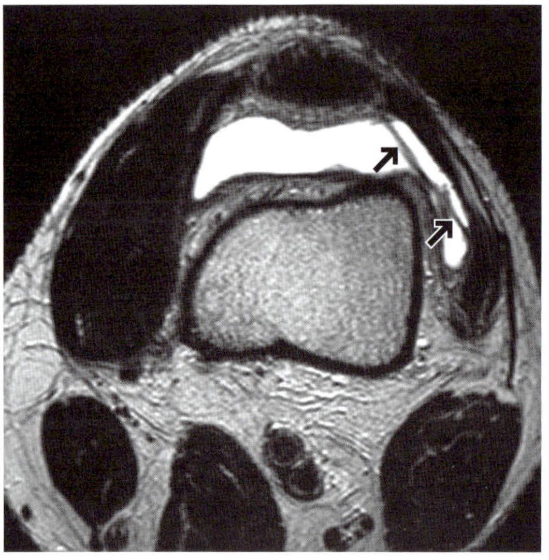

그림 11-31 ● 외측 활막 추벽

30대 남성, T2 강조 횡단면 영상. 외측 활막 추벽은 드물다(화살표).

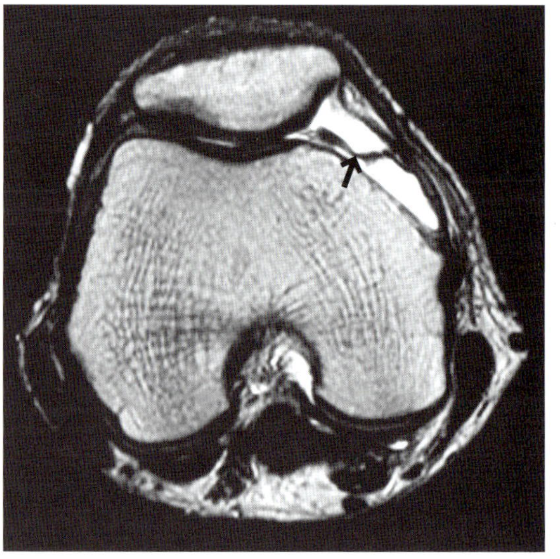

그림 11-32 ● 큰 내측 활막 추벽에 의한 '추벽 증후군'

40대 남성, T2 강조 횡단면 영상.

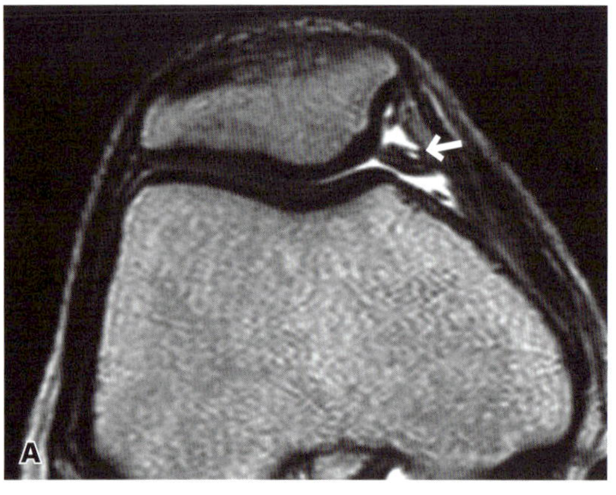

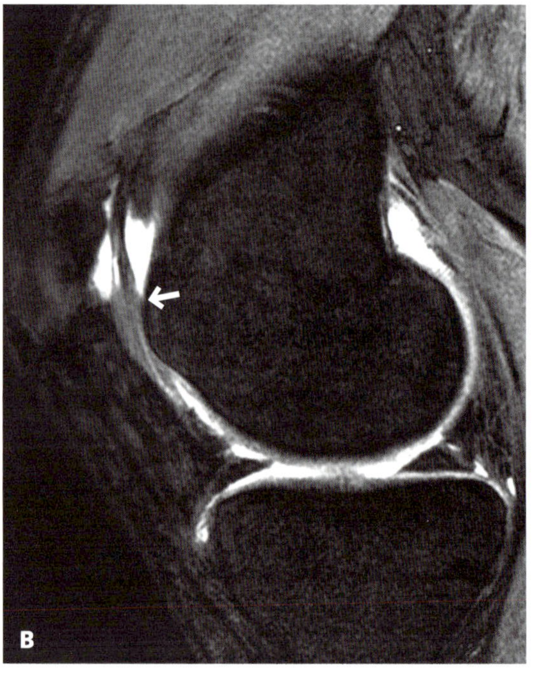

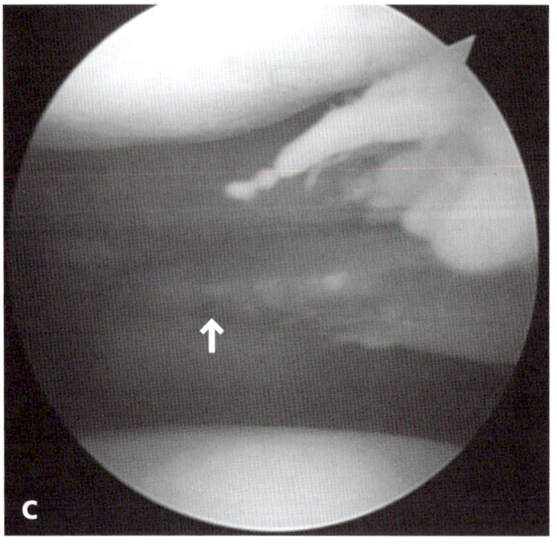

그림 11-33 ● 큰 내측 활막 추벽에 의한 '추벽 증후군'

30대 남성, 슬개골 내측부 통증. T2 강조 횡단면 영상(A), 지방억제 T2* 강조 시상면 영상(B), 관절경 사진(C). 내측 활막 추벽은 두꺼워져 있다(화살표).

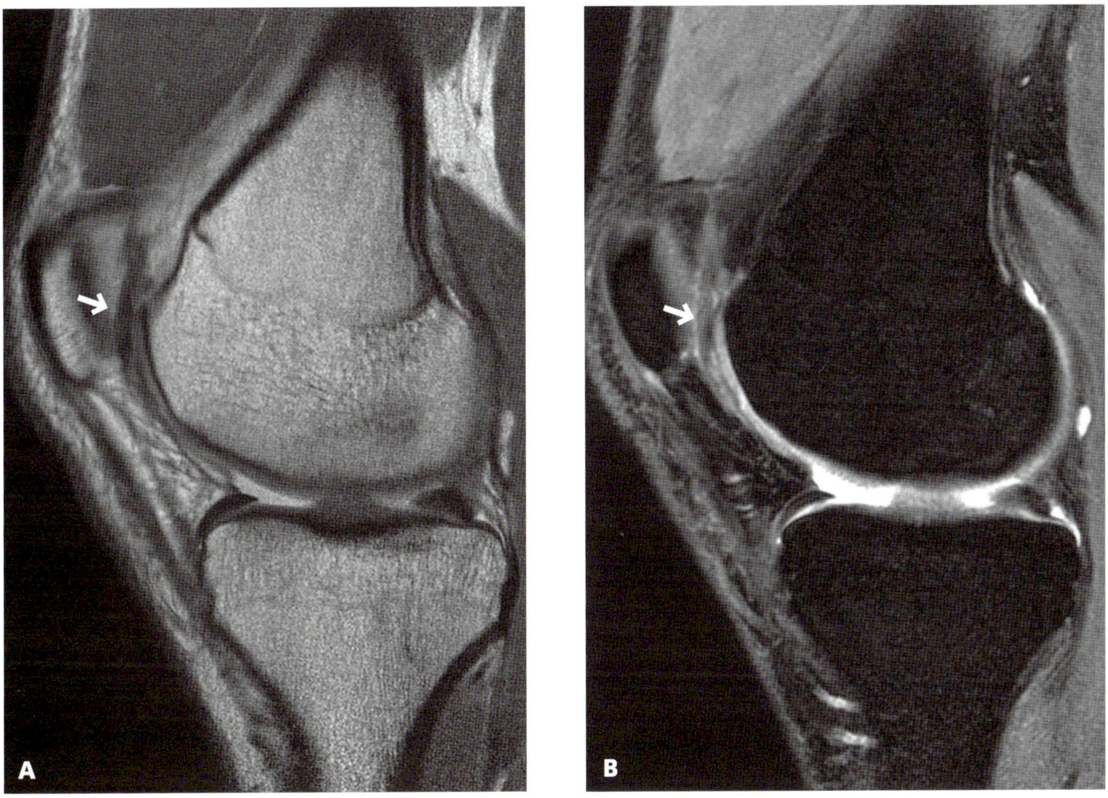

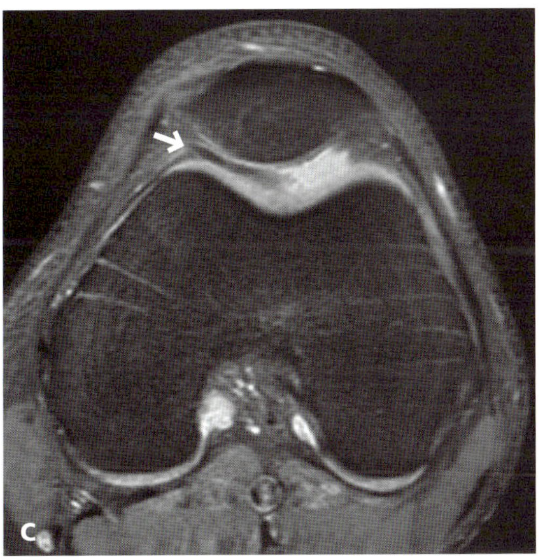

그림 11-34 ● 큰 내측 활막 추벽에 의한 '추벽 증후군'

16세 남성, 1개월 전부터 무릎 전방의 통증. 양성자 강조 시상면 영상(A), 지방억제 T2* 강조 시상면 경사에코 영상(B), 지방억제 양성자 강조 횡단면 영상(C). 내측 활막 추벽은 두꺼워져 있고 슬개 대퇴 관절에 끼여있다(화살표).

11-8 C 슬개하 추벽

Infrapatellar plica, Anterior plica, Ligamentum mucosum

➡ Kosarek FJ, Helms CA : The MR appearance of the infrapatellar plica. AJR Am J Roentgenol 1999 ; 172 : 481-484.

➡ Lee YH, Song HT, Kim S, et al : Infrapatellar plica of the knee ; Revisited with MR arthrographies undertaken in the knee flexion position mimicking operative arthroscopic posture. Eur J Radiol 2012 ; 81 : 2783-2787.

➡ Cothran RL, McGuire PM, Helms CA, et al : MR imaging of infrapatellar plica injury. AJR Am J Roentgenol 2003 ; 180 : 1443-1447.

- 과간와 천장의 전방십자인대(ACL) 부착부 전방에서 파생되어 대퇴 경골 관절강을 좌우로 나누듯 존재하고, ACL과 일부 평행하게 주행한다(intercondylar component). 이후 슬개하지방체(Hoffa's fat pad) 내부를 두측으로 향하여 분지하며 슬개골 하극에 부착한다(Hoffa's fat pad component)(**그림 11-35**, **36**).
- 슬개하 추벽은 슬개하지방체를 올리는 역할이 있다고 한다.
- 슬관절경 시행 시 고빈도로 관찰되며, 조작 시에 지장을 초래하는 경우 절제(뚫는)하기도 한다.
- 3개(외측 활막 추벽을 포함시키면 4개)의 활막 추벽 중 MRI로 확인될 빈도는 가장 낮지만, 70% 이상이 MRI에서 관찰된다는 보고도 있다.
- MRI에서는 ACL의 전방 두측을 거의 평행하게 주행하는 저신호의 끈 모양 구조로 보인다(**그림 11-37**).
- 슬개하지방체 내부에서 슬횡인대에 부착하는 경우도 있다(**그림 11-38**).

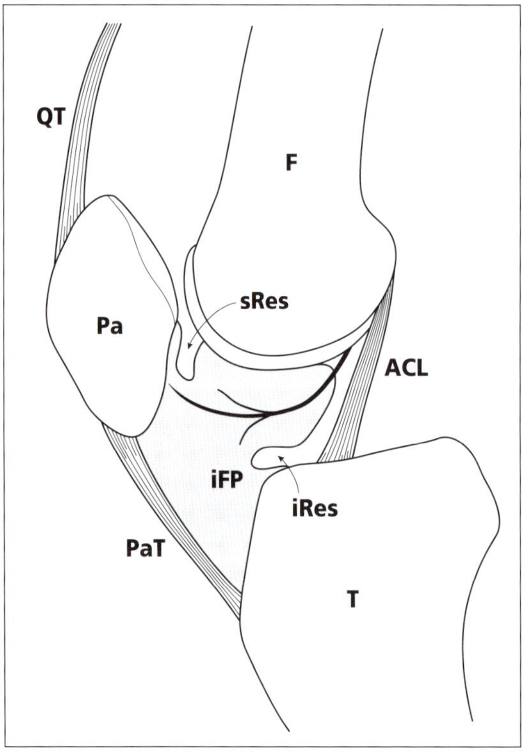

그림 11-35 ● 슬개하 추벽의 모식도

슬개하 추벽은 과간와 천장에서 파생되어 ACL과 일부 평행하게 주행, 슬개하지방체(iFP) 내부를 두측으로 향하며, 슬개골(Pa) 하극에 부착한다. F : 대퇴골, T : 경골, QT : 대퇴사두근건, PaT : 슬개건, sRes : superior recess, iRes : inferior recess

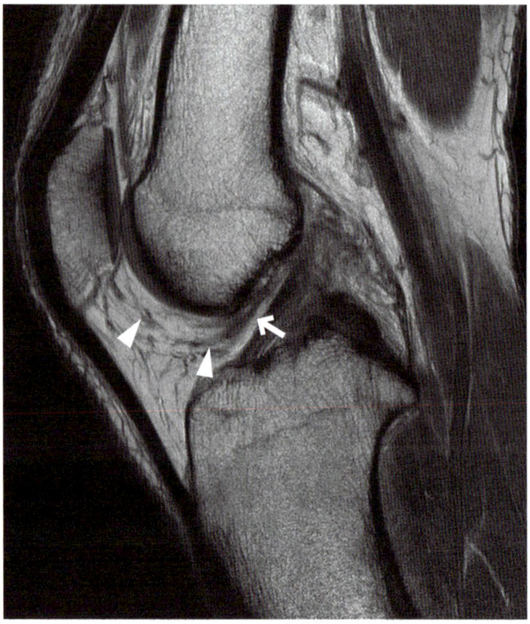

그림 11-36 ● 슬개하 추벽

30대 남성, 양성자 강조영상. 슬개하 추벽은 관절강 내에서는 관찰하기 쉽지만(화살표), 슬개하지방체 내부의 주행은 명료하지 않은 경우가 많다(화살촉).

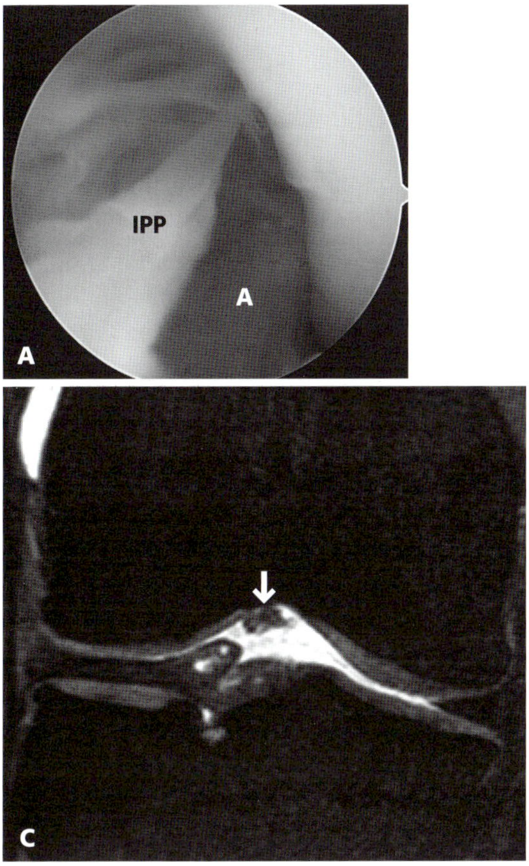

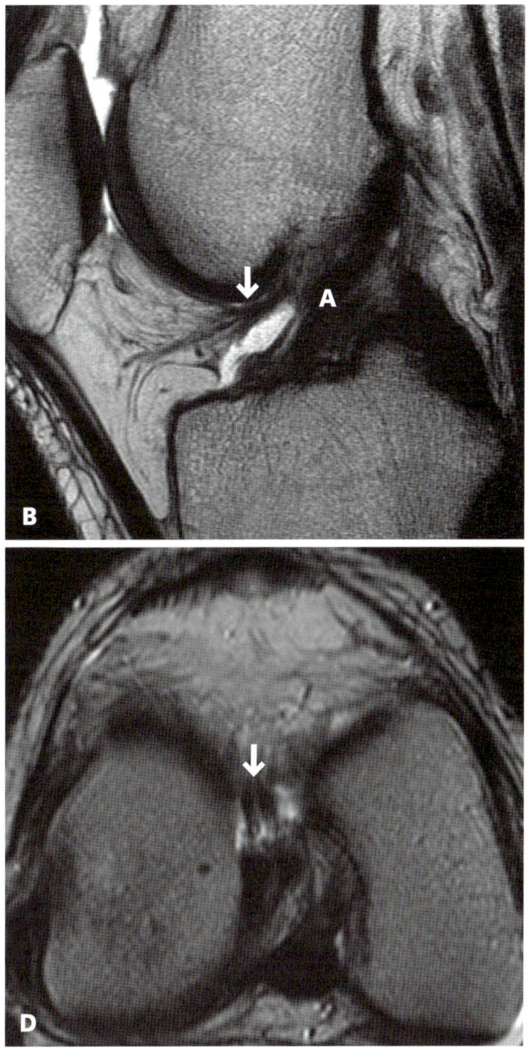

그림 11-37 ● 슬개하 추벽

10대 후반 남성, 관절경 사진(A), T2 강조 시상면 영상(B), 지방억제 양성자 강조 관상면 영상(C), T2 강조 횡단면 영상(D). ACL(A)의 전방 두측에 끈 모양 구조가 있으며 슬개하 추벽을 나타낸다(IPP). MRI에서는 ACL(A)의 전방을 주행하는 저신호의 끈 모양(화살표)으로 나타난다.

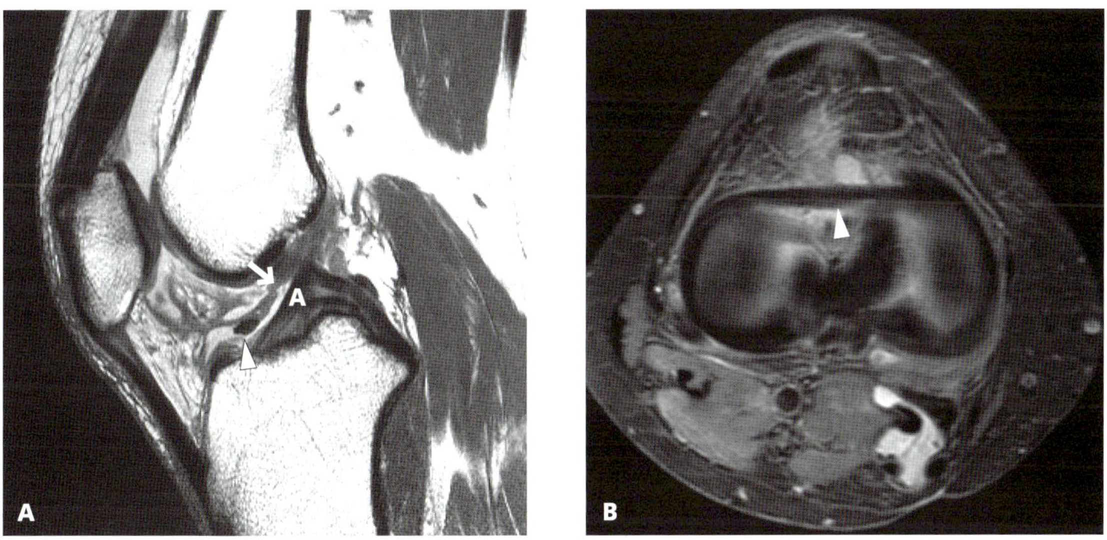

그림 11-38 ● 슬개하 추벽

50대 남성, 양성자 강조 시상면 영상(A)과 지방억제 양성자 강조 횡단면 영상(B). ACL(A)의 전방을 주행하는 슬개하 추벽(화살표)은 다소 두꺼운 슬횡인대(화살촉)에 부착된다.

- 보통 임상적으로 문제되지 않지만, 드물게 그 종창으로 인해 무릎 신전장애를 일으키거나(**그림 11-39**) 출혈을 동반한 파열 등의 증상을 보일 수 있다.
- 슬개하지방체와 MRI상, 식별이 필요한 것으로 슬관절 내부를 주행하는 혈관이 있다(**그림 11-40**).

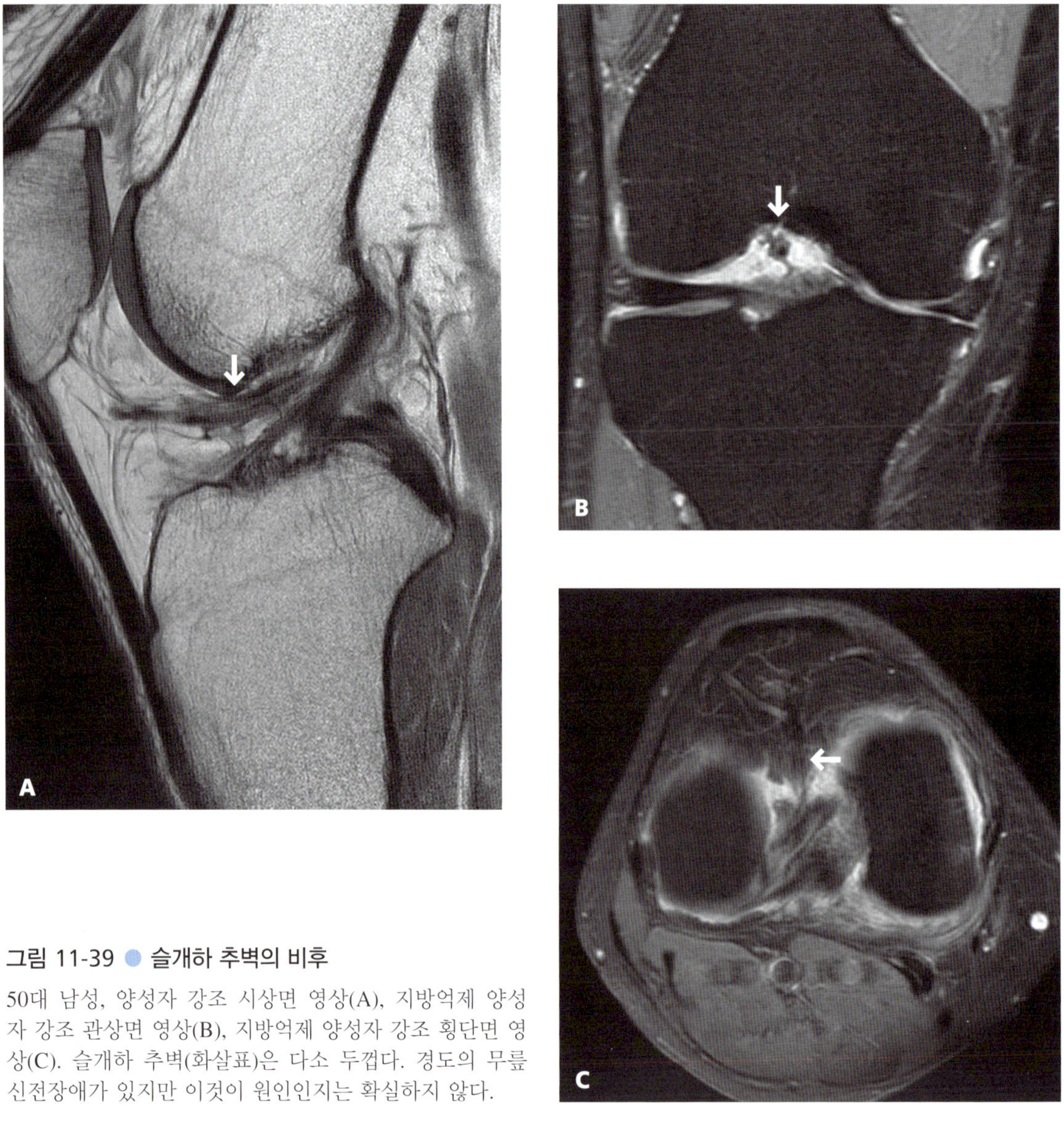

그림 11-39 ● 슬개하 추벽의 비후

50대 남성, 양성자 강조 시상면 영상(A), 지방억제 양성자 강조 관상면 영상(B), 지방억제 양성자 강조 횡단면 영상(C). 슬개하 추벽(화살표)은 다소 두껍다. 경도의 무릎 신전장애가 있지만 이것이 원인인지는 확실하지 않다.

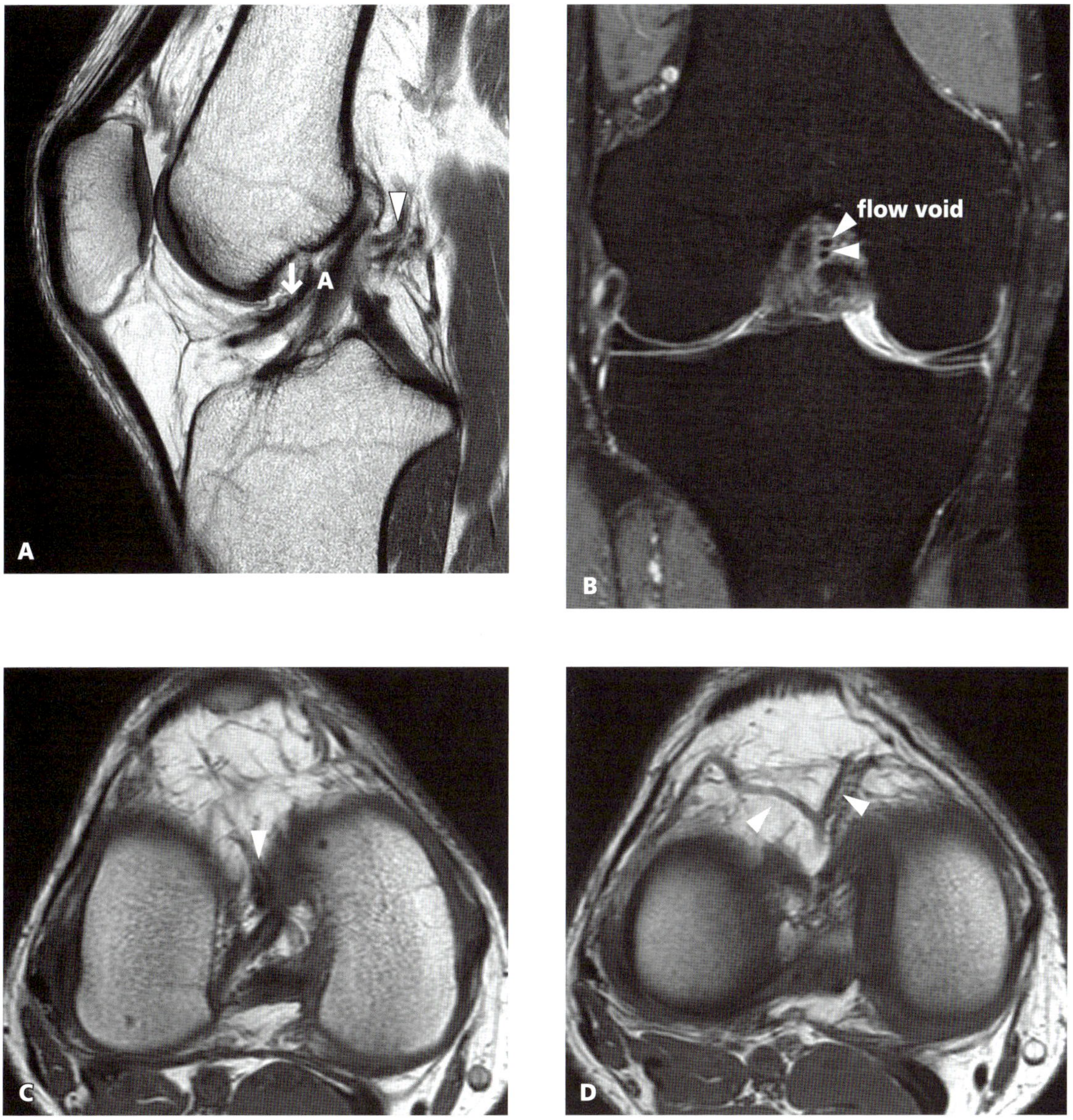

그림 11-40 ● 슬개하 추벽과의 감별이 필요한 관절 내부의 혈관

50대 남성, 양성자 강조 시상면 영상(A), 지방억제 양성자 강조 관상면 영상(B), T1 강조 횡단면 영상(C · D). 슬개하 추벽과 유사한 ACL(A)의 전방을 주행하는 저신호의 끈 모양 구조가 보인다(화살표, A). 단, 그에 연속되듯이 관절의 배측이나 슬개하지방체에 분지하는 혈관이 있다(화살촉). 관상면에서는 flow void로 관찰된다(화살촉, B).

제 12 장

무릎 내외의 액체 저류강

Cystic Lesions of the Knee

12-1 관절 내 ganglion
Intraarticular ganglion

➡ Bui-Mansfield LT, Youngberg RA : Intraarticular ganglia of the knee ; prevalence, presentation, etiology and management. AJR Am J Roentgenol 1997 ; 168 : 123-127.

- 낭종의 벽은 방추형 세포로 이루어져 변연이 명료하다.
- 내부에 관절액과 동등하거나 점액성의 액체를 포함한다.
- 대부분은 격벽과 같은 구조를 포함한 다방성 낭종을 보인다.
- 무릎 신전 굴곡 장애와 통증을 유발한다.
- 과간와에 많고, 전방십자인대(ACL) 주위(전방십자인대 낭종)(**그림 12-1**)와 후방십자인대(PCL) 주위(후방십자인대 낭종)(**그림 12-2**)에서 비교적 자주 관찰한다. 조영제 투여로 낭종의 벽은 경도 조영 증강되지만 내부는 조영되지 않는다(**그림 12-4**).

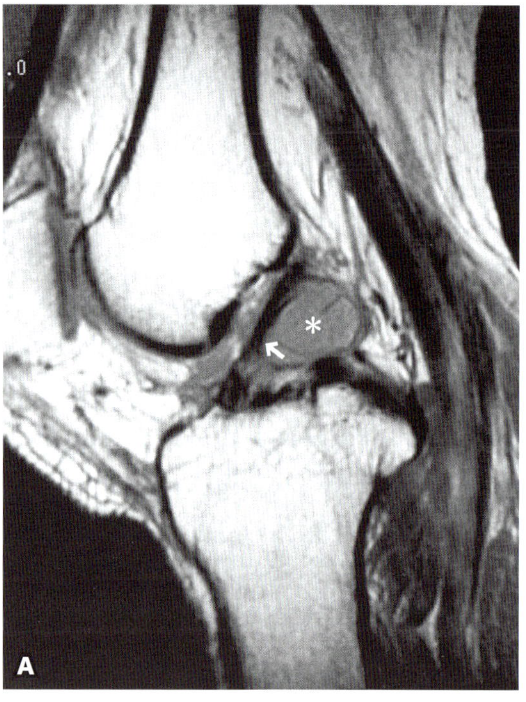

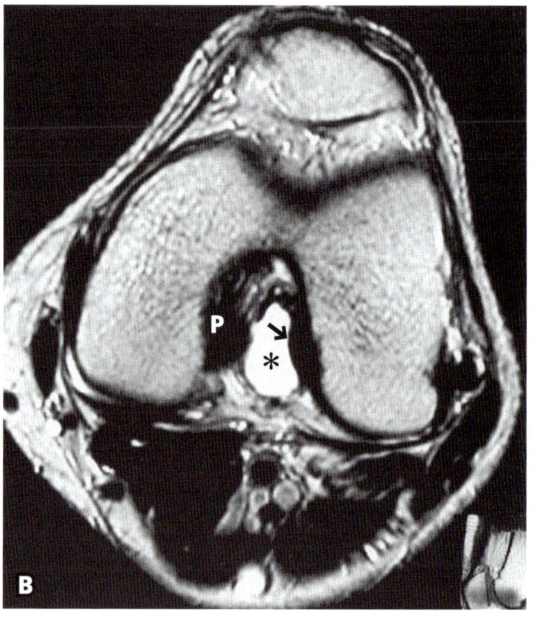

그림 12-1 ● 관절 내 ganglion(전방십자인대 낭종)
30대 남성, 양성자 강조 시상면 영상(A), T2 강조 횡단면 영상(B). 과간와에 전방십자인대를 따라 다방성의 낭성 병변(*)이 있고, ACL을 압박한다(화살표). P : PCL

■ Ganglion과 점액낭

- Ganglion은 관절의 활막 피막이 부분적 결손 부위로부터 탈출해 형성된다고 하지만, 주위 간질의 점액 변성으로부터 후천적으로 발생한다는 설도 있다. 단방성 또는 다방성이며 내부는 섬유성 피막으로 둘러싸인다. 관절강과 직접 연결되지는 않는다고 한다.
- 점액낭은 관절 주위에 존재하고, 내면은 활막으로 덮여 활액을 내포한다. 정상적인 생리적 액체 저류강이지만 그 분포와 명명은 매우 다양하다.
- 둘 다 관절이나 건초 주위에 호발하는 액체 저류강이며, MRI의 보급에 따라 우연히 발견되는 경우도 많다. 증상이 없지만 국소적인 종창과 통증이 동반될 수 있다. Ganglion은 다방성을 보이는 경향이 있지만, 간혹 MRI에서 이 둘을 감별하기는 어렵다.

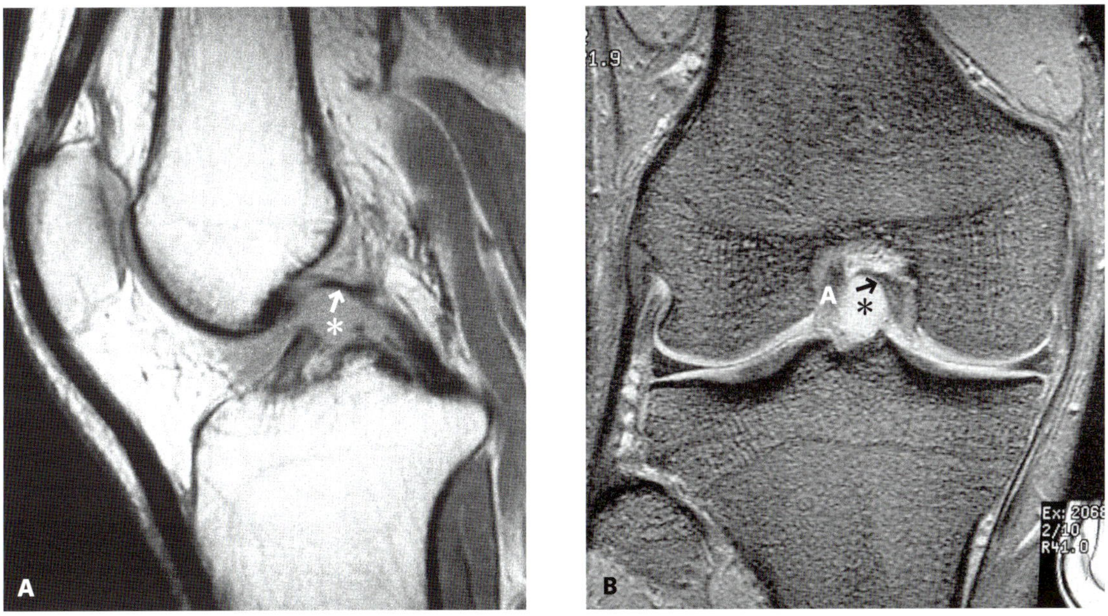

그림 12-2 ● 관절 내 ganglion(후방십자인대 낭종)

40대 남성, 양성자 강조 시상면 영상(A), T2* 강조 관상면 경사에코 영상(B). 후방십자인대를 따라 낭성 병변(*)이 있고, PCL을 반달 모양으로 압박한다(화살표). A : ACL

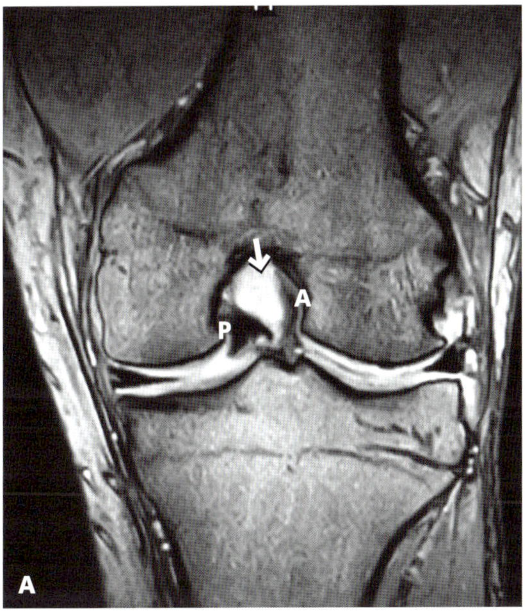

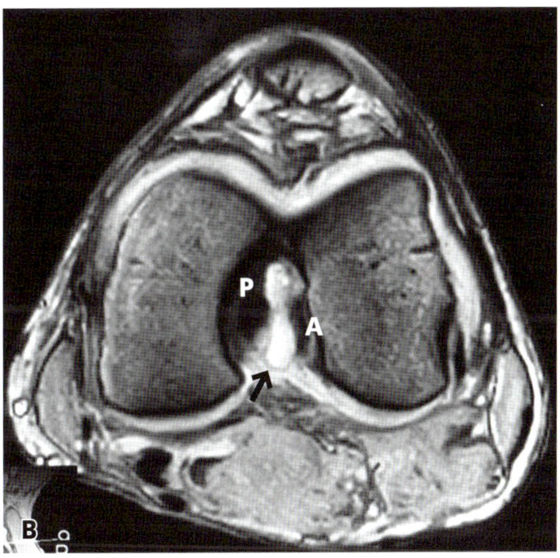

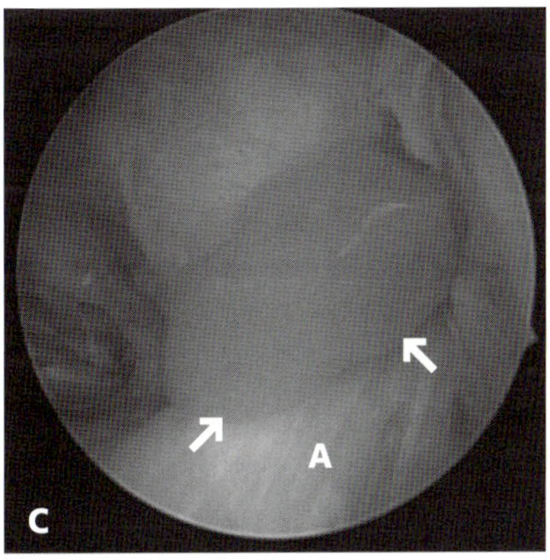

그림 12-3 ● 관절 내 ganglion(전·후방십자인대 낭종)

30대 남성, T2* 강조 관상면 영상(A), T2* 강조 횡단면 영상(B), 관절경 사진(C). 전방십자인대(A)와 후방십자인대(P) 사이에 끼여있는 낭성 병변(화살표)이 있으며 두 인대를 압박한다. 관절경 시 천공하였을 때 안쪽에서 노란색 젤리 모양 액체가 나왔다(C).

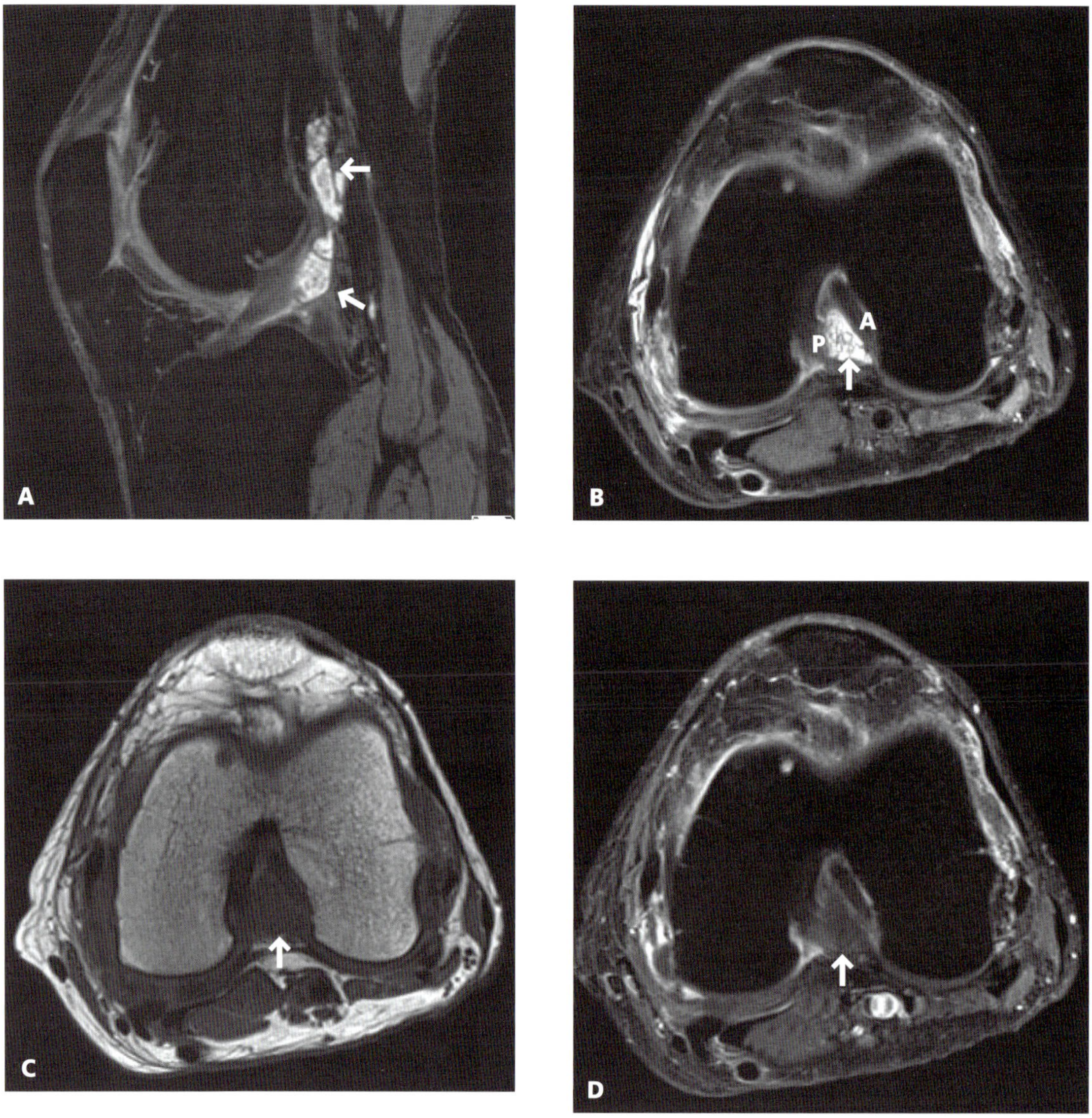

그림 12-4 ● 관절 내 ganglion(전·후방십자인대 낭종)

50대 여성, 지방억제 T2* 강조 시상면 영상(A), 지방억제 양성자 강조 횡단면 영상(B), T1 강조 횡단면 영상(C), Gd 투여 지방억제 T1 강조 횡단면 영상(D). 전방십자인대(A)와 후방십자인대(P) 사이에 끼여있는 낭성 병변(화살표)이 있으며 두 인대를 압박한다. 시상면에서는 두측으로 진행되었다(화살표, A). 조영제 투여에도 내부는 조영 증강되지 않는다(화살표, D). A : ACL, P : PCL

12-2 반월상연골 낭종
Meniscal cyst

➡ Janzen DL, Peterfy CG, Forbes JR, et al : Cystic lesions around the knee joint : MR imaging findings. AJR Am J Roentgenol 1994 ; 163 : 155-161.

➡ Campbell SE, Sanders TG, Morrison WB : MR Imaging of meniscal cysts : incidence, location, and clinical significance. AJR Am J Roentgenol 2001 ; 177 : 409-413.

➡ Tschirch FTC, Schmid MR, Pfirrmann CW, et al : Prevalence and size of meniscal cysts, ganglionic cysts, synovial cysts of the popliteal space, fluid-filled bursae, and other fluid collections in asymptomatic knees on MR imaging. AJR Am J Roentgenol 2003 ; 180 : 1431-1436.

- 반월상연골의 바깥 둘레에 접하는 피포성(encapsulated) 낭종.
- 반월상연골의 변연에 도달하는 수평 파열이 존재하는 경우, parameniscal tissue에 관절액이 저류된다.
- 따라서 MRI로 나타나는 반월상연골 낭종의 대부분은 반월상연골 주위 낭종(parameniscal cyst)이며, 반월상연골 파열-intrameniscal cyst-parameniscal cyst와 연속되는 경우가 많다.
- 저류낭종(retention cyst)이 바깥 둘레 방향으로 돌출되어 관절강의 레벨에서 피하 종괴로 촉지되어 통증을 동반하는 경우도 있다. 그러나 내측반월상연골에 발생한 경우 통증이 없는 경우가 많다.
- 호발 부위는 외측반월상연골 전각 주위와 내측반월상연골의 후절 주위이다.
- 내측에 비해 외측반월상연골에 3~4배 많다고 한다. 또한, 전각 주위의 반월상연골 낭종이 많다(**그림 12-5**). 외측반월상연골 전각 근방의 슬개하지방체에 발생한 ganglion(**그림 12-6**)과의 감별이 필요하다.
- 그러나 실제 MRI 검사에서는 내측이 2 : 1로 많다.
- 내측반월상연골에 생긴 경우는 커지기 쉽다. 특히 내측측부인대(MCL)를 침범하거나 배측 방향으로 진행되는 경우가 많다(**그림 12-7, 8**).
- 무릎 주위의 낭종 영역이 발견되며, 위치는 떨어져 있지만 결과적으로 반월상연골 파열에 속발된 반월상연골 낭종이었던 증례도 많다(**그림 12-9**).
- MCL 천층 바로 아래는 관절낭에 비교적 강하게 결합되므로 그 부분의 액성 구조물은 드물지만(MCL 점액낭염, 5장 p. 111 참조, **그림 5-24**), 확대되면 액체 저류강이 되어 증상이 나타난다.
- 반월상연골 파열을 방치하면 시간이 흐름에 따라 커지는 경우가 많다(**그림 12-10**).
- 치료는 낭종의 절제이지만, 반월상연골 파열이 잔존하면 높은 비율로 재발되기 때문에 반월상연골 절제를 포함한 근본적 치료가 필요하다.

12

어두운 밤의 까마귀?

Fluid-sensitive sequence와 같이 양성자 · T2 강조영상에 지방억제를 더하면 보통이라면 새까만 화면이 된다. 그렇다면 아무 의미가 없다고 생각할 수 있지만, 매우 의미가 있다. 새하얀 지방이 사라진 덕분에 이번에는 부종과 액체 저류가 가장 하얗게 된다. 그러면 인대 · 힘줄이나 연골하골의 극히 작은 손상 부위가 하이라이트 되고, 병변이 저절로 드러난다. 비정상적인 액체 저류 및 출혈도 즉시 알 수 있다. 다만 '어두운 밤의 까마귀'이므로 위치 판별이 되지 않는다. 따라서 동일한 단면으로 촬영한 양성자 강조영상 등을 참조하여 그 위치를 특정할 필요가 있다.

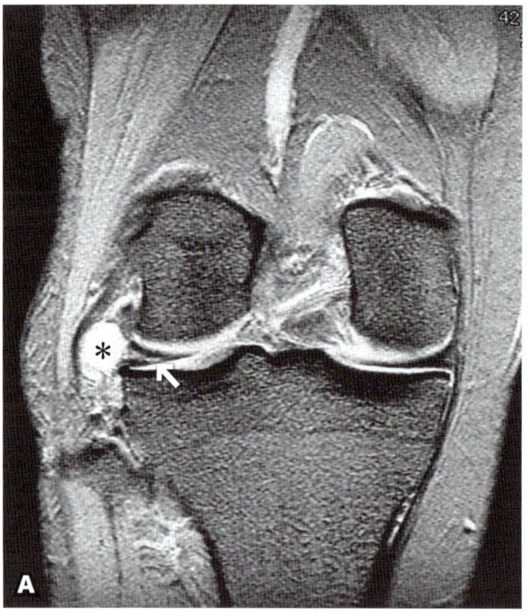

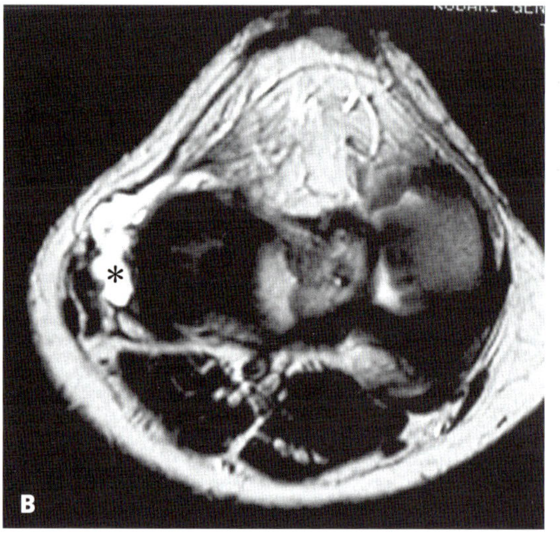

그림 12-5 ● 반월상연골 낭종(외측반월상연골)

40대 여성, T2* 강조 관상면 경사에코 영상(A), T2 강조 횡단면 영상(B). 외측반월상연골 중절부에 변성에 의한 수평 파열(화살표)이 존재하고, 그 바깥 둘레에 연속된 액체 저류강(*)이 있다.

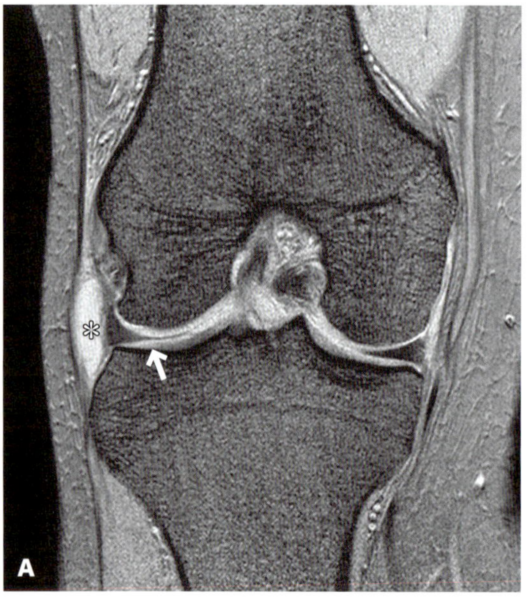

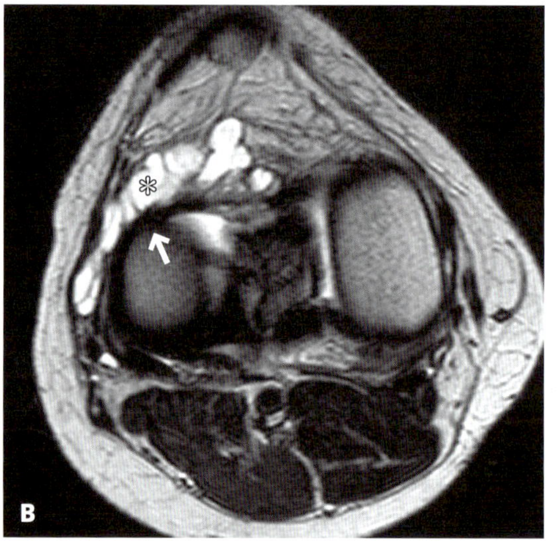

그림 12-6 ● 반월상연골 낭종과의 감별이 필요한 ganglion

30대 여성, T2* 강조 관상면 경사에코 영상(A), T2 강조 횡단면 영상(B). 외측반월상연골 전각에서 중절에 접한 다방성 낭종 영역(*)이 있지만, 외측반월상연골에 파열은 없으며(화살표) ganglion으로 판정한다.

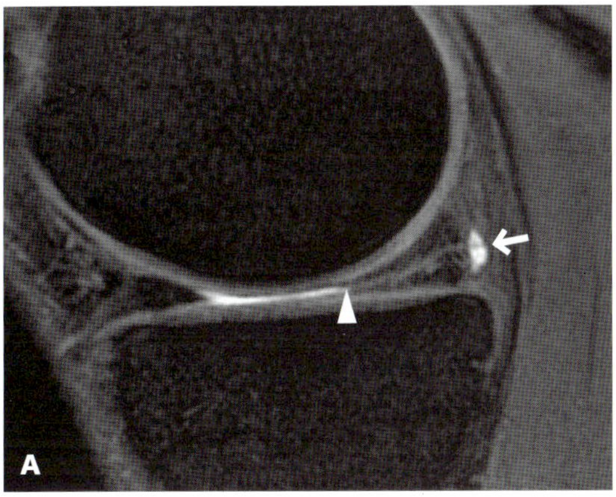

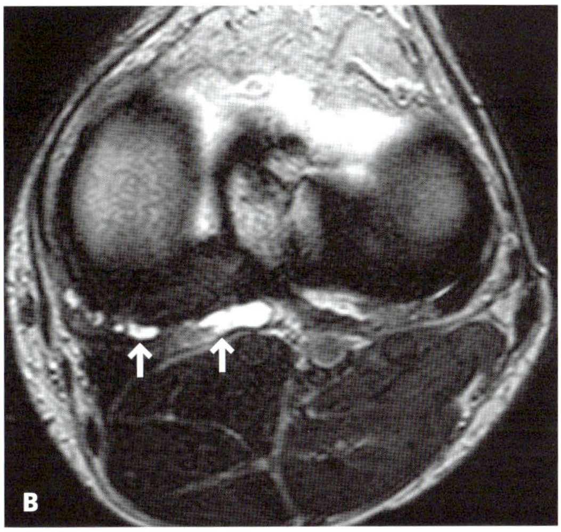

그림 12-7 ● **반월상연골 낭종(내측반월상연골)**

40대 남성, T2* 강조 관상면 경사에코 영상(A), T2 강조 횡단면 영상(B). 내측반월상연골 후절에 수평 파열이 있으며 자유연에 개구한다(화살촉). 파열은 변연부까지 연속되어 있고, 그 바깥 둘레에 후각 배측까지 돌아가는 듯한 액체 저류강(화살표, B)이 있다.

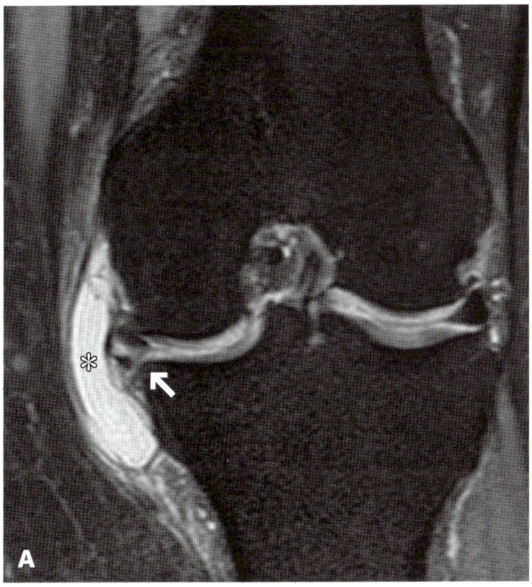

그림 12-8 ● **큰 반월상연골 낭종(내측반월상연골)**

50대 여성, 지방억제 양성자 강조 관상면 영상(A), 지방억제 양성자 강조 횡단면 영상(B), T1 강조 횡단면 영상(C). 내측반월상연골 중절에 수평 파열이 있다(화살표, A). 반월상연골의 바깥 둘레를 따라 전방으로 진행되는 큰 액체 저류강(*)이 있다. 내부는 순수한 액체를 보인다.

12

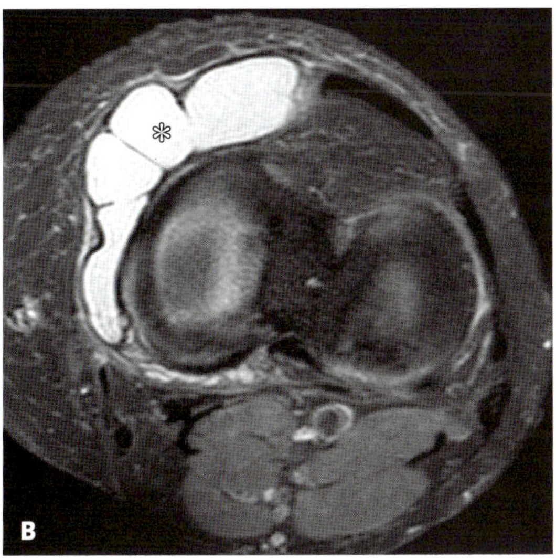

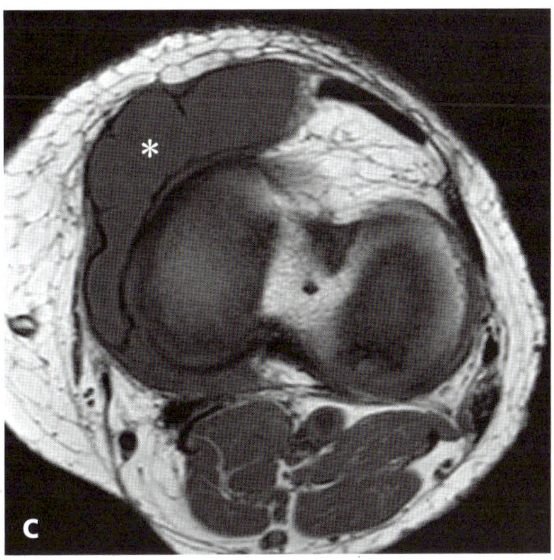

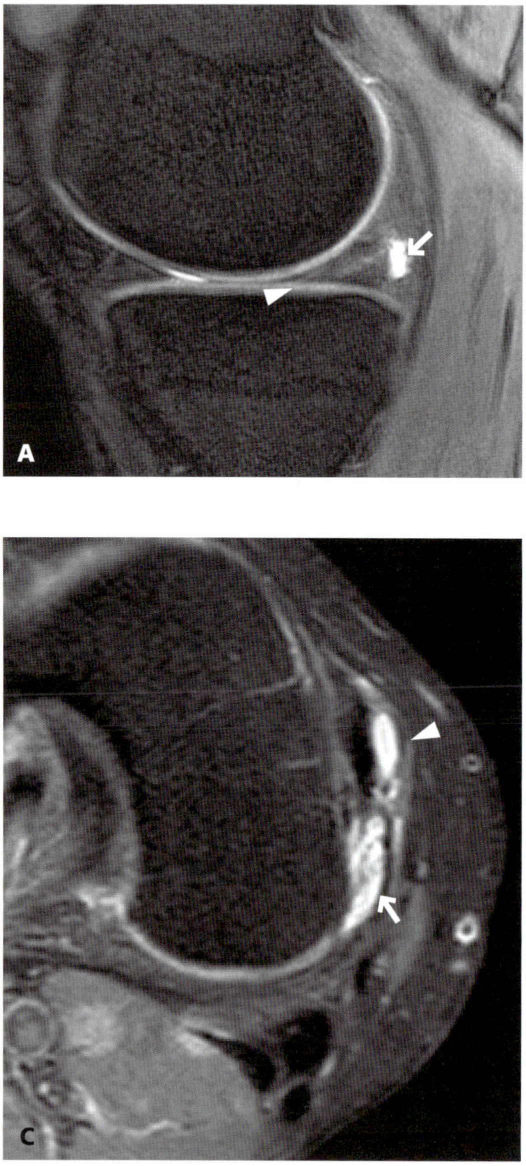

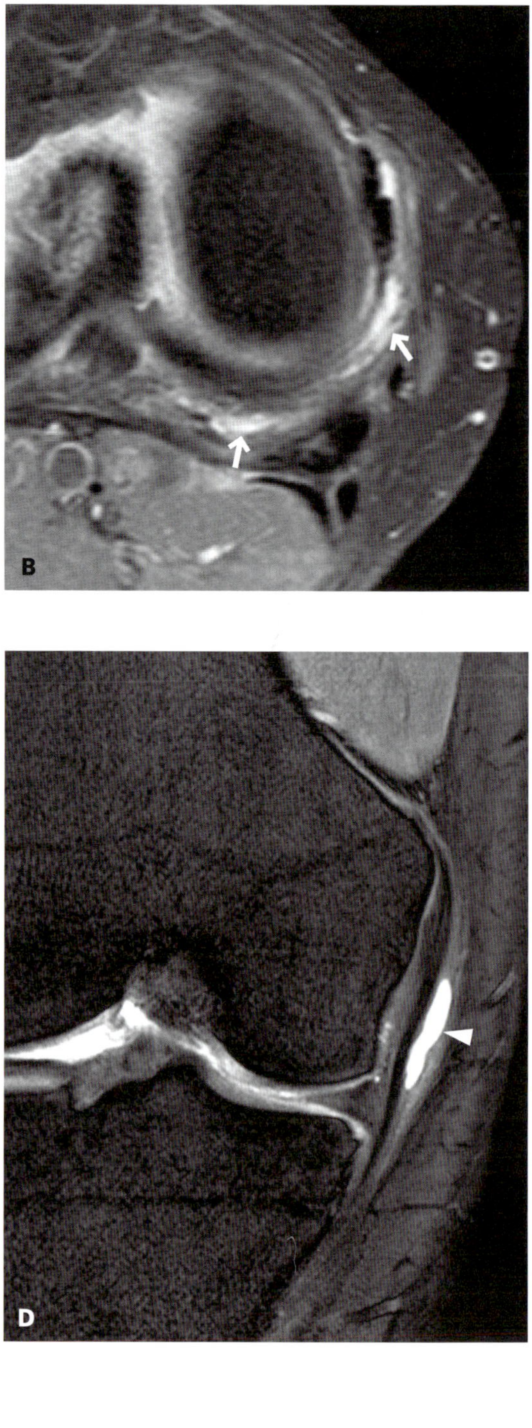

그림 12-9 ● 광범위하게 진행된 반월상연골 낭종 (내측반월상연골)

30대 남성, T2* 강조 시상면 영상(A), 지방억제 양성자 강조 횡단면 영상(B · C), 지방억제 양성자 강조 관상면 영상(D). 내측반월상연골 후절에 수평 파열이 있다(화살촉, A). 후절 배측의 미세 낭종(화살표, A · B)은 바깥 둘레를 따라 전방으로 진행되고(화살표, B · C) 또한, MCL 천층의 표층까지 돌아 들어간다(화살촉, C · D).

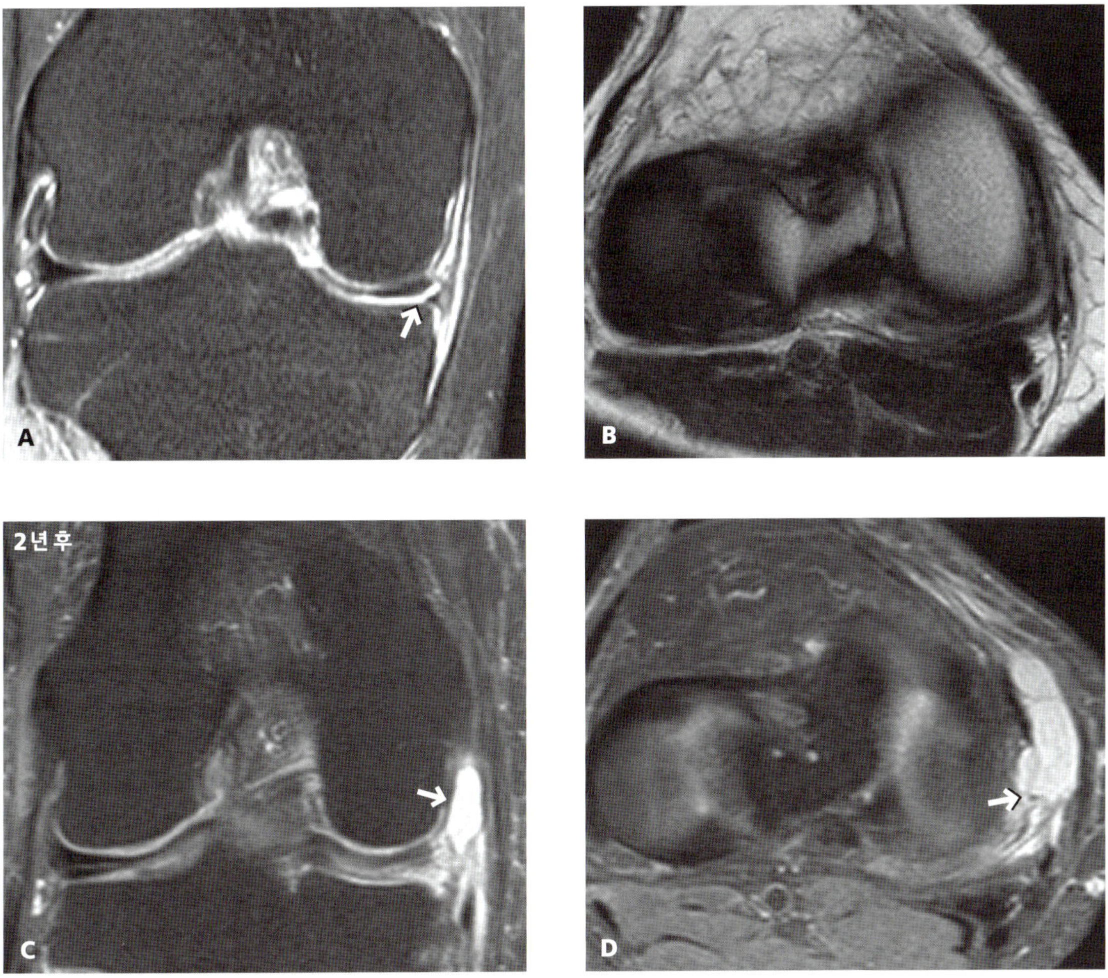

그림 12-10 ● 반월상연골 파열 2년 후에 발생한 반월상연골 낭종(내측반월상연골)

40대 여성, 발병 시 T2* 강조 관상면 영상(A), T2 강조 횡단면 영상(B), 2년 후(C · D). 내측반월상연골 후절을 비스듬히 주행하는 파열(화살표, A)이 보이지만 낭종은 없다. 2년 후에는 지름 2cm 이상의 액체 저류강(화살표, C · D)이 발생하여 체표에서 촉지가 가능해졌다.

12-3 슬와 낭종(베이커 낭종)
Popliteal cyst(Baker's cyst)

➡ Steiner E, Steinbach LS, Schnarkowski P, et al : Ganglia and cysts around joints. Radiol Clin North Am 1996 ; 34 : 395-425.

➡ Miller TT, Staron RB, Koenigsberg T, et al : MR imaging of Baker cysts : association with internal derangement, effusion, and degenerative arthropathy. Radiology 1996 ; 201 : 247-250.

- 슬와부 내측의 낭성 병변으로 gastrocnemio-semimembranous bursa에 액체가 저류된다.
- 고유 슬관절강과 높은 빈도로 연결된다.
- 전신 중에서도 가장 흔하게 볼 수 있는 점액 낭종으로 무릎 MRI에서도 자주 관찰된다(약 40% 이상).
- 관절염이나 반월상연골 손상, 십자인대 손상 등에 의해 증가한 관절액이 해부적으로 취약한 후방 내측의 관절낭에서 상기 bursa로 유입된 것으로 알려져 있다.
- 그 점액낭의 이름과 같이 비복근 내측두와 반막양근 사이에 잘록하게 존재한다(**그림 12-11**).
- 내부는 균일한 T2 고신호를 보이지만, 드물게 출혈 성분이나 debris에 의해 불균일하게 보일 수도 있다(**그림 12-12**).
- 조영제 투여에 의해 피막만 조영 증강된다(**그림 12-13**).

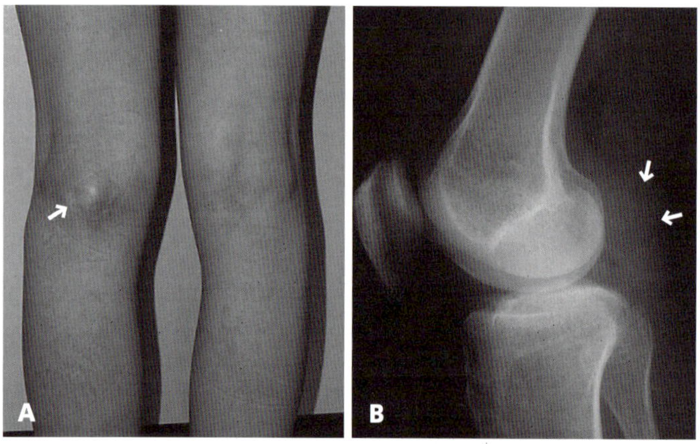

그림 12-11 ● **슬와 낭종**

20대 여성, 외관(A), 단순 X-ray 사진(B), T2 강조 횡단면 영상(C), 지방억제 T2* 강조 시상면 경사에코 영상(D). 슬와부 내측에 부풀어 오른 부분이 있고(화살표, A), 단순 X-ray 사진에서 연부조직 음영이 보인다(화살표, B). 슬와부 내측에 비복근 내측두(G)와 반막양근(S) 사이에 잘록한 부분이 있는 확장된 점액낭(*과 B)이 존재한다(C · D). 비복근하 점액낭(*)과 베이커 낭종(B)은 잘록한 부분을 통해 연속되어 있으며 일반적으로는 이 둘을 묶어 베이커 낭종이라고 하는 경우가 많다.

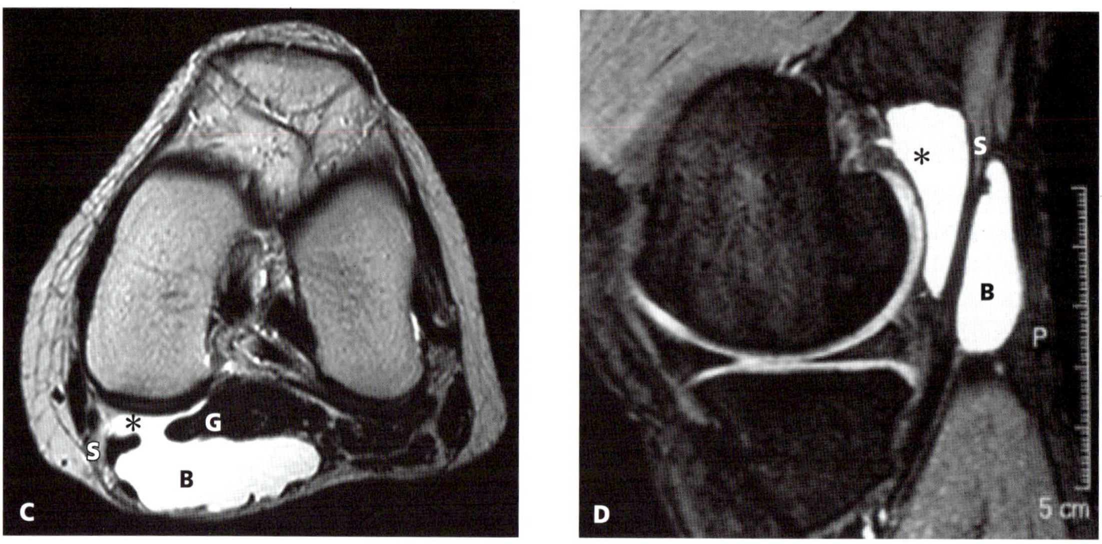

- 소아에서는 드물고 연령이 증가함에 따라 빈도가 늘어난다고 한다.
- 직경 30mm 이하에서는 통증이 없는 경우가 많다.
- 드물게 슬와 낭종이 파열을 일으킨다(**그림 12-14**). 근육 사이나 피하와 같은 간질로 유입된 사이토카인을 함유한 내용물은 혈전성 정맥염과 유사한 증상을 나타낼 수 있다.
- 이 액체 저류는 수개월 내에 흡수되는 경우가 많다(**그림 12-15**). 드물게 이전의 파탄에 의해 피하에 고립된 낭종을 형성하는 경우도 있다(**그림 12-16**).

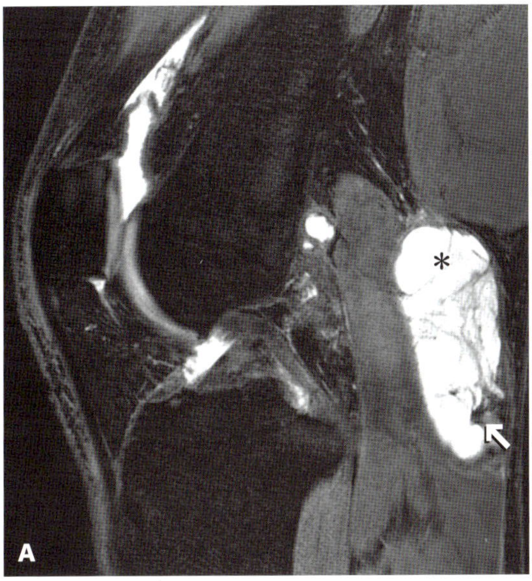

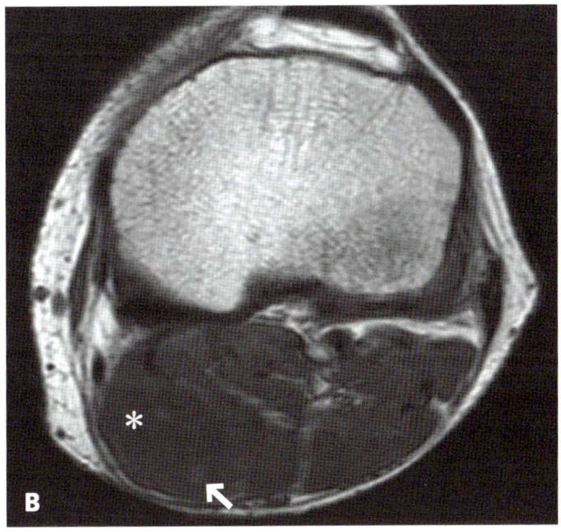

그림 12-12 ● 불균일한 내부 신호를 나타내는 슬와 낭종

30대 남성, 지방억제 T2* 강조영상(A), T1 강조 횡단면 영상(B). 베이커 낭종(*)의 내부는 불균일 신호를 나타내며 격벽과 같은 구조와 일부에 출혈을 시사하는 영역을 포함한다(화살표).

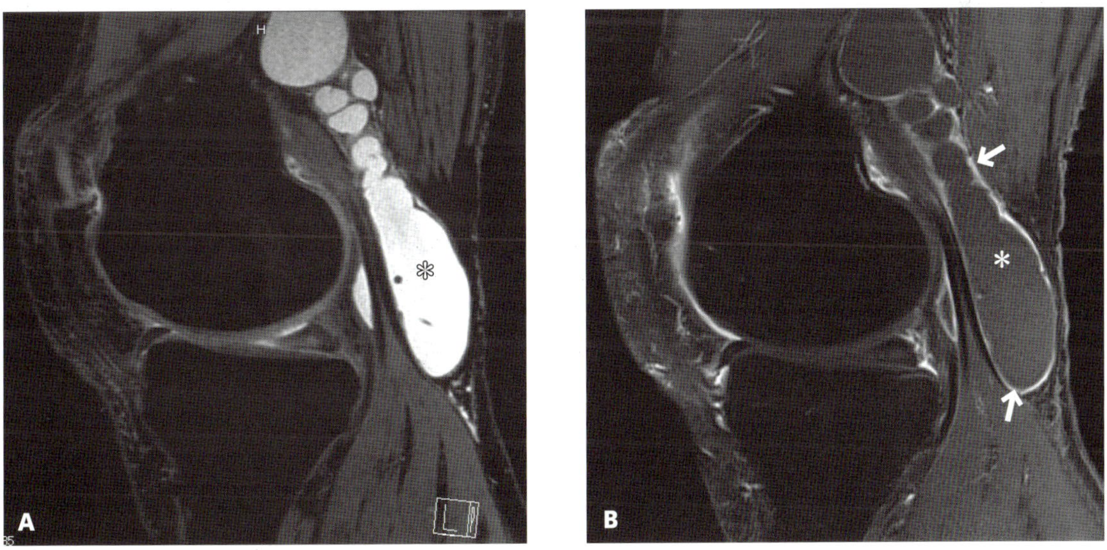

그림 12-13 ● 슬와 낭종(Gd 투여)

60대 남성, 지방억제 T2* 강조 시상면 경사에코 영상(A), Gd 투여 지방억제 T1 강조 시상면 영상(B). Gd 투여에 의해 베이커 낭종(*)의 피막만 조영 증강된다(화살표).

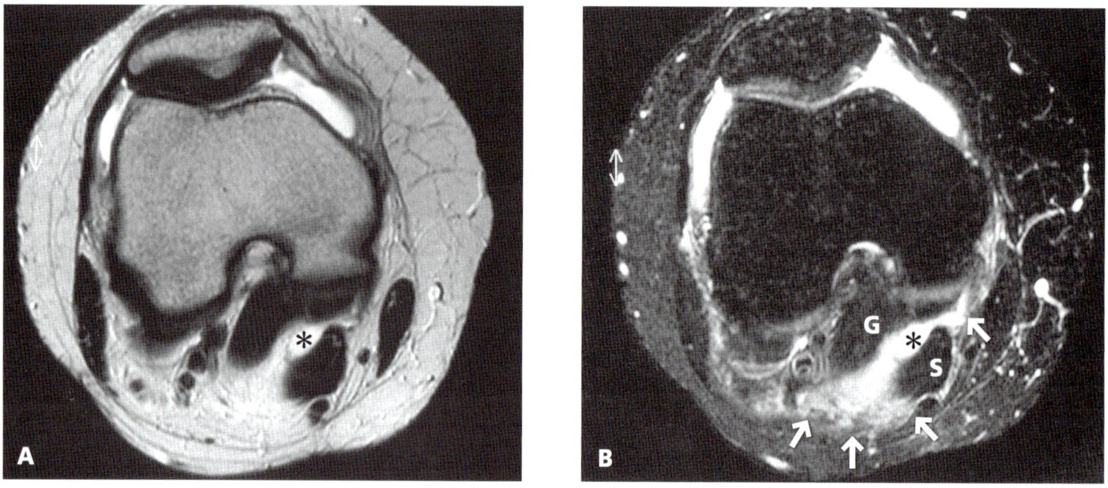

그림 12-14 ● 슬와 낭종 파탄

40대 여성, T2 강조 횡단면 영상(A), 지방억제 T2 강조 횡단면 영상(B). 슬와 낭종(*)이 파탄되어 주변 간질에 부종성 변화가 퍼져있다(화살표). 비복근 내측두(G), 반막양근(S).

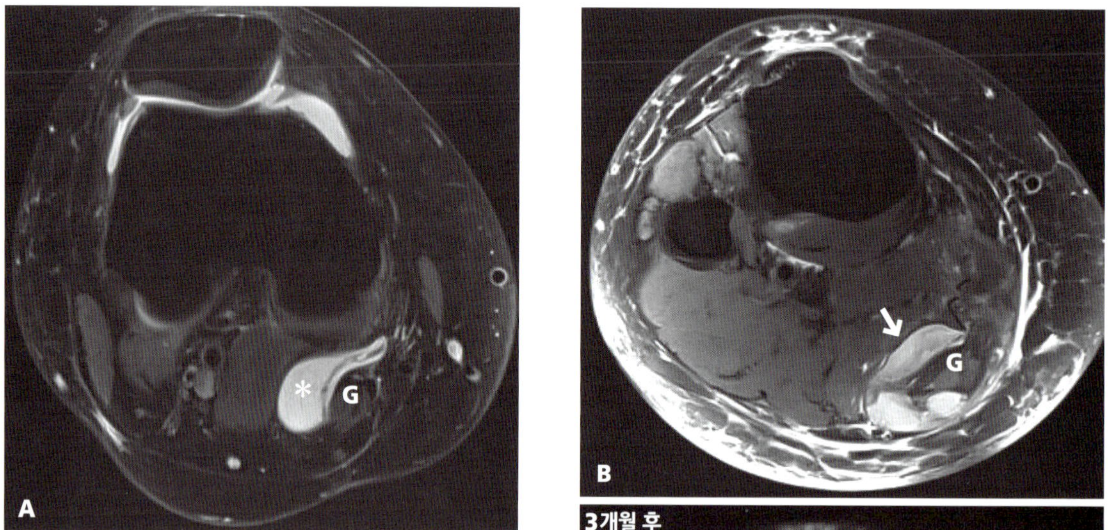

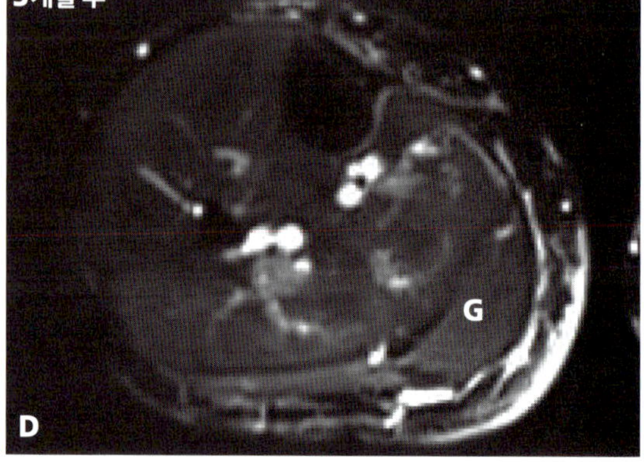

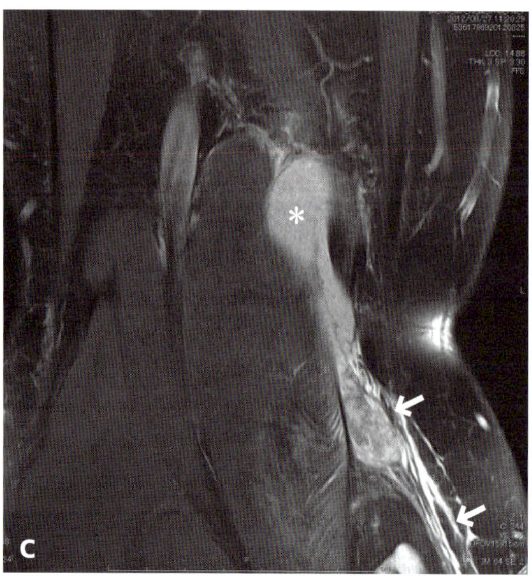

그림 12-15 ● 슬와 낭종 파탄의 경과

50대 여성, 지방억제 양성자 강조 횡단면 영상(A · B), 지방억제 양성자 강조 관상면 영상(C), 3개월 후의 지방억제 양성자 강조 횡단면 영상(D). 슬와 낭종(*)이 보이지만 긴만감이 부족하다. 미측으로 크게 진행되어 비복근 내측두(G) 주위에 액체 저류가 보인다(화살표, B · C). 3개월간의 보존적 치료 후 액체 저류는 거의 소실되었다(D).

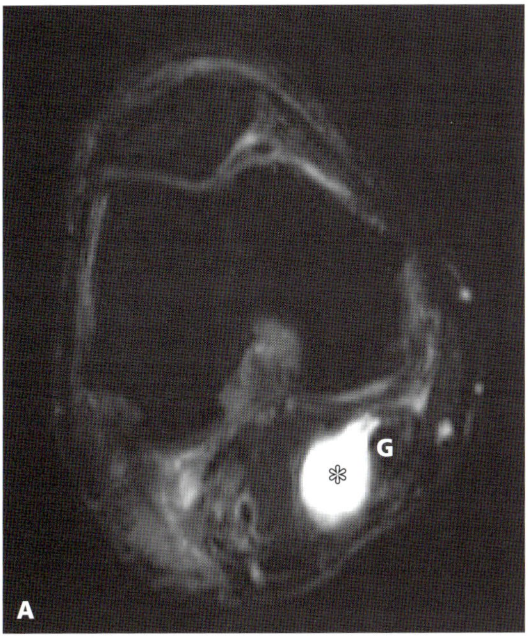

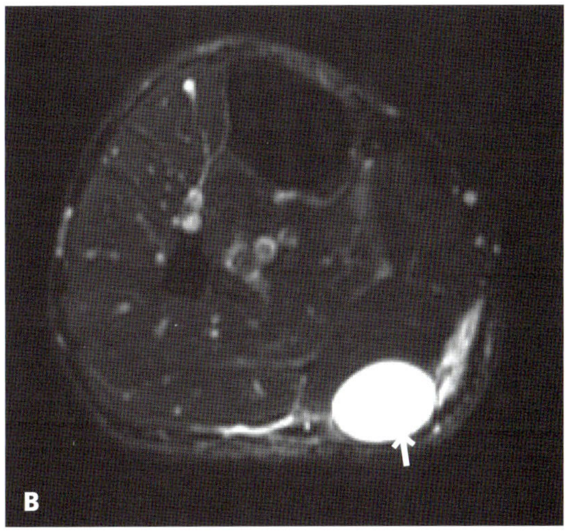

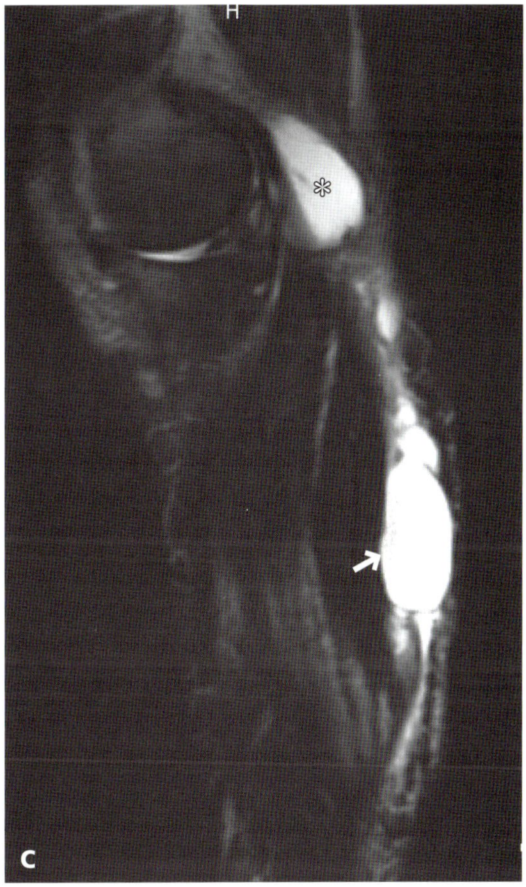

그림 12-16 ● 슬와 낭종 파탄으로 보이는 하퇴의 피하 낭종 영역

70대 남성, 몇 년 전부터 하퇴에 피하 종괴가 만져진다. STIR 횡단면 영상(A·B), 지방억제 T2 강조 시상면 영상(C). 슬와 낭종이 보인다(*, A·C). 하퇴 배측의 피하에도 낭종 영역이 있으며(화살표, B·C), 시상면 영상에서는 두측의 슬와낭종과 연속된 모습으로 이전 슬와 낭종 파탄에 의한 낭종 형성으로 생각된다. 비복근 내측두(G).

12

12-4 후방관절낭
Posterior capsular area of the knee

➡ De Maeseneer M, Van Roy P, Shahabpour M, et al : Normal anatomy and pathology of the posterior capsular area of the knee : findings in cadaveric specimens and in patients. AJR Am J Roentgenol 2004 ; 182 : 955-962.

- 후방관절낭은 내측, 정중, 외측으로 분류되지만, 여기서는 베이커 낭종과의 관련으로 주로 내측 후방관절낭에 대해 설명한다.
- 내측 후방관절낭은 내측반월상연골 후각 후절에서 연속되어 상하로 진행한다(**그림 12-17**). 특히 두측으로는 수 cm 이상 상행한다.
- 상행한 내측 후방관절낭은 비복근 내측두의 건막 바로 아래를 주행하고(이 간극이 비복근하 점액낭), 그것과 융합하여 최종적으로는 대퇴골 내측과의 골피질에 부착한다.
- 바로 배측을 반막양근건이 하행하고 횡단면 영상에서는 밀접하게 접촉해 있다.

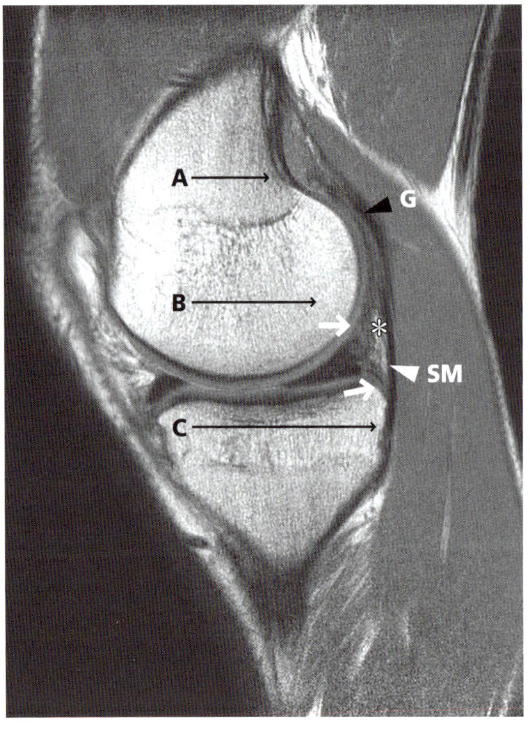

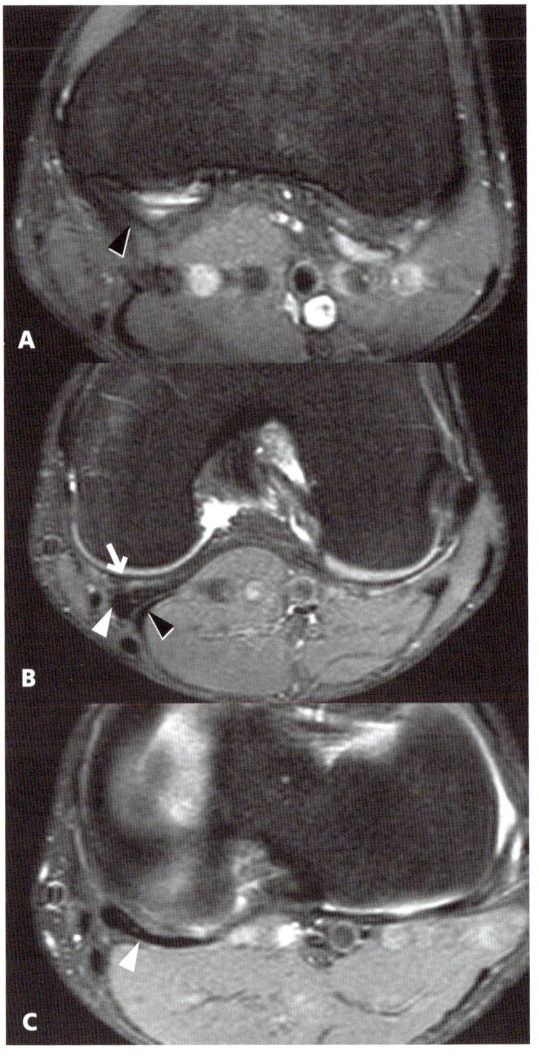

그림 12-17 ● 내측 후방관절낭의 구조(정상 예)

시상면 영상과 각 A~C 레벨의 횡단면 영상. 설명은 본문을 참조. 내측 후방관절낭 : 화살표, 비복근 내측두(G) : 검은 화살촉, 반막양근건(SM) : 흰 화살촉, 비복근하 점액낭 : *

- 관절액 저류가 있으면 상기 구조물이 서로 멀어져 MRI로 확인하기 쉬워진다.
- 내측 후방관절낭의 손상은 비복근과의 접합부 해리, 확대가 동반되는 경우가 많다(**그림 12-18**).
- 내측 후방관절낭과 비복근의 접합부는 정상이지만 작은 개구부가 있으며, 고유 관절강과 비복근하 점액낭은 교통한다. 비복근하 점액낭은 비복근과 반막양근건에 끼인 '잘록한 부분'을 통해 베이커 낭종과 교통하기 때문에(**그림 12-11C**) 결과적으로 고유 관절강과 베이커 낭종이 연속된다.
- 병적 상태에서 관절액 저류가 있으면 베이커 낭종도 확장한다.
- 고유 관절강에 유리체나 출혈 등이 존재하면 그 성분도 베이커 낭종에 유입되는 경우가 있다(**그림 12-19**).
- 후방관절낭의 정중앙부에는 간극이 있어 혈관과 신경이 슬와부에서 관절 내로 진입한다(**그림 12-20**).

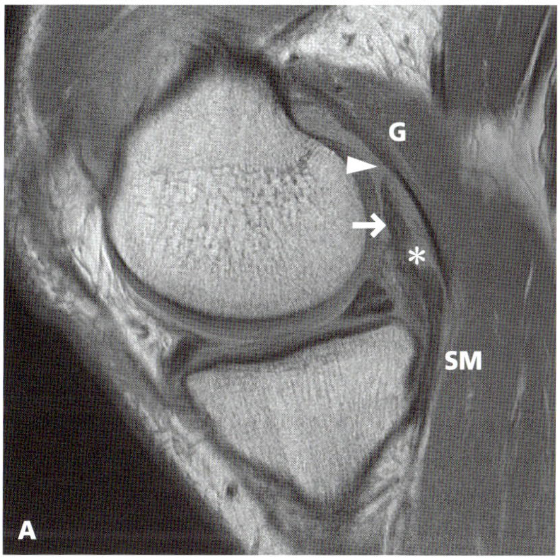

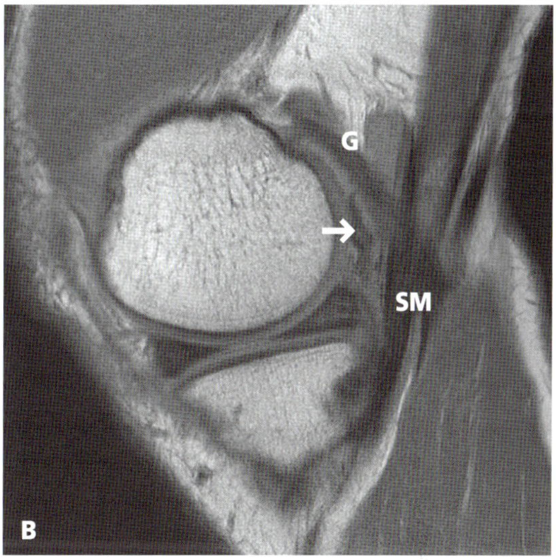

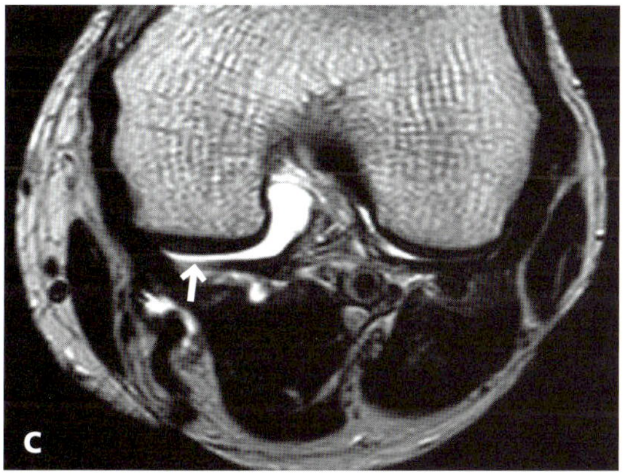

그림 12-18 ● **내측 후방관절낭 손상**

50대 남성, PCL 파열에 합병. 인접한 시상면(A · B)과 횡단면 영상(C). 내측 후방관절낭(화살표)에 손상이 있어 고신호화 되었고, 비복근과의 접합부는 해리, 확대되었다(화살촉, A). 비복근하 점액낭(*)에도 액체 저류가 있다. 비복근 내측두(G), 반막양근(SM).

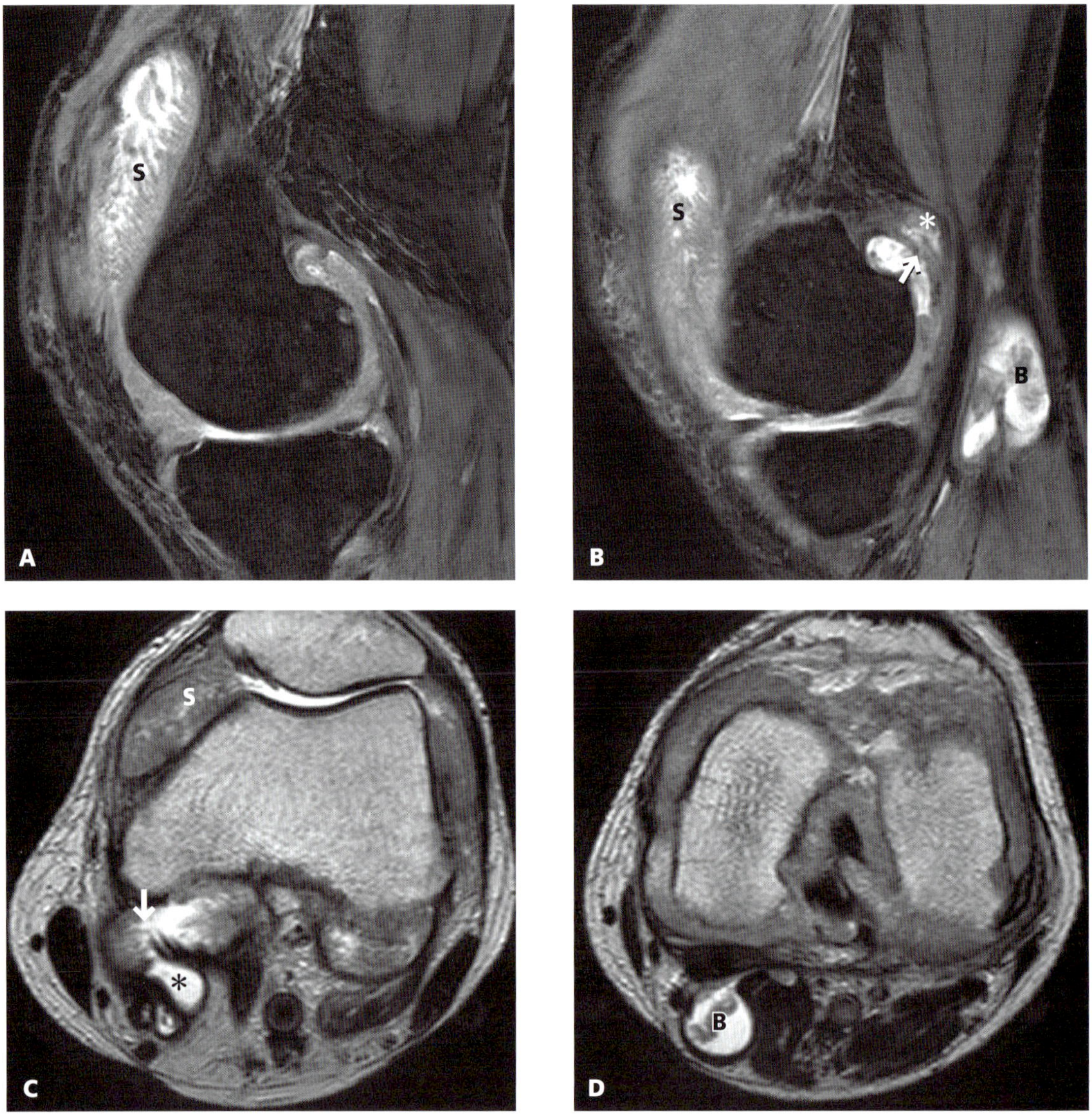

그림 12-19 ● 활막 골연골종증의 연골종 성분이 베이커 낭종에도 존재

60대 남성. 지방억제 T2* 강조 시상면 경사에코 영상(A · B)과 T2 강조 횡단면 영상(C · D). 슬개상낭(S)을 중심으로 활막 증식과 무수히 많은 연골종이 보인다. 이들은 비복근하 점액낭(*)이나 베이커 낭종(B)에서도 보인다(이 study에서는 동시 발생하였는지, 고유 관절강에서 유입되었는지는 알 수 없다). 고유 관절강은 관절낭과 비복근의 개구부(화살표)를 통해 비복근하 점액낭(*)에 연속한다.

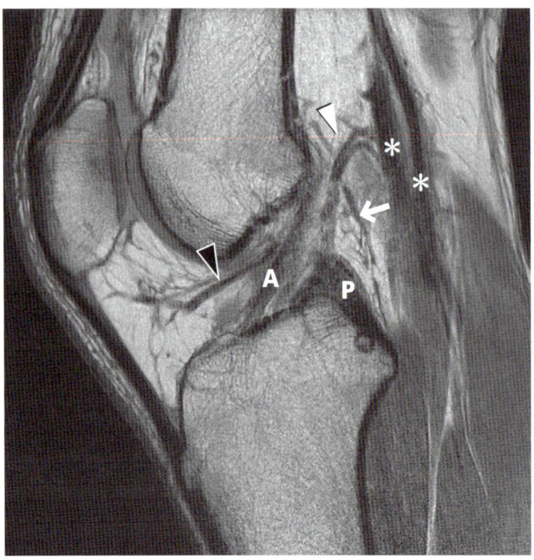

그림 12-20 ● 후방관절낭의 정중앙부 간극에서 혈관 진입

슬와동 · 정맥(*)에서 나온 혈관(흰색 화살촉)은 관절낭(화살표)의 간극을 관통하여 관절 내로 들어간다. 전방십자인대(A)의 전방을 주행하는 것은 슬개하 추벽(11장 p. 286 참조)이 아니며, 이것도 혈관이다(검은 화살촉). P : 후방십자인대

12-5 점액낭과 점액낭염
Bursae and bursitis

➡ Tschirch FT, Schmid MR, Pfirrmann CW, et al : Prevalence and size of meniscal cysts, ganglionic cysts, synovial cysts of the popliteal space, fluid-filled bursae, and other fluid collections in asymptomatic knees on MR imaging. AJR Am J Roentgenol 2003 ; 180 : 1431-1436.

점액낭의 명명은 매우 다양하며 특히 해부학 책에는 매우 미세한 분류가 이루어지고 있다. 이 장에서는 임상적으로 필요하다고 생각되는 주요 점액낭에 대해 설명한다(**그림 12-21**). 점액낭에 기계적 자극이나 감염, 출혈 등이 발생하면 내부의 액체 저류가 증가하여 부종, 통증 등을 나타내는 점액낭염을 보인다.

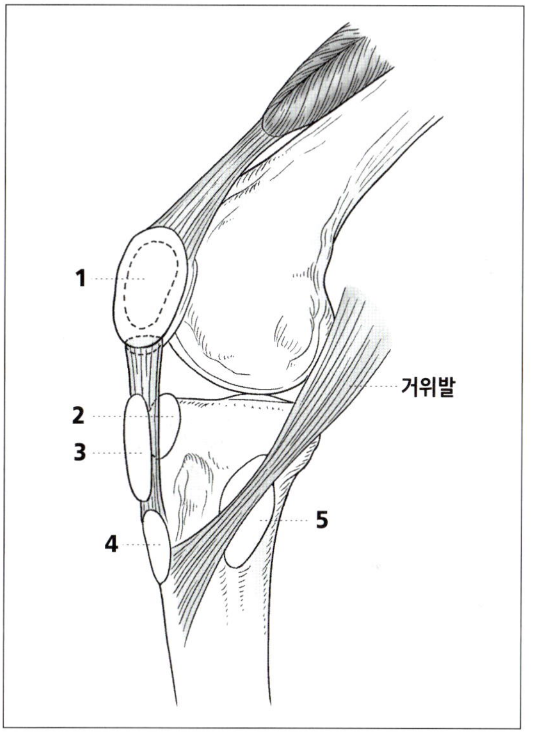

그림 12-21 ● **무릎 주위의 주요 점액낭**

1. 전슬개 점액낭 prepatellar bursa
2. 심슬개하 점액낭 deep infrapatellar bursa
3. 천슬개하 점액낭 superficial infrapatellar bursa
4. 전경골 점액낭 pretibial bursa
5. 거위발 점액낭 pes anserine bursa

12

12-5 A 전슬개 점액낭
Prepatellar bursa

➡ McCarthy CL, McNally EG : The MRI appearance of cystic lesions around the knee. Skeletal Radiol 2004 ; 33 : 187-209.

- 슬개골과 피부 사이의 점액낭.
- 비정상적인 액체 저류는 이 부위에 대한 과도한 자극으로 인한 것으로 자주 무릎을 꿇는 직업에서 볼 수 있기에 housemaid's knee나 carpet-layer's knee라고도 한다. 레슬링이나 유도 등의 자주 무릎을 꿇는 스포츠에서도 많다.
- 만성기에 발견되는 경우가 많고, 피막의 비후나 debris와 같은 연부조직을 동반하며, Gd 투여로 조영 증강된다(**그림 12-22**).
- 수종과 함께 혈종도 자주 관찰된다(**그림 12-23**).

- 수종과 그 주위의 부종성 종창이 광범위하게 퍼지는 경우나 그 후 반흔화가 보이는 경우가 있다(4장 p. 93, **그림 4-14**).
- 천슬개하 점액낭이나 전경골 점액낭과 연속하는 경우가 있다.
- 이 전슬개 점액낭이나 다음 사항의 천슬개하 점액낭 및 전경골 점액낭의 병적 액체 저류와 감별해야 할 질환에 Morel-Lavallée lesion이 있다(p. 312 참조).

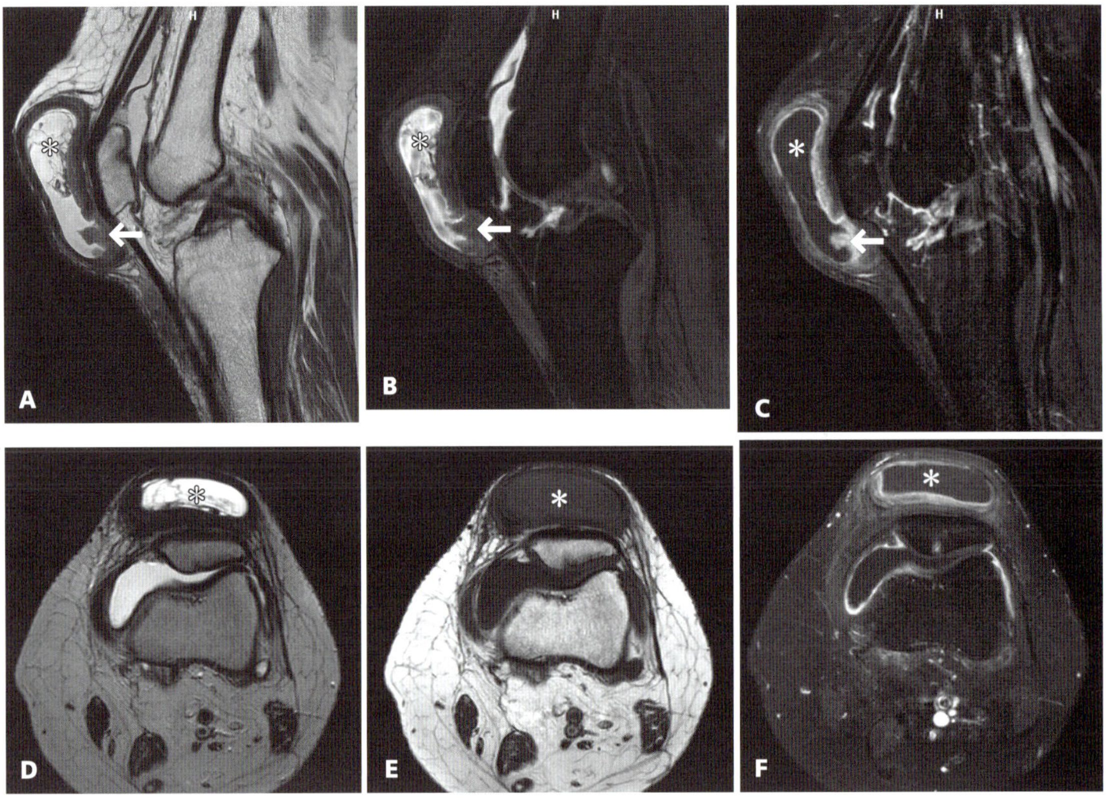

그림 12-22 ● 전슬개 점액낭염

50대 여성, 양성자 강조 시상면 영상(A), 지방억제 T2* 강조 횡단면 경사에코 영상(B), Gd 투여 지방억제 T1 강조 시상면 영상(C), T2 강조 횡단면 영상(D), T1 강조 횡단면 영상(E), Gd 투여 지방억제 T1 강조 횡단면 영상(F). 슬개골 전방에 두꺼운 피막을 가진 액체 저류 영역이 있다(*). Gd 투여에 의해 피막과 함께 내강으로 돌출한 증식 성분도 조영 증강된다(화살표).

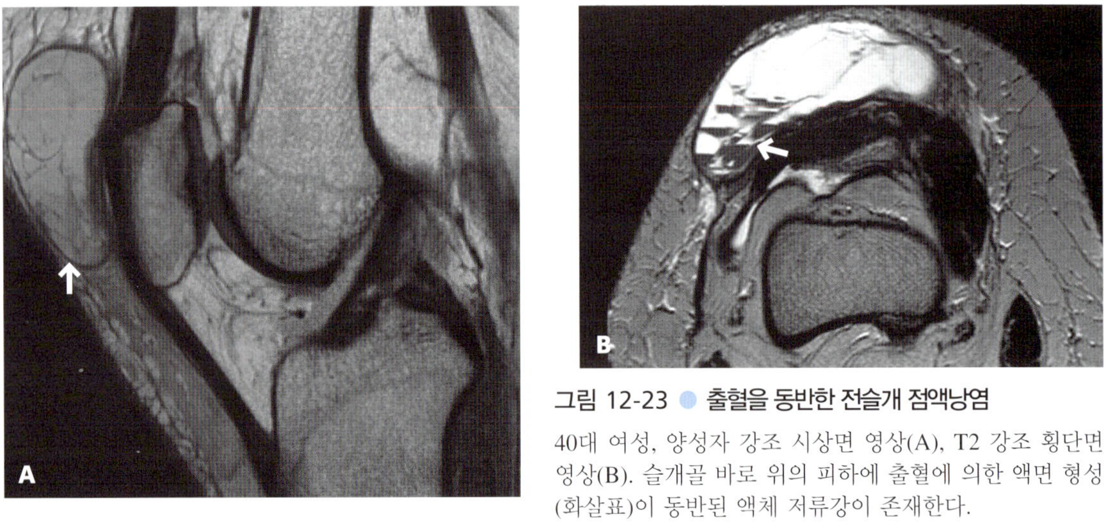

그림 12-23 ● 출혈을 동반한 전슬개 점액낭염

40대 여성, 양성자 강조 시상면 영상(A), T2 강조 횡단면 영상(B). 슬개골 바로 위의 피하에 출혈에 의한 액면 형성(화살표)이 동반된 액체 저류강이 존재한다.

12-5 B 천슬개하 점액낭
Superficial infrapatellar bursa

- 슬개골 하방에서 피하에 존재하는 점액낭, 일명 슬개하 피하낭이다(**그림 12-24, 25**).
- 두측에서 전슬개 점액낭에, 미측에서 전경골 점액낭에 연속하는 경우가 있다.

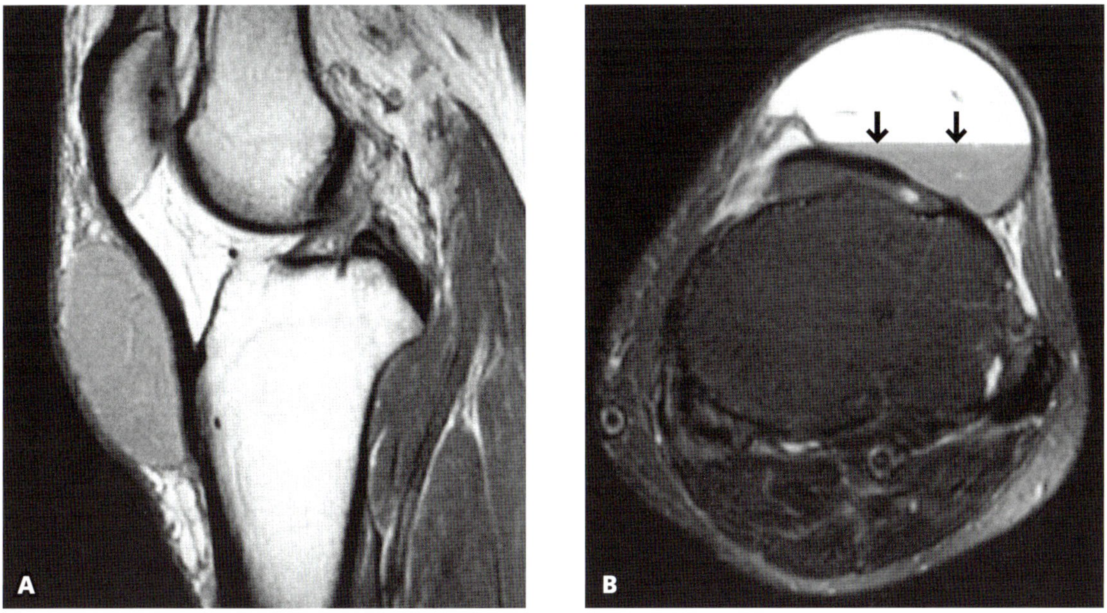

그림 12-24 ● 천슬개하 점액낭염(출혈을 동반)

50대 여성, 양성자 강조 시상면 영상(A), 지방억제 T2 강조 횡단면 영상(B). 슬개골 하방에서 피하에 존재하는 액체 저류강이 있다. 출혈에 의한 액면 형성이 동반된다(화살표).

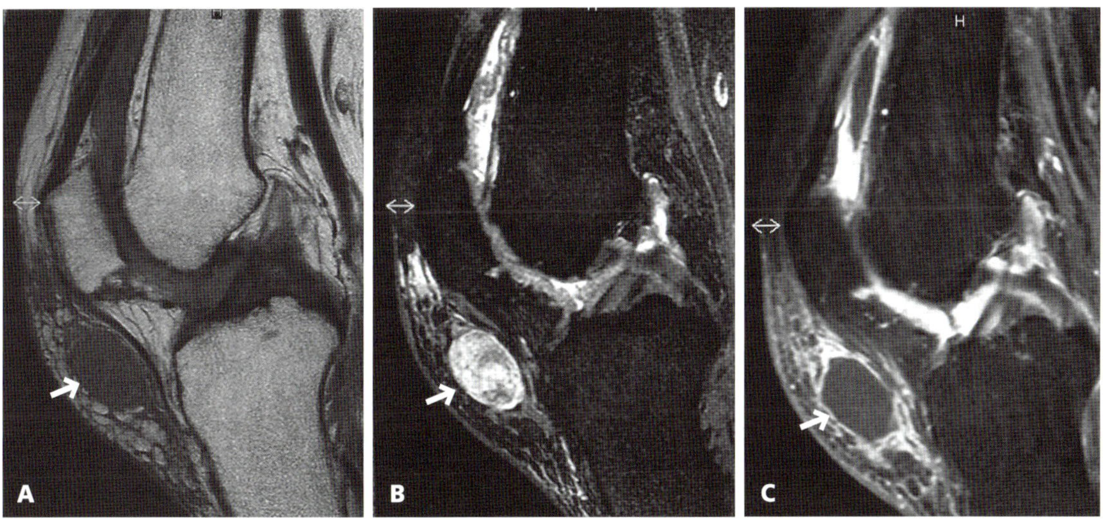

그림 12-25 ● 천슬개하 점액낭염(활동성)

60대 여성, 양성자 강조 시상면 영상(A), 지방억제 T2* 강조 시상면 영상(B), Gd 투여 지방억제 T1 강조 시상면 영상(C). 슬개골 하방의 피하에는 액체 저류강이 있고(화살표), 내부에는 debris와 같은 부분의 연부조직을 포함한다(화살표, B). Gd 투여에 의해 변연에서 주위가 강하게 조영 증강된다(화살표, C).

심슬개하 점액낭

Deep infrapatellar bursa

- 슬개건과 경골 결절 사이의 작은 점액낭.
- 정상 무릎의 MRI에서도 자주 확인된다(**그림 12-26**).
- 점액낭염이 생기면 다량의 액체 저류나 debris와 같은 부분의 연부조직을 포함하는 경우가 있다(**그림 12-27, 28**). 이 부분의 점액낭염은 jumper와 runner의 overuse syndrome으로 알려져 있다.

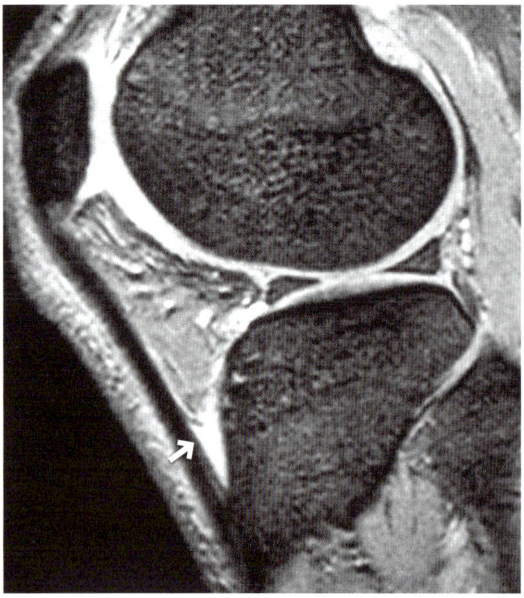

그림 12-26 심슬개하 점액낭(정상 예)

60대 남성, T2* 강조 시상면 경사에코 영상. 슬개건과 경골 결절 사이에 작은 점액낭(화살표)이 존재하며 MRI에서 자주 나타난다.

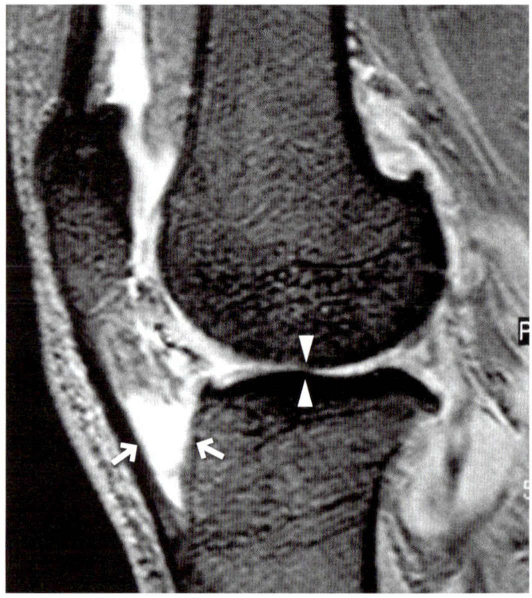

그림 12-27 심슬개하 점액낭염

70대 여성, T2* 강조 시상면 경사에코 영상. 퇴행성 관절증이 합병되어 외측 관절 간격이 좁다(화살촉). 무릎 고유 관절강과 마찬가지로 심슬개하 점액낭에 다량의 액체 저류가 있다(화살표).

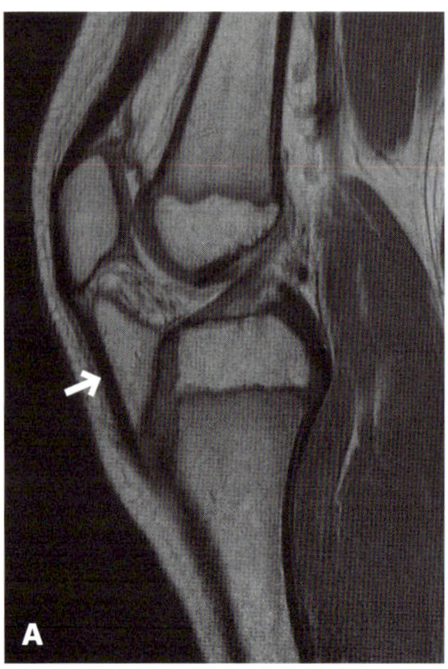

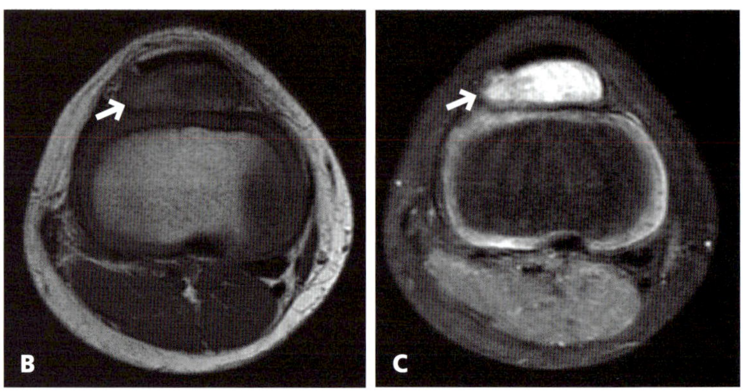

그림 12-28 심슬개하 점액낭염

9세 여아, 양성자 강조 시상면 영상(A), T1 강조 횡단면 영상(B), 지방억제 양성자 강조 횡단면 영상(C). 심슬개하 점액낭에는 다량의 액체 저류가 있고 debris와 같은 부분을 포함한다(화살표).

12-5 D 전경골 점액낭
Pretibial bursa

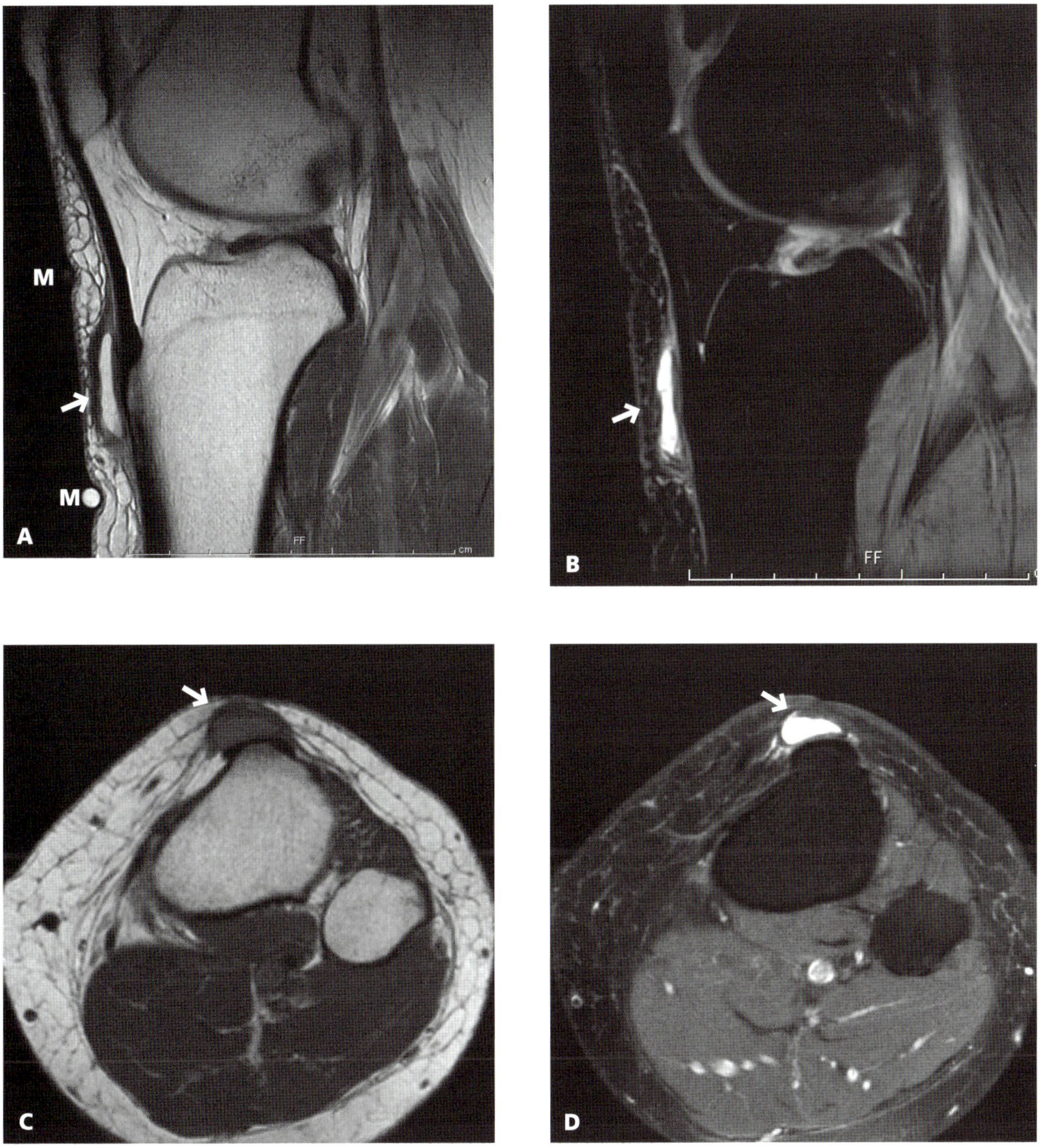

그림 12-29 ● **전경골 점액낭염**

40대 여성, 양성자 강조 시상면 영상(A), 지방억제 T2* 강조 시상면 경사에코 영상(B), T1 강조 횡단면 영상(C). 지방억제 양성자 강조 횡단면 영상(D). 경골 조면의 전방 피하에 비교적 두꺼운 피막을 갖는 액체 저류강이 있다(화살표). M : 마커

12-5 E Morel-Lavallée lesion

➡ Borrero CG1, Maxwell N, Kavanagh E : MRI findings of prepatellar Morel-Lavallée effusions. Skeletal Radiol. 2008 ; 37 : 451-455.

➡ Adiguzel E, Hatipoğlu T, Kesikburun S, et al : Prepatellar Mild Morel-Lavallée Lesion : A Case Report. Am J Phys Med Rehabil 2015 ; 94 : e127.

- 외상에 의한 전단력으로 피하 조직과 근막, 뼈와의 간극이 벌어져 혈액이나 림프액이 이상 저류된 병태이다.
- Closed degloving injury라고 한다('장갑을 벗듯이' 사지의 중추에서 말초로 피부·피하 조직이 벗겨져 버리는 상태).
- 대전자부 등의 대퇴부나 골반부에서 호발하지만, 무릎에도 발생한다.
- 외상 후 수 시간 ~ 수 일 이내에 피하에 통증이 있으며 부풀어 오르고, 피신경 손상으로 인한 감각 장애가 동반될 수 있다.
- 또는 몇 달이나 수 년을 거쳐 장기간 나타나는 경우도 있다.
- 치료는 급성기로 피막 형성이 없는 작은 병변은 자연 퇴축을 기대할 수 있다. 섬유성 피막 형성이 동반된 경우 내용물 배액. 재발 병변에는 피막을 포함한 적출술을 적용한다.

MRI 소견

- 심부 근막에 접한 방추 모양·초승달 모양의 낭성 종괴. 좁은 공간에 액체 저류가 발생하기 때문에 렌즈형, 반구상을 나타내는 경우가 많다(**그림 12-30**).
- 내부에는 혈성과 장액성이 혼재하여 헤모시데린 침착, 액면 형성(fluid-fluid level)을 볼 수 있다. 장기간 병변에는 섬유성 피막이나 격벽 등이 형성되는 경우도 있다(**그림 12-31**).
- 슬관절 전방에 발생하기 쉽지만 출혈을 수반하는 점액낭과의 감별이 필요하다. 단, 전슬개, 슬개하, 전경골 점액낭(전 항목 참조)과는 위치가 다르다.

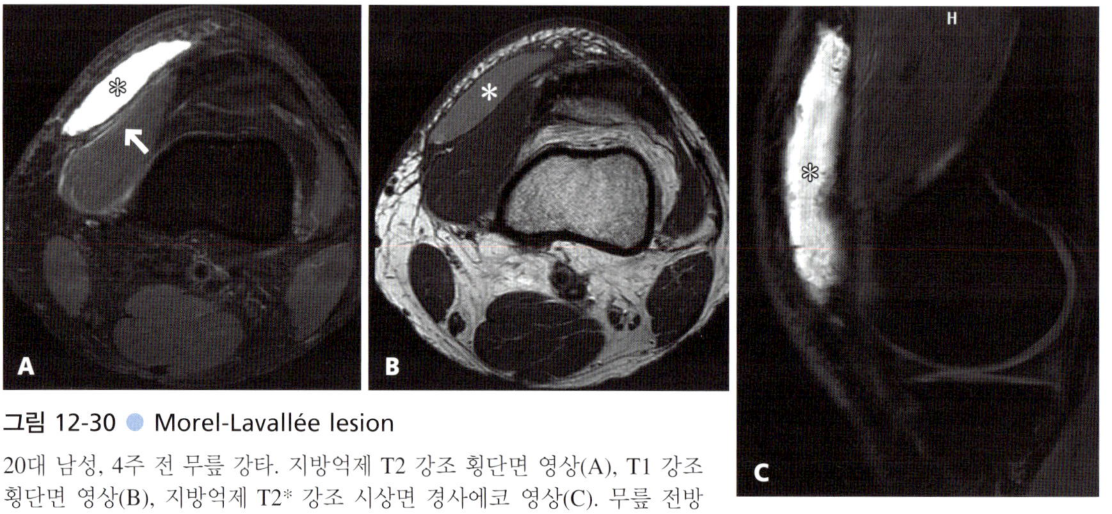

그림 12-30 ● Morel-Lavallée lesion

20대 남성, 4주 전 무릎 강타. 지방억제 T2 강조 횡단면 영상(A), T1 강조 횡단면 영상(B), 지방억제 T2* 강조 시상면 경사에코 영상(C). 무릎 전방 내측 피하의 내측 광근근막(화살표, A) 바로 위에 렌즈형의 액체 저류 영역이 있다(*). 전슬개 점액낭과는 위치가 다르다.

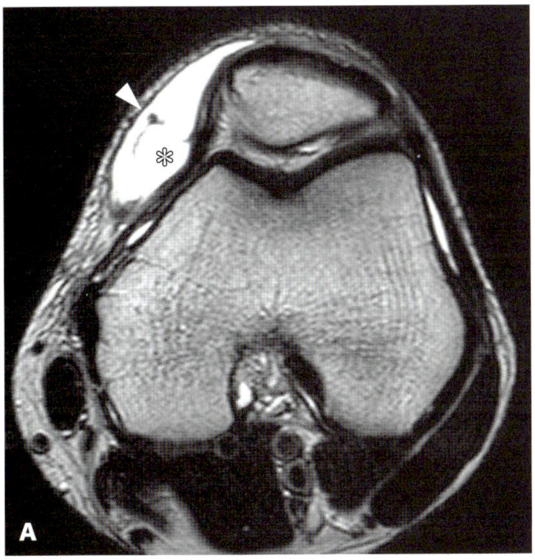

그림 12-31 ● 만성 Morel-Lavallée lesion

10대 후반 남성, 몇 달 전에 축구하던 중 수상. T2 강조 횡단면 영상(A), 지방억제 T2* 강조 시상면 경사에코 영상(B), 양성자 강조 시상면 영상(C). 무릎 전방 내측 피하에 렌즈형의 액체 저류 영역이 있다(*). 흡수 과정에서 혈종으로 보이는 저신호 영역(화살표)과 격벽과 같은 구조(화살촉)가 보인다.

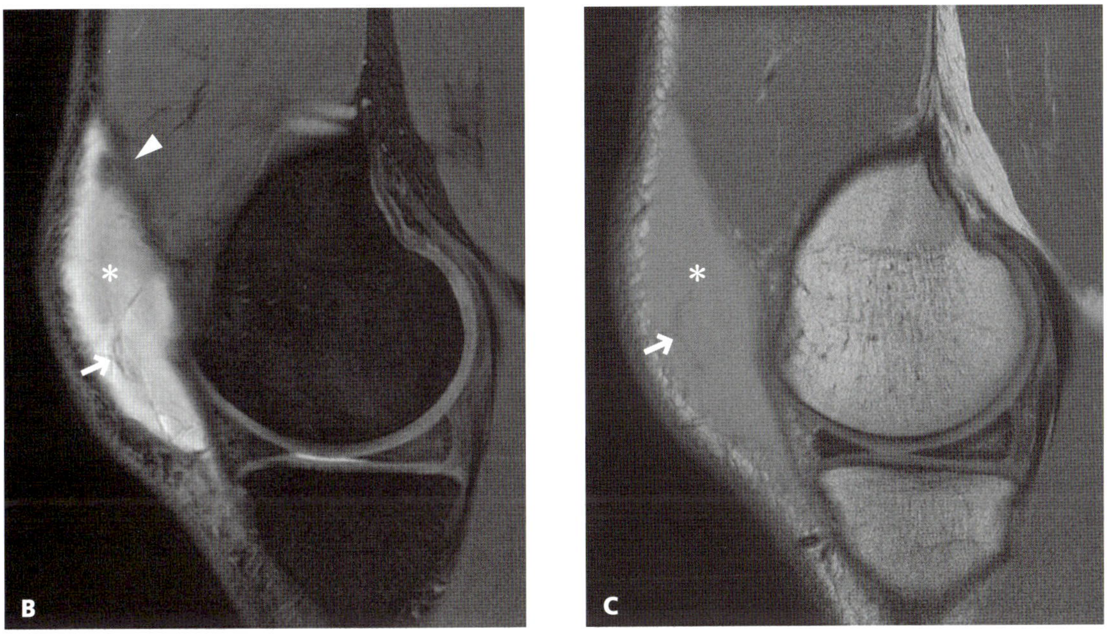

무릎은 '내측과, 외측과', 발목관절은 '내과, 외과'

'顆'와 '果'는 혼동하기 쉬운 한자이지만, 내果, 외果는 발목관절의 내 · 외 '복사뼈'의 해부 이름이다. 반면에 '내측顆, 외측顆'는 무릎 대퇴골, 경골뿐만 아니라 팔꿈치 등에도 사용되는 범용 용어이다.

12-5 F Prepatellar fibrosis

- 슬개 앞 피하에 광범위하게 발생하는 섬유화 병소.
- 시간이 경과하여 반흔화된 만성 전슬개 점액낭염이나 Morel-Lavallée lesion으로 여겨지지만, 다른 병태라고 하는 설도 있다.

MRI 소견

- 슬개 앞 피하에 광범위한 T1/T2 저신호 영역. 경계가 불분명하며 mass effect는 거의 없다.

➡ Northam MC, Gaskin CM : Presumed prepatellar fibrosis in collegiate wrestlers : imaging findings and clinical correlation. Skeletal Radiol 2015 ; 44 : 271-277.

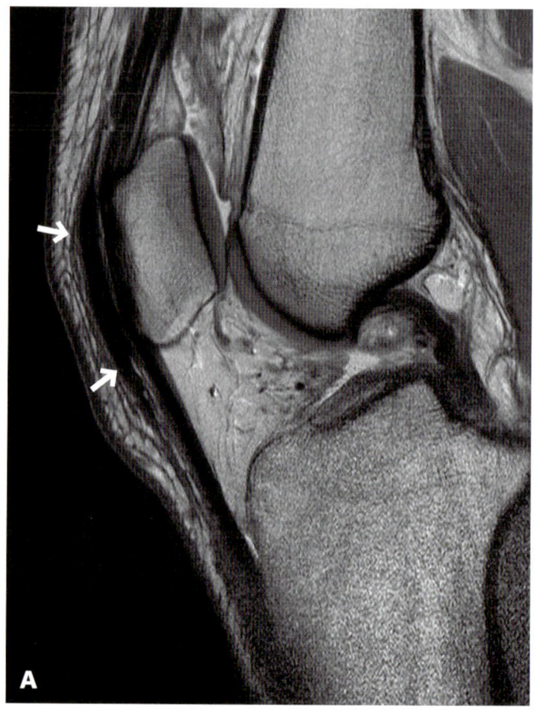

그림 12-32 ● Prepatellar fibrosis

20대 남성, 유도 경력 15년. 슬개 전방의 만성 통증. 양성자 강조 시상면 영상(A), 지방억제 양성자 강조 횡단면 영상(B), T1 강조 횡단면 영상(C). 슬개 앞 피하에는 광범위한 띠 모양의 저신호 영역이 있다(화살표). 액체 저류는 보이지 않고, 전슬개 점액낭의 범위를 초과한다.

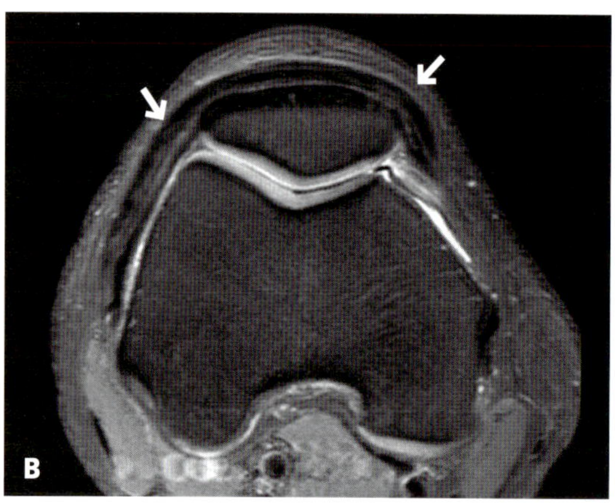

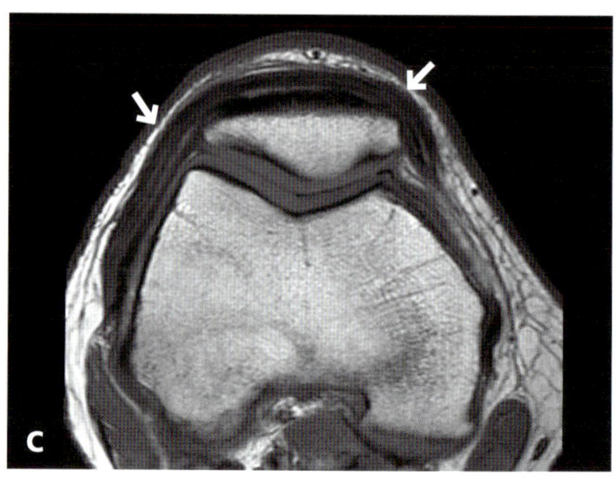

12-6 슬관절 주위의 ganglion

➡ Steiner E, Steinbach LS, Schnarkowski P, et al : Ganglia and cysts around joints. Radiol Clin North Am 1996 ; 34 : 395-425.

➡ Tschirch FT, Schmid MR, Pfirrmann CW, et al : Prevalence and size of meniscal cysts, ganglionic cysts, synovial cysts of the popliteal space, fluid-filled bursae, and other fluid collections in asymptomatic knees on MR imaging. AJR Am J Roentgenol 2003 ; 180 : 1431-1436.

- 슬관절의 주변 간질과 근육 내에는 다양한 종류의 ganglion이 존재한다(**그림 12-33**). 앞에 설명한 점액낭과 달리, '포도송이' 같은 다방성 모양을 보이지만감별은 용이하지 않고 또한, 점액낭과 ganglion을 구별하는 임상적 의의도 적다.

그림 12-33 ● 슬관절 밖의 ganglion

대퇴골 원위부 배측(A, 50대 여성), 대퇴이두근 심부(B, 30세대 여성), 외측광근의 표층(C, 30대 여성) 및 슬개하지방체로부터 피하로 진행하는(D, 50대 여성) ganglion, T2 강조(A~C), 지방억제 양성자 강조(D) 횡단면 영상. 슬관절 주위에는 점액낭 이외에도 다방성의 내용을 나타내는 ganglion을 곳곳에서 볼 수 있다. 내부에는 격벽과 같은 구조가 있어 다방성으로 보일 수 있다. 비복근 내측두(mGCM), 대퇴이두근(BFM). 외측광근(VLM).

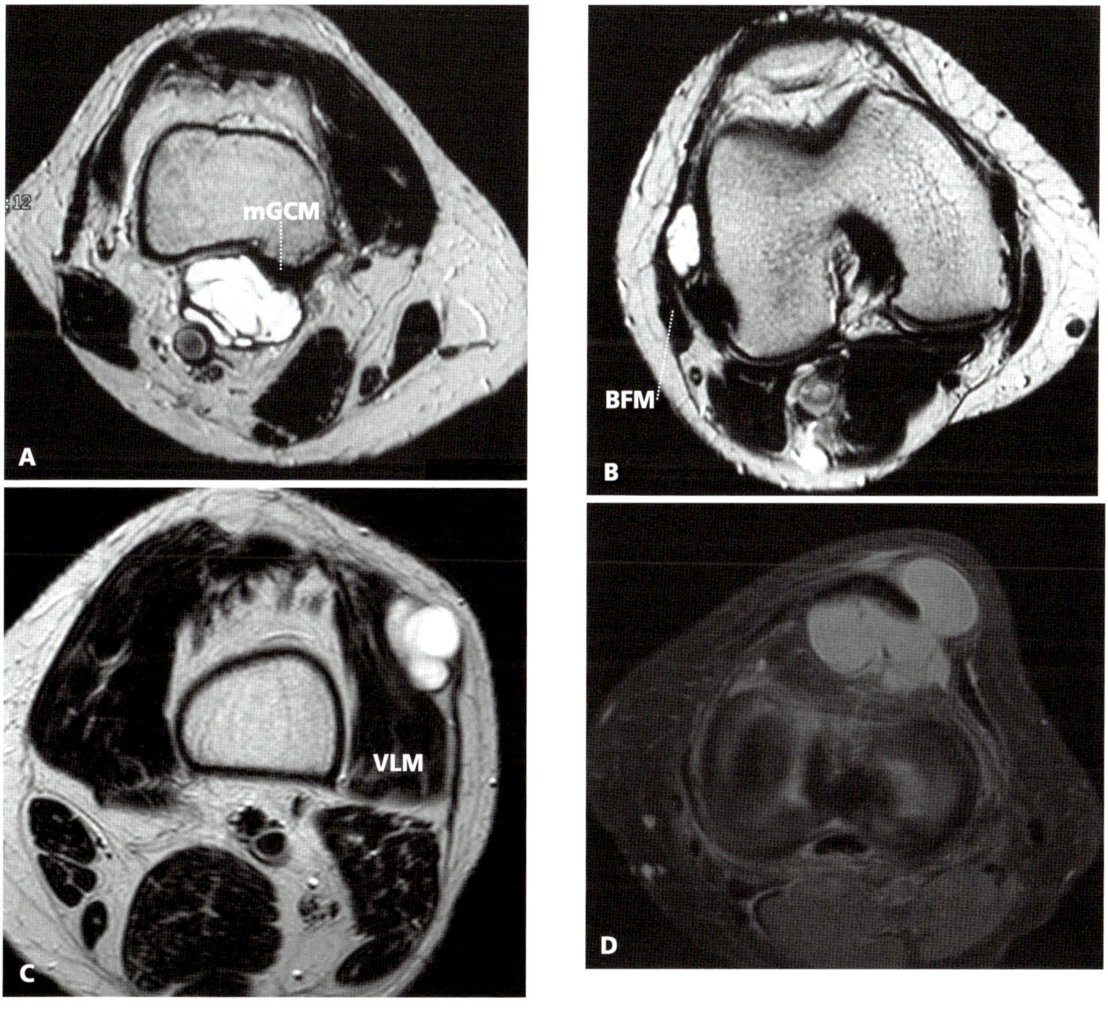

찾아보기

한글

ㄱ · ㄴ

ㄷ · ㄹ · ㅁ

ㅂ · ㅅ

ㅇ

ㅈ

ㅊ · ㅌ · ㅍ

ㅎ

영문

A · B

C · D

E · F · G

H · I

J · K · L

M

N · O · P

Q · R · S · T

U · V · W · X

기타